A Comprehensive Guide to
English Medical Manuscript Writing
and Publication

英文医学论文
撰写与发表
一本通

（第 2 版）

主 编 夏华向 美捷登生物科技有限公司（*Medjaden* Inc.）、华誉出版社（Xia & He Publishing Inc.）
张媛媛 四川大学华西药学院

参 编 (按汉语拼音排序)
曹 锐 首都医科大学附属北京友谊医院
陈康艳 美捷登生物科技有限公司（*Medjaden* Inc.）
代梨梨 美捷登生物科技有限公司（*Medjaden* Inc.）
董小婉 华誉出版社（Xia & He Publishing Inc.）
段 柳 湖北大学生命科学学院
何 华 华誉出版社（Xia & He Publishing Inc.）
李 博 首都医科大学附属北京中医医院
李汝琴 美捷登生物科技有限公司（*Medjaden* Inc.）
廖庆姣 美捷登生物科技有限公司（*Medjaden* Inc.）
刘星玥 美捷登生物科技有限公司（*Medjaden* Inc.）
裴 磊 华中科技大学同济医学院
吴 敏 美捷登生物科技有限公司（*Medjaden* Inc.）
徐 芳 美捷登生物科技有限公司（*Medjaden* Inc.）
杨小骏 汕头大学医学院神经生物学中心
张世炳 华誉出版社（Xia & He Publishing Inc.）

视频剪辑 陈康龙 美捷登生物科技有限公司（*Medjaden* Inc.）

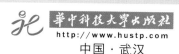
华中科技大学出版社
http://www.hustp.com
中国·武汉

内 容 简 介

本书涉及英文医学论文撰写与发表的方方面面,包括如何在医疗和实验中利用、寻找和挖掘论文的素材来源,如何正确采用统计学和图表制作软件来处理和呈现研究结果,如何通过实战精通文献检索、获取和阅读,如何掌握各种类型医学论文的撰写要点,如何得心应手地应对论文投稿后的各种结局等。

本书可供硕士研究生、博士研究生、博士后和立志从事医学科学研究的青年科研人员使用。

图书在版编目(CIP)数据

英文医学论文撰写与发表一本通/夏华向,张媛媛主编.—2 版.—武汉:华中科技大学出版社,2022.9
ISBN 978-7-5680-8369-0

Ⅰ.①英⋯　Ⅱ.①夏⋯　②张⋯　Ⅲ.①医学-英语-论文-写作　Ⅳ.①R

中国版本图书馆 CIP 数据核字(2022)第 173474 号

英文医学论文撰写与发表一本通(第 2 版)　　　　　夏华向　　张媛媛　主编
Yingwen Yixue Lunwen Zhuanxie yu Fabiao Yibentong(Di-er Ban)

策划编辑:余　雯
责任编辑:马梦雪　曾奇峰
封面设计:廖亚萍
责任校对:张会军
责任监印:周治超
出版发行:华中科技大学出版社(中国·武汉)　　　电话:(027)81321913
　　　　　武汉市东湖新技术开发区华工科技园　　　邮编:430223
录　　排:华中科技大学惠友文印中心
印　　刷:湖北新华印务有限公司
开　　本:787mm×1092mm　1/16
印　　张:28.5　插页:8
字　　数:750 千字
版　　次:2022 年 9 月第 2 版第 1 次印刷
定　　价:86.00 元

主 编 简 介

夏华向，Harry Huaxiang Xia，Ph. D. ，M. D. 。

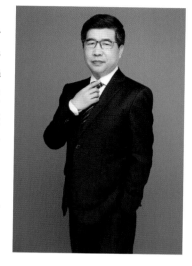

博士，美捷登生物科技有限公司（*Medjaden* Inc.）创始人兼主编，华誉出版社（Xia & He Publishing Inc.）共同创始人兼总编，武汉华易研生物科技有限公司（Wuhan ER Research Bioscience Ltd.）创始人兼董事长，首都医科大学附属北京友谊医院客座教授、青岛大学医学院附属青岛市市立医院客座教授、广东药科大学附属第一医院客座教授，中国英文科技论文编辑联盟（Alliance for Scientific Editing in China，ASEC）理事长。

夏教授自 20 世纪 80 年代中期，在中国武汉同济医科大学（现华中科技大学同济医学院）附属协和医院、爱尔兰都柏林大学圣三一学院圣詹姆斯（St. James）医院、澳大利亚悉尼大学附属内皮恩（Nepean）医院以及中国香港玛丽医院致力于幽门螺杆菌及其与胃肠疾病，尤其是与胃癌发病机制的研究。先后承担香港大学研究委员会资助项目、香港研究资助局（RGC）资助项目等 15 项科研基金项目，累计获得科研经费近 500 万港币。在幽门螺杆菌、胃癌、胃肠道功能性疾病、肿瘤、感染性疾病、微生物学、病理学以及临床试验等研究领域建立了良好的国际声望，取得多个国际性首创成果。得到 2005 年诺贝尔生理学或医学奖得主 Barry Marshall 教授、中国科学院院士孔祥复教授、欧洲联合胃肠病学会前任主席 Colm A. O'Morain 教授、*American Journal of Gastroenterology* 前任主编 Nicholas J. Talley 教授等国际知名人士的高度评价。2006—2014 年，夏教授受聘世界著名的诺华制药公司担任高级临床研究医师，从事新药临床研究，对临床试验设计、实施以及新药注册申报程序非常熟悉。

夏教授迄今已在 *Journal of American Medical Association*（*JAMA*）、*Gastroenterology*、*Gut* 等国际著名期刊上发表科研论文 190 余篇，其中 SCI 论文 160 余篇，著书 2 部，参与编写论著 10 余部。现任 *Journal of Clinical and Translational Hepatology* 主编、*Medicine* 学术编辑和 *Current Medical Science* 编委。曾担任 *World Journal of Gastroenterology* 副主编，*Alimentary Pharmacology & Therapeutics* 和 *Journal of Gastroenterology & Hepatology* 编委。夏教授还担任 100 多家生物医学期刊的特约审稿人，拥有非常丰富的 SCI 论文写作、编辑和发表经验。夏教授曾被选为美国胃肠病学会会士（Fellow of American College of Gastroenterology），并受邀担任国家自然科学基金评委。夏教授常年坚守在某医学论坛与广大网友分享英文论文写作与发表经验。

张媛媛,Sarah Yuanyuan Zhang,Ph. D.。

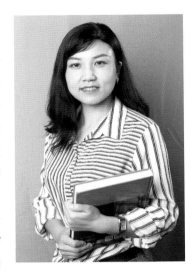

博士,副教授,硕士生导师。2001 年毕业于中国药科大学,获学士学位;2006 年毕业于中国科学院上海生命科学研究院,获博士学位。2006—2007 年于香港大学医学院(现香港大学李嘉诚医学院)内科学系担任助理研究员。2007—2010 年在复旦大学生命科学学院任教,2010 年调入四川大学华西基础医学与法医学院。2016—2017 年于宾夕法尼亚大学(University of Pennsylvania)访学。2021 年调入四川大学华西药学院。

张博士主持多项国家自然科学基金、教育部博士点基金等,并发表 SCI 论文 30 余篇。张博士现为 *Journal of Clinical and Translational Hepatology* 编委,《医学研究与发表》(*Medical Research & Publication*)主编,并担任 *Chinese Medical Journal* 等多份期刊的审稿人。

张博士现任中国药理学会化疗药理专业委员会委员、网络药理学专业委员会委员,中国抗癌协会肿瘤胃肠病学专业委员会委员、肿瘤标志专业委员会委员,四川省药理学学会理事,四川省抗癌协会肿瘤标志物专业委员会委员等。

Foreword 1   序 1

I was pleased and honoured to be asked to write this foreword for *A Comprehensive Guide to English Medical Manuscript Writing and Publication* edited by Harry Huaxiang Xia and Sarah Yuanyuan Zhang. I had known Harry for at least 20 years, as he distinguished himself in *Helicobacter pylori* research long before the importance of the gastric bacterium was recognized with the 2005 Nobel Prize in Physiology or Medicine given to Dr. Warren and myself.

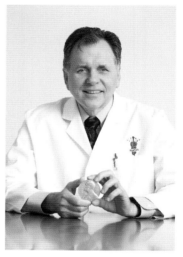

我非常高兴,也很荣幸,受邀为夏华向(哈利)和张媛媛(莎拉)主编的《英文医学论文撰写与发表一本通》作序。2005年,胃部细菌幽门螺杆菌的重要性得到国际认可,我和沃伦博士因此被授予诺贝尔生理学或医学奖。我早在获奖之前就已经认识了哈利。迄今,我们已相识长达20多年。哈利在幽门螺杆菌研究方面的卓越成就令人印象深刻。

In fact, in that year of the Nobel Prize, 2005, Dr. Xia told me his idea to set up an editing company(*Medjaden* Inc.) to raise the English standard and enable good scientists in China to obtain English language publications. It is well known that publication in the top journals can only occur if a high English standard is maintained. Understanding and writing in English is often the key to unlocking a career for ambitious Chinese researchers in China and internationally.

其实,早在2005年,即我被授予诺贝尔奖的那一年,他就告诉我,他决定创建一家编辑公司(美捷登生物科技有限公司)。他想通过这家编辑公司来提高中国科研人员的英文水准,并帮助那些真正的科学家成功发表英文论文。众所周知,只有那些英文水准高的论文,才有可能发表在顶尖的国际期刊上。对于有远大志向的中国科研人员而言,能够理解英文,并用英文来撰写科研成果,往往是其开启国内以及国际研究生涯大门的钥匙。

Medjaden Inc. has now helped so many scientists succeed in their careers. With such an appropriate set of skills and a lifetime of participating in this process, Dr. Xia and Dr. Zhang are the best-qualified people to write this book. Harry started as a laboratory scientist himself, and I remember meeting him at a European Helicobacter meeting as far back as 1994. His career involved time as a Ph. D. in Dublin, Ireland, where he helped organize an international conference, and time as a post-doc in Australia, my own home, which is also renowned for a very high standard of English literacy. Australian sciences have English roots, a perfect environment if one wishes to be able to translate the Chinese style into the subtle syntax of the English Language.

美捷登生物科技有限公司现在已经帮助了成千上万的科研人员在他们的研究生涯取得成功。凭着夏博士和张博士的科研和写作技能,由他们来撰写这本书再合适不过了。哈利本人就是从实验室开始他的职业生涯的。我记得我们是 1994 年在欧洲螺杆菌学术会议上认识的。他的职业生涯包含了他在爱尔兰都柏林攻读哲学博士时期(在那儿他帮助组织了一项国际学术会议)以及在澳大利亚做博士后时期。澳大利亚是我的故乡,具有非常高的英文水准。澳大利亚科学英文根源深广,对于意在将中文行文风格精准地转化成英文行文风格的有志之士而言,澳大利亚无疑具备非常完美的环境。

In their mid-careers, Dr. Xia and Dr. Zhang participated globally in the sciences, with various international postings and successful publications in the very tough medical journals.

I spent some time admiring the logical and outcome-directed set of chapters in this new book, which clearly aims to give scientists an insight into the thought processes of an editor and provide a logical sequence of steps from the earliest part of the research up until the late stages of the editorial decisions. Moreover, none of the previous books I have seen touched on the issue of scientific misconduct, which can be an issue in a country as big as China. Cutting corners in an unimportant, early-career paper can jeopardize a prominent career in later life, so scrupulous scientific honesty is an essential component of lifetime success. Therefore, I believe that this book will help Chinese medical researchers not only write English articles efficiently, but also prevent any forms of scientific misconduct.

在夏博士和张博士职业生涯的中期,他们参与了全球的科研工作,出席了各项国际性会议,并成功地在要求非常严格的医学期刊上发表论文。

我用了一些时间来欣赏这本新书,发现其章节逻辑严密,并以结果为导向。这本书的目的非常清晰,旨在让科研人员领悟编辑的思维过程,并提供从研究的最早期到编辑部做决定的后期各步骤的逻辑时序。而且,在此书之前我还从来没有看过有书论及学术不端行为,而学术不端的行为很有可能会成为中国这样一个大国的问题。在职业生涯中,早期一篇走捷径或投机取巧的论文往往会危及后期更大的发展,所以,良好的科学诚信是人生成功的要素。因此,我相信,这本书不仅能帮助医学科研人员有效撰写英文医学论文,还能帮助他们预防不同形式的学术不端行为。

Since the reform and openness, China has developed rapidly in scientific research. Accordingly, the number of publications by Chinese researchers in English scientific journals has significantly increased. However, the quality of the publications needs to be improved as many articles are rarely cited by colleagues in the field.

改革开放以来,中国科研飞速发展。相应地,中国科研人员发表论文的数量也显著增加。然而,论文质量有待提高,因为很多论文极少被同研究领域的同行引用。

I am learning Mandarin, so I understand how difficult it must be for Chinese medical researchers to write and publish in a different language. I also understand the richness and tradition of the Chinese language. I recall the parable of "Wo Xin Chang Dan", which is dear to the heart of all new scientists. There are many hardships and you need to be tough initially so that you can appreciate the long-term benefits—maybe even a Nobel Prize. So don't be discouraged. Your success is almost certain with this unique, focused, practical and excellent text.

　　我本人正在学习普通话，所以，我非常理解让中国医学科研人员用一种不同的语言来撰写和发表论文是多么艰难。同样地，我也深知中文博大精深，源远流长。我记得"卧薪尝胆"这个成语，它对所有青年科研人员来说都十分珍贵。科研道路困难重重，但只要你初期坚韧不拔，你将终身受益——乃至获得诺贝尔奖。所以，不要气馁。有这本独特、专注、实用、优秀的工具书在手，你的成功近在咫尺！

　　More...

　　言犹未尽……

Professor Barry Marshall

Nobel Laureate

Clinical Professor and Brand Ambassador at the University of Western Australia

巴里·马歇尔教授

诺贝尔奖获得者

西澳大利亚大学临床教授及品牌大使

Foreword 2 序 **2**

认识华向教授是在 2006 年初。我的学生告诉我,有一名在香港大学李嘉诚医学院任职的助理教授活跃在某医学论坛的"论文写作投稿"版块提供咨询,为网友的英文论文写作与发表排忧解难。这年三月,我邀请他到上海长海医院给我科室科研人员做了"How to write a title and an abstract of a medical scientific paper"的讲座。初次见面我就了解到华向教授在消化系统疾病,尤其是在幽门螺杆菌研究方面的造诣和英文医学论文写作的功底,更了解到他踏实做事、诚实为人的性格。16 年来,我多次邀请华向教授到上海长海医院给研究生讲课,推荐他到国内学术会议上做科研交流和传授英文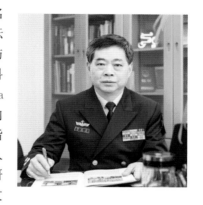论文写作经验,同时我也受华向教授的邀请连续三届在由他创建的华誉出版社(Xia & He Publishing Inc.)主办的颇具规模的国际医学研究与发表高峰论坛做专题报告。由此,我们建立了了高度的科研合作关系和深厚的情义。

医学科研论文的意义重大。它既是医学科研人员对既往医学科研成果的总结,也是未来医学科研发展的蓝图。可以说,人类医学发展的每一步都离不开医学科研,而医学科研论文功不可没。为什么要撰写与发表英文医学论文呢?这是由于英文目前是国际医学学术界交流的通用语言,绝大多数医学学术期刊是英文期刊。科研人员将其研究成果发表在英文期刊,特别是被国际医学界认可的期刊上,有利于更广泛地传播研究成果,加强与国际同行专家的学术交流与科研合作。因此,华向教授编著这本有关英文医学论文撰写与发表的工具书具有相当的实用价值和重要的时代意义。

本书重点讲解了医学科研及英文医学论文撰写的要点和技巧,同时也特别阐述了科研伦理和学术规范,令我印象尤为深刻的是关于科研评价体系的章节。诚然,近 20 年来,英文科研论文,尤其是发表在科学引文索引(Science Citation Index,SCI)数据库收录的期刊上的论文,在国内科研评价体系(如研究生毕业、科研人员聘任、晋升、科研成果鉴定、科研单位科研和总排名等)占了相当甚至唯一的地位。这使得部分医学科研人员为了发表英文医学论文,粗制滥造,重数量轻质量,甚至不顾个人学术声誉,铤而走险,涉足学术不端行为。习近平总书记在 2018 年 9 月 10 日全国教育大会上曾指出,"要深化教育体制改革,健全立德树人落实机制,扭转不科学的教育评价导向,坚决克服唯分数、唯升学、唯文凭、唯论文、唯帽子的顽瘴痼疾,从根本上解决教育评价指挥棒问题"。

2019 年来,国家有关部门多次发文,以破除科研评价中"唯论文"不良导向,并鼓励发表高质量论文,即在具有国际影响力的国内科技期刊发表的论文、在业界公认的国际顶级或重要科技期刊发表的论文和在国内外顶级学术会议上报告的论文。与此同时，中国科协、财政部、教育部、科学技术部、国家新闻出版署、中国科学院、中国工程院于 2019 年 9 月决定联合实施"中国科技期刊卓越行动计划"，以推动我国科技期刊高质量发展，让中国期刊走向世界，让中国科研人员"把论文写在祖国大地上"。

为响应"中国科技期刊卓越行动计划"的号召，也为了推动我本人及多位两院院士近年积极倡导的消化道癌症的筛查及其早诊早治的进程，贯彻落实李克强总理于 2019 年 3 月 5 日在第十三届全国人民代表大会第二次会议中特别提出的"要实施癌症防治行动，推进预防筛查、早诊早治和科研攻关，着力缓解民生痛点"的精神，上海长海医院决定在 2022 年创办 *Cancer Screening and Prevention*（《癌症筛查与预防》）英文期刊。该期刊将由我和美国杜克大学医学中心和癌症研究所 Ken H. Young 教授担任主编，由华向教授创立的华誉出版社（Xia & He Publishing Inc.）出版。此时此刻，在祝贺《英文医学论文撰写与发表一本通》第 2 版出版的同时，我也期待 *Cancer Screening and Prevention* 如期创刊。

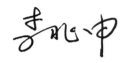

李兆申教授
中国工程院院士
海军军医大学第一附属医院（上海长海医院）消化内科主任
《中华胰腺病杂志》总编辑
Cancer Screening and Prevention 主编

Foreword 3   序 3

If your research is important but remains unpublished in a peer review journal (abstracts do not count as they are incomplete and often not peer-reviewed), this is a terrible pity; one could argue that the research is lost and that no one will ever know about it. As the editor of a major medical general journal and an investigator who has published widely in the medical literature, I know how important it is for prospective researchers to publish their research. Getting published is challenging even for senior researchers who are well published! Rejection is the rule when submitting to the best journals in the world where we all want to be featured.

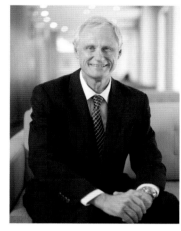

你的科研结果很重要,但却未能在同行评议期刊上发表,这是很可惜的事情(即使发表了摘要,但因为它不完整,且往往未经同行评议,因而不能算论文已经发表);你可能会说你的研究结果丢失了,但很可能根本就没人知道你曾经做过这样的研究。作为一份主要医学期刊的编辑和在不同医学文献上发表过大量论文的研究者,我深知对于有潜质的科研人员来说,发表科研结果多么重要。事实上,即使对于已经发表过大量论文的资深研究者,使论文得到发表依然是一个挑战! 在给世界顶级期刊投稿以期在这些期刊留下足迹时,拒稿已是常态。

Increasing competition continues to be a stark reality in medical research. There is no doubt the number of available medical journals is increasing, but so is the number of papers being submitted for consideration (and the total number being published). Many medical journals have a low impact, and authors understandably strive to have their work published in the highest impact journal possible in the hope their research work will be well cited and will have the greatest influence on their field (although the relationship between journal impact factor and the true impact of a particular article published in the same journal is actually quite tenuous).

医学研究中不断增强的竞争是有目共睹的现实。毫无疑问,医学期刊数在增加,但同时投给期刊的论文数(以及发表的论文总数)也在增加。许多期刊的影响力较低,因此,可以理解,作者都想尽量将他们的研究结果发表在最具影响力的期刊上,以便他们的研究成果被广泛地引用,并在其研究领域产生最大的影响(尽管期刊的影响因子与该期刊刊登的某一特定论文的真正影响力缺乏必然的关系)。

How do you present your work in the best possible light, so you succeed in being published in one of the best journals? How do you get published in a major English language journal（which remains，for now，the language of science）when your native tongue is not English? You will need to successfully navigate the complex world of research and publishing. This book will tell you how.

如何最闪亮地呈现你的科研成果，并使其成功地发表在最合适的期刊上？当你的母语不是英语时，如何在主流英文期刊（英文目前仍然是科学的语言）上发表论文？答案就是你必须成功地穿越研究与发表这一错综复杂的世界。这本书将教你如何穿越这个世界。

Manuscript writing and having a paper accepted are skills that can be learned and mastered. Dr. Harry Huaxiang Xia and Dr. Sarah Yuanyuan Zhang bring a wealth of experience to the task as the editors-in-chief，and with the expert chapter authors have produced a comprehensive and excellent guide，from identifying data worthy of publishing and optimal data management to preparing different article types and avoiding common，even fatal，mistakes. They point out the pitfalls，provide sensible guidance on solutions，and specify clear recommendations on all aspects of getting published.

论文撰写和使论文被接受是一种可以学习和掌握的技能。作为主编，夏华向博士和张媛媛博士拥有丰富的经验，并与各章节专家作者一道，从如何识别值得发表的数据资料、如何合理管理数据，到如何撰写各类论文，以及如何避免常见乃至致命性的错误等方面，提供了全面、卓越的指引。他们明确指出误区，提出合理的解决方法和指南，并在论文撰写与发表的各个环节给出了切实可行的指导意见。

I was fortunate enough to work with Dr. Xia when he resided in Australia，and we together published several key scientific papers that positively impacted on our field. It is therefore a great pleasure to introduce this important new book to potential readers. It will help you pass through or around the hurdles to come. I wish you every success in publishing your work and look forward to you contributing to advances in health and medicine. Look to reading this text as you go on this important journey.

我有幸在夏博士定居澳大利亚时与他共事，并一起发表了许多对我们领域产生积极影响的关键科研论文。因此，我很高兴为作者引荐这本重要的新书。这本书将帮你跨越或绕过你所面临的障碍。我衷心祝愿各位在发表科研论文过程中的每一步都成功，并为人类的健康和医疗事业的进步做出贡献。同时，我更希望各位在人生重要的科研道路上有此书为伴！

Nicholas J. Talley，M. D.，Ph. D.

Distinguished Laureate Professor，School of Medicine and Public Health，University of Newcastle，Australia

Former editor-in-chief of *American Journal of Gastroenterology*

Editor-in-Chief，*Medical Journal of Australia*

尼古拉斯·J. 塔利，医学博士，哲学博士

澳大利亚纽卡斯尔大学医学与公共卫生学院荣誉教授

American Journal of Gastroenterology 前主编

《澳大利亚医学杂志》主编

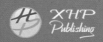

华誉出版社
Xia & He Publishing Inc.

出版创新、实用、有影响力的生物医学期刊和图书

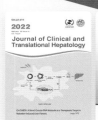 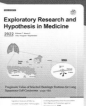 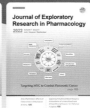 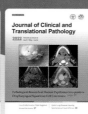 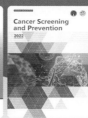 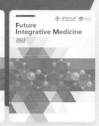

华誉出版社旗下英文期刊：

- *Journal of Clinical and Translational Hepatology* (JCTH)
- *Exploratory Research and Hypothesis in Medicine* (ERHM)
- *Journal of Exploratory Research in Pharmacology* (JERP)
- *Journal of Clinical and Translational Pathology* (JCTP)
- *Cancer Screening and Prevention* (CSP)
- *Future Integrative Medicine* (FIM)
- *Gene Expression The Journal of Liver Research* (GEJLR)

华誉出版社服务：

期刊出版
华誉出版社旗下目前有7本英文期刊，1本中文期刊

合作办刊
华誉出版社愿与有志创办新刊或提升已有英文期刊的科研单位一起打造更多属于中国的优秀期刊

办刊辅导
提供英文期刊数据库申请与指导服务，提供排版与数据文件制作服务

 /www.xiahepublishing.com   /service@xiahepublishing.com

美捷登公益

美捷登基金资助
美捷登青年科学家学术及研究基金

美捷登生物科技有限公司 (以下简称"美捷登") 自2005年成立以来，始终致力于提高科研论文编辑服务水平和质量，同时也从源头上注重培养生物医学领域青年科学家们的科研及论文写作能力。在广大作者的信任和支持下，美捷登不断发展壮大，如今已经成为国内科技论文编辑领域的佼佼者。

为践行美捷登的社会责任，同时切实帮助到有困难的青年科学家或研究生，美捷登于2010年设立了美捷登青年科学家学术及研究基金 (Medjaden Academy&Research Foundation for Young Scientists, MARFYS)，MARFYS由三个部分组成，分别是美捷登青年科学家论文写作与发表基金 (简称"论文基金")、美捷登青年科学家学术会议基金 (简称"会议基金") 和美捷登青年科学家研究基金 (简称"研究基金")。

"论文基金"是为了鼓励和支持中国的学生 (研究生、本科生) 和青年科学家更多地在 SCI期刊上发表生物医学论文。"会议基金"旨在支持研究人员走出实验室、走出国门去参加国际 (国内) 会议进行学习和交流。"研究基金"则作为"种子"基金，旨在为刚起步的青年科学家们提供课题经费支持，为后续申请更大的项目打下基础。只要您有需求，并符合相应基金的申请条件，我们都欢迎您积极提出申请，美捷登将竭力为您提供帮助。

基金申请，请联系美捷登
● 联系人：刘老师　● 联系电话：13387549262 (微信同号)　● 邮箱：medjadenacademic@gmail.com

美捷登——同济医学院海外校友总会生物医学研究生奖学金

为支持教育事业的发展，并切实帮助华中科技大学同济医学院成绩优秀且有经济困难的研究生新生顺利完成学业，美捷登特联合华中科技大学同济医学院海外校友总会 (TJMCOAA) 设立"美捷登——同济医学院海外校友总会生物医学研究生奖学金 (MEDJADEN–TJMCOAA Fellowship)"。

美捷登生物科技有限公司

地址：湖北省武汉市江岸区中山大道岳飞街21号金源世界中心D座1201–1203室
邮箱：management@medjaden.com
电话：027-85567377
官方网址：www.medjaden.com
投稿网址：online.medjaden.com

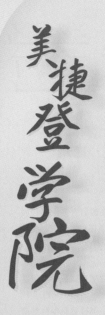

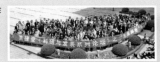

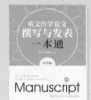

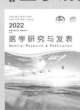
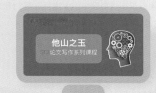

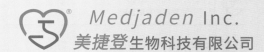

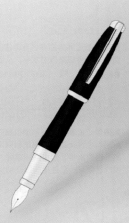

Foreword 4　序 4

I first met Dr. Harry Huaxiang Xia when I spoke at the First International Summit on Medical Research and Publication held in October 2015 in Wuhan，China. At the time，he told me about a project he was spearheading writing a book on research methodology and publishing for Chinese investigators. I have been to China several times，speaking to investigators trying to find out what is necessary to publish in *JAMA*. Based on this experience，it was apparent that there was a pressing need for a Chinese equivalent to the *AMA Manual of Style*，which is the standard English-language reference for publishing in the medical literature. Dr. Xia and his colleagues have developed that very needed resource for Chinese investigators，written in Chinese.

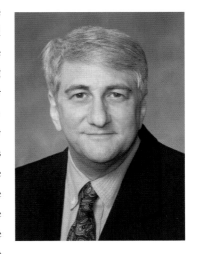

我第一次见到夏华向博士是在 2015 年 10 月，在中国武汉举行的"第一届国际医学研究与发表高峰论坛"上。当时他告诉我，他正致力于为中国科研人员撰写一本有关研究方法与论文发表的书籍。我曾多次到中国为那些希望在《美国医学会杂志》上发表论文的科研人员介绍基本要求和要点。基于这些经历，我确信在中国急需一本与《美国医学会写作文体指南》媲美的中文指南。《美国医学会写作文体指南》是一本指导如何在医学期刊上发表论文的标准英文参考书。夏博士和他的同事用中文为中国科研人员开发了这种急需资源。

I do not know Chinese，so I had to rely on Dr. Xia to tell me what is presented in the book. However，based on what he told me，the contents are very similar to what we publish in the *AMA Manual of Style*. *A Comprehensive Guide to English Medical Manuscript Writing and Publication* has 11 chapters reviewing how to identify novel clinical data for publication，key points for writing different types of medical articles，manuscript submission and publication processes，research performance assessment，research ethics and academic integrity.

我不懂中文，因此，我需要通过夏博士告诉我本书的内容。根据夏博士告诉我的，本书内容与我们出版的《美国医学会写作文体指南》非常类似。《英文医学论文撰写与发表一本通》共十一章，阐述如何识别和挖掘可以发表的具有新颖性的临床资料，讲解各类医学论文撰写要点、投稿和发表过程，以及科研评价、科研伦理和学术规范等。

The book is timely since Chinese medical investigation is expanding and Chinese authors desire to publish in the international literature. This is warranted since China has a long history of medical practice. Much can be learned from the Chinese experience demonstrated by Dr. Tu Youyou receiving the Nobel Prize in Physiology or Medicine 2015 for discovering an active ingredient in Traditional Chinese Medicine that is an effective treatment for Malaria. As Chinese science expands, research findings must be disseminated internationally so that everyone can benefit from the efforts of Chinese investigators. However, to do so, Chinese investigators need to understand how science is conducted and reported outside of China. *A Comprehensive Guide to English Medical Manuscript Writing and Publication* is an important resource for Chinese investigators who want to publish their findings in English-language literature.

本书问世非常适时，因为中国医学研究在飞速发展，中国作者渴望在国际期刊上发表论文。中国有着很长的医学实践历史，因此，在国际期刊上发表论文理所当然。我们可以从中国经验学到许多，屠呦呦博士因从传统中药里发现治疗疟疾的有效成分而获得 2015 年诺贝尔生理学或医学奖便是明证。中国科学在迅速发展，其科研成果必须向全球分享才能使人人可以受益于中国科研人员的努力。然而，要做到这一点，科研人员需要知道如何做科研，如何在中国之外呈现科研结果。《英文医学论文撰写与发表一本通》对有志在英文期刊上发表论文的中国科研人员来说是一本非常重要的图书。

Edward H. Livingston, M.D., FACS, AGAF
Former Deputy Editor of *JAMA*(2012—2021)
Health Sciences Professor of Surgery at UCLA School of Medicine
爱德华 H. 利文斯顿，医学博士，美国外科医师协会会员，美国胃肠病协会会员
《美国医学会杂志》前副主编（2012—2021 年）
美国加州大学洛杉矶分校医学院外科系健康科学教授

我非常高兴应夏华向博士、张嫒嫒博士之邀为《英文医学论文撰写与发表一本通》作序。

根据中国科学技术信息研究所发布的《2015 年中国科技论文统计结果》,2014 年我国共发表 26.35 万篇 SCI 论文,较 2013 年增长 13.9%,连续六年位居世界第二位。中国科技论文在质量上亦有突破,中国在最具影响力国际期刊上发表论文 5505 篇,比 2013 年增加 7.5%,排世界第二。这充分体现了我国科技全球竞争力,也是我国实现科技复兴、科技强国的具体表现之一。值得指出的是,2014 年我国发表的生物医学论文总数为 67528 篇,约占论文总数的 1/4。这不仅体现了生物医学在中国科技发展中的重要地位,更反映了广大生物医学科研人员的辛勤劳动和无私奉献。王辰院士说得好:"医

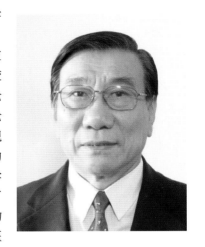

生是天然的研究者。"大型医院,尤其是医学院校附属或教学医院的医务人员从事科研工作乃世界潮流。这类医院的医生既要完成繁重的临床诊治工作,又要承担临床教学任务,更要申请课题、搞科研、发论文。他们究竟如何才能做到在细心处理好每位患者和精心向医学生传授医学知识的同时,既要设计和完成颇有创意的科研课题,又能撰写和发表高质量的医学论文呢?事实上,中国的绝大多数生物医学科研人员在本科甚至研究生期间都没有受过系统的科研能力教育,他们往往是"摸着石头过河",在实践中学,在实践中练,艰难地在医学研究的道路上摸索前进。他们中有些即使取得了丰硕的研究成果,但由于没有接受正规的英文论文撰写与发表的培训,无法将这些研究成果及时地、最大限度地展现在高水平的英文科技期刊上。因此,英文医学论文撰写与发表技能的提高是我国生物医学科研人员急需解决的难题。

夏华向博士于 2005 年成立美捷登生物科技有限公司,为国内生物医学科研人员提供了英文论文编辑服务,并在业界赢得了很高的声誉。"授人以鱼,不如授人以渔。"为了让更多的生物医学科研人员学会英文医学论文的撰写和发表技能,他和张嫒嫒博士结合自己在英文医学论文方面的经验,主编了这部工具书。本书总共包含十一章,内容涉及医学论文素材的来源、研究结果的处理、文献检索和阅读、不同类型英文医学论文的撰写方法和要点、医学研究报告规范、论文投稿与发表、科研评价体系、科研伦理和学术规范、导师和学生在科研中应该如何交流和配合,以及如何做审稿人等英文医学论文撰写与发表的方方面面。另外,本书还介绍了医学写者(medical writer)这一在西方颇受尊敬的职业,以及英文科技论文编辑公司在医学科研中的作用。

　　随着国内科研的发展,各类学术不端行为时有发生,而且屡禁不止。2015 年数次大量中国科研论文因虚假同行评议而被撤稿的事件,给中国科学研究和科研人员的声誉带来极大伤害。而"虚假同行评议"的始作俑者是所谓的"第三方机构",也就是那些国内英文科技论文编辑行业出现的"害群之马"。2015 年 10 月,我有幸作为特邀嘉宾出席了由华誉出版社在美丽江城武汉主办的"第一届国际医学研究与发表高峰论坛",并做了"同行评议的发展和未来"的主题讲座,同时见证了由美捷登等在国内颇具声誉的 6 家编辑公司组成的具有行业自律性质的中国英文科技论文编辑联盟(Alliance for Scientific Editing in China,ASEC)的成立仪式。该联盟的成立将有助于规范国内英文论文编辑行业,净化科研和论文发表环境。本书第九章花了大量笔墨讲述科研伦理和学术规范,以助作者避免由于"无知"而可能无意导致的学术不端行为及其嫌疑。

　　总之,本书不仅为提高我国生物医学科研人员英文医学论文撰写与发表技能提供了理论知识和实战素材,同时也为规范医学研究、杜绝学术不端行为提供了指导,并在一定程度上填补了国内涵盖整个医学研究与论文发表相关培训参考丛书缺失的空白,是所有生物医学科研人员,尤其是研究生,不可多得的参考书。

照日格图教授
《新英格兰医学杂志》(*New England Journal of Medicine*)前编委
《中华医学杂志(英文版)》前总编辑(2006—2012 年)和名誉总编
《中华儿科杂志》前副总编和学术指导委员会副主任委员

　　1992 年 7 月 5 日至 7 日,第五届国际胃十二指肠病理学和幽门螺杆菌研讨会在爱尔兰首都都柏林召开。当时我正在爱尔兰攻读博士学位,受会议主席、我的博士生导师 O'Morain教授的委托,我向中国相关领域的研究者发出 400 多封征稿信,并收到 12 篇来自中国研究者的摘要。让我永生难忘的是,这 12 篇摘要中的 8 篇被大会评委淘汰,淘汰率达 66.7%。而这次大会组委从世界各地收到总共 327 篇摘要,大会评委只淘汰了 12 篇,总淘汰率仅为 3.7%。排除来自中国的摘要,淘汰率更低至 1.3%(4/315)。而有幸被选中的 4 篇摘要全是以壁报呈现,其中 2 篇还是与澳大利亚合作的课题。在感到震惊的同时,我分析了这 12 篇摘要,发现撰写质量低劣、学术态度随意是惨遭淘汰的根本原因。有些研究选题新颖,结果也不错,可是作者无法用英文清晰、准确地表达,让人看后不知所云;有些根本不按征稿要求撰写,自行其是;许多作者送来的是打字机打印的稿件,有些本来打印得不清晰,还送来复印件,更是模糊不清;甚至有些作者打印完后根本没有再检查一遍,连 P 和 0.05 之间的“<”或“>”符号都忘了加上。这件事对我触动非常大,甚至无形中决定了我学术生涯的归属。2000 年,我有幸到香港大学医学院(现香港大学李嘉诚医学院)任助理教授,与国内学者有非常密切的科研合作和学术交流。在此过程中,我亲身感受到,他们虽然在科研实力上与我 1990 年出国时相比普遍有了实质上的进步,甚至并不逊色于国外同行,但相当一部分人没有受过系统的英文论文撰写与发表训练,其英文科技论文撰写与发表知识相当欠缺。这不仅严重影响了他们把自己的科研成果发表在英文期刊上,也妨碍了他们与世界同行分享自己的科研成果。我深信,他们确实需要实实在在的帮助。于是,2005 年我们成立了美捷登生物科技有限公司,并在过去的 10 多年里为国内数以万计的生物医学科研人员在英文论文撰写与发表方面提供咨询和编辑服务,以解其“燃眉之急”。

　　然而,“授人以鱼,不如授人以渔。”10 多年来,我们在全国各地举办了数百场各种形式的英文医学论文撰写与发表讲座,举办了数十次相关培训班,但这些讲座与培训班的受惠者毕竟有限,远远达不到“广济众生”的目的。因此,《英文医学论文撰写与发表一本通》应运而生。

　　正如书名所示,这是一本专注英文医学论文撰写与发表的实用工具书,旨在通过我本人 40 年来 190 多篇英文医学论文撰写与发表的经验,以及美捷登 10 多年来积累的各种知识和技能的分享,来加强中国生物医学科研人员,尤其是年轻医学科研人员的英文医学论文的撰写和发表能力,加深他们对国际公认的科研伦理和学术规范的认识,帮助他们在医学科研和学术生涯中不走或少走弯路。本书涉及英文医学论文撰写与发表的方方面面,包括如何在医疗和实验中利用、寻找和挖掘论文的素材来源,如何正确采用统计学和图表制作软件来处理和呈现研究结果,如何通过实战精通文献检索、获取和阅读,如何掌握各类型医学论文的撰写要点，如何得心应手地应对论文投稿后的各种结局。同时，本书对科研评价系统和科研伦理以及学术规范也进行了论述。本书倡导"做真研究、出新成果、发好文章！"

《英文医学论文撰写与发表一本通》是一本主要为硕士研究生、博士研究生、博士后和立志从事医学科学研究的青年科研人员打造的工具书，同时也是资深医学科研人员在其医学研究与论文发表过程中非常实用的参考书。

我们非常荣幸地邀请到 2005 年诺贝尔生理学或医学奖获得者 Barry Marshall 教授、《澳大利亚医学杂志》（*Medical Journal of Australia*）主编 Nicholas J. Talley 教授、《美国医学会杂志》（*JAMA*）前副主编 Edward H. Livingston 教授和《新英格兰医学杂志》（*New England Journal of Medicine*）前编委照日格图教授为本书撰序。

本书第 1 版自 2017 年 6 月出版以来，深受广大读者的喜爱和推崇，2018 年第二次印刷后不久亦告售罄，2020 年第三次印刷，仍供不应求。过去五年里，国际上医学研究与论文发表方面在技术和规则上发生了许多重大变化，国内有关部门调整了科研论文在科研评价中的作用，并提倡"把论文写在祖国的大地上"。为此，更新《英文医学论文撰写与发表一本通》势在必行。经与本书出版机构华中科技大学出版社商议，我们决定更新本书的部分章节和内容，出版《英文医学论文撰写与发表一本通》（第 2 版），并邀请到中国工程院院士、《中华胰腺病杂志》总编辑、*Cancer Screening and Prevention* 主编李兆申教授为本书撰序。

本书在筹备和撰写过程中，得到了以下单位和个人的大力帮助和支持。他们是美国 Filipodia Publishing 的 Jennifer van Velkinburgh 博士，西澳大利亚大学的 Alfred Chin Yen Tay 博士和 Mary Weberley 博士，美国华誉出版社（Xia & He Publishing Inc.）的陈靓，美捷登生物科技有限公司（*Medjaden* Inc.）的王青、万芸、王晓庆、蔡雨辰。在此，我们表示诚挚的感谢！

由于编者经验有限，编著水平和视野不够，书中难免存在不妥、不足之处。我们热忱欢迎广大读者批评指正，以便我们在下一版进一步提高质量。

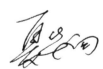

Contents 目录

第一章　总论

一、为什么发表英文医学论文

医学研究是发表医学论文的基础，所以在讨论发表医学论文的必要性之前，先简略地谈一下为什么要做医学研究。不论是在古代还是现代，科学技术（包括医学）的发展都是人类不断探索的结果。从传统医学对针灸和草药临床疗效的观察和经验总结，18世纪末疫苗的出现，到20世纪初抗生素的诞生，无不是人类不断进行医学研究的结果。而人类正是通过不断的研究，逐步提高了对疾病的认知和诊疗水平，从而提高了人类的健康水平和生活质量。

有了研究结果，怎样才能让同行甚至更多人知道呢？相信很多读者都听过"Publish or Perish"（要么发表，要么出局）这句名言。这句原本出自1932年出版的、讲述美国教育学家和国际关系学家阿奇博尔德·C. 柯立芝（Archibald Cary Coolidge）主要贡献的著作，现被用来描述当今学术界，特别是大学及科研机构里存在的科研人员需要通过不断地、快速地发表科研论文来维持或提高其科研和学术成就的现实状况。

从19世纪末开始，随着研究型大学的出现，西方各国大学及科研机构对教师及科研人员的评价重心逐渐从以教学质量为主要评价指标的教学成就，转移到以科研论文为主要评价指标的科研成就。为什么呢？首先，以科研论文为基础的评价相对容易、客观、公正，对科研水平的判断可以直接根据学者本人发表的论文数量、所发表期刊的影响力及论文被引用的情况进行判断。其次，科研论文的发表与教学所产生的影响力范围不同。一位优秀的教师教学所产生的影响力及效应大多是区域性的，因此比较局限，而一位优秀的科研人员发表的科研论文的影响力往往是全国性的，甚至是国际性的，因此更加广泛。所以，科研论文的发表在对科研人员能力和成就的评价中占据了越来越重要的地位，并逐渐发展到直接影响研究生的毕业和就业，教师的晋升以及科研人员所获基金资助的力度。这种情况长期存在于西方各大学和科研机构，近30年来在我国更是有过之而无不及。

从20世纪80年代以来，特别是近20年来，我国的科学研究取得了突飞猛进的发展，其中一个很重要的表现就是科技论文的产出。由于英文是国际学术界交流的通用语言，为了更广泛地传播学术研究成果，从而加强和国内外专家的交流与合作，越来越多的国内学者将其研究成果发表在英文期刊上，特别是被科学引文索引（Science Citation Index，SCI）数据库收录的期刊上，甚至逐渐在各科研机构和科研人员中产生了所谓的"SCI情结"。当然，这里的"SCI情结"是受近20年来国内科研评价系统及其标准所影响的。

为什么要发表英文科研论文呢？首先，无论多新颖的科研假说、多坚实的研究数据、多独特的科研思想，在论文发表前都无法被同行了解，更无法与同行交流。每位作者当然都希望自己的研究成果能被更多的读者了解,发表英文科研论文能提高科研成果被传播的广度,使自己的研究成果得到更多国内外同行甚至业内权威的认可,从而扩大作者本人和作者单位的国际学术影响力,提高其学术声誉和地位。其次,纵观当前科研发达国家和地区的科研评价体系,包括对单位和对个人的科研成就评价体系,论文发表的质和量都占了相当重的分量,发表英文科研论文会帮助作者和作者单位得到更多的资金支持,尤其是来自国家的基金支持,国际学术声誉提高也会有利于作者单位吸引到更多的国际学生和捐赠。再次,发表的英文科研论文的质和量已经与科研人员个人的聘任、晋升等联系在一起,也与研究生的毕业、就业挂钩。最后,也是最重要的一点,发表的论文,尤其是英文科研论文,不仅是对科研人员本人工作的记录、总结和认可,同时也是对人类科研成就的记录和总结。人类科学技术的进步与发展正是得益于每年大量科研论文的发表。回溯某领域的科研论文发表历史,就能清晰地了解该领域的发展史。这点在医学研究领域表现尤为突出,因此也就不难理解发表英文医学论文的重要性。

二、什么是"SCI 期刊"和"SCI 论文"

上面提到了 SCI,那么,这个概念和统计学方法究竟从何而来呢? 1953 年,美国著名科学家尤金·加菲尔德(Eugene Garfield)博士提出了引文计数的概念,随后发文在 *Science* 上。其主要目的是统计在重要期刊上发表的论文被引用的情况。1964 年,由尤金·加菲尔德博士创办的美国科学信息研究所(Institute of Science Information,ISI)出版了 SCI,统计其收录的科学期刊所发表的论文被引用的情况。当时,影响因子(impact factor,IF)是用来选择收录入索引的期刊的工具。从 1975 年开始,IF 开始出现在 SCI 期刊引证报告(Journal Citation Report,JCR)里。1992 年,ISI 被汤姆森科学与健康公司(Thomson Scientific & Healthcare),即后来的汤森路透(Thomson Reuters)收购。2016 年 7 月,汤森路透宣布将包括 JCR 在内的知识产权与科技业务卖给加拿大 Onex 公司(Onex Corporation)和霸菱亚洲投资基金(Baring Private Equity Asia)。Onex 公司和霸菱亚洲投资基金均为私募基金,收购原汤森路透的知识产权业务后新成立了独立的新公司科睿唯安(Clarivate Analytics)来运营包括 SCI 在内的相关业务。SCI 最开始以纸质版发行,从 1988 年开始出现了光盘(CD-ROM)版。随着网络时代的到来,以网络为承载媒体的网络版 SCI,也称 SCI 扩展版(Science Citation Index Expanded,SCIE)应运而生。因为不受介质所限,SCIE 数据库收录的期刊数量相比 SCI 数据库有了大幅增加。我们通常说的 SCI 期刊包括被 SCI 或 SCIE 数据库收录的期刊。因此,只要是发表在被 SCI 或 SCIE 数据库收录的期刊上的论文,不论其发表类型,都统称为"SCI 论文"。随着网络的普及,目前已经不再区分 SCI 和 SCIE,统一归类到 SCIE。所以现在通常说的 SCI 收录,就是 SCIE 收录;SCI 论文,也就是 SCIE 论文。如果想确认一份期刊是否是 SCI 期刊,可以通过免费查询 Web of Science(WoS)Master Journal List(https://mjl.clarivate.com/home)来确认。

如果把 SCI 比作一把尺子,那么 IF 就是尺子上的刻度。简单地说,每份被 SCI 数据库收录的期刊的 IF 是该期刊在过去两年出版(包括正式出版和提前在线出版)的论文数在 Web of Science Core Collection 中当年平均被引用的次数。举个例子,*Nature* 2022 年的 IF 等于 *Nature* 2020 年和 2021 年正式和提前在线出版的所有论文数在 2022 年被引用的总次数(分子)除以其 2020 年和 2021 年发表的"可引用论文"(citable items)总数(分母)。这里

"可引用论文"是个有"学问"的问题。笔者曾就此咨询过《美国医学会杂志》(*Journal of American Medical Association*, *JAMA*)的前任副主编利文斯顿(Livingston)教授。他告诉笔者,基本能判断(虽然不能完全确定)发表在 *JAMA* 上的一些系列短文,比如"*JAMA clinical challenge or diagnostic test interpretation*"等很可能不是"可引用论文",因此,这类论文在计算 IF 时是不被计入分母的。具体哪些论文被计入分母则只有科睿唯安知道。有趣的是,那些很可能不被纳入"可引用论文"的文稿类型,比如社论(editorial)或述评(commentary)等,如果被引用的话,其引用次数是可以放进分子的。因此,这类论文往往会帮助期刊获得更高的 IF。影响因子请参见第七章第一节。

IF 是通过计算期刊所发表论文被引用的次数,反映该期刊的学术影响力的指标。不少研究者以 IF 的高低间接地来判断期刊上某篇论文质量的优劣,这显然是不合理的。SCI 自20 世纪 80 年代被引入我国的科研体系,作为一个相对客观、容易获取及操作的指标,的确提高了我国学者在国际期刊上发表研究成果的积极性,加强了我国学者的国际学术交流能力,在我国的科研评价体系中发挥了积极甚至举足轻重的作用。中国科学技术信息研究所提供的 2021 年中国科技论文统计结果显示,从 2011 年至 2021 年(截至 2021 年 10 月),我国科研人员共发表国际论文 336.59 万篇,排世界第 2 位。2020 年我国科研人员发表的被 SCI/SCIE 数据库收录的科研论文多达 55.26 万篇,连续 12 年列全球第 2 位,占世界份额的23.7%,仅次于美国。随着中国学者发表的 SCI 论文数量日益增多,从"量"到"质"的转变已成为共识。发表更有影响力的科研论文,正成为越来越多的中国科研人员的追求。

接下来简单介绍一下 2015 年由汤森路透推出、现由科睿唯安编制的新兴资源引文索引(Emerging Sources Citation Index,ESCI)。ESCI 有"SCI 预备队"或"副 SCI"之称,其按照WoS 制定的 24 个质量标准,收录有一定学术影响力和潜力的新刊。新刊被 ESCI 收录后,最开始的政策是每 2 年再评审一次。如果其在继续满足 24 个质量标准的基础上,又达到了另外 4 个衡量影响力的指标,将被收入包括 SCIE 在内的核心数据库。近年来,WoS 核心数据库的评审取缔了每 2 年再评的政策,改为主要以引用数据为基础的评估。如果新刊的 IF高于该学科 50% 期刊的 IF,即达到 Q1 或 Q2 区,不论其被 ESCI 数据库收录的时间,都有可能被核心数据库收录。2015 年以后,凡申请进入 SCI 数据库的期刊基本都需要先被 ESCI数据库收录。虽然被 ESCI 数据库收录的期刊没有影响因子,但在其收录的期刊上发表的论文引用会被纳入 JCR 的计算。

三、如何写好英文医学科研论文

"SCI 论文"(主要是发表期刊的 IF 和论文的引用次数)在国际上通常被作为科研人员科研成果的评价指标之一。20 多年来,国内逐步形成以"SCI 论文"作为主要甚至唯一指标的科研评价体系。当初有人以为这是一个"smart Chinese idea"。但随着时间的推移,这种"唯 SCI 论文"评价体系的弊病逐渐凸显出来,被人戏称为"stupid Chinese idea"。但无论是"smart Chinese idea",还是"stupid Chinese idea",我们还必须继续写、继续发表英文科研论文。道理已在本章之首阐明。

作为医学研究者,我们必须学会如何写好英文医学科研论文。学写论文和学游泳一样,不能只看不做。不论掌握了多少划水和换气的理论知识,如果不在水中实践,永远不可能学会游泳。同样,想学会写英文医学科研论文,不仅要学习理论知识,还要善思乐行,多加练习,才能熟能生巧,并最终成长为英文医学科研论文撰写与发表高手。

为了让国内更多的生物医学科研人员掌握英文医学科研论文的撰写和发表技能,本书在接下来的 10 章里将从医学论文素材的来源、文献检索、数据的处理和展现、英文医学论文具体的写作方法和要点、投稿及发表(包括近年来兴起的预印本平台)、科研评价体系、科研伦理和学术规范,以及导师和学生在科研中应该如何交流和配合等方面进行详细的分析和讲解。同时,本书还特别介绍了英文科技论文编辑公司以及医学写者(medical writer)这一在西方颇受尊敬的职业,希望大家对其有更深入和全面的了解。

最后,笔者在这里送大家 7 个"C"。掌握了这 7 个"C",就等于掌握了英文医学科研论文写作的灵魂和精髓。

Concise(论文语言,包括文题、摘要、正文、图表,表述要精炼)。

Correct(准确使用专业术语,定义明确,方法和结果正确;词语、句子及句型结构使用正确)。

Consistent(全文内容一致,比如题目、目的和结论一致,方法和结果一致,结果和图表内容一致,正文参考文献编号与参考文献排列编号一致等)。

Complete(研究方法的描述和结果的呈现要完整,主要结果不仅要完整地反映在论文的标题、摘要及结果里,而且要在讨论部分逐一进行讨论)。

Concrete(特别是在方法和结果部分,描述要切实、具体)。

Convincing(使用的方法可靠,得到的结果可信)。

Conclusive(研究结果足以得出有学术价值的结论)。

参 考 文 献

[1] 中国科学技术信息研究所. 2021 中国卓越科技论文报告[R/OL]. (2021-12-27) [2022-3-17]. https://www.istic.ac.cn/upload/1/editor/1640768173391.pdf.

[2] Garfield E. Citation Indexes for Science:a new dimension in documentation through association of ideas[J]. Science,1955,122(3159):108-111.

[3] Garfield E. Journal impact factor:a brief review[J]. CMAJ,1999,161(8):979-980.

[4] Coolidge H J,Howard L R. Archibald cary coolidge:life and letters [M]. Boston:Houghton Mifflin Company,1932.

[5] Huang Y,Zhu D,Lv Q,et al. Early insights on the Emerging Sources Citation Index (ESCI):an overlay map-based bibliometric study [J]. Scientometrics,2017,111(3):2041-2057.

本章作者:何华

本章审阅人:张媛媛

本章自测题

1. 为什么要发表英文医学论文?

2. 建立 SCI 数据库的引文计数的概念由谁最先在哪一年提出?

3. 什么是"SCI 期刊"和"SCI 论文"?

第二章 一点之见，即可成文
——原创论文素材来源

本 章 要 点

1. 如何在实验顺利的情况下多发论文、发好论文？
2. 如何在实验中发现、验证和发表意外现象？
3. 如何利用公共的智力资源和数据资源？
4. 如何挖掘研究生毕业论文这个宝？
5. 如何发表研究过程中产生的"副产品"？
6. 如何将阴性结果发表在高档次期刊上？
7. 如何在众多实验数据中分析出创新性的结果？
8. 如何提升和延展创新性的结果？
9. 如何不做实验/试验发表原创论文？

主 题 词

意外现象、公共资源、研究生毕业论文、"副产品"、阴性结果、创新性的结果

1985 年是我在同济医科大学(现为华中科技大学同济医学院)读本科的最后一年。经过痛苦的初试和复杂的复试，我在这一年 6 月初被正式录取为时任附属协和医院副院长张锦坤教授的硕士研究生，从此开启了我的医学研究之路。

1986 年夏天，我对选题还是踌躇不定。导师让我阅读澳洲病理学家罗宾·沃伦(Robin Warren)教授和住院医生巴里·马歇尔(Barry Marshall)于 1983 年 6 月发表在《柳叶刀》(Lancet)上的两篇信稿。这两位研究者宣称首次成功从人胃分离出一种尚未被鉴定的弯曲状的细菌(unidentified curved bacilli)，并且认为这种细菌可能与胃炎、消化性溃疡以及胃癌有关。我被这有可能颠覆"无酸无溃疡"理论的全新发现所震惊，也由此对这个研究方向充满激情和期待。继续查阅文献，我发现虽然已有许多欧美胃肠病学家、微生物学家和病理学家在开展这方面的研究，并且在 1984—1985 年间有十几篇论文发表，但大多以信稿形式发表在 Lancet 上，而国内相关研究极少，只有上海第二医科大学(现为上海交通大学医学院)微生物系张振华教授在《中华消化杂志》上发表了一篇从胃活检标本成功检出该菌(后来命名为"幽门弯曲菌"，并最后改名为"幽门螺杆菌")的论文。阅读的文献越多，我就越感到兴奋。就选"它"了，我不再犹豫！导师用关切和激将的口气说："不要后悔哟。""绝不后悔！"

经过一年多(1987 年 1 月至 1988 年 5 月)的艰难摸索并且克服重重困难，我成功从胃黏膜培养和分离出幽门螺杆菌，并自行配制出幽门螺杆菌快速尿素酶诊断试剂，在国内首次揭

示了幽门螺杆菌感染与上消化道疾病的相关性。该科研成果被鉴定为"国内先进水平",获得湖北省科技进步奖三等奖、武汉市发明奖二等奖和武汉市科技进步奖三等奖。同时还发表了 4 篇中文论文(当时没有发表英文论文的概念)。

记得我的第一篇论文《幽门弯曲菌伴同性胃炎消化性溃疡的病理改变》初稿完成后,导师让我到他家去修改。我们从下午 2 点一直改到近 6 点。导师逐字逐句耐心给我讲解,教我如何抓住论文主题和创新重点,如何前后呼应,如何扬长避短,如何点到为止。当我提出该研究内容比较单薄、结果不多,是否值得发表时,导师说了一句极具指导意义的话:"很多研究都只有一个目的,解决一个问题,所谓一点之见,即可成文!"这句话我牢牢记在心头,并将其作为指引我今后研究与论文发表的灯塔。值得一提的是,虽然这篇论文发表在名不见经传的《武汉医学》(后改名《华中医学杂志》,现名《骨科》)上,但这是我的第一篇中文论文,我非常开心,尤其是在撰写过程中得到实战经验,学到了课本上学不到的东西,积累了科研论文撰写与发表经验。

1985—2006 年,我辗转中国武汉同济医科大学(硕士)、爱尔兰都柏林大学(博士和博士后)、澳大利亚悉尼大学(博士后和研究员)和中国香港大学(助理教授),但一直都在从事幽门螺杆菌的研究。2006—2014 年我加入美国诺华制药公司从事新药的临床研发工作,2014 年全身心投入美捷登生物科技有限公司(*Medjaden* Inc.)和华誉出版社(Xia & He Publishing Inc.)。2014—2015 年,我相继被聘为首都医科大学附属北京友谊医院、青岛大学医学院附属青岛市市立医院和广东药科大学附属第一医院客座教授。离开香港大学 16 年来,我虽然离开了大学全职工作,但没有停止研究步伐,尤其是幽门螺杆菌及其相关疾病的研究。

迄今,我一共发表了 193 篇论文,包括 27 篇中文论文和 166 篇英文论文。在 166 篇英文论文中,131 篇为原创论著,署名为第一作者的有 81 篇,通信作者的有 23 篇。

可以说,"一点之见,即可成文"这一"教旨"成了我在科研课题设计与实施和论文撰写与发表的指导思想。这里的"见",主要指的是"高见、卓见、远见和鲜见",也就是"真知灼见,卓识远见",即"novelty"。当然,在百花齐放、百家争鸣的学术界,甚至有些被人们认为是所谓的"成见、偏见、浅见、拙见或短见",或者说"奇思异想"也是可以成文发表的,只要行文流畅、思路清晰、逻辑合理、有根有据即可。

下面就我发表英文论文(全部发表在 SCI 期刊上)的经验谈谈如何最大限度地寻找科研论文的素材来源,做到"一点之见,即可成文",并希望借此抛砖引玉,使读者领会每一节的精神实质,举一反三,触类旁通,能在大量的实验现象和数据中慧眼识珠,找到可以发表的"一点之见"。我相信该章节对研究生尤其具有启发意义。

第一节　课题设计的预期结果

2000 年 9 月我到爱尔兰攻读博士学位时,主要是在都柏林大学圣三一学院(Trinity College Dublin, University of Dublin)教学医院圣詹姆斯医院(St. James Hospital)的临床微生物系开展研究工作。当时我的课题有两个研究方向,一个方向是幽门螺杆菌对抗生素的耐药性及其对疗效的影响,另一个是根除幽门螺杆菌后的幽门螺杆菌感染的复发(recurrence)及其性质,即是复燃(recrudescence)还是再感染(reinfection)。课题的成功与否关乎我是否能顺利毕业。

20 世纪 80 年代末，我的导师、爱尔兰胃肠病学专家科尔姆·A. 欧莫瑞恩（Colm A. O'Morain）教授就已经开始揭示幽门螺杆菌感染与十二指肠溃疡复发有关，发现采用枸橼酸铋钾加甲硝唑和/或阿莫西林根除幽门螺杆菌感染可以缓解胃炎，治愈十二指肠溃疡。但是，幽门螺杆菌对这些抗生素的耐药性是否影响根除治疗的疗效尚不得而知。如果答案是肯定的，那么，在某个人群中幽门螺杆菌对这些抗生素的耐药率将直接影响根除治疗在这个人群的整体疗效。因此，了解爱尔兰人群中幽门螺杆菌对这些抗生素的耐药率以及幽门螺杆菌耐药性对临床疗效的影响是亟须解决的问题。我根据这一思路设计课题并开展相应研究。课题进展很顺利，虽然技术难度不大，但还是花费了大量时间，最后取得了预期结果。在这个研究方向上我一共发表了 4 篇相关英文论文，分别如下。

Xia H X, Daw M A, Beattie S, Keane C T, O'Morain C A. Prevalence of metronidazole-resistant *Helicobacter pylori* in dyspeptic patients. *Irish Journal of Medical Science*, 1993, 162(3):91-94. (IF$_{2020}$ 1.568, cited by 45)

Xia H X, Daw M A, Sant S, Beattie S, Keane C T, O'Morain C A. Clinical efficacy of triple therapy in *Helicobacter pylori*-associated duodenal ulcer. *European Journal of Gastroenterology & Hepatology*, 1993, 5(3): 141-144. (IF$_{2020}$ 2.566, cited by 55)

Xia H X, Keane C T, Beattie S, O'Morain C A. Standardization of disk diffusion test and its clinical significance for susceptibility testing of metronidazole against *Helicobacter pylori*. *Antimicrobial Agents and Chemotherapy*, 1994, 38(10):2357-2361. (IF$_{2020}$ 5.191, cited by 98)

Xia H X, Buckley M, Keane C T, O'Morain C A. Clarithromycin resistance in *Helicobacter pylori*: prevalence in untreated dyspeptic patients and stability *in vitro*. *Journal of Antimicrobial Chemotherapy*, 1996, 37(3):473-481. (IF$_{2020}$ 5.790, cited by 104)

当时的临床研究人员都一致将幽门螺杆菌感染的"根除"定义为在治疗结束后 4 周时幽门螺杆菌检出为阴性。但我们发现，根据这一定义有少数患者在幽门螺杆菌感染得到根除后，在随访过程中又被检出幽门螺杆菌阳性，即幽门螺杆菌感染复发。为此，我们前瞻性地随访那些接受根除治疗并成功根除幽门螺杆菌感染的患者，定期复查幽门螺杆菌感染状况，以确定是否有复发、复发规律以及危险因素等。同时，我们还分析治疗前和复发后从胃黏膜分离的幽门螺杆菌基因型，以判定复发的性质，即是复燃还是再感染。回答这些问题具有非常重要的临床和流行病学意义。如果是再感染，那么说明检测疗效的方法和对根除的定义是可靠的，同时也表明幽门螺杆菌可以感染成人，这将颠覆当时认为幽门螺杆菌感染主要在儿童时期获得的观点。如果是复燃，那么至少表明检测疗效的方法和对根除的定义需要改进。经过近 2 年的临床和实验室工作，我们取得了重大结果：幽门螺杆菌感染根除后的复发是复燃而非再感染，且大多在 1 年内发生。相关的 2 篇论文都发表在胃肠病学顶尖的期刊上。

Xia H X, Windle H J, Marshall D G, Smyth C J, Keane C T, O'Morain C A. Recrudescence of *Helicobacter pylori* after apparently successful eradication: novel application of randomly amplified polymorphic DNA fingerprinting. *Gut*, 1995, 37(1):30-34. (IF$_{2020}$ 23.059, cited by 87)

Xia H X，Gilvarry J，Beattie S，Hamilton H，Keane C T，Sweeney E C，O'Morain C A. Recrudescence of *Helicobacter pylori* infection in patients with healed duodenal ulcer after treatment with different regimens. *American Journal of Gastroenterology*，1995，90 (8)：1221-1225.（IF$_{2020}$ 10.864，cited by 48）

同时，我还发表了 3 篇综述(请参见第五章第二节)。

同样值得一提的是，我很幸运我的第一篇英文论文也得到我的博士导师亲手指导，从题目到讨论都留下了他的笔迹和思想。虽然这篇论文于 1993 年发表在不为外界所知、影响因子在 2015 年前从未超过 1.0，2020 年才达到 1.568 的《爱尔兰医学科学杂志》(*Irish Journal of Medical Science*)上，但它开启了我的英文医学论文发表大门。1993—1995 年这三年我以第一作者共发表 11 篇原创英文论文。

可谓"有心栽花花盛开"。

第二节 实验中的意外现象

史上首次成功培养出幽门螺杆菌本身就是个意外。按照常规，一般细菌培养不会超过 48 h。由于幽门螺杆菌在光学显微镜下酷似空肠弯曲菌，巴里·马歇尔(Barry Marshall)和罗宾·沃伦(Robin Warren)认为胃黏膜活检标本的细菌培养也应该不超过 48 h。所以，刚开始他们的实验员都是在培养 48 h 发现阴性结果后就将培养皿遗弃。1982 年复活节的那个长假，实验员都回家过节了。复活节过后，细菌培养已经是第 4~5 天了。此时，奇迹出现了：培养皿里长出了直径约 1 mm 的透明的菌落。这一意外发现成为 20 世纪改变医学历史的重大事件，也使巴里·马歇尔和罗宾·沃伦获得了 2005 年的诺贝尔生理学或医学奖。

目前普遍认为，幽门螺杆菌是一种微需氧菌，人胃黏膜表面的黏液层是其生长的合适环境，固体培养需要超过 48 h。我在做幽门螺杆菌耐药研究时，首先要从常规胃活检组织中培养分离出幽门螺杆菌，然后传代培养并做药敏试验，往往培养 3~5 天。培养罐里的微需氧环境是我们通过直接快速给培养罐充 CO_2 建立的，同时培养罐里放一小瓶水，以保持一定湿度。有次在做传代培养时我忘记充 CO_2，结果发现有些菌株居然长出菌落。然后我根据这一偶然现象设计了一个实验，将 20 株临床分离株(clinical isolates)和 3 株标准株(reference strains)分别在 4 种有氧环境中，包括有水分培养罐、无水分培养罐、有水分塑料袋和培养箱中进行培养。同时，用常用微需氧培养环境作为对照。我发现绝大多数(22/23)菌株可以在有水分培养罐环境下生长，只是菌落数减少。同时，我进一步研究了有氧和微需氧培养环境下幽门螺杆菌的生化及耐药特点。这一结果具有重要的流行病学意义。因为幽门螺杆菌在人群中传播的机制尚未完全明了。这种现象的发现表明幽门螺杆菌可以在有氧环境中存活甚至繁殖，从而揭示了幽门螺杆菌可以通过水源或在有足够湿度的条件下通过食物传播这一事实，也解释了后来报道的在口腔黏膜和牙垢中检出幽门螺杆菌的现象。

对该意外现象的有关研究结果也顺利发表：

Xia H X，Keane C T，O'Morain C A. Culture of *Helicobacter pylori* under aerobic conditions on solid media. *European Journal of Clinical Microbiology & Infectious Diseases*，1994，13(5)：406-409.（IF$_{2020}$ 3.267，cited by 22）

在做药敏试验过程中我还意外观察到另外一个现象，幽门螺杆菌对克拉霉素的耐药性不仅可以通过与浓度逐渐增加的克拉霉素接触而获得，而且可以在无克拉霉素的条件下随着传代培养而逐渐消失。对此现象，我专门设计了一项研究，发现在 444 株幽门螺杆菌临床分离株中，只有 20 株对克拉霉素耐药，发生率为 4.5%。这 20 株耐药菌株经过 2～5 次传代培养，9 株（45%）丧失了耐药性。这表明幽门螺杆菌对克拉霉素的耐药性发生率较低，而且部分菌株对克拉霉素的耐药性是不稳定、可逆转的。本研究结果的重要临床意义如下：使用含克拉霉素的治疗方案失败后，幽门螺杆菌往往会产生对克拉霉素的耐药性。但停药一段时间后，相当部分菌株会失去这一耐药性，而重新对克拉霉素敏感。此时，克拉霉素又可以重复用于补救治疗（rescue therapy）方案中。

对该意外现象的有关研究结果发表在以下期刊中：

Xia H X, Buckley M, Keane C T, O'Morain C A. Clarithromycin resistance in *Helicobacter pylori*: prevalence in untreated dyspeptic patients and stability *in vitro*. *Journal of Antimicrobial Chemotherapy*, 1996, 37(3): 473-481. (IF$_{2020}$ 5.790, cited by 104)

其实，后面谈到的"副产品"、计划不如变化等素材来源多多少少是对意外现象的观察、发现、捕捉和挖掘。我个人体会是意外现象看似偶然，但一定有其必然性。这时就要：第一，多学习，丰富专业理论知识，达到无所不通；第二，多动手，熟练掌握实验操作技能，达到熟能生巧；第三，多观察，记录每一个实验数据和现象，不放过任何细节；第四，多思考，尝试在众多实验数据和现象中找到有意义的结果及其解释，并设计实验进行验证。只要记住上面四点，相信在绝大多数研究中都会出现的"意外现象"，会变成论文发表的素材来源。

可谓"无心插柳柳成荫"。

第三节　"公共资源"

我们的工作和科研环境中很可能隐藏着"公共资源"，包括"智力资源"和"数据资源"。

在 20 世纪 90 年代初，幽门螺杆菌研究方兴未艾，各国的科研人员都希望获得和收集来自世界各地的幽门螺杆菌菌株，以从事各种对比研究，甚至建立幽门螺杆菌菌株库。我们当时几乎同时收到来自北京的中国预防医学科学院（现称中国疾病预防控制中心）的张建中教授、法国波尔多（Bordeaux）的佩勒格兰（Pellegrin）集团医院的弗朗西斯·麦格罗德（Francis Megraud）教授和爱尔兰戈尔韦（Galway）的国立大学戈尔韦分校的安东尼·莫瑞（Anthony Moran）教授的要求寄送幽门螺杆菌菌株的请求。因为幽门螺杆菌很难在有氧环境中生长，当时还没有任何有关转运幽门螺杆菌菌株的报道。导师将这一寄送任务交给了我，接到导师布置的这个任务后，我苦思冥想，几夜未眠。后来，我灵机一动，想到从事临床微生物检验工作的爱尔兰同事们。爱尔兰是一个很小的岛国，25 年前，在爱尔兰做研究的中国学生很少，爱尔兰人天生善良友好，乐于助人，再加上我生性"谦和"，人缘不错，所以他们都非常热心地给我献计献策。有同事给我推荐弯曲菌菌株的转送系统（BBL campy pouche system），还有同事建议我尝试一种制备在小玻璃瓶（10 mL）内的巧克力琼脂斜面。我查阅了一些相关文献后就开始设计实验。我首先观察了在室内外幽门螺杆菌在这两个转运系统中的生存状况，发现大多数幽门螺杆菌菌株在这两个转运系统均可以生存 3 天，部分可生存 9 天。这一观察结果发表在 *Journal of Medical Microbiology* 上：

Xia H X, Keane C T, O'Morain C A. Determination of the optimal transport system for *Helicobacter pylori* cultures. *Journal of Medical Microbiology*，1993，39（5）：334-337. (IF$_{2020}$ 2.472, cited by 25)

有了这些实验数据后，我将 143 株幽门螺杆菌菌株分别送到北京、波尔多和戈尔韦，同时我特地做了一项课题设计，希望研究转运幽门螺杆菌的条件对其存活率的影响。我设计了一份表格，要求各地合作者按照我设计的步骤培养细菌，将结果填在表格中。他们照办了。我收到数据后进行统计分析，撰写论文，并很快发表在 *Journal of Clinical Microbiology* 上：

Xia H X, Keane C T, Chen J, Zhang J, Walsh E J, Moran A P, Hua J S, Megraud F, O'Morain C A. Transportation of *Helicobacter pylori* cultures by optimal systems. *Journal of Clinical Microbiology*，1994，32（12）:3075-3077. (IF$_{2020}$ 5.948, cited by 29)

试想一下，如果没有临床微生物检验同事的专业经验，我很难顺利完成转送细菌菌株的任务，更不可能在完成任务的同时发表两篇不错的微生物方法学论文。所以，要善于发现和借助周围的"智力资源"。

大学、医院都是卧虎藏龙的地方，充满"智力资源"。遇到科研和技术问题，在查找文献的同时，应该咨询单位同事和同行专家。子曰："三人行，必有我师焉。""学问"的来源只能是学和问。

大学或医院通常也有很多数据资源。2000 年 8 月我应聘到香港大学医学院（现称香港大学李嘉诚医学院）做研究助理教授，在玛丽医院内科学系开展科研工作。当时胃肠科的黎锦泉医生主持了一项临床试验研究，分析用兰索拉唑预测内镜阴性的非心源性胸痛患者的异常酸反流。课题完成后，黎医生因故不能完成数据的统计分析和论文撰写。我得知这一情况，找到他和科室领导，主动请缨。他们很支持我来完成这些工作，并很慷慨地将第一作者让给我，黎医生为共同第一作者。这篇论文发表在 *Alimentary Pharmacology & Therapeutics* 上：

Xia H H X, Lai K C, Lam S K, Hu W H C, Wong N Y H, Hui W M, Lau C P, Chen W H, Chan C K, Wong W M, Wong B C Y. Symptomatic response to lansoprazole predicts abnormal acid reflux in endoscopy-negative patients with non-cardiac chest pain. *Alimentary Pharmacology & Therapeutics*，2003，17（3）：369-377. (IF$_{2020}$ 8.171, cited by 93)

特别值得提出的是，这是我的第一篇临床试验论文。我毫无新药研发经验，却在 2006 年成功被当时世界排名第六、2014 年排名第二的大型制药公司诺华聘为高级临床研究医师（senior clinical research physician）。这篇论文无疑是一块重要的敲门砖！

另外，为了利于开展研究工作，我申请了香港医院管理局的临时行医执照，这样我就可以从事临床和内镜检查工作。我在做胃镜时发现，与 10 年前我在华中科技大学同济医学院附属协和医院做胃镜检查不同的是，这里所有患者信息和胃镜检查结果都记录在计算机系统中，而且，患者在医院就医的其他信息也可以通过联网查阅。2004 年，我邀请国内合作伙伴、武汉大学中南医院消化内科的夏冰教授在香港大学做客座教授，为期三个月。夏教授对医学研究具有极高的天赋和高涨的热情，他非常希望利用这短短的三个月做一项研究课题。我设计了一项通过消化内镜计算机储存的 8 年数据分析香港初诊消化不良患者中消化性溃疡患病率和幽门螺杆菌感染率的趋势的课题。经过我们的共同努力，我们撰写了一篇论文，

同样发表在 *Alimentary Pharmacology & Therapeutics* 上：

Xia B，Xia H H X，Ma C W，Wong K W，Fung F M Y，Hui C K，Chan C K，Chan A O O，Lai K C，Yuen M F，Wong B C Y. Trends in the prevalence of peptic ulcer disease and *Helicobacter pylori* infection in family physician-referred uninvestigated dyspeptic patients in Hong Kong. *Alimentary Pharmacology & Therapeutics*，2005，22（3）：243-249. (IF$_{2020}$ 8.171，cited by 118)

其实，这已经不是我第一次利用医院的临床资料撰写和发表论文。类似的论文至少还有 4 篇。其中包括：

Xia H X，Gilvarry J，Beattie S，Hamilton H，Keane C T，Sweeney E C，O'Morain C A. Recrudescence of *Helicobacter pylori* infection in patients with healed duodenal ulcer after treatment with different regimens. *American Journal of Gastroenterology*，1995，90（8）：1221-1225. (IF$_{2020}$ 10.864，cited by 48)

Xia H X，Phung N，Kalantar J S，Talley N J. Demographic and endoscopic characteristics of patients with *Helicobacter pylori* positive and negative peptic ulcer disease. *Medical Journal of Australia*，2000，173（10）：515-519. (IF$_{2020}$ 7.738，cited by 59)

Xia H H X，Wong B C Y，Wong K W，Wong S Y，Wong W M，Lai K C，Hu W H C，Chan C K，Lam S K. Clinical and endoscopic characteristics of non-*Helicobacter pylori*，non-NSAID duodenal ulcers：a long-term prospective study. *Alimentary Pharmacology & Therapeutics*，2001，15（12）：1875-1882. (IF$_{2020}$ 8.171，cited by 72)

Xia H H，Phung N，Altiparmak E，Berry A，Matheson M，Talley N J. Reduction of peptic ulcer disease and *Helicobacter pylori* infection but increase of reflux esophagitis in Western Sydney between 1990 and 1998. *Digestive Diseases and Science*，2001，46（12）：2716-2723. (IF$_{2020}$ 3.199，cited by 76)

这些论文基本上都是通过回顾性分析系统性收集的临床数据（retrospectively analyze systematically collected clinical data）而完成的。

医院的临床数据是临床科研的宝库，是医学科研论文的源泉。中国有巨大的临床病例资源，随着病历计算机录入的系统化和规范化，查找、收集和分析临床资料不再困难。困难在于能否建立某种学术观点（opinion）或想法（idea）或提出某些科研问题（question）或议题（issue），能否充分利用医院的临床数据来分享个人学术观点或想法，或解决科研问题或议题。我想这一点很多具有丰富临床实践经验又勤于思考、善于总结的医生都是能够做到的。要强调的是，利用"公共资源"一定要注意合作和团队精神。对提供资料的同事或提供指导的专家要根据不同的贡献程度，该列为作者的就应该列为作者，该致谢的就要致谢。

可谓"他山之石，可以攻玉"。

第四节　研究生毕业论文

2002 年 3 月 23 日，我应夏冰教授邀请在武汉大学中南医院做了一个讲座，题为《巨噬细胞移动游走因子在幽门螺杆菌感染诱导的胃炎和消化性溃疡中的表达》。讲座完毕，听众纷纷离去。这时一位二十多岁的女孩走到我跟前,手里拿着一本厚厚的博士论文,对我说:"夏老师,这是我做的有关幽门螺杆菌的博士课题,还没有发表论文,您看看能不能写一篇英文论文?"我大致看了看课题设计、方法和结果,觉得不错,就鼓励她征得导师邓长生教授的同意后写成英文,然后我来修改。这篇论文发表在 *Molecular Pathology*(这份期刊后来纳入 *Journal of Clinical Pathology*)上:

Yang Y, Deng C S, Peng J Z, Wong B C Y, Lam S K, Xia H X. Effect of *Helicobacter pylori* on apoptosis and apoptosis related genes in gastric cancer cells. *Molecular Pathology*,2003,56(1):19-24. (IF$_{2020}$ 3.411,cited by 75)

研究生毕业论文其实蕴藏着丰富的论文素材,尤其是基于患者或人群的大样本临床研究。如果在做开题报告时阅读大量相关文献,深入了解和掌握研究领域的最新进展,在课题设计中比较周密地考虑研究的主要和次要目的(primary and secondary objectives)以及相应的主要和次要研究检测终点(primary and secondary outcome measures or endpoints),那么,在开展课题时虽然辛苦,但会得到比较丰富、完整和可靠的结果,除了能够提交一份漂亮的研究生毕业论文外,一定可以写出几篇高质量的原创论文,并发表在英文期刊上。而且,有些博士生的研究课题往往不只是在某一领域研究一个方向或探索一个问题,而是探索不同的方向或不同的问题,因而更有可能发表多篇英文科研论文。

我在硕士研究生期间及毕业后,用硕士毕业论文结果共发表以下4篇中文原创论文:

夏华向,张锦坤,钱世玲. 幽门弯曲菌伴同性胃炎消化性溃疡的病理改变[J]. 武汉医学杂志,1988(3):131-132.

夏华向,张锦坤. 幽门弯曲菌与慢性胃炎、消化性溃疡关系的探讨[J]. 内镜,1989(2):101-103.

夏华向,张锦坤. 非溃疡性消化不良与幽门弯曲菌感染[J]. 临床消化病杂志,1990(3):115-118.

夏华向. 胃窦固有膜炎性细胞计数的价值及其与幽门螺杆菌的关系[J]. 同济医科大学学报,1991(5):331-333.

我于1991年正式注册博士学位研究生,在1994年11月博士毕业前就已经将攻读博士学位期间的研究结果发表了如下6篇原创论著:

Xia H X, Daw M A, Beattie S, Keane C T, O'Morain C A. Prevalence of metronidazole-resistant *Helicobacter pylori* in dyspeptic patients. *Irish Journal of Medical Science*, 1993, 162(3):91-94. (IF$_{2020}$ 1.568, cited by 45)

Xia H X, Daw M A, Sant S, Beattie S, Keane C T, O'Morain C A. Clinical efficacy of triple therapy in *Helicobacter pylori*-associated duodenal ulcer. *European Journal of Gastroenterology & Hepatology*, 1993, 5(3): 141-144. (IF$_{2020}$ 2.566, cited by 55)

Xia H X, English L, Keane C T, O'Morain C A. Enhanced cultivation of *Helicobacter pylori* in liquid media. *Journal of Clinical Pathology*, 1993, 46(8):750-753. (IF$_{2020}$ 3.411, cited by 38)

Xia H X, Keane C T, O'Morain C A. Determination of the optimal transport system for *Helicobacter pylori* cultures. *Journal of Medical Microbiology*, 1993, 39(5): 334-337. (IF$_{2020}$ 2.472, cited by 25)

Xia H X, Keane C T, O'Morain C A. Culture of *Helicobacter pylori* under aerobic conditions on solid media. *European Journal of Clinical Microbiology & Infectious Diseases*, 1994, 13(5):406-409. (IF_{2020} 3.267, cited by 22)

Xia H X, Keane C T, O'Morain C A. Pre-formed urease activity of *Helicobacter pylori* as determined by a viable cell count technique—clinical implications. *Journal of Medical Microbiology*, 1994, 40(6):435-439. (IF_{2020} 2.472, cited by 42)

毕业后我又在如下期刊上发表了6篇源于博士论文的英文原创论著：

Xia H X, Keane C T, Beattie S, O'Morain C A. Standardization of disk diffusion test and its clinical significance for susceptibility testing of metronidazole against *Helicobacter pylori*. *Antimicrobial Agents and Chemotherapy*, 1994, 38(10):2357-2361. (IF_{2020} 5.191, cited by 98)

Xia H X, Keane C T, Chen J, Zhang J, Walsh E J, Moran A P, Hua J S, Megraud F, O'Morain C A. Transportation of *Helicobacter pylori* cultures by optimal systems. *Journal of Clinical Microbiology*, 1994, 32(12):3075-3077. (IF_{2020} 5.948, cited by 29)

Xia H X, Windle H J, Marshall D G, Smyth C J, Keane C T, O'Morain C A. Recrudescence of *Helicobacter pylori* after apparently successful eradication: novel application of randomly amplified polymorphic DNA fingerprinting. *Gut*, 1995, 37(1):30-34. (IF_{2020} 23.059, cited by 87)

Xia H X, Gilvarry J, Beattie S, Hamilton H, Keane C T, Sweeney E C, O'Morain C A. Recrudescence of *Helicobacter pylori* infection in patients with healed duodenal ulcer after treatment with different regimens. *American Journal of Gastroenterology*, 1995, 90(8):1221-1225. (IF_{2020} 10.864, cited by 48)

Xia H X, Buckley M, Keane C T, O'Morain C A. Clarithromycin resistance in *Helicobacter pylori*: prevalence in untreated dyspeptic patients and stability *in vitro*. *Journal of Antimicrobial Chemotherapy*, 1996, 37(3):473-481. (IF_{2020} 5.79, cited by 104)

Xia H H, Gallagher C, Hyde D, Talley N J, Keane C T, O'Morain C A. Comparison between McCoy cell line and Hela cell line for detecting *Helicobacter pylori* cytotoxicity: clinical and pathological relevance. *Italian Journal of Gastroenterology and Hepatology*, 1999, 31(8):663-668. (IF_{2001} 1.594, cited by 7)

在美捷登的十多年编辑经历中，我经常收到许多刚毕业的博士、硕士研究生有关毕业论文可否发表在英文 SCI 期刊上的咨询。我明确告诉他们，只要研究结果没有发表在正式的中文或英文期刊上，就可以整理并发表在 SCI 期刊上。我评估过不少研究生论文，其中大多数后来成功发表在 SCI 期刊上，甚至有位作者从其博士论文的数据中提炼素材，撰写并发表了 3 篇 SCI 论文。

在实施研究生课题的实验过程中会遇到各种各样的技术和方法难题，战胜这些"拦路虎"本身就是方法学论文的重要来源。新方法的建立、旧方法的改进，都是发表论文的好素材。

总之，不要忽视研究生毕业论文，而是要及时整理数据，撰写论文，使其尽早发表在 SCI 期刊上。

可谓"花开堪折直须折，莫待无花空折枝"。

第五节 科研中的"副产品"

在攻读博士学位期间,除了上面提到的菌株转运方法的问题外,我也遇到过几次其他方法学上的难题。我每次都是将挑战作为建立新方法和发表论文的机会。

那时,我们实验室另有一个从事幽门螺杆菌免疫学方面工作的研究小组,其中有两位来自中国的学者,范学工(现中南大学湘雅医院副院长)和他妹妹范学军(现在美国做研究工作)。他们需要大量幽门螺杆菌细胞制备抗原,希望由我来提供,并告诉我他们的导师答应给我劳务费。我当时大多数时间和精力都用在实验上,所以时间上应该没问题,而且我的奖学金每年只有 5000 爱尔兰镑(当时约合 60000 元人民币),一家三口全靠它。所以,我欣然接受了请求。但当时主要采用巧克力琼脂平板法培养幽门螺杆菌,液体培养技术并不成熟,所报道的仅限于小量(5~10 mL),而且培养 48~72 h 很容易引起污染。因此,难题在于当时还没有大批量培养幽门螺杆菌的方法。于是,在采用巧克力琼脂平板法培养并提供幽门螺杆菌细胞的同时,我也在考虑如何实现大量培养。我开始尝试在 250~500 mL 塑料培养瓶里培养菌株。首先我根据文献开展预实验,在基本摸清和掌握了技术条件后,我正式设计并实施了实验方案,使这一技术得到验证并逐渐成熟。在积累经验的同时,我还将成功培养出的幽门螺杆菌细胞"卖"给范氏兄妹。真是"功夫不负有心人"。这一液体培养方法的建立不仅给我带来了一篇方法学的论文,也是我成为大不列颠和爱尔兰病理学会成员的资本之一,更重要的是给我的家庭带来了更多的收入,使我不必像刚出国时那样到中国餐馆打工。这一研究结果发表在 *Journal of Clinical Pathology* 上:

Xia H X, English L, Keane C T, O'Morain C A. Enhanced cultivation of *Helicobacter pylori* in liquid media. *Journal of Clinical Pathology*, 1993, 46(8):750-753. (IF$_{2020}$ 3.411, cited by 38)

刚进实验室时,我延续同事采用的琼脂稀释法(agar dilution method)做幽门螺杆菌对甲硝唑的药敏试验,并且定义最小抑菌浓度(minimum inhibitory concentration,MIC)大于 8 μg/mL 的分离株为对甲硝唑耐药。这种方法无疑是"金标准",但需要制备大量平皿,费时费力费钱,而且往往容易污染。能不能找到一种更简便又准确的幽门螺杆菌药敏试验方法呢?我做了全面的文献检索,的确没有。于是,我又向临床微生物的同事请教,了解到一种叫作纸片琼脂扩散试验(agar diffusion test)的药敏试验方法已被广泛应用于临床检验。但与 MIC 8 μg/mL 相对应的抑菌圈半径(diameter of inhibitory zone)尚无人报道。因此,我对 121 个临床分离株同时用琼脂稀释法和纸片琼脂扩散试验进行了药敏试验,分析了最小抑菌浓度与抑菌圈半径的关系,并确定了与 MIC 8 μg/mL 相对应的抑菌圈半径为 20 mm。与此同时,我在 76 位幽门螺杆菌感染阳性的消化性溃疡或非溃疡性消化不良患者中进行了一项临床试验,发现经由纸片琼脂扩散试验确定感染敏感菌的患者经三联抗菌治疗其幽门螺杆菌感染的根除率为 91.2%,而感染耐药菌的患者根除率仅为 52.6%。这一结果发表在 *Antimicrobial Agents and Chemotherapy* 上:

Xia H X, Keane C T, Beattie S, O'Morain C A. Standardization of disk diffusion test and its clinical significance for susceptibility testing of metronidazole against *Helicobacter pylori*. *Antimicrobial Agents and Chemotherapy*, 1994, 38(10):2357-2361. (IF$_{2020}$

5.191，cited by 98）

　　这一方法的建立简化了药敏试验的方法，不仅为我今后的实验节约了大量时间，更为同行提供了切实可行的微生物学方法和标准。

　　快速尿素酶试验（rapid urease test）是诊断幽门螺杆菌感染的经典方法，在相关领域几乎人人皆知，其中在国外风靡一时的 CLO test（*Campylobacter*-like organism test）的发明时间甚至比幽门螺杆菌的正式命名还早。幽门螺杆菌具有一个特点，就是它可产生大量的尿素酶，能将尿素水解为二氧化碳（CO_2）和氨（NH_3）。快速尿素酶试验正是利用这一生化特点，在含有尿素和酚红的培养基或试剂里加入胃活检标本，如有幽门螺杆菌感染，幽门螺杆菌的尿素酶会产生二氧化碳和氨，前者进入血液，后者则可提高 pH 值，使培养基或试剂呈现粉红色。快速尿素酶试验由于试剂配制简便，易于操作，且出结果快（可以在 30 min 内出结果）而被广泛应用于临床。但其是否可以在所有情况下准确诊断幽门螺杆菌感染呢？比如，在患者服用抗生素的情况下，胃内幽门螺杆菌可能会受到抑制，细菌数会减少，有没有可能当细菌减少到一定数量时，在快速尿素酶试验中其尿素酶不足以产生阳性反应（粉红色）呢？也就是胃活检标本最少需要多少幽门螺杆菌才能在 30 min 内产生阳性结果？为了回答这个问题，我首先比较了几种常见产尿素酶细菌的尿素酶活性，然后确定常规尿素琼脂斜面法和 CLO test 产生阳性反应所需的最少细菌数。结果显示，在室温下最少需要 106 个幽门螺杆菌才可以在 30 min 内产生阳性反应（几乎所有未经抗生素治疗的患者的活检标本都能够达到）。另外，如要在 2 h 内产生阳性反应最少需要 103 个细菌。延长观察时间到 24 h 也不会再减少所需产生阳性结果的细菌数。这个结果说明在接受抗生素治疗的患者中，如果胃活检标本中细菌数达不到该值，那么快速尿素酶试验将呈假阴性。同时，其他产尿素酶细菌如肺炎克雷伯菌（*Klebsiella pneumoniae*）和奇异变形菌（*Proteus mirabilis*）在 30 min 内没有阳性反应。奇异变形菌需要 107 个细菌才可以在 2 h 内产生阳性反应，但延长观察时间到 24 h，这两种细菌分别只需要小于 10 个和 103 个细菌就可以产生阳性反应。所以，快速尿素酶试验重在快速二字，且最好仅用于未经抗生素治疗患者的诊断。这项研究的结果发表在 *Journal of Medical Microbiology* 上：

　　Xia H X，Keane C T，O'Morain C A. Pre-formed urease activity of *Helicobacter pylori* as determined by a viable cell count technique—clinical implications. *Journal of Medical Microbiology*，1994，40(6):435-439.（IF$_{2020}$ 2.472，cited by 42）

　　其实，我还有其他改进实验方法的例子。这些改进不仅使课题顺利完成，写在论文里还可以大大提高论文质量。上述例子说明，在实验中遇到方法学难题时，我们应该勇敢面对，想方设法去解决。除了克服和解决实验中遇到的方法学难题外，我们还应对正在使用的方法原理和临床运用有深刻的认识，而不是"人云亦云""知其然不知其所以然"。只要肯动脑筋，肯花时间，我们一定能收获许多"副产品"。这些"副产品"对于我们的学术生涯亦将起着不可忽视的作用。所以，"别拿豆包不当干粮"。

第六节　有意义的阴性结果

　　经过千辛万苦，却得到阴性结果，你是不是会感到懊恼、失望，甚至绝望？常常听到有人抱怨，实验没有得到预期结果，或者不能重复别人的结果。试问一下，如果每次实验都能得到预期结果,那为什么还要做实验呢? 还有,别人的结果就一定正确吗? 我一向主张,只要采用了正确的方法、可靠的试剂、准确的专业名词的定义或诊断和治疗标准,严谨地开展实验并控制了各项混杂因素,就应该坚信自己的研究结果是可靠的,不论是阳性结果,还是阴性结果。有人对于如何解释阴性结果一筹莫展。理论上,任何研究在启动前都应该有课题设计。为什么要做某项研究一定有其理由,也就是做这项研究的背景和依据,研究假说和目的都应该非常明确,除非是一时心血来潮或突发奇想。所以,只要有立题依据(前期别人和自己的研究结果),即使假说不成立,也是可以解释观察到的阴性结果的,关键是能否根据现有文献资料科学地、合乎逻辑地进行解释,讲述一个完整的故事,即所谓"自圆其说"。坦率地说,研究结果有时很难重复,不同条件、不同环境、不同的试剂或药物浓度、不同研究人群都可能影响研究的结果。而且,前期研究结果不一定完全正确或绝对正确。更何况在学术不端行为时有发生的今天,有人会为了更快、更好地发表论文而有意将阴性结果篡改为阳性结果,毕竟阳性结果较阴性结果更容易被接受。所以,我们应采取批判性的态度对待与自己的实验结果不同的论文,而不是"人云亦云",甚至不分青红皂白地怀疑自己的实验结果。

20 年前,幽门螺杆菌的研究如火如荼。研究者将幽门螺杆菌感染与几乎所有疾病相关联,并出现了幽门螺杆菌感染与糖尿病及其上消化道症状相关和无关两方面的报道。为了澄清幽门螺杆菌感染与糖尿病及其上消化道症状的关系,我们纳入了 429 例糖尿病患者和 170 例来自社区的非糖尿病且年龄和性别匹配的人群,严格采用公认的糖尿病及上消化道症状诊断标准和准确的幽门螺杆菌感染诊断方法,发现幽门螺杆菌感染率在上述两组人群中分别为 33% 和 32%,而且幽门螺杆菌感染与糖尿病患者的任何消化道症状不相关。我们的阴性结果发表在 *American Journal of Gastroenterology* 上:

Xia H H, Talley N J, Kam E P, Young L J, Hammer J, Horowitz M. *Helicobacter pylori* infection is not associated with diabetes mellitus, nor with upper gastrointestinal symptoms in diabetes mellitus. *American Journal of Gastroenterology*, 2001, 96(4): 1039-1046. (IF$_{2020}$ 10.864, cited by 163)

随后,我的同事在另一项研究中除了证实幽门螺杆菌感染与糖尿病患者的上消化道症状无关外,还观察到幽门螺杆菌感染与糖尿病患者的胃排空延迟没有关系。由于这项研究病例数较少,且有重复前期研究的部分,其结果发表在影响力较 *American Journal of Gastroenterology* 小的 *Digestive Diseases and Sciences* 上:

Jones K L, Wishart J M, Berry M, Russo A, Xia H H, Talley N J, Horowitz M. *Helicobacter pylori* infection is not associated with delayed gastric emptying or upper gastrointestinal symptoms in diabetes mellitus. *Digestive Diseases and Sciences*, 2002, 47(4): 704-709. (IF$_{2020}$ 3.199, cited by 39)

上述例子说明,阴性结果不仅可以成文,而且可以发表在档次非常高的期刊上。

某医学论坛曾有位网友发帖抱怨"为何阴性结果投稿这么困难"。帖子内容如下:"最近投了篇文章,主要内容是阴性结果,已被两个期刊拒了,除了追问为何结果是阴性(而不是别的文章发表的别的类型细胞系的阳性结果)以外几乎没别的问题(当然还有他们最容易、最拿手的问题:There are several English spelling/grammar mistakes)。感觉他们主要还是不感兴趣:This manuscript merely reports observations(all of them negative results)。其实对于这个结果我有所准备,所以在讨论部分中进行了深入的比较(其中一个审稿人的评价:The different results obtained in various models and cell systems were critically interpreted, so that the reader can realize the problems),可还是被无情地拒绝了。估计以后再投被接受的可能性也不大。其实期刊不应该只重视阳性结果的。"我看了审稿人的意见后,提出如下的看法:"阴性结果可能影响了审稿人及编辑的兴趣,但不是编辑拒稿的主要原因。①你的课题设计不具新意(the large body of existing literature about XXX and its role in tumorigenesis and metastasis);②你的结果不多且很肤浅(only a moderate amount of data, observations (all of them negative results) and does not provide a mechanism supporting these observations);③你已在其他期刊发了有意义的结果,这点足以让编辑拒稿(it seems as though the data presented in the current study may just be'left over'data from the previous study that the authors are trying to get published);④语言问题,虽然不是主要问题(several English spelling/grammar mistakes)。第一审稿人可能不太懂你的专业,基本没有实质意见。所以,他的评论(comments)对编辑的影响力不大。虽然文章没被接受,但第二审稿人的意见对你改进文章非常有帮助,你应根据其意见扬长避短,同时,看些最新的参考文献,看看有没有值得借鉴的地方,再改投其他期刊。既然文章已写,就不要怕再花时间。我相信,只要你锲而不舍,你的文章会有它的归宿。"

目前越来越多的人意识到,仅发表阳性结果会导致科学文献数据库的信息向被人为选择的方向倾斜而产生发表偏倚,同时,对于同样的科学问题,由于前人的阴性结果没有公开发表而被后来的研究者不断重复,会造成人力、物力资源的浪费。更重要的是,假阳性结果永远得不到纠正。因此,许多专业的学术期刊开始愿意发表阴性结果。所以,我们不能小觑阴性结果,要敢于接受阴性结果、发表阴性结果。近年来,已有不少出版社尝试出版专门发表阴性结果的期刊,但有些不幸"夭折"。目前仍继续出版的有 *Journal of Negative Results*、*Journal of Pharmaceutical Negative Results* 和 *Journal of Articles in Support of the Null Hypothesis*。

可谓"零的意义不仅仅表示没有"。

第七节 慧眼识珠

第一节谈到"课题设计的预期结果",但有时计划赶不上变化。限于技术条件、人力和物力资源,有些研究计划可能无法实施。这时就只能坐以待毙吗?

1995 年 7 月我在英国爱丁堡举行的第 8 届国际胃十二指肠病理学和幽门螺杆菌研讨会(Ⅷth International Workshop on Gastroduodenal Pathology and *Helicobacter pylori*)上与澳大利亚悉尼大学内皮恩医院(Nepean Hospital)尼古拉斯 J. 塔利(Nicholas J. Talley)教授进行面谈,基本确定到他的实验室做高级研究员(senior researcher),并初步制订了比较详细的科研规划。研究业已表明幽门螺杆菌一般在儿童期感染,而且一旦感染终身感染,很难自然排除掉。特别是有人观察到绝大多数患者胃黏膜只感染一种菌株。如果这一观察得到证实,那么,是什么原因造成这种现象呢? 会不会是幽门螺杆菌菌株之间有什么抑制机制呢? 如果有,那会是什么因子呢? 这种因子可以用于治疗幽门螺杆菌感染吗? 为此,我计划从消化不良患者的胃的不同部位如胃窦、胃角、胃体和胃底各采活检标本,培养幽门螺杆菌,然后应用分子生物学技术检测从不同部位分离的菌株的基因型,判断这些分离株是否真的属于同一株。与此同时,我还计划做体外不同菌株共培养实验,以确定不同菌株之间是否有相互抑制作用。

1995年10月,我信心十足地来到位于悉尼西部的内皮恩医院,但当我走进塔利教授的实验室时,我简直不敢相信自己的眼睛。这是一个由一间拥有两排实验台的大房间和四间小房间组成的可移动建筑物。实验台基本是空的,四间房中有一间放着一张床、一台测食管压力的恒压仪(barostat)和一台供患者在检测过程中打发时间的小彩电,另一间放些实验用品和杂物,其他两间作为办公室。我了解过后才明白,这家医院在1990年才成为悉尼大学的教学医院,塔利教授1993年才到这家医院做奠基教授(foundation professor),且这间实验室1994年才落成,可以说是百废待兴。简陋的实验条件无疑给我泼了一瓢冷水。好在实验室资金充足,允许我订购仪器和试剂。我在"建立"真正的实验室的同时,与胃肠科医生和病理科专家建立了良好的科研合作关系,借助检验科的培养条件开始从消化不良患者胃的不同部位培养幽门螺杆菌,继续做药敏试验和其他一些临床研究,并发表了一些"副产品"论文。虽然幽门螺杆菌首先在澳大利亚被发现,但其在消化不良患者中的感染率并不高。在我的研究中,感染率为42%(中国成人在60%左右)。而且,澳大利亚人口稀少,医院患者不多,每天胃镜检查患者数也就比较少。所以,要收集到足够的幽门螺杆菌阳性患者的胃活检标本比较耗时。直到1998年初,我才收集到200例成人患者的胃活检标本。我对这些患者的每一项临床和病理资料再次进行仔细分析,希望能在这些资料中找到有发表价值的"闪亮点"或"创新点"。在分析病理报告后,我发现了一个非常有趣的现象,那就是,在正常胃的胃角部的黏膜绝大多数是胃转化型(transitional type)或胃体型(body-type),而在幽门螺杆菌感染患者胃的胃角部的黏膜绝大多数是胃窦型(antral-type)。进一步分析发现,这种现象与胃癌前病变如萎缩性胃炎和肠上皮化生有相关性。我将这一激动人心的发现告诉塔利教授,他非常兴奋,当即邀请医院三位病理科的同事严格按悉尼标准(updated Sydney system)复读病理切片。他们证实了这一病理现象。就这样,我们首次在国际上将这一现象定义为"胃窦化"(antralization),并将结果发表在 *American Journal of Gastroenterology* 上:

Xia H H, Kalantar J S, Talley N J, Wyatt J M, Adams S, Chueng K, Mitchell H M. Antral-type mucosa in the gastric incisura, body, and fundus (antralization): a link between *Helicobacter pylori* infection and intestinal metaplasia? *American Journal of Gastroenterology*, 2000, 95(1):114-121. (IF$_{2020}$ 10.864, cited by 119)

胃窦化的概念得到了许多研究者的关注和认可,同时这个发现也改变了我的整个学术生涯。凭着这项"科研成果",我在2000年顺利通过香港大学医学院时任院长林兆鑫教授的面试,成为该院的助理教授。

回想起来,当初加入塔利教授的研究团队似乎有些冒险。在这五年中,由于条件所限,我在实验技能上的进步并不大,但我学到了丰富的实验室建立和管理知识,进一步提高了科研能力,培养了勤于观察和善于思考的科研习惯,并在撰写论文尤其是综述过程中加强了英文论文撰写与发表能力。在修改论文过程中,我从先后担任过 *Journal of Gastroenterology and Hepatology*、*American Journal of Gastroenterology* 和 *Alimentary Pharmacology & Therapeutics* 主编的塔利教授身上学到了受益终身的英文医学论文撰写知识和技能。

我认为,我能够从众多的实验数据中找到胃窦化这一具有创新性的发现,首先得益于本人长期专注幽门螺杆菌与胃肠病研究,拥有比较扎实的胃肠病理学知识并了解其研究进展,同时也得益于本人勤于观察和善于思考的科研习惯,以及良好的英文论文撰写功底。"机会总是留给有准备的人。"长期专注幽门螺杆菌与胃肠病的科研积累使我在茫然中找到了一条科研之路。

可谓"山重水复疑无路，柳暗花明又一村"。

第八节 创新点的多方面和多层次

到香港大学医学院后，作为主要研究者（principal investigator），我的研究领域还是幽门螺杆菌，主要方向当然就是胃窦化。在 6 年时间里，我得到 3 项香港研究资助局（相当于国家自然科学基金委员会）和 10 多项其他基金共近 500 万港币的科研资助，招聘了数名研究助理和研究生，对胃窦化进行了深入研究，并取得了一定的成果，论文发表在以下期刊上：

Xia H H，Zhang G S，Talley N J，Wong B C Y，Yang Y，Henwood C，Wyatt J M，Adams S，Cheung K，Xia B，Zhu Y Q，Lam S K. Topographic association of gastric epithelial expression of Ki-67，Bax，and Bcl-2 with antralization in the gastric incisura，body，and fundus. *American Journal of Gastroenterology*，2002，97（12）：3023-3031. （IF$_{2020}$ 10.864，cited by 41）

Xia H H，Lam S K，Wong W M，Hu W H，Lai K C，Wong S H，Leung S Y，Yuen S T，Wright N A，Wong B C. Antralization at the edge of proximal gastric ulcers：does *Helicobacter pylori* infection play a role？ *World Journal of Gastroenterology*，2003，9（6）：1265-1269. （IF$_{2020}$ 5.742，cited by 16）

Xia H H，Yang Y，Lam S K，Wong W M，Leung S Y，Yuen S T，Elia G，Wright N A，Wong B C. Aberrant epithelial expression of trefoil family factor 2 and mucin 6 in *Helicobacter pylori* infected gastric antrum，incisura，and body and its association with antralisation. *Journal of Clinical Pathology*，2004，57（8）：861-866. （IF$_{2020}$ 3.411，cited by 32）

Xia H H，Wong B C，Zhang G S，Yang Y，Wyatt J M，Adams S，Cheung K，Lam S K，Talley N J. Antralization of gastric incisura is topographically associated with increased gastric epithelial apoptosis and proliferation，but not with CagA seropositivity. *Journal of Gastroenterology and Hepatology*，2004，19（11）：1257-1263. （IF$_{2020}$ 4.029，cited by 12）

Ma J，Chen M，Wang J，Xia H H，Zhu S，Liang Y，Gu Q，Qiao L，Dai Y，Zou B，Li Z，Zhang Y，Lan H，Wong B C. Pancreatic duodenal homeobox-1（PDX1）functions as a tumor suppressor in gastric cancer. *Carcinogenesis*，2008，29（7）：1327-1333. （IF$_{2020}$ 4.944，cited by 40）

Zhu S，Xia H H，Yang Y，Ma J，Chen M，Hu P，Gu Q，Liang Y，Lin H，Wong B C. Alterations of gastric homeoprotein expression in *Helicobacter pylori* infection，incisural antralisation，and intestinal metaplasia. *Digestive Diseases and Sciences*，2009，54（5）：996-1002. （IF$_{2020}$ 3.199，cited by 8）

"胃窦化"研究显然为我进一步研究幽门螺杆菌感染致胃癌的发生机制奠定了基础，已成为我的科研生涯进一步攀升的坚实立足点和支撑点，我可以继续从不同方面和不同层次进行研究。可谓"顺藤摸瓜，循序渐进"。

2006 年 10 月我离开香港大学医学院到美国诺华制药公司从事新药临床研发工作。至此,我在大学的全职研究工作告一段落。但我仍然关注着幽门螺杆菌的研究进展。近年,我利用在广东药科大学附属第一医院担任客座教授的机会指导该院消化科科研人员的幽门螺杆菌研究工作,包括"胃窦化"研究。目前,已取得一些数据,发表了一篇综述:

Ye Z N, Zhang R, He X X, Xia H H X. Role of *Helicobacter pylori*-induced antralization in gastric carcinogenesis and its implications in clinical practice. *Exploratory Research and Hypothesis in Medicine*,2019,4(3):43-51.

原创论文正在撰写、投稿中。

第九节　不做实验发原创论文

大家可能注意到,以上八节介绍的全部是做实验,或者通过临床数据发原创论文的例子。那么,不做实验或者没有临床数据还能发原创论文吗?答案显然是肯定的。

2006年10月,我离开香港大学医学院到美国诺华制药公司任职,从事新药研发工作,等于完全离开了大学的科研环境。不过我创立的美捷登生物科技有限公司有一个学术部,我希望这个部门在保障受聘资深编辑为国内生物医学科研人员提供高质量科研论文润色服务的同时,也能在医学研究与发表方面做一些研究工作。因此,我从2010年开始启动了两个研究项目,分别涉及学术不端行为和高影响力论文发表两个方面。

20世纪80年代末,"SCI"被引入国内科研评价系统,并且越来越占据主导地位,因此SCI论文越来越受到追捧。但随之而来的是许多粗制滥造的论文,有些论文甚至存在学术不端行为,包括抄袭、伪造、虚构等。其实,学术不端行为是全球问题,不是中国独有的。2010年,为了了解国内学术不端行为的状况,我指导学术部同事设计了一个有关对学术不端行为看法的调查问卷。为什么要调查"对学术不端行为的看法"而不是"学术不端行为"本身呢?原因在于"学术不端行为"需要证据,受访者往往不愿意直接回答这个问题,但让他们谈谈他们对学术不端行为的看法,他们会比较愿意回答。

问卷包含以下10个问题:

(1)您如何看待目前中国(不包括香港、澳门和台湾地区)学术不端行为状况?

(2)您如何看待中国有关管理部门对中国(不包括香港、澳门和台湾地区)存在学术不端行为的重视程度?

(3)您如何看待中国有关管理部门对中国(不包括香港、澳门和台湾地区)存在学术不端行为的处理程度?

(4)您如何看待中国有关研究机构对本机构存在学术不端行为的重视程度?

(5)您如何看待中国有关研究机构对本机构存在学术不端行为的处理程度?

(6)您认为中国(不包括香港、澳门和台湾地区)较常见的学术不端行为的表现有哪些?(从最常见的开始排列)

(7)您认为造成中国(不包括香港、澳门和台湾地区)学术不端行为的主要原因是什么?(从最重要原因开始排列)

(8)您觉得应该采取哪些主要措施才能最大限度地减少中国(不包括香港、澳门和台湾地区)学术不端行为?(从最迫切措施开始排列)

(9)您认为中国(不包括香港、澳门和台湾地区)发表的科技论文(中英文)有多少存在

学术不端行为?(请填写百分率)

(10)您是如何知道在中国(不包括香港、澳门和台湾地区)存在学术不端行为的?(可选多项)

我们同时也将问卷翻译成英文。中英文问卷送国内外四家医院的专家审阅,并在国内两家医院进行验证。问卷通过电子邮件发给9986名美捷登的用户或潜在客户,共有446名研究人员通过电子邮件回复了问卷。我们对回复进行了分析和总结,并在美捷登举办的培训和讲座上报告了这次调查问卷的结果。2015年,我们再次将这10个问题通过电子问卷的形式发送给15127名美捷登的用户或潜在客户,共有832名研究人员回答了问卷。我们将这两次的问卷结果写成英文论文,发表在 *Science and Engineering Ethics* 上:

Liao Q J, Zhang Y Y, Fan Y C, Zheng M H, Bai Y, Eslick G D, He X X, Zhang S B, Xia H X, He H. Perceptions of Chinese biomedical researchers towards academic misconduct: a comparison between 2015 and 2010. *Science and Engineering Ethics*, 2018, 24(2): 629-645. doi: 10.1007/s11948-017-9913-3. (IF$_{2020}$ 3.525,cited by 33)

随着中国经济实力的增强和科研投入的增加以及将SCI论文纳入科研评价系统,许多科研机构制订了各种激励措施,支持和鼓励科研人员发表SCI论文,从而使得中国作者发表的SCI论文总数不断增加。1989年为4597篇,1999年为24476篇,2009年约为12.75万篇,2020年为55.26万篇,30多年内增加了100多倍。从2009年起中国发表的SCI论文总数已连续12年位居世界第二,仅次于美国。

然而,相对数量而言,中国作者发表的SCI论文的质量还不尽如人意。最近10年中国发表的SCI论文平均每篇被引12.87次,排在全球第16位,排第1位的瑞士篇均被引数为23.98,美国为19.56。所以,中国虽然已经成为一个科研大国,但还不是一个科研强国。其实,中国有关部门和科研机构早已认识到这一点,已经开始监管和调整SCI论文奖励机制。很多单位不再奖励低质量论文,并想方设法支持和鼓励科研人员在具有国际影响力的期刊发表论文。

2018年,我像往年一样于3—5月和8—10月在武汉工作,应邀到国内各地医院做讲座。其中有医院希望我去讲"如何发表高影响力的论文"。为此,我组织美捷登学术部同事一起设计了一项课题,即收集、分析和总结2012年和2017年这两年来自中国(不包括香港、澳门和台湾地区)医院的科研人员在高影响力期刊上发表的论文。我们将高影响力期刊定义为2017年科睿唯安期刊引证报告(Journal Citation Report,JCR)中影响因子(impact factor,IF)为10分或以上的期刊。分析指标包括2012年和2017年论文数量(number of articles in 2012 and 2017)、高分论文影响因子分布(distribution of impact factors)、论文类型(type of articles)、研究类型(types of research)、专业领域(research fields)、国内国际合作状况(domestic and international cooperation)、基金来源(sources of funding)、发表中国医院论文排名前10的期刊(Top 10 journals with most Chinese articles)、IF排名前10的期刊(Top 10 journals of IF ranking)和四大医学期刊与CNS(Top four medical journals and CNS)发表的中国医院论文数量。除了在各地不同的场合与科研人员分享我们的研究结果外,我们还将研究结果写成英文原创论文,发表在印度科学院院刊 *Current Science* 上:

Wu M M, Liao J Q, Zhang J S, Chen E K, He S H, Zhang Y Y, Xia H H X. Increase in articles published by authors from Mainland Chinese hospitals in high-impact journals: a comparison between 2012 and 2017. *Current Science*, 2019, 117(11): 1793-1799.

（IF$_{2020}$1.102）

以上两个例子说明即使没有正规科研编制，没有任何实验环境，只要有想法，选好一个课题，通过问卷调查研究（survey research）或网络研究（online research）都是可以达到发表原创论文的目的的。可谓"条条大路通罗马"。

本 章 小 结

我漫长的医学科研之路并非一帆风顺，途中遇到过种种困难和难以预料的突发事情，但我庆幸有了"一点之见，即可成文"这把尚方宝剑，在顺境和逆境中都能收获科研成果。如果说，这一章是我近40年190多篇英文科研论文发表经验的浓缩，那么，以下28个字更是我医学科研与论文发表经验的总结，愿与各位读者共勉。

博学勤思看文献，

多做实验常提问，

尊重结果善总结，

一点之见即成文！

参 考 文 献

[1] 夏华向，张锦坤，钱世玲. 幽门弯曲菌伴同性胃炎消化性溃疡的病理改变[J]. 武汉医学杂志，1988(3)：131-132.

[2] 夏华向，张锦坤. 幽门弯曲菌与慢性胃炎、消化性溃疡关系的探讨[J]. 内镜，1989(2)：101-103.

[3] 夏华向，张锦坤. 非溃疡性消化不良与幽门螺杆菌感染[J]. 临床消化病杂志，1990(3)：111-114.

[4] 夏华向. 胃窦固有膜炎性细胞计数的价值及其与幽门螺杆菌的关系[J]. 同济医科大学学报，1991(5)：331-333.

[5] Xia H H, Talley N J, Kam E P, et al. *Helicobacter pylori* infection is not associated with diabetes mellitus, nor with upper gastrointestinal symptoms in diabetes mellitus [J]. Am J Gastroenterol, 2001, 96(4)：1039-1046.

[6] Jones K L, Wishart J M, Berry M, et al. *Helicobacter pylori* infection is not associated with delayed gastric emptying or upper gastrointestinal symptoms in diabetes mellitus [J]. Dig Dis Sci, 2002, 47(4)：704-709.

[7] Ma J, Chen M, Wang J, et al. Pancreatic duodenal homeobox-1 (PDX1)functions as a tumor suppressor in gastric cancer [J]. Carcinogenesis, 2008, 29(7)：1327-1333.

[8] Xia B, Xia H H, Ma C W, et al. Trends in the prevalence of peptic ulcer disease and *Helicobacter pylori* infection in family physician-referred uninvestigated dyspeptic patients in Hong Kong [J]. Aliment Pharmacol Ther, 2005, 22(3)：243-249.

[9] Xia H X, Keane C T, Beattie S, et al. Standardization of disk diffusion test and its clinical significance for susceptibility testing of metronidazole against *Helicobacter pylori* [J]. Antimicrob Agents Chemother, 1994, 38(10)：2357-2361.

[10] Xia H H, Gallagher C, Hyde D, et al. Comparison between McCoy cell line and HeLa cell line for detecting *Helicobacter pylori* cytotoxicity：clinical and pathological

relevance [J]. Ital J Gastroenterol Hepatol，1999，31(8)：663-668.

[11] Xia H H，Kalantar J S，Talley N J，et al. Antral-type mucosa in the gastric incisura，body，and fundus (antralization)：a link between *Helicobacter pylori* infection and intestinal metaplasia? [J]. Am J Gastroenterol，2000，95(1)：114-121.

[12] Xia H H，Lai K C，Lam S K，et al. Symptomatic response to lansoprazole predicts abnormal acid reflux in endoscopy-negative patients with non-cardiac chest pain[J]. Aliment Pharmacol Ther，2003，17(3)：369-377.

[13] Xia H H，Lam S K，Wong W M，et al. Antralization at the edge of proximal gastric ulcers：does *Helicobacter pylori* infection play a role? [J]. World J Gastroenterol，2003，9(6)：1265-1269.

[14] Xia H H，Wong B C，Zhang G S，et al. Antralization of gastric incisura is topographically associated with increased gastric epithelial apoptosis and proliferation，but not with CagA seropositivity [J]. J Gastroenterol Hepatol，2004，19(11)：1257-1263.

[15] Xia H H，Yang Y，Lam S K，et al. Aberrant epithelial expression of trefoil family factor 2 and mucin 6 in *Helicobacter pylori* infected gastric antrum，incisura，and body and its association with antralisation [J]. J Clin Pathol，2004，57(8)：861-866.

[16] Xia H H，Zhang G S，Talley N J，et al. Topographic association of gastric epithelial expression of Ki-67，Bax，and Bcl-2 with antralization in the gastric incisura，body，and fundus [J]. Am J Gastroenterol，2002，97(2)：3023-3031.

[17] Xia H H，Phung N，Altiparmak E，et al. Reduction of peptic ulcer disease and *Helicobacter pylori* infection but increase of reflux esophagitis in Western Sydney between 1990 and 1998 [J]. Dig Dis Sci，2001，46(12)：2716-2723.

[18] Xia H H，Phung N，Kalantar J S，et al. Demographic and endoscopic characteristics of *Helicobacter pylori* positive and negative peptic ulcer disease [J]. Med J Australia，2000，173(10)：515-519.

[19] Xia H H，Wong B C，Wong K W，et al. Clinical and endoscopic characteristics of non-*Helicobacter pylori*，non-NSAID duodenal ulcers：a long-term prospective study [J]. Aliment Pharmacol Ther，2001，15(2)：1875-1882.

[20] Xia H X，Buckley M，Keane C T，et al. Clarithromycin resistance in *Helicobacter pylori*：prevalence in untreated dyspeptic patients and stability in vitro [J]. J Antimicrob Chemother，1996，37(3)：473-481.

[21] Xia H X，Daw M A，Beattie S，et al. Prevalence of metronidazole-resistant *Helicobacter pylori* in dyspeptic patients [J]. Ir J Med Sci，1993，162(3)：91-94.

[22] Xia H X，Daw M A，Sant S，et al. Clinical efficacy of triple therapy in *Helicobacter pylori*-associated duodenal ulcer [J]. Eur J Gastroenterol Hepatol，1993，5(3)：141-144.

[23] Xia H X，English L，Keane C T，et al. Enhanced cultivation of *Helicobacter pylori* in liquid media [J]. J Clin Pathol，1993，46(8)：750-753.

[24] Xia H X，Gilvarry J，Beattie S，et al. Recrudescence of *Helicobacter pylori* infection

in patients with healed duodenal ulcer after treatment with different regimens [J]. Am J Gastroenterol，1995，90(8)：1221-1225.

[25] Xia H X，Keane C T，Chen J，et al. Transportation of *Helicobacter pylori* cultures by optimal systems [J]. J Clin Microbiol，1994，32(12)：3075-3077.

[26] Xia H X，Keane C T，O'Morain C A. Culture of *Helicobacter pylori* under aerobic conditions on solid media [J]. Eur J Clin Microbiol Infect Dis，1994，13(5)：406-409.

[27] Xia H X，Keane C T，O'Morain C A. Determination of the optimal transport system for *Helicobacter pylori* cultures [J]. J Med Microbiol，1993，39(5)：334-337.

[28] Xia H X，Keane C T，O'Morain C A. Pre-formed urease activity of *Helicobacter pylori* as determined by a viable cell count technique—clinical implications [J]. J Med Microbiol，1994，40(6)：435-439.

[29] Xia H X，Windle H J，Marshall D G，et al. Recrudescence of *Helicobacter pylori* after apparently successful eradication：novel application of randomly amplified polymorphic DNA fingerprinting [J]. Gut，1995，37(1)：30-34.

[30] Yang Y，Deng C S，Peng J Z，et al. Effect of *Helicobacter pylori* on apoptosis and apoptosis related genes in gastric cancer cells [J]. Mol Pathol，2003，56(1)：19-24.

[31] Zhu S，Xia H H，Yang Y，et al. Alterations of gastric homeoprotein expression in *Helicobacter pylori* infection，incisural antralisation，and intestinal metaplasia [J]. Dig Dis Sci，2009，54(5)：996-1002.

[32] Liao Q J，Zhang Y Y，Fan Y C，et al. Perceptions of Chinese biomedical researchers towards academic misconduct：a comparison between 2015 and 2010[J]. Sci Eng Ethics，2018，24(2)：629-645.

[33] 中国科技论文统计与分析课题组. 1988—1990 年《SCI》收录的我国科技论文在 1991 年的被引证情况统计和分析[J]. 中国科技期刊研究，1993，4(3)：8-13.

[34] Wu M M，Liao J Q，Zhang J S，et al. Increase in articles published by authors from Mainland Chinese hospitals in high-impact journals：a comparison between 2012 and 2017[J]. Current Science，2019，117(11)：1793-1799.

[35] 中国科学技术信息研究所.2021 中国卓越科技论文报告[EB/OL].(2021-12-27)[2022-03-25]. http://www.istiv.ac.cn/upload/1/editor/1640768173391.pdf.

本章作者：夏华向

本章审阅人：廖庆姣

视频剪辑：陈康龙

本章自测题

1. "一点之见，即可成文"中"见"的含义是什么？

2. 临床科研人员如何利用本单位的"公共资源"和临床数据发表原创论文？

3. 为什么说研究生论文是个宝？

4. 为什么说阴性结果也能发表？

5. 在众多的实验数据里找出并发表"创新性"的结果通常应具备哪些条件？

第三章　研究结果的处理

本 章 要 点

1. 原始数据是研究结论的支撑,是论文图表的源头。如何收集和保存原始数据?

2. 原始数据本身呈现的只是表象,其内在关联才是研究的实质。如何从大量原始数据中找出其内在联系、挖掘其内在含义?

3. 图和表的使用对于科研论文的结果呈现至关重要,且各有优势。图和表有哪些特征和投稿要求?

主 题 词

数据收集、统计分析、论文图片、图片编辑、格式要求

研究结果是一项研究最重要的部分。所有的研究最终都是通过研究结果呈现的,因此我们需要仔细地记录研究数据,恰当地进行处理和展示,使研究结果能够得到完美呈现,使读者能够容易阅读、理解和传播。

第一节　研究数据的收集、记录、保存和整合

研究数据是研究结果的展现形式,是研究的重要组成部分。无论阴性结果还是阳性结果,都需要通过研究、分析数据才能得到。所以,研究数据的收集、记录、保存和整合在研究中占重要地位。那么,如何进行研究数据的收集、记录、保存和整合呢? 处理过程中应该注意哪些问题呢? 本节将为大家一一介绍。因为基础研究和临床研究的数据存在诸多不同,所以将分别予以介绍。

一、基础研究

基础研究一般是基于细胞或动物水平的实验,有些则是纯粹的体外生化实验。基础研究的很多数据通过相关仪器直接测量得出,且多通过计算机软件导出。因此,实验者一定要及时从测量仪器关联计算机中拷贝原始数据,并且将实验流程和说明与原始数据存储在一起,以免出现意外导致数据丢失或数据混乱。同时,要及时分析、整理原始数据,将其归纳、分类成可以用于后续分析的格式保存。多次重复实验的待用数据要整理、合并到一个文档或一个文件夹中。

基础研究的数据一般可分为纯数值数据和图片数据,有些图片数据需要在仪器自带软

件上进行预处理。下面将分别以酶联免疫吸附试验(ELISA)结果、免疫印迹(Western blot)实验结果、流式细胞仪检测结果和荧光显微镜照相结果为例介绍这几类实验数据的具体处理过程。

1. 纯数值数据

此类数据最典型的代表是 ELISA 结果,一般其结果是纯数值形式且以 Excel 文件格式保存。研究者从仪器关联计算机中得到数据后,一定要做一个与数据格式相同的样品设置详细说明(比如都是 96 孔板格式,一个是实验结果,另一个是数据样品设置说明),同时备注实验细节,最好存储在同一个 Excel 文件中,文件命名包含实验课题名、实验名及具体日期。同时,对数据进行初步处理,排除空白值等,将数据转换成比值或绝对值等方便进行统一分析的数据形式,以空白对照组、阴性对照组、处理组、阳性对照组等格式存储数据,保留每一个复孔的数据。多次重复实验后,将成功的实验数据按不同分组整合到一个新 Excel 文件中,备注分别来自哪几次实验,这就是可以用于后续数据统计分析及图片制作的待用数据,并将之存储在一个新的待用数据文件夹中。如果部分 ELISA 结果需要照相保存,其处理方式与免疫印迹结果类似,可以参考下一段内容。

2. 图片数据

(1)无须特殊软件预处理的图片数据。

此类数据最典型的代表是免疫印迹结果和动物外形图片等,此处以免疫印迹结果为例介绍。一次免疫印迹实验结果一般有多个图片文件,所以在存储时建议将一个研究的一次实验结果存储在一个文件夹中,文件夹命名包含所检测的靶蛋白信息和日期,同时用一个 Word 或 txt 文档说明实验细节和样品设置情况。研究者在照相时一定要设置好图片大小、格式,使其分辨率符合一般文稿投稿要求。如果存储条件允许,最好存储为最大文件格式以保证图片分辨率。研究者在拷贝、存储所有原始图片后,从中选取曝光和照相效果比较好、可能用于结果展示的图片进行初步处理,裁剪多余部分,同时简略标记每条泳道的样品来源,存储为一个新的图片文件,然后统一存储在一个新的待用数据文件夹中。多次重复实验之后,将所有可能用到的图片都存储到待用数据文件夹中,同时用一个文档说明图片分别来自哪几次实验。有时免疫印迹的图片结果需要进行灰度分析,可以在照相时用仪器自带软件进行分析,也可以待图片处理好后用专门的软件如 ImageJ 进行分析,输出的结果都是纯数值数据,处理方式和 ELISA 数据类似,存储时需要将其与图片一一对应。

(2)需用仪器自带软件预处理的图片数据。

此类数据最典型的代表是流式细胞仪和荧光显微镜等仪器输出的结果。这些仪器有一个共同特点,就是都自带配套的分析软件。但是这类仪器输出的数据不便用其他软件进行数据再处理,所以在处理这一类仪器输出的研究数据时,研究者要在测量仪器上做好相应的数据分析。当然,如果仪器可以随时操作,也可以保存好所有的原始数据,方便时再把数据导回相应仪器中进行分析。使用流式细胞仪时最好一次输出多种结果,比如进行细胞周期分析时,除了输出标记周期的流式图外,还需同时输出各个周期比例的表格数据。荧光显微镜结果图片中一定要标记好标尺,同时做好叠加(overlay)的图片处理。处理好的图片最好存储为两种格式,一种是仪器自带软件可以编辑识别的特殊存储格式,另一种是仪器软件无法进一步编辑的 TIFF 等其他图片格式。原始数据存储好后,选取质量较好的、可能用于结果展示的图片文件存储到新的待用数据文件夹中,来自多次实验的图片文件需要同时用一个文档说明图片分别来自哪几次实验。

基础研究数据的收集和保存要点见小诀窍3.1,基础研究数据收集过程见实例3.1。

小诀窍 3.1 基础研究数据的收集和保存

（1）所有存储的电子数据原件及数据说明都应完整、单独保存。待用数据另存到不同的地方,详细记录数据来自哪几次实验,以便数据出错时可以复查纠正错误。

（2）所有电子数据原件及数据说明都需要做好备份,除保存于本地硬盘外,移动硬盘和网盘都可以各保留一份,以免出现意外情况导致数据丢失。

（3）做基础研究时,研究者一定要做详细的实验记录。即使是常规实验,有些细节之处可能不同,这些不同之处需要在实验记录上详细说明,因为这些可能是实验成败的关键。详细标注既方便自己或他人日后重复或核对实验数据,也方便在讨论中提及相关细节。最重要的是,收集研究数据时保留对细节问题的描述,后期投稿时如果审稿人提及相关问题,就可以从容应答。

（4）显微镜图片一定要标注标尺,对动物器官或肿瘤等需要比较大小的图片一定要放一个参照物(最好是直尺等测量仪器或硬币等有固定大小的物品)。

实例 3.1

某研究者拟开展一项关于流感病毒疫苗的研究,首先通过原核表达系统表达并纯化流感病毒膜蛋白血凝素(HA),然后用纯化的重组 HA 免疫大白兔产生抗体,通过 ELISA 检测抗体的滴度,同时通过流感病毒感染细胞裂解液检测抗体的特异性。这个研究过程中研究者该如何收集、记录、保存和整合数据呢?

首先,研究者在进行相应数据存储时需要建立一个名为"流感病毒疫苗 HA 实验结果"的文件夹,所有与这一课题相关的实验结果都存储在这个文件夹中。在这个大文件夹里,同时建立"表达载体构建""蛋白表达纯化 SDS-PAGE""抗体滴度 ELISA""抗体特异性 Western blot"四个与研究内容一一对应的子文件夹和"待用数据图片""定稿数据图片"两个数据处理文件夹。子文件夹中存储具体的结果数据和图片。如果每次每个实验都有多张图片,须按照日期和具体实验再建立子文件夹。

比如在 2015 年 12 月 30 日构建表达载体时通过酶切或聚合酶链反应(PCR)两种方法检测克隆是否构建正确,就应该分别建立"酶切鉴定 20151230"和"PCR 鉴定 20151230"两个文件夹,每个文件夹中存储多张 DNA 凝胶照片。如有需要,可以将曝光时间加到文件名中,同时用一个单独的 Word 或 txt 文件说明实验条件、泳道、条带等细节。如果实验结果符合预期,图片条带也符合用于毕业论文或发表论文等结果展示的要求,研究者可以将这张图片进行预处理,裁剪多余部分,简略标记每条泳道的样品来源和标志物(marker),存储为一个新的图片文件,这个文件命名为"载体构建酶切鉴定 20151230",存储在"待用数据图片"文件夹中。多次重复实验后选取一张最好的图片进行完整处理,标记所有泳道样品和标志物,同时标记出目的条带,使之符合文稿发表的一般格式,命名为"载体构建酶切鉴定"存储在"定稿数据图片"文件夹中。

待整个课题所有实验结束,研究者可以根据不同的需求对各种实验结果按照本章第三节介绍的方法进行组合,命名体现出所包含的内容就可以。如果有必要,还可以在"流感病毒疫苗 HA 实验结果"这一目录下建一个"发表论文图片"文件夹,将所有组合图片存放在这一目录下。

为了安全起见,建议对"流感病毒疫苗 HA 实验结果"这一文件夹在网盘上做备份,并且和本地硬盘同步更新,以免出现硬盘损坏、数据丢失等意外情况。

二、临床研究

临床研究是基于人体所做的各种研究,因此,所有的临床研究设计在开始之前都应该向所在单位或地区的伦理委员会申请,并通过伦理审批。视研究情况考虑是否需要获得患者的书面知情同意书(written informed consent)。临床研究按照研究目的可以分为临床疗效研究、诊断实验研究、病因/风险因素研究、预后/自然病程研究、疾病预防研究和疾病发生率等流行病学调查研究;按照不同的设计方案可以分为随机对照研究、队列研究、病例对照研究、横断面研究、病例系列或病例报告;按照数据获得时间与研究设计时间的关系,可以分为前瞻性研究和回顾性研究。

除了影像学图片、病理图片、手术过程照片、患者外貌等图片结果,临床研究的数据一般是数值或等级分类资料类的数据,这些结果一般都可以表格的形式进行存储。影像学图片和病理图片一般也转化成数据或等级资料来记录结果。有些流行病学调查或问卷调查类研究在收集结果时也用数字记录,但需要事先定义每个数字所代表的选项和意义。

不同类型研究的数据收集重点和要点有所不同。以下将主要以时间划分的前瞻性研究和回顾性研究来介绍临床研究数据处理过程,同时以病例报告为例介绍单个病例资料收集时需要注意的各种问题。

1. 前瞻性研究

前瞻性研究的研究方案是提前设计好的,因此需要收集哪些信息和样本已经事先规定好,在收集数据时按照事先设计一一对应收集即可。很多大型多中心的前瞻性研究在设计时会规定收集的数据如何管理、存储、保存。一般是将数据存储在云服务器上,方便多个中心同时存储、操作,在操作时按照事先规定以相同的格式和要求进行即可。单中心前瞻性研究的数据收集和整理在操作上与多中心类似,只是数据一般存储在本地服务器。所有数据在需要进行后续分析时直接从服务器上导出即可。需要注意的是,每一个样本的数据一定要准确且完整,否则就会造成无效数据,所以一定要做好数据收集的质控和管理。

2. 回顾性研究

回顾性研究是根据某种特定的研究目的,分析已经存在的患者资料,这些资料可能已经存储在医院的数据库中,也可能是一些病例档案。随着电子信息技术的发展,越来越多的医院实现全院联网管理,所有患者的诊疗信息可直接同步到医院的服务器上,实现了患者信息的收集、记录和保存等。这些数据库的存储方式让医学科研人员能够更高效、快速地调用所需的各种病例信息,进行后续分析。由于是回顾性分析,有些样本可能会缺少某些信息,所以在收集样本的时候要有一个明确的纳入、排除标准,通过这个标准研究者可以从数据库中筛选符合研究目的的样本。如果医院没有数据库,就只能从病例档案中手动寻找所需的病例样本,然后一条一条输入计算机中保存。这是一个比较烦琐的过程,在现在高度信息化的社会中,这样的数据收集方式已经越来越少了。

3. 病例报告(病例记录/报告表)

所有的临床研究数据收集都是基于每个病例的数据。此外,还有一种基于单个病例数据的文稿类型——病例报告(case report)。一般报道的是一例或几例罕见表现的临床病例,可以是疾病本身罕见，或者是常见或少见疾病表现形式罕见、发生人群罕见，或者采用了新的诊断方法、新的手术方法、新的治疗方案等。只要在某一方面表现出与众不同之处，需要引起临床工作者注意，这个病例就有报道的意义。针对单个病例数据的收集，一般采用事先设计好的病例记录/报告表（case record/report form，CRF）。首先，患者的基本信息要尽量收集完整，包括性别、年龄、既往史、临床表现以及诊断、治疗情况等，同时还要收集疾病诊断的所有相关资料，包括体检结果、影像学图片、病理图片、各种生化检测结果等。如果手术过程与众不同，一定要保存手术过程照片或视频。其次，收集患者的持续观察资料（包括随访资料），也包括外观表现、影像学图片、病理图片、各种生化检测结果等。最后，将该病例的所有相关资料存储在一个单独的文件夹中，所有数据资料用一个 CRF 存储（现在很多医院的 CRF 都可以在线填写并保存在云端），每种图片资料用一个文件夹存储，图片文件标注清楚检测时间。

临床研究数据的收集和保存要点见小诀窍 3.2，临床研究数据收集过程见实例 3.2。

小诀窍 3.2　临床研究数据的收集和保存

（1）平时工作中一定要注意做好单个病例的数据收集、记录和整理，这是临床研究的重中之重，因为临床研究的数据就是所有单个病例数据的集合。

（2）工作中做个有心人，养成随手照相保留证据的好习惯，发现特别之处先照相保留一些术前（治疗前）、术中（治疗中）、术后（治疗后）的照片。因为很多病例确诊或手术后才发现是一例罕见病例，有报道价值，但是这时再想采集之前的数据已经不太可能了。

（3）和基础研究一样，采集图片时注意附上标尺或参照物。

实例 3.2

某研究者开展一项用改良干扰素新药治疗乙肝的随机对照临床试验，用普通干扰素作为对照。实验需要收集患者入院时间、性别、年龄、患乙肝时长、IL-28 基因型、HBV 基因型、肝脏病理分级（如果有），治疗前及治疗 12 周、24 周、48 周、72 周后血清丙氨酸转氨酶（ALT）、天冬氨酸转氨酶（AST）、总胆红素、总胆汁酸、总胆固醇、甘油三酯、HBV DNA、HBV 表面抗原、HBV 表面抗体、HBV e 抗原、HBV e 抗体水平等信息，以及药物使用和药物副作用具体情况。

研究者在实验之初就应根据需要收集的数据设计一个 Excel 表格，每一列分别是患者性别、年龄等各项资料，需要注意的是每一列只能是一个具体的指标，比如不同治疗时间的血清 HBV DNA 水平有几个时间点就设计几列。一个患者的数据就是一行。同时要在 CRF 文档中定义清楚代号编码的含义。这样一个收集好的 Excel 文件就是研究论文撰写的最重要的资料，所有的数据分析都基于这个文件。因此这个文件要妥善保存，做好网盘备份和本地存储备份。后续在做各种数据分析时不要改变原始存储文件，另建新文件进行分析。

第二节　数据统计分析

数据收集好之后，如何判断这些数据是否有差异呢？如何判断这些差异是偶然误差还是本质差异呢?有些图片数据可以一眼分辨出差别,判定有或无(好和坏),但是大多数数据需要进一步进行统计分析来判断是否有差异。基础研究和临床研究对统计分析要求不同。统计分析在基础研究中大多是在研究结束之后才开始的,而对临床研究而言,统计分析贯穿临床研究的整个过程中,从研究设计伊始的样本量计算,到研究实施中对研究方案的调整,再到最后的数据分析,发挥关键性作用。本节仍然分基础研究和临床研究两部分来介绍数据统计分析。

一、基础研究常用统计方法

基础研究需要设计空白组、阴性对照组、不同的处理组,有时候还要设计阳性对照组,需要分析的是两组之间或是多组之间的结果是否有统计学差异。基础研究结果展示时一般会采用定量数据,即使是一些图片结果如免疫印迹结果一般也会转换成定量数据分析。所以,基础研究的统计分析多是两组之间或是多组之间的定量数据比较。基础研究一般需要重复,其数据大多呈正态分布,用均值±标准差(standard deviation,SD)(或均数标准误,standard error of mean,SEM)展示。

1. 两组之间的比较

两组之间的数据比较一般用 t 检验,只有满足如下三点的数据才能使用 t 检验:①数据是独立连续性数据;②数据呈正态分布,如果数据不服从正态分布,有时候可以进行适当的数据转换(小诀窍3.3);③两组间方差齐性。如果不满足这三点,则需要使用非参数检验(nonparametric test)。等级资料使用 Wilcoxon 秩和(Wilcoxon rank sum)(Mann-Whitney U)检验,二分类资料使用卡方检验(χ^2-test,chi-square test),或费希尔精确检验(Fisher's exact test),见实例3.3。

小诀窍3.3　数据转换

很多临床数据如红细胞计数、白细胞计数、病毒滴度等呈偏态分布,可以通过适当的方式转换为呈正态分布,最常用的数据转换方式是对数转换。

实例3.3

某研究者利用小鼠肝纤维化模型研究某一中草药单体 A 是否具有抗肝纤维化活性。假设分为溶剂组和药物组处理肝癌裸鼠模型,通过检测小鼠血液 ALT、AST 水平,肝脏病理分级,以及是否死亡等指标观察药物处理是否具有抗肝纤维化作用。ALT 和 AST 是连续数据变量,一般来说呈正态分布。如果方差齐性,则两组之间 ALT 和 AST 的比较用 t 检验;如果不是方差齐性或呈偏态分布,则用 Wilcoxon 秩和检验(Mann-Whitney U test)。肝脏病理分级非连续性数据变量,两组之间的比较只能用 Wilcoxon 秩和检验。是否死亡是一个二分类变量,两组之间的比较只能用卡方检验,如果每组动物死亡或存活数少于 1 只或者总动物数少于 40 只,则用费希尔精确检验。

2. 多组之间的比较

多组之间的比较和两组之间的比较有点类似,首选方差分析(analysis of variance,ANOVA),它的使用条件和 t 检验一样有三点:①数据是独立连续性数据;②数据呈正态分布;③多组间方差齐性。只有三点都满足的数据才能使用方差分析,方差分析的结果只是说明多组中至少有一组有差异,但是具体是哪一组或是哪几组之间有差异还需要进一步进行两两比较,即验后多重比较(post hoc test)。两两比较有多种方法,常用的如最小显著差异法(least significant difference,LSD)、Bonferroni 校正法(Bonferroni correction)、纽曼-科伊尔斯检验(Newman-Keuls test)、新复极差法(Duncan's new multiple range test)和真实显著差异法(Tukey's honestly significant difference,HSD),其严谨度各不相同,因此适用情况略有差别,大家可以根据需要和目的选择性使用(参考凌莉主译的《生物统计学基础》)。

如果数据不满足方差分析的条件,就使用非参数检验。等级资料使用 Kruskal-Wallis 检验,两两比较使用校正显著性值(P 值)后的 Kruskal-Wallis 检验。多分类资料使用卡方检验(实例 3.4)。

实例 3.4

某研究者利用小鼠肝纤维化模型研究某一中草药单体 A 是否具有抗肝纤维化活性。假设分为溶剂对照组和不同浓度药物组(高、中、低)处理肝癌裸鼠模型,通过检测小鼠血液 ALT、AST 水平,肝脏病理分级,以及是否死亡等指标观察药物处理是否具有抗肝纤维化作用。ALT 和 AST 是连续数据变量,一般来说呈正态分布,如果方差齐性,则 4 组之间 ALT 和 AST 的比较用方差分析。如果方差分析表明各组数据之间有差异,究竟是哪两组之间有差异就要进行验后多重比较,确定溶剂对照组和不同浓度药物组是否分别有差异以及不同浓度药物组之间是否有差异。如果不同浓度药物组均与溶剂对照组有差异,且不同浓度药物组之间均有差异,ALT 和 AST 水平与药物浓度有一定的相关性,因此我们的结论是药物的抗肝纤维化活性是剂量依赖性的。如果所有数据不是方差齐性或呈非正态分布,则用 Kruskal-Wallis 检验。肝脏病理分级非连续性数据变量,多组之间的比较只能用 Kruskal-Wallis 检验。是否死亡是一个二分类变量,多组之间的比较只能用卡方检验,如果每组动物死亡或存活数少于 1 只或者总动物数少于 40 只,则用费希尔精确检验。

二、临床研究常用统计方法

统计分析贯穿于临床研究之中,在研究开始之初,就需要根据研究目的计算样本量。这一点在随机临床试验中尤为重要,如果纳入样本量大于所需样本量,不仅浪费人力、物力、财力,而且不符合伦理准则。如果纳入样本量小于所需样本量,统计检验力(power of test)太低,就得不到有效结论。数据收集后,治疗干预措施等是否有效也需要深入统计分析才能得到答案。因此,统计分析是临床研究的重要组成部分。

1. 基线资料比较

临床研究患者一般分为研究组(处理组)和对照组,有时候也会有多个研究(处理)组。这些组间患者的基线资料比较所用统计方法和基础研究常用统计方法差不多,两组之间的比较用 t 检验、Wilcoxon 秩和检验、卡方检验或费希尔精确检验;多组之间的比较用方差分析、Kruskal-Wallis 检验和卡方检验。

相关案例见实例 3.5。

实例 3.5

某研究者开展一项横断面调查研究，分析肝癌的危险因素，收集患者的年龄、性别、身高、体重、是否有 HBV 感染、是否有 HCV 感染、是否酗酒（分为极少、偶尔（一个月 100 mL 相当于 50 度的白酒）、经常（一周 100 mL 相当于 50 度的白酒）、频繁（一天 100 mL 相当于 50 度的白酒））、直系亲属是否有人患肝癌等信息，分析肝癌和非肝癌人群的这些基本信息是否有差异。

研究对象的年龄、身高、体重等是数据变量，一般呈正态分布，如果方差齐性，两组之间的比较用 t 检验；两组研究对象在酗酒之间的差异按调查算是等级变量，采用 Wilcoxon 秩和检验；研究对象性别、是否病毒感染及直系亲属是否有人患肝癌是二分类变量，可以使用卡方检验。

如果研究者想将研究人群细化为正常、肝纤维化、肝硬化、肝癌组来分析，此时就是多组的分析比较了，研究对象的年龄、身高、体重等一般呈正态分布的数据变量，如果方差齐性，可以使用方差分析，如果有差异，进一步使用验后多重比较分析究竟是哪两组之间有差异。多组间的酗酒情况使用 Kruskal-Wallis 检验，而多组间病毒感染及直系亲属遗传情况使用卡方检验。

2. 相关性分析和回归分析

临床研究中患者的某些生化指标或疾病其他指标之间可能会具有一定相关性，如何确定两组数据之间是否具有相关性呢？可以使用如下相关性分析工具。如果两组都是连续性数据，可以使用 Pearson 相关分析，等级数据则使用 Spearman 相关分析。相关分析会得到一个相关系数 r 和显著性差异 P，在对分析结果进行解释时除了看 P 外，还要看 r 和样本量。即使 $P<0.05$，在样本量和 r 的绝对值比较小的时候也需要谨慎解释。

回归分析（regression analysis）和相关性分析使用的方法是一样的，不同之处在于对分析结果的解释。相关性分析的两组变量是平等的，不存在因果关系，一般用于横断面研究或其他无法确定因果关系的研究。回归分析是由因及果的过程，两个变量是因果关系，多用于有时间轴向、事情发生有明显先后顺序的研究。如果是分析多个变量和一个变量的因果关系，那就是多元回归分析（multiple regression analysis）。

有一种特殊的回归分析被广泛应用于临床医学统计，即 Logistic 回归分析（Logistic regression analysis），它的结局只有两种情况（生死、有无、好坏等），是多元回归分析的一种特殊情况，常用于疾病危险因素分析。

相关案例分析见实例 3.6。

实例 3.6

研究者想研究乙肝患者肝脏病理分级与血清 ALT 水平是否相关，血清 HBV 表面抗原水平是否与血清 ALT 水平相关，应如何分析？

肝脏病理分级是等级资料，所以用 Spearman 相关分析，而血清 HBV 表面抗原和血清 ALT 都是数据变量，应先将 HBV 表面抗原水平进行对数转换后，再用 Pearson 相关分析。

3. 接受者操作特征曲线

接受者操作特征曲线，又称受试者操作特征曲线、ROC 曲线（receiver operating

characteristic curve）。

临床诊断分析实验的质量可以用敏感度和特异度来衡量。以敏感度为 Y 轴，以（1—特异度）为 X 轴，取不同的临界值（cut-off 值）就可得到一条 ROC 曲线。ROC 曲线是临床诊断分析实验中最常用的一种分析方法，也常用于一些预测因素的预后准确性分析。ROC 曲线对诊断的准确性提供了直观的视觉印象，曲线上的点代表了特定诊断方法随临界值变化时的敏感度与特异度，曲线下面积（area under curve，AUC）代表诊断方法的准确性；AUC 越大，诊断准确性越高。ROC 曲线的 AUC 一般为 0.5～1.0，在 AUC>0.5 时 AUC 越接近于 1，说明诊断准确性越高。很多统计软件在计算 AUC 时还会给出 P 值，它反映待测诊断方法的 AUC 和 AUC=0.5 之间差异是否有统计学意义。

相关案例分析见实例 3.7。

实例 3.7

某研究者开展一项前瞻性研究，分析某种 lncRNA 对肝癌诊断准确性的影响。研究者需要收集并分析患者血液中这种特定 lncRNA 的水平，同时将传统经典的诊断肝癌方法作为金标准。通过将 lncRNA 水平和患者是否患肝癌进行 ROC 分析，就可以得到这种 lncRNA 的 AUC，同时也可以计算出用于诊断分析的 lncRNA 的临界值。

同样，如果想分析某种 lncRNA 对肝癌预后的影响，整个分析过程与上面差不多，只是结局换成死亡或是存活。同样也可以根据是否存活进行 ROC 分析，得到 AUC，确定这种 lncRNA 对预后是否有预测价值。

4. 生存分析

很多临床研究的最终结局指标都是生存或死亡，这一结局指标与时间密切相关，也受随访等其他因素的影响。如果想研究不同干预方法对疾病结局的影响，一般使用生存分析（survival analysis）。生存分析主要包括生存过程描述、生存过程比较和生存时间影响预测因素分析，是将事情发生的结局和发生这种结局所经历的时间综合起来进行分析的一种方法，它可以充分利用收集的数据，更加准确地评价和比较随访资料，因而能够更为全面地反映某种治疗或干预措施的效果。

生存分析中最基本的一点是计算生存时间，有完全数据（complete data）和截尾数据（censored data）两种。完全数据是随访期间观察到明确的结局事件（死于所研究疾病），生存时间确切。截尾数据是随访期间没有观察到明确的结局事件，截尾的原因可能是失访、死于其他疾病或随访结束时患者尚存活等，生存时间不明确。

描述生存过程一般是计算出各时间点的生存率，以随访时间为横坐标、生存率为纵坐标绘制生存曲线，常使用乘积极限法（Kaplan-Meier method）或寿命表法（life table method）。前者适用于样本量较小、终点或截点被准确记录的数据，主要用于未分组生存资料；后者适用于样本量较大、生存时间分段记录的数据。相关案例见实例 3.8。

生存过程比较（单因素生存分析）一般用 Log-rank 检验，用于分析两条或多条生存曲线差异是否有统计学意义，其应用条件是各条生存曲线不能交叉，如果出现交叉，提示可能存在混杂因素，需使用分层分析或多因素分析方法来校正混杂因素。

生存时间影响预测因素分析一般用 Cox 比例风险回归模型（Cox's proportional hazards regression model，简称 Cox 回归模型），其应用条件是分析因素对生存时间的作用不随时间变化(比例风险假定)。如果某种治疗手术随着观察年限延长而治疗效果变差,这样的手术因素就不能纳入模型分析。

实例 3.8

某科研人员收集 20 例神经胶质瘤患者比较 A、B 两种疗法的疗效,治疗的生存时间(周)如下:

A 组   1   2   3   4   7   10   12   23   28   30

B 组   3   5   10   15   20   25   36   37   40   42

两组的生存曲线就可以用 Kaplan-Meier 法绘制。

5. 样本量计算

临床试验在试验设计阶段就需要确定研究所需的病例数,即样本量(sample size)。理论上,验证某一干预措施与对照之间的差异,样本量越大,试验结果越接近真实值,即结果越可靠。但由于资源的限制和伦理原因,临床试验的样本量不可能无限大,因此应根据统计学显著性检验要求计算最适样本量。样本量计算时需要考虑四个参数:检验水准 α、检验效能 $(1-\beta)$、容许误差 σ 和检验的差值 δ。其中 α 一般定为 0.05,也可定为 0.01;β 一般取 0.2、0.1 或 0.05;σ 和 δ 可以根据预试验或文献报道来设定,但是 δ 的设定需要有临床实际意义,比如验证一种新的降压药是否有效,如果设定 δ 为 1 mmHg 就没有临床实际意义,不可取。这四个参数设置越小,所需样本量越大。确定这四个参数后,就可以使用相关软件如 PASS 或在线工具(如 http://powerandsamplesize.com/Calculators/)按照相应的试验设计类型计算样本量。相关案例见实例 3.9。

实例 3.9

某研究者设计一个等效性临床随机对照研究,欲比较 A 药(一种已知价廉且安全的新药)和 B 药(传统药)改善贫血的效果。据以往经验和预试验,A 药可增加红细胞 1.2×10^{12}/L,B 药可增加红细胞 2.2×10^{12}/L,$\sigma = 1.8 \times 10^{12}$/L,如何确定样本量?

假设两组患者数相同,我们取 $\alpha = 0.05$,$\beta = 0.20$,$\sigma = 1.8 \times 10^{12}$/L,$\delta = 1.0 \times 10^{12}$/L,通过相应的软件或在线工具计算,如果不考虑脱落(drop-out)或失访(loss to follow-up),所需样本量为每组 51 人,总计 102 人。

常用统计分析方法及注意事项如表 3.1 所示,不同数据所对应的常用统计分析方法见表 3.2。

表 3.1 常用统计分析方法及注意事项

项目	变量类型	方法	注意事项
两组比较	连续数据变量	t 检验	满足条件: (1)数据是独立连续性数据; (2)数据呈正态分布; (3)两组间方差齐性
	等级变量	Wilcoxon 秩和检验	—
	分类变量	卡方检验或费希尔精确检验	—

续表

项目	变量类型	方法	注意事项
多组比较	连续数据变量	方差分析	满足条件： （1）数据是独立连续性数据； （2）数据呈正态分布； （3）两组间方差齐性 注意验后多重比较
	等级变量	Kruskal-Wallis 检验	—
	分类变量	卡方检验或费希尔精确检验	—
相关性分析	连续数据变量	Pearson 相关分析	谨慎解读结果，除了 P，还要看相关系数（r）和样本量
	等级变量	Spearman 相关分析	

表 3.2　不同数据所对应的常用统计分析方法

数据性质	独立数据	配对数据
连续数据变量		
正态分布	t 检验（两组）或 ANOVA 加验后多重比较，如 Turkey、SNK、Duncan、Bonferroni（多组）	配对样本 t 检验
非正态分布	Wilcoxon 秩和检验（Mann-Whitney U test）（两组）	配对 Z-检验
等级变量	Wilcoxon 秩和检验	配对样本 Wilcoxon 秩和检验
分类变量	卡方检验或费希尔精确检验	配对卡方检验（McNemar's test） 一致性检验（Kappa test）

第三节　图和表的选择与制作

一、图和表的选择

　　发表研究结果是科技论文出版的主要目的，而图和表是展示研究结果的主要形式。图和表各有优势，相互补充。图的特点是直观，可以清晰地反映事物的发展规律或变化趋势，有效地展示复杂结果。表的优势在于准确反映数据大小，方便列举大量的数据或资料，并展示数据的统计学属性，便于定量地了解结果。

　　对于科技论文而言，图或表的选择应以表达结果的需要而定。如果强调以精确的数值展示大量的数据，就采用表格形式；如果强调展示结果的分布特征或变化趋势，则采用插图形式。图与表配合使用可让论文的结果显示得更加全面，但应避免同时以图和表的形式重复展示同样的数据。对于一般的结果，不宜在图表和正文的文字描述中重复出现，但对于重要的结果，可以同时在图表和正文的文字描述中展示。

二、常用制图软件

根据图片素材的来源，可以将插图分为三类，即照片、线条图和示意图。不同类型的图片需要相应的具有特殊功能的软件来处理。

图片的涵盖面很广，比如免疫印迹图片、显微镜（光学、荧光、共聚焦显微镜）照片、电镜照片、免疫组化照片等，这些图片本身就是实验结果，但为了便于读者理解，投稿到 SCI 期刊前还需要特殊处理。比如，免疫印迹图片只需截取部分条带，然后进行拼接和标记（文字、箭头等），显微镜照片需要进行图片大小的调整，电镜和免疫组化照片需要添加标尺，必要时还要调整对比度等，这些都可以通过 Adobe Photoshop 软件来完成。

线条图的制作涉及数据分析和图表制作两方面，常用软件包括 Excel、GraphPad、Origin、SPSS、SigmaPlot。从 ELISA 收集到的实验数据主要以 Excel 格式保存，实验完成后即可对数据进行预处理和分组，调整好的原始数据可直接导入 GraphPad 软件，该软件会对各组复孔数据进行统计分析并自动生成线条图。研究者也可以通过其他数据分析软件（如 SPSS）先分析数据，再将均值和标准差导入 GraphPad 软件作图，获取的线条图与直接生成的图片一致。除 GraphPad 之外，可初步分析数据并制图的软件还有很多，比如 Origin、SigmaPlot 等。值得注意的是，不管用哪个软件绘制线条图，建议保存的时候，除永久保存默认格式的文件之外，导出线条图尽量用 PDF 格式，而不是 TIFF 格式（除非直接用于投稿），以便后期对文字、颜色等进行局部微调，从而统一不同线条图的展示细节。

示意图可以更简明、直观地表达用文字无法或难以表达的意思，或反映研究思路、说明技术流程，如手术示意图、信号转导通路示意图、研究设计流程图等。示意图大多是根据作者构思的草图，由专业的美工人员绘制的图片，常用软件为 Adobe Illustrator。值得一提的是，Adobe Illustrator 不仅可以绘制精美的示意图，其绘制坐标轴、添加箭头和对齐功能也都非常强大。比如，流式细胞仪检测的结果图片文字太小、坐标轴不清晰导致论文被杂志社退回修改，但已找不到更好的原始图替换该怎么办？此时可通过 Adobe Illustrator 重新绘制新的清晰的坐标轴，并将文字进行重写（放大），从而提升图片质量。其实流式细胞仪检测的结果图片往往都存在坐标轴太细和文字太小的问题，经过重绘坐标轴的处理，其图片即便没被杂志社提出问题，也会让审稿人和读者看起来更舒服，增加印象分。

一般而言，单张图片很难说明问题，研究者往往需要将若干张相关或需要对比的结果在同一张图上进行展示，即形成组合图，所以拼图是制作 SCI 论文插图的常见操作之一。拼图本身比较容易，难点在于每张小图的预处理，按照同样的参数大小、标记方式对图片进行预处理，是制作高质量组合图的诀窍。Adobe Photoshop 是对图片进行预处理（小诀窍 3.4）的利器，而用 Adobe Illustrator 制作组合图更有优势，因为后者有强大的对齐、排版、添加箭头和文字处理等功能，而且在输出图片时不会造成清晰度和分辨率的损失。更重要的是，Adobe Illustrator 还可以提取 PDF 保存的线条图（前面已建议尽量用 PDF 保存线条图），并可随意修改其线条、文字的颜色和粗细及字体、字号等，可以很方便地将线条图不一致的细节调整统一起来。虽然 PPT 或 Word 也可以拼图，但拼图过程中会造成图像信息的丢失，且不方便对线条、箭头、文字和颜色进行处理，也无法保证输出图片的清晰度和分辨率，因此不推荐使用。

需要说明的是，针对图片等素材，必要时可适当调整光线、对比度，修复瑕疵，去掉无关背景等(通过 Adobe Photoshop 完成),从而让图片内容更加准确、真实。这些操作在不影响对结果的解读和分析时是可接受的,这有别于故意更改图片的伪造或篡改数据等学术不端行为。

小诀窍 3.4　图片尺寸的预处理

原始图片拼图预处理操作如下(通过 Adobe Photoshop 打开图片,调整光线、对比度,修复瑕疵等操作略):①选择工具栏"矩形选框",设置上方样式为"固定比例",设置宽度和高度为 1 或其他相同数值(1~999);②在图片内框选择用于拼图的内容;③选择"图像—裁剪";④选择"图像—图像大小",在弹出的对话框中设置单位为厘米,勾选"约束比例",注意不要勾选"重定图像像素"(要求软件保留所有的图像信息),再设置图片尺寸的"宽度"为 4 cm;⑤选择"文件",存储为 TIFF 格式备用。如需单张图片作为一幅插图,可设置图片宽度为 8.3 cm。需要说明的是,当设置图片宽度为 4 cm 时,如果原图片的尺寸宽度大于 4 cm,就相当于把原图片较多的像素信息浓缩到了更小的单位面积内,即图像分辨率会增大。

一张 500 万像素的图片的处理示例:一张 500 万像素照相机所拍摄的照片,通过 Adobe Photoshop 打开,其大致尺寸为宽 2560 dot per inch (dpi),高 1920 dpi,即 $2560 \times 1920 = 4915200$ (dpi)(约 500 万像素)。如果该照片默认分辨率为 180 dpi,换算成长度单位:宽 14.222 inch(约 36.12 cm),高 10.667 inch(约 27.09 cm)。在不勾选"重定图像像素"的情况下,当设置其分辨率为 600 dpi 时,图片自动变成宽10.84 cm、高 8.13 cm;如果将这张图片按比例缩放成 4 cm 宽的图片,其分辨率可达 1626 dpi,超过绝大部分 SCI 期刊对插图分辨率的要求。请注意图片宽度与分辨率的变化:36.12×180 dpi→10.84×600 dpi→4×1626 dpi。

三、图和表的格式要求

1. 表格要求

科技论文主流的表格形式是三线表,大多数 SCI 期刊也是如此要求。复杂表格往往是在主体三线表结构的基础上局部修饰而成的。当然,也有个别 SCI 期刊采用其他形式,比如 *Nature* 系列期刊出版时多用色彩或明暗相间的形式,但这一般是期刊编辑为了提高阅读性在文稿接受后才处理的,投稿时没有明确要求。

2. 插图要求

相对于表格而言,期刊对插图的要求更加复杂和具体,包括格式、分辨率、字体、字号、线条、版式和色彩使用等。为了提高插图的视觉性和阅读效果,制作插图应力求用最少的篇幅来讲述故事,而且须遵循清楚、准确、简洁的原则。同时,图中各种信息应清楚、完整,以便读者在不阅读正文的情况下也能够理解图中所表达的内容。图中各要素(术语名称、数据、曲线或首字母缩写词等)的安排力求使表述的数据或结果一目了然,避免堆积过多的无关细节,从而造成读者理解困难——这是对插图内容的要求,即"自明性"。

SCI 论文插图可以分为三类,即照片、线条图和示意图。投稿前,作者必须按照目标期刊的要求,准备符合要求的插图。不同的期刊对于插图的参数要求可能略有不同,但也有规律可循,总结如下。

（1）格式及分辨率。

以照片形式展示结果的插图属于照片。所有显微镜（光学、荧光和共聚焦显微镜）照片、电镜照片、电泳结果照片、免疫组化照片等，以及这些照片的组合图都属于照片插图（又称位图），一般用 TIFF 格式（或高分辨率 JPEG 格式）保存，投稿时与论文正文部分分开上传。大部分期刊对照片的分辨率要求：彩图不低于 300 dpi；黑白/灰度图不低于 600 dpi。当分辨率不足时，通常无法通过技术手段提升图片质量，除非原图的尺寸很大，否则只能重新采集图像。

线条图包括各类采样软件输出的结果，如动作电位图、流式细胞图、红外图、质谱图等，以及通过对原始数据统计分析后制作的线图、饼图、柱状图、散点图和条形图等。这类图片往往通过 Origin、GraphPad 等软件根据数据自动生成线条图，随后可直接保存为 PDF 格式，或以高分辨率（1200 dpi 以上）TIFF 格式投稿。很多时候，需要将照片结果和线条图进行组合，组合图分辨率应不低于 500 dpi；如果是线条图之间的组合，分辨率应不低于 1200 dpi。当分辨率不足时，可通过以上软件，根据原始数据重新制图。

示意图一般通过 Adobe Illustrator 绘制，简单的也可以通过 PPT 或 Word 绘制。不论采取哪种方式，结果最好都保存为 PDF 格式（即矢量图格式，可无限放大），以便后期修改和根据不同期刊的要求制作图片。如保存为 TIFF 格式，分辨率应不低于 500 dpi。分辨率不足时也可以通过重新绘制提升示意图质量。

以上是不同图片类型对应的最低分辨率要求。在条件允许的情况下，分辨率越高越好，但尽量保证单张图片不超过 10 M，以免投稿时图片过大而无法上传。

（2）图片尺寸。

SCI 期刊的排版大多是按照 A4 纸的排版要求来规定的。一般而言，科技论文出版都是双栏排列，如果插图内容较多，需要占据两栏的宽度，这时图片宽度要求为 17.8 cm；如果插图只占单栏，图片宽度为 8.6 cm；如果是介于二者之间的宽度（2/3 栏），即为 15 cm。绝大部分期刊（包括 *Nature*）接受以上三种图片宽度。大部分期刊对图片的高度没有明确限制，一般不超过 20 cm。

为保证图片的内容清晰可读，单栏图片（8.6 cm）最多由两张宽 4 cm 的小图并排而成（或由一张线条图组成）。所有的图片均应同时满足尺寸和分辨率的硬性要求。

（3）字体、字号。

前面已经提到，期刊对插图设置的要求，是为了保证插图打印出来可以看得清楚。因此，图中的文字字号不能低于 7 磅，否则人眼将无法分辨。大部分期刊对字体也有要求，一般是 Times New Roman 或 Arial。Arial 字体线条粗细不变，美观且便于阅读。

同一篇论文的不同插图之间或同一张插图的不同部分之间，其字体和字号应该尽量保持统一。

（4）标记要求。

恰当的标记可以显著提升插图的自明性，让读者更容易理解插图的内容或捕捉图中的关键信息。SCI 期刊对插图的标注要求主要包括以下几个方面。

①组合图各部分以字母标记（ABCD/abcd，必要时配以白色或黑色底框）。

②病理照片用箭头标出病变位置，右下角标注标尺。

③患者照片将脸部、眼部或其他隐私部位做模糊（加黑）处理，影像学资料（MRI、CT 等）须删除或裁掉患者个人信息，保护患者隐私。

④组织标本照片包含钢尺或其他参照物,显示标本长度或大小。

⑤显微镜照片标记标尺。

⑥线条图标明图例、横纵坐标、形状符号或填充物代表的具体对象。

⑦标注统计学显著性差异,组间对比通过短线连接,标记星号,必要时注明 P 值。

⑧图表所用线条粗细为 1~1.5 磅。

值得强调的是,显微镜照片需添加标尺。一般而言,标尺都是后期添加或参照原标尺调整的,这要求原图上有固定的标尺可以参考,后期能做的,只是将图片上的标尺调整一致,使之美观。如果原图没有任何可以参考的标尺(或者同一参数条件下拍摄的所有照片均没有标尺可以参考),则无法添加。通过 Adobe Photoshop 或 Adobe Illustrator 都可以添加标尺,一般首选 Adobe Photoshop。

(5)颜色模式及彩图。

根据 Adobe Photoshop 对于图片颜色模式的定义,主要的颜色模式包括灰度模式、RGB 颜色(真彩色)模式、CMYK 颜色(印刷色)模式、索引颜色模式等。其中前三种模式在投稿图片中用得较多(小诀窍 3.5)。颜色模式很容易通过 Adobe Photoshop 调整,因此一般投稿时黑白图用灰度模式,彩色图用 RGB 颜色模式,除非期刊明确要求彩图用 CMYK 颜色模式,否则无须预先调整(图 3.1)。

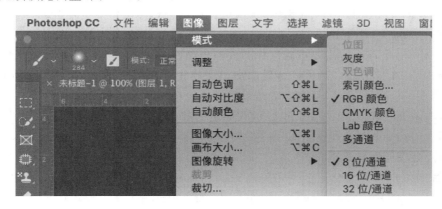

图 3.1 Adobe Photoshop 切换图片颜色模式

小诀窍 3.5 颜色模式

部分期刊会要求作者调整插图的颜色模式,通常为 RGB 颜色或 CMYK 颜色模式。一般照片默认的 RGB 颜色模式应用最为广泛,因其可表现的颜色信息与人眼视网膜相当,颜色真实丰富,又称为"真彩色"。打印照片时一般要求 CMYK 颜色模式,彩色打印机由于只有四种颜色的墨盒,往往不能表现所有的真彩色,打印过程容易出现色差。所以,部分期刊会要求作者直接提供 CMYK 颜色模式的插图。通过 Adobe Photoshop 打开图片,在"图像—模式"菜单下可轻易转换对应的颜色模式,如需黑白图像,选灰度模式即可。值得一提的是,RGB 颜色信息丰富,转化为 CMYK 颜色时可能会损失色彩信息,故原始照片应尽量采用 RGB 颜色模式保存,必要时再转化成其他颜色模式。现在大部分期刊接受 RGB 颜色模式的插图,不要求作者转换。

有的期刊发表论文不收版面费(作者主动选择开放获取权限的除外),但一般都会收彩图费(也有不收取任何费用的期刊)。所以,有些图如简单的线条图,可以不用彩色。不过这也不是绝对的。越来越多的 SCI 期刊允许作者在印刷版选择以黑白形式出版论文图片,在线(online)发表时以彩色形式发表论文图片,这样既便于读者阅读,也能避免彩图费。彩图费一般按照彩图张数收费。如果图片信息丰富或其他原因必须要以彩图出版时,也可将图片组合以减少彩图张数,达到降低彩图费的目的。

3. 图片组合

在准备 SCI 论文时,需要将同一研究对象,采用不同实验方法获得的结果(比如定性和定量的结果)组合在一起,从而形成更具自明性和说服力的组合图。这样的组合图多由照片、线条图、散点图等拼接而成。

如果研究者具有良好的科研习惯,每个实验完成后,都将数据图或表按照 SCI 期刊的要求进行处理,那么,准备组合图的时候就会比较简单,只需要将各部分按照展示的逻辑顺序,在 Adobe Illustrator 中进行组合,必要时调整各部分的尺寸,让每张小图保持大小一致,再加上 A、B、C、D 等标签,并导出为目标期刊要求的图片格式(一般为 TIFF)即可。最后,建议通过 Adobe Photoshop 再次检查组合图的尺寸、分辨率、颜色模式等参数,以便完全符合目标期刊的要求。

更多的时候需要对原始图片进行更复杂的处理之后才能拼图。比如,我们需要对拼图的各部分素材进行预处理(使其分别符合上述 SCI 期刊的要求),常见的预处理操作如下:添加或调整图片的标尺(针对荧光显微镜、透射电镜或共聚焦显微镜等的照片),柱状图质量太差需根据统计数据用 GraphPad 软件重新制图,条带图质量太差需根据原图重新裁切—排版—标记—组合,生存曲线需要重新制作和规范导出(软件自动导出的图片格式往往质量较差,应该导出为 PDF 格式),照片素材局部加黑或模糊处理(保护个人隐私),添加箭头或复杂的文字说明,甚至重新绘制某些实验结果的横纵坐标轴等。将预处理好的素材,在 Adobe Illustrator 中按照预先设想的版式和展示顺序进行排版、对齐、标记,导出为 TIFF 格式,并通过 Adobe Photoshop 检查导出图片的相关参数。组合图的示例如下(图 3.2)。

4. 图片处理原则与规范

对图片的编辑和美化有助于更完美地展示研究结果,也有助于论文的顺利发表。但图片编辑只限于对图片的参数(分辨率、大小尺寸、颜色模式和对比度等)进行调整,必要时可以在不影响研究结果的情形下,对瑕疵(如血渍、不相关的干扰物等)进行修复。绝对不能修改任何实验结果,比如移除或加入关键要素,篡改数据大小、修改条带图的光密度等,这些对图片结果和数据的修改是严重的学术不端行为(造假)。总之,任何会对结果的解读和分析造成影响或误导的图片修改和操作,都是不可取的。图片作假被发现后会受到撤稿的处罚,这种原因的撤稿是科研人员学术生涯中巨大的污点,严重损害科研人员的学术声誉。随着各种技术软件的发展,图片作假已经无所遁形,几乎百分之百会被发现。一旦被发现,作者很可能因此断送科研生涯。

那么,科技论文图片处理应该遵循什么样的原则呢?2012 年美国科学编辑委员会(Council of Science Editors,CSE)在《推动科技期刊出版诚信的白皮书》(2012 年更新版)(*CSE's White Paper on Promoting Integrity in Scientific Journal Publications*,2012 Update)中明确了四项基本原则(最初由洛克菲勒大学出版社提出,后来被修改完善)。

(1) No specific feature within an image may be enhanced, obscured, moved, removed, or introduced.(不要对一张图片的局部区域进行增强、模糊、移动、移除或插入新内容等操作。)

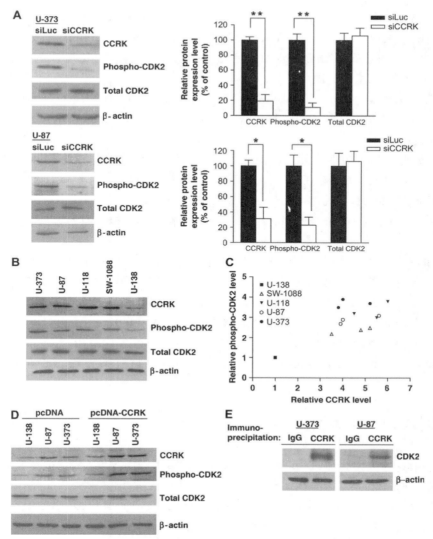

Figure 3.2 Effect of cell cycle-related kinase (CCRK) expression on CDK2 phosphorylation.

A. Immunoblot analysis of the effect of siCCRK on the levels of phosphorylated CDK2 and total CDK2. U-373 MG cells (upper panels) and U-87 MG cells (lower panels) were transfected with siCCRK or siLuc, and whole cell lysates were prepared from the cells 72 hours after transfection and subjected to immunoblot analysis with antibodies against CCRK, CDK2 (total CDK2) , phosphorylated CDK2 (phospho-CDK2) , and β-actin (left panels). Right panels: Densitometric quantitation of levels of CCRK, phosphorylated CDK2, and total CDK2 in U-373 MG or U-87 MG cells 72 hours after siCCRK transfection. Relative protein expression is expressed as a percentage of the expression in control cells transfected with siLuc. Data are the mean values and upper 95% confidence intervals of three independent transfection experiments. *P=0.002；**P=0.001.

B. Immunoblot analysis of CCRK, phosphorylated CDK2, total CDK2, and β-actin (control for equal loading) protein expression in five glioblastoma multiforme cell lines (U - 373 MG, U - 87 MG, U-118 MG, SW - 1088, and U-138) .

C. Scatter plot analysis of the relative levels of CCRK and phosphorylated CDK2 protein in the five glioblastoma multiforme cell lines as determined by densitometric scanning of three independent immunoblots. For each immunoblot, the levels of CCRK and phosphorylated CDK2 in U-138 MG cells were arbitrarily set to 1.

D.Immunoblot analysis of the effect of CCRK overexpression on CDK2 phosphorylation in U-138 MG, U-87 MG, and U-373 MG glioblastoma multiforme cell lines. Each cell line was transfected with either empty pcDNA3.1 expression plasmid (pcDNA) or expression plasmid carrying the full-length CCRK cDNA (pcDNA-CCRK), and protein lysates were harvested 72 hours after transfection.

E. Coimmunoprecipitation assay. Proteins lysates prepared from U-373 MG or U-87 MG cells were immunoprecipitated with either human immunoglobulin G (IgG) or human CCRK antibody. The immunocomplexes were subsequently eluted, subjected to sodium dodecyl sulfate-polyacrylamide gel electrophoresis, and subjected to immunoblotting with an antibody to CDK2. Immunoblotting of β-actin was done in parallel as a control for equal loading.

图 3.2　组合图及图片说明示例

(2) Adjustments of brightness，contrast，or color balance are acceptable if they are applied to the whole image and as long as they do not obscure，eliminate，or misrepresent any information present in the original.（可对整张图片的亮度、对比度或色彩平衡进行调整，不能隐藏、消除或歪曲原图的信息。）

(3) The grouping of images from different parts of the same gel，or from different gels，fields，or exposures must be made explicit by the arrangement of the figure (e. g.，dividing lines) and in the text of the figure legend.（允许从同一凝胶上不同部位，或从不同的凝胶、区域、曝光区取得图像并进行图片拼接，但须使用明确的分割线表示它们来自不同的原图，并在图注中予以说明。）

(4) If the original data cannot be produced by an author when asked to provide it，acceptance of the manuscript may be revoked.（如果作者不能提供原始数据，论文将被拒稿或撤稿。）

以上四点是处理图片时的基本规范，既强调作者不能对图片内容进行修改和编造，也明确研究者保存原始数据和图片原始素材的重要性。在实际工作中，我们应该严格按照 CSE 建议的原则进行图片处理，避免"踩雷"。最近，来自纽约雪城大学的机器学习研究人员 Daniel Acuna 开发了一款论文图像查重软件。*Nature* 在 2020 年 7 月 21 日对此发表了题为"Pioneering duplication detector trawls thousands of coronavirus preprints"的报道。也许在不久的将来，杂志社除对论文文字进行查重外，也将对图像进行查重以避免图片作假。

四、图表说明的写作

与国内很多科技期刊不同，SCI 期刊除要求准备精美的图片外，还需要为每张图片配上详细的图片说明(figure legend)，帮助读者理解图片的内容。图片说明按照图片的顺序通过序号进行区分，并详细说明对应图片的内容，包括图题，图中的箭头、方向标记、字母、数字、各种符号表达的意思，样本量大小，统计学显著性差异界定($^*P<0.05$，$^{**}P<0.01$)等，有误差线的图还需说明标准误或标准差等信息。每个图片说明都需要一个标题，标题一般是图片内容的简要概括，要求简明准确但又不能过于笼统，要有针对图片的专指性。此外，对于图中无法表示，又必须让读者知晓的信息，应该在图注中进行说明。图片说明一般不包含方法细节（因为这些在方法部分已详细说明）。图中如果用到了缩写，需要在图注中单独注明（即使是正文中已注明过的缩写，图注中还需要单独注明，因为很多期刊的图和图注是可以独立于正文进行访问和查阅的）（如图 3.2 所示）。最后，投稿前还应仔细阅读目标期刊对图片说明的写作要求，并做必要的调整和修改。

相对图片说明而言，表格说明往往通过脚注(footnote)的方式展示，比较简单，一般紧跟在表格下方，用于说明表中的特殊符号、统计学相关标记，并注明表中的各种缩写等。表格还需要一个表题，与表格和脚注一起，另起一页排在参考文献的后面。图片说明则另起一页排在表格的后面。需要说明的是，图片一般是作为单独文件保存的，这样可确保图片的清晰度；图片一般以单个文件直接上传期刊投稿系统，无须嵌入文档中。

一般而言，图片说明和表格的顺序应该是图片或表格在文中被引用的顺序，用数字进行编号，如 Table 1、Table 2、Table 3、Figure 1 (Fig. 1)、Figure 2 (Fig. 2)、Figure 3 (Fig. 3)。

表题、表格和脚注一般比较简单,如图 3.3 所示。

Table 3. Topographic association of Bcl-2 express on With *H. pylori* infection, presence of antral type mucosa, and histological changes in the stomach (*n* = 104)

	Prevalence (%) of Bcl-2 expression (positive/ total cases)			
	Antrum	Incisura	Body	Fundus
H. pylori infection				
Absence	29.6 (16/54)	35.7 (20/56)	24.5 (13/53)	38.2 (21/55)
Presence	30.0 (15/50)	33.3 (16/48)	37.3 (19/51)	40.8 (20/49)
Antral type mucosa				
Absence	0 (0/3)	18.4 (7/38)	31.0 (31/100)	39.6 (40/101)
Presence	30.7 (31/101)	43.9 (29/66)*	25.0 (1/4)	33.3 (1/3)
Histological changes				
Normal mucosa	11.1 (3/27)	18.8 (6/32)	26.8 (11/41)	42.9 (18/42)
Gastritis only	19.5 (8/41)	21.6 (8/37)	30.8 (16/52)	35.1 (20/57)
Atrophy/metaplasia†	55.6 (20/36)*	62.9 (22/35)*	45.5 (5/11)	60.0 (3/5)
Atrophy	37.5 (6/16)	60.0 (15/25)*	60.0 (3/5)	50.0 (1/2)
Metaplasia	63.3 (19/30)*	72.2 (13/18)*	50.0 (4/8)	66.7 (2/3)
Overall	29.8 (31/104)	34.6 (36/104)	30.8 (32/104)	39.4 (41/104)

* *P* < 0.01 compared with absence or normal mucosa where appropriate.
　† Some patients with gastric atrophy (or intestinal metaplasia) may also have gastritis, or intestinal metaplasia (or gastric atrophy), or both.

图 3.3　表格展示示例

注:引自 *Am J Gastroenterol*. 2022 Dec;97(12):3023-3231. doi:10.1111/j.1572-0241.2002.07120.x.

第四节　补充材料、原始数据及数据共享

一、补充材料

　　发表论文时,因为篇幅所限,不是所有的实验结果都可以在正文中展示。因此,很多重要的辅助性实验结果会以补充材料的方式和读者见面。比如,研究采用组学、下一代测序等技术产生的大量辅助性数据,不能于正文中全部展示,大多会以补充材料的方式提交。此外,图片、表格、文本甚至视频也可以作为补充材料提交。最常见的补充材料的形式是图片。

　　期刊对补充材料的要求和对正文中图表的要求通常保持一致,补充材料的图片也需要提供图注。补充材料在投稿时随同正文上传系统,需要经过同行评议。

　　补充材料不会被直接排版到论文的 PDF 文件中。读者在论文在线发表的网址中可以找到补充材料的链接,可以下载并阅读原始材料。在出版前的校样(proof)中往往也不会出现补充材料,因此作者在提交时应格外注意数据的准确性,且确保是以所需的最终格式提交的。如果作者在论文发表后要求更改补充材料,依然需要发表一个正式的更正(correction)。

　　补充材料并非越多越好,过多的补充材料可能会增加读者阅读论文的困难性,因此杂志社通常会对补充材料的数量进行限制,有的要求不能超过正文的图的数量,有的要求限制在5 个以内。对于理解论文非必要的原始数据不用以补充材料的形式提交,即使提交也可能被编辑要求删除。值得注意的是,补充材料在正文中必须引用。

二、原始数据

原始数据是研究结论的基石。虽然不是所有期刊都要求提交原始数据，但现在越来越多的期刊开始要求共享原始数据。有的期刊要求在投稿的时候就随同投稿论文提交原始数据，有的期刊则在论文接受后要求作者上传原始数据或者提供数据共享方式。

原始数据分为很多种，较常见的是我们在细胞模型、动物模型上开展免疫印迹、免疫组化、免疫荧光等实验得到的数据。以免疫印迹为例，原始数据既包括生成的图片，也包括灰度测定值及定量分析的数据。有些数据需要以原始照片的形式提交，有的需要用 Excel 文件提交，每个期刊都有自己的具体要求。

原始数据共享一定要遵循国家法律法规，如果作者的机构有特殊要求，也要遵循该机构的要求。2019 年颁布的《中华人民共和国人类遗传资源管理条例》指出，人类遗传资源材料是指含有人体基因组、基因等遗传物质的器官、组织、细胞等遗传材料。人类遗传资源信息是指利用人类遗传资源材料产生的数据等信息资料。采集、保藏、利用、对外提供我国人类遗传资源，应当遵守该条例。2021 年 4 月 15 日起施行的《中华人民共和国生物安全法》进一步构筑了人类遗传资源保护的制度体系，从人类遗传资源"采集、保藏、利用、对外提供"四个方面，细化了人类遗传资源保护的具体制度。如果原始数据中涉及人类遗传资源，其共享就应遵循国家法律法规和作者所在机构的要求。

三、数据共享

科学数据是宝贵的财富。科学数据产生于各个科研人员，通常分散于各个科研工作组或者组织内部。为提高研究结果的可重复性和公信力，目前科学数据的开放共享已成为一种趋势，这不仅是学术界自身的呼吁，也得到国家、资助机构、出版社等的密切关注。随着我国科技水平的不断提高，我国科研人员产出的科学数据的数量和质量都快速提升。我国正处于建设科技强国的关键时期，加强和规范科学数据管理是加强我国科技创新能力建设和保障国家安全的重要方式和手段。国务院 2015 年发布的《促进大数据发展的行动纲要》明确提出"积极推动由国家公共财政支持的公益性科研活动获取和产生的科学数据逐步开放共享"的重要目标。2018 年发布的《科学数据管理办法》明确指出，科学数据主要包括在自然科学、工程技术科学等领域，通过基础研究、应用研究、试验开发等产生的数据，以及通过观测监测、考察调查、检验检测等方式取得并用于科学研究活动的原始数据及其衍生数据。科学数据管理遵循分级管理、安全可控、充分利用的原则，明确责任主体，加强能力建设，促进开放共享。2019 年中国科学院（简称中科院）正式发布《中国科学院科学数据管理与开放共享办法（试行）》（以下简称《办法》），是中科院落实国家大数据战略的重要举措。《办法》明确了科研项目数据汇交要求，建立论文关联数据汇交机制，明确了科学数据开放共享主体责任，并且规划了中科院科学数据中心体系。

因此，数据开放与共享不仅成了主流趋势，对数据的管理也已经形成诸多规范。科研人员应该结合自己的科研实践，主动了解数据开放与共享相关法规和管理办法，严格按照规定执行。

本 章 小 结

开展科学研究时,不仅要认真记录所有原始数据,做好标记说明,还要选择相应的正确的统计分析方法对数据进行分析,并用高质量的图表清晰、准确地展示研究结果。部分支持数据可以补充材料的形式展示。原始数据共享要遵守相关法律法规。

参 考 文 献

[1] 陈青山,顾大勇. Excel 统计分析[M].广州:暨南大学出版社,2012.

[2] 李康,贺佳. 医学统计学[M]. 6 版.北京:人民卫生出版社,2013.

[3] Norman G R,Streiner D L. 生物统计学基础[M]. 3 版.凌莉,译.北京:人民卫生出版社,2010.

[4] 刘桂芬. 医学统计学[M].2 版.北京:中国协和医科大学出版社,2007.

[5] 孙振球,徐勇勇. 医学统计学[M].4 版.北京:人民卫生出版社,2014.

[6] Ng S S,Cheung Y T,An X M,et al. Cell cycle-related kinase:a novel candidate oncogene in human glioblastoma[J]. J Natl Cancer Inst,2007,99 (12):936-948.

[7] Xia H H,Zhang G S,Talley N J,et al. Topographic association of gastric epithelial expression of Ki-67,Bax,and Bcl-2 with antralization in the gastric incisura,body,and fundus[J]. Am J Gastroenterol,2002,97 (12):3023-3031.

[8] Van Noorden R. Pioneering duplication detector trawls thousands of coronavirus preprints[EB/OL].(2020-07-21)[2022-03-25]. http://www. nature. com/articles/d41586-020-02161-3.

本章作者:张媛媛(第一、第四节)
　　　　　廖庆姣(第二节)
　　　　　张世炳(第三节)
本章审阅人:张世炳(第一、第二、第四节)
　　　　　　张媛媛(第三节)
视频剪辑:陈康龙

本章自测题

1. 某药企开发了一种治疗乙肝的改良干扰素新药(A),计划与普通干扰素(B)比较做一个随机对照临床试验,评价新药对患者 e 抗原血清学转换的疗效。

(1) 如何确定样本量?

(2) 患者分组完成,收集患者性别、年龄、体重、转氨酶水平、HBV DNA 水平、S 抗原水平、HBV 基因型、IL-28 基因型、肝脏病理分级等信息,如何确定患者的这些基线资料是否具有可比性?

(3) 得到患者的基线资料后,如果想知道患者的肝脏病理分级是否与患者 HBV DNA 水平相关,该如何分析?

(4) 如果想知道 HBV DNA 水平是否与 ALT 水平相关,该如何分析?

(5) 治疗结束后,如果想知道患者的年龄、体重、基线 DNA 水平、S 抗原、e 抗原、ALT

水平等是否影响 e 抗原血清学转换，该如何分析？

（6）在试验结束后，继续随访 20 年，研究治疗是否会影响这些乙肝患者的生存情况，该如何分析？

2. 哪些图可以通过制图软件重做？哪些图不能？

3. 图片标尺可以后期添加吗？如何添加？

4. 怎样将彩图变成黑白图片？

5. 如何提高图片的分辨率，如那些原始图片达不到 300 dpi 的？

6. SCI 期刊对于投稿的图片一般有哪些要求？

第四章　文献检索、获取和阅读理论与实战

本 章 要 点

1. 不同的数据库各自的特点是什么？
2. 根据检索论文的特点，如何快速、准确地选择合适的数据库？
3. 通过数据库获得文献全文的小技巧。
4. 医学文献的常见形式和阅读策略。
5. 通过 EndNote 引文软件管理参考文献。

主 题 词

文献检索、文献全文获取、文献数据库、文献引用

　　文献检索是指将信息按一定的方式组织和存储起来，并根据信息用户的需要找出有关信息的过程。无论在开展一项科研课题之前，还是在研究过程中，以至于研究完成后的论文写作，都离不开文献检索。只有经过对文献信息的筛选与分析，才有可能将论文主题恰当地表述出来，既保证论文的科学性和创新性，又体现论文的发表价值。

第一节　文献检索技巧

　　掌握常用数据库的检索方法和检索技巧可以显著提高检索效率，并准确检索出所需要的科学文献，在既定的检索范围中最大限度地检索到检索者所需要的资料。对于各种中外数据库，目前主要的两种"初级检索"方法为单项检索和复合检索。

　　单项检索：只使用一个路径进行检索，各种数据库通常会设置全文、篇名、作者、机构、关键词、摘要、刊名等若干单项检索路径。其中较常用的是篇名和关键词，其次是作者和摘要，其余的使用频率则较低。

　　复合检索：使用一个以上的路径进行检索，又指使用运算符连接或组合字段后在同一路径中查找一个以上的内容。通常情况下，数据库检索主页会提供多种组合检索方式。一是直接点击或选择已经组合好的组合路径。例如，在检索栏中选择如篇名、关键词、摘要等，在这些范围内同时查阅相关的所有文献。二是利用常用的运算符在一个路径进行复合检索。常用的运算符有两个，即"and"和"or"。其中，"and"连接的是并列成分，表示两者必须同时满足，在查找一个以上的并列内容或相关内容的时候常用到。以 PubMed 为例，如果检索两个或两个以上的关键词，可以用"and"连接。如需查找肺癌诱导血管生成方面的科学文献，可在检索栏中输入"lung cancer and angiogenesis"，按下检索键后即可得到所有同时包含这

两个字段的科学文献。"or"表示连接的两者至少满足其一，就会被检索到。

一、数据库的选择原则

数据库主要分为两大类，分别是文摘数据库和全文数据库（表 4.1）。这两类数据库各有其优缺点。

表 4.1　常用数据库的类型

外文数据库		中文数据库	
文摘数据库	全文数据库	文摘数据库	全文数据库
PubMed（MEDLINE）	ScienceDirect（Elsevier）	中国生物医学文献数据库（CBM）	中国知网（CNKI）
Highwire	Wiley		万方数据知识服务平台
Web of Science—SCI	Springer Nature		维普中文科技期刊数据库
Embase	Cell Press		
Scopus	Nature Publishing Group（NPG）		
	PubMed Central（PMC）		
	Directory of Open Access Journals（DOAJ）		

文摘数据库的主要特点：①文摘数据库可以将大量分散的文献，按学科领域进行分类，选取相关部分，以简练的形式做成摘要，并按一定的方法组织排列起来；②收录的文献类型较多，包括期刊论文、会议论文、学位论文、图书章节等；③收录的论文范围更广，如 PubMed 文摘数据库收录了全世界超过 8400 种学术期刊的论文；④收录的年限较长，通常可以检索到年代较为久远的科学论文；⑤可以进行深度检索，如分类号检索，还可以限定检索不同类型的科研论文；⑥一般不提供论文全文，但是通常提供获取全文的链接。目前主要的文摘数据库有 PubMed、Web of Science—SCI、Embase 和 Highwire 等，其差别主要在于收录的文献类型、收录期刊数目和更新速度等。

全文数据库的主要特点：①可以直接提供论文全文；②全文数据库一般以出版商进行划分，收录的期刊相对更少，范围更狭窄，专业性更强；③外文全文数据库收录的文献类型一般比较单一；④更新更及时；⑤以前检索能力较弱，一般只提供简单的复合检索，但各类检索技术的不断开发全面提高了全文数据库的检索速度、查准率和查全率，且增加了个性化服务内容。通常，全文数据库差异较大，内容交叉较少，主要有 ScienceDirect（Elsevier）、Wiley、Springer Nature、Cell Press 以及 Nature Publishing Group（NPG）等。

在进行文献检索时，首先需要确定科学检索词。一个理想的检索过程首先需要确定最能描述所需文献的关键词，该词最好具有特定性和排他性，然后用比较宽泛的方法进行逻辑组配和字段限定。尽量少用主题概念宽泛且检索意义不大的主题词，如"机制""原理""研究""方法"等。根据需要，一般可以确定 2～3 个关键词进行复合检索。通常情况下，文献检索的原则为"先文摘数据库，后全文数据库"，先利用关键词检索到相关文献后，再利用文摘数据库提供的链接转到全文数据库进行下载。

二、PubMed 数据库检索

　　PubMed 是由美国国家医学图书馆（National Library of Medicine，NLM）所属的国家生物技术信息中心（National Center for Biotechnology Information，NCBI）开发的生物医学信息检索系统，位于美国国立卫生研究院（National Institute of Health，NIH）的平台上。目前 PubMed 覆盖了全世界多个国家的 8400 多种主要生物医学期刊的摘要和部分全文。PubMed 收录的内容除了来源于 MEDLINE 外，还有即将收录到 MEDLINE 中的数据，出版商提供到 PubMed Central（PMC）的期刊/论文，NIH 基金资助的论文和 NCBI 收录的图书等。尽管在网上有不少类似于 PubMed 的医学文献检索系统，但就信息量、使用的方便程度、更新速度等多方面因素而言，PubMed 较其他医学文献检索系统有无法比拟的优势。更为重要的是，PubMed 是免费向全球公众开放的，只要输入 https://pubmed.ncbi.nlm.nih.gov 就可以立即进入 PubMed 系统进行检索。

　　进入 PubMed 主界面（图 4.1）后，首先看到的就是页面上方的检索框和功能键，这是PubMed 的核心部分。通过在检索框中直接输入关键词，即可获得相应的检索结果。同时，还可以根据检索内容在检索页面的左边进一步限定检索结果，如年份，文稿类型如临床研究（clinical trial）、综述（review）等。检索页面的右边还提供了标题中含有关键词的检索结果，以及可以免费获得全文的检索结果。在初步检索后，检索结果都以默认的摘要（summary）格式显示，经过对标题、作者、期刊名、发表时间等信息的阅读后，可进一步筛选文献的内容。如果想进一步阅读感兴趣的文献，可以通过选择文献左侧的方框来实现，例如想同时看到几篇文献的摘要，在"Display"键后的下拉菜单中选择"Abstract"，然后点击"Display"，即可看到所要的结果。同样的，PubMed 数据库也支持复合检索，通过点击"Advanced"图标，进入PubMed 高级检索页面（图 4.2）。可通过标题、摘要、作者、期刊、刊号、发表日期等多种途径进行复合检索，并且可以将检索结果导入历史记录中，后期检索可以直接调用检索结果。

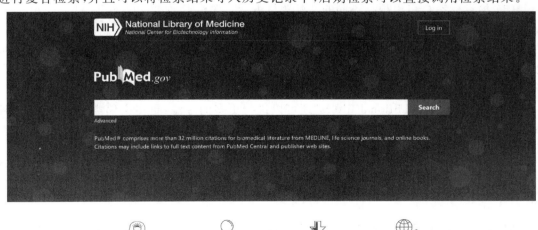

图 4.1　PubMed 引文数据库检索界面

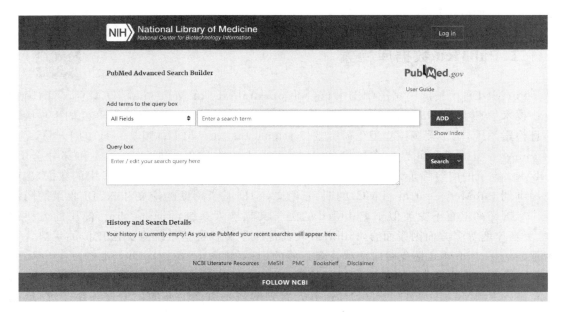

图 4.2　PubMed 高级检索页面

另外，利用 PubMed 检索界面的各种标签可以显著提高检索效率。例如，希望检索有关肺癌诱导肿瘤血管生成方面的科学文献时，可对关键词"lung cancer"和"angiogenesis"进行复合检索，共获得 3595 篇相关文献。为了缩小检索范围，PubMed 还提供了众多检索过滤功能，进行二次检索时，可以将不需要的结果剔除（图 4.3）。

（1）检索标签 A 可以清楚地显示出检索结果发表的年份，这样有助于追踪最新研究进展，发现热门研究领域。

（2）检索标签 B 可以限定特定的文献，根据是否可以免费获得全文，或者只能阅读摘要等，对所有检索到的文献进行归类。

（3）检索标签 C 可以根据不同的文献题材进行二次检索，如"Clinical Trial""Review"或"Meta-Analysis"等。

（4）检索标签 D 可以限定特定年限的文献。如果经常需要检索最新的文献，该标签可以按照发表时间进行限定，将一些比较老的文献从检索列表里剔除。通过选定语言、学术期刊分类等标签可以对已检索的检索列表进行进一步限定。

标签 D 下面的"Additional filters"还可以进行更多的过滤：更多文稿类型、研究对象种属、文稿语言、研究对象性别、研究主题、期刊方向、年龄等（图 4.4）。检索者还可以根据需要自己创建新的过滤器，比如影响因子范围等。

三、Web of Science—SCI 数据库检索

Web of Science 是美国科学信息研究所（Institute for Scientific Information，ISI）所创立的著名的科学引文索引（Science Citation Index，SCI）数据库的网络版，被公认为世界范围内最权威的科学技术文献索引工具，能够提供科学技术领域重要的研究成果。SCI 数据库引文检索的体系更是独一无二，不仅可以从文献引证的角度评估论文的学术价值，还可以迅速、方便地组建研究课题的参考文献网络。记录包括论文与引文（参考文献），其引文记录

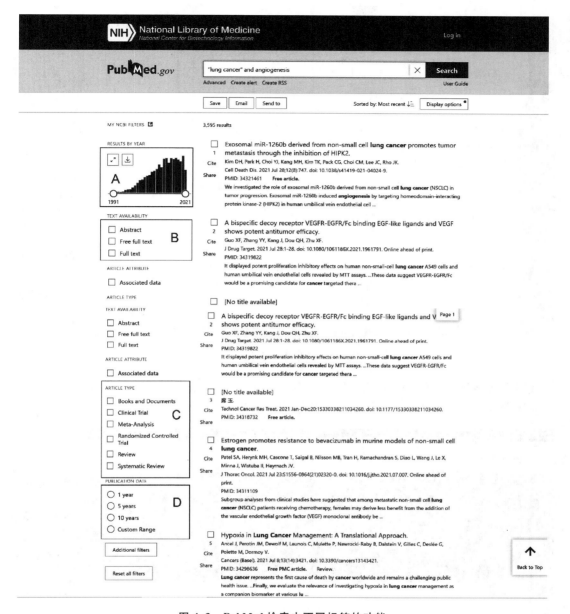

图 4.3　PubMed 检索中不同标签的功能

所涉及的范围十分广泛,包括图书、期刊论文、会议论文、专利和其他各种类型的文献,所涵盖的学科超过 100 个,主要涉及以下领域:农业、生物及环境科学、工程技术及应用科学、医学与生命科学、物理学及化学、行为科学。SCI 数据库现为科睿唯安(Clarivate Analytics)所拥有。Web of Science 是收费数据库,只有购买了该数据库使用权限才能进入检索。

　　Web of Science 检索平台界面如图 4.5 所示。可以在检索框中输入关键词进行检索,也可以添加检索框,选择相应的路径进行复合检索。例如,检索关于肺癌诱导肿瘤血管生成的科技论文,关键词为"lung cancer and angiogenesis",检索结果如图 4.6 所示。结果中已经提供了几个快捷过滤选项:高引论文、热点论文、综述、提前上线、开放获取。显然,这样的检索结果无法准确找到所需的文献。可通过精确检索"Refine"进一步缩小检索结果。可以限定

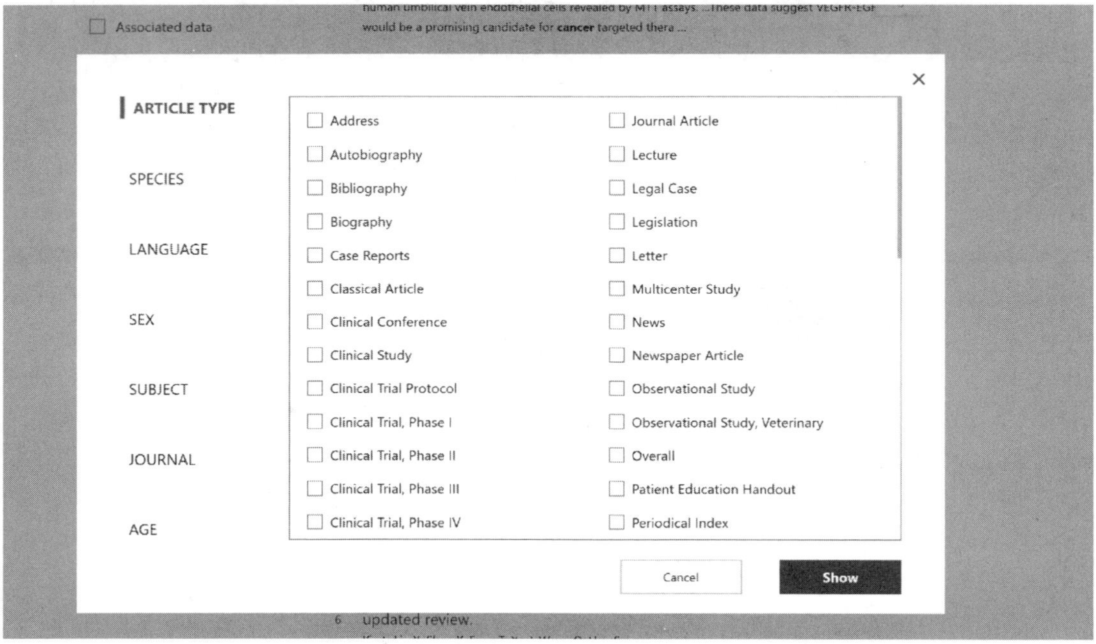

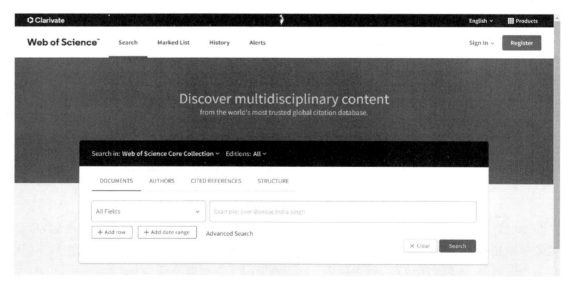

图 4.4　PubMed 检索中更多检索结果过滤选项

检索结果的学科、文献类型、作者、机构、国家、期刊名称、出版社等。例如，可以在精确检索界面选择"Document Type"选项锁定该领域的综述性文献（图 4.7）。

图 4.5　Web of Science 检索平台界面

Web of Science—SCI 数据库还提供引文跟踪服务"Citation Alert"，可以使搜索者持续跟踪某个课题的最新进展，还可以使检索者对自己最感兴趣的论文创建引文跟踪服务。在论文界面找到"Citation Alert"，点击该图标，并输入相应的电子邮箱地址，就可以收到系统发送的最新的引用这篇文献的论文（图 4.8）。

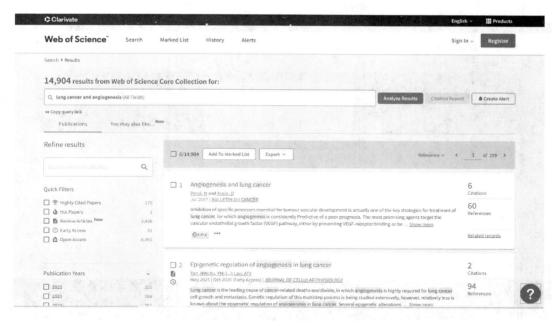

图 4.6　Web of Science 检索结果页面 1

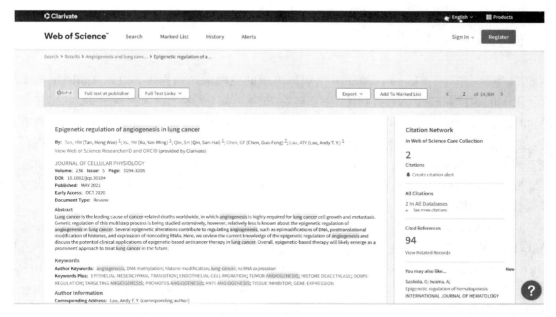

图 4.7　Web of Science 检索结果页面 2

Web of Science—SCI 数据库提供了多种获取原文的途径。通过 Web of Science—SCI 数据库提供的强大的链接功能,可以:①通过全文链接直接下载全文;②通过基于 OpenURL 协议的链接获取全文线索;③通过图书馆馆藏链接,并通过图书馆原文传递服务获取全文;④直接联系论文作者获取原文。

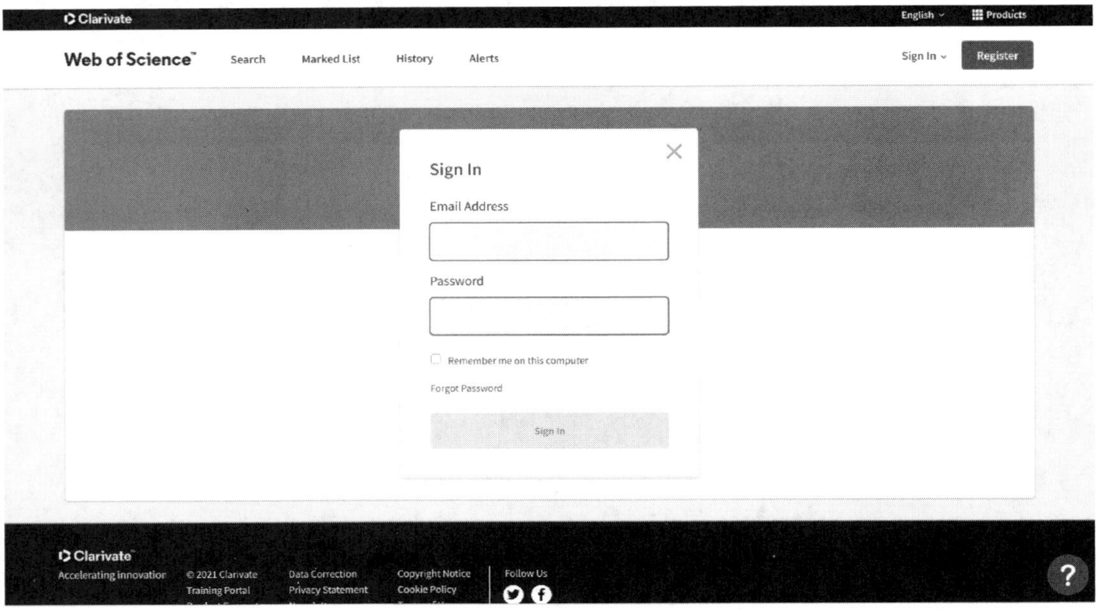

图 4.8 "Citation Alert"引文跟踪页面

四、Embase 数据库检索

Embase 是荷兰 Elsevier Science 出版商出版的生物医药数据库。在线 Embase 检索综合了 Embase 和 MEDLINE 数据库,收录自 1974 年以来 70 多个国家出版的 8600 多种期刊的医药文献和会议论文摘要。Embase 是一个收费检索引擎,国内很多单位的图书馆没有购买,没有这个数据库的检索权限,因此 Embase 检索不如 PubMed 检索使用广泛。目前,在做系统综述和 Meta 分析时,Embase 数据库是三大必检数据库之一,在循证医学中非常重要。Embase 数据库的网址是 www.embase.com,需要账号才能登录,也可以通过购买这一检索数据库的图书馆链接进入。

进入 Embase 主界面后,首先看到的是页面上方的检索框和功能键(图 4.9),这是 Embase 的核心部分。通过在检索框中直接输入关键词,即可获得相应的检索结果(图 4.10)。同时,还可以根据检索目的在检索页面的左边进一步限定检索结果,如"Sources"(是 Embase,还是 MEDLINE)、"Drugs"(什么性质的药物)、"Diseases"(什么疾病)等。如果不想检索后再进行限定,也可以在检索页面直接限定(图 4.11),或在开始检索前点击"Advanced"选项,进入 Embase 高级检索页面(图 4.12),可以直接对多种检索条件进行限制定义后得到特定的检索结果。初步检索后,检索结果都以默认的摘要格式展示,在对标题、作者、期刊名、发表时间等信息进行初步筛选后,可进一步筛选文献的内容。如果想进一步阅读感兴趣的文献,可以直接点击"Abstract"的下拉菜单。

为方便循证医学检索,Embase 还有 PICO(P——population,I——intervention,C——comparison,O——outcome)检索(图 4.13),可以通过直接在 PICOS 各项输入检索关键词,得到相关检索结果。这种检索方式得到的结果很少,不够全面,可以初步了解是否有相关

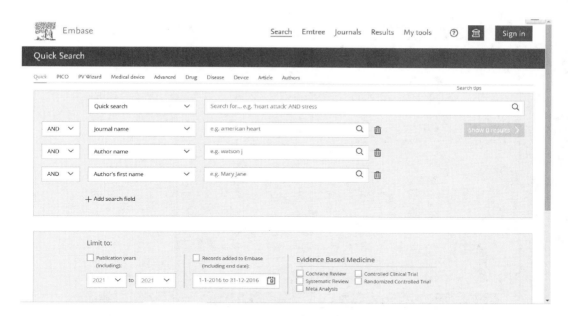

图 4.9　Embase 数据库检索界面

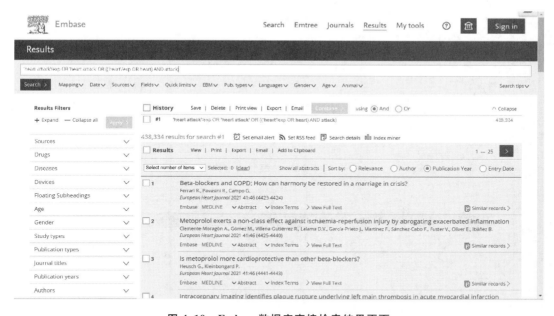

图 4.10　Embase 数据库直接检索结果页面

Meta 分析或者原始研究是否有一定数量。同 PubMed 检索一样，Embase 也支持复合检索（图 4.11），其实 PICO 检索就是将 PICOS 各项检索关键词直接以"AND"这一并列运算符组合。

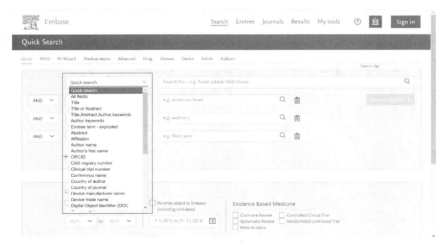

图 4.11　Embase 检索下拉选项

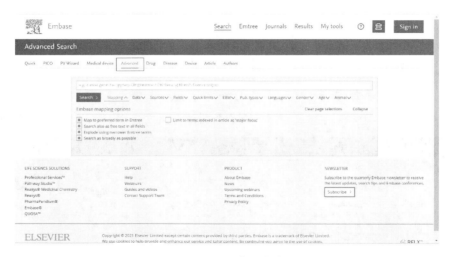

图 4.12　Embase 高级检索页面

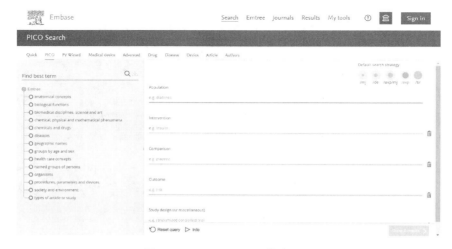

图 4.13　Embase PICO 检索页面

五、科克伦图书馆

科克伦图书馆（Cochrane library）是国际科克伦协作网（Cochrane collaboration，Cochrane 协作网）的循证医学资料库，是循证医学的"金标准"，由英国 Wiley InterScience 公司出版发行。科克伦图书馆是一个提供高质量证据的数据库，是临床研究证据的主要来源。科克伦图书馆主要包括 Cochrane 系统评价数据库（Cochrane Database of Systematic Reviews，CDSR）、Cochrane 对照临床试验中心注册库（Cochrane Central Register of Controlled Trials，CENTRAL）/Cochrane 对照临床试验注册资料库（Cochrane Controlled Trials Register，CCTR）、疗效评价文摘库、Cochrane 系统评价方法学数据库、卫生技术评估数据库、英国国家卫生服务部卫生经济评价数据库和 Cochrane 协作网的其他相关信息共 7 个数据库。CCTR 不仅收集了协作网各系统评价小组和其他组织的专业临床试验资料库以及在 MEDLINE 上被检索出的随机对照试验（randomized controlled trial，RCT）和临床对照试验（clinical controlled trial，CCT），还收集了全世界 Cochrane 协作网成员从有关医学期刊、会议论文集和其他来源中收集到的 CCT 报告。目前，CCTR 收录了 1948 年以来全世界已发表的所有 RCT 和 CCT 的几十万余条试验信息。

键入 http://www.cochranelibrary.com 就可进入科克伦图书馆（图 4.14）。输入关键词就可检索 7 个数据库中的所有相关内容。作为主要用于循证医学检索的数据库，检索结果中较受关注的当然是 CDSR 和 CCTR 这两个主要的循证医学数据库（图 4.15）。具体检索过程和方法与前面已经介绍的其他数据库有一定的相似之处，此处就不再一一赘述。

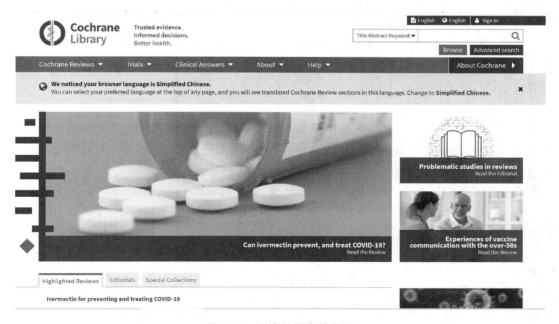

图 4.14 科克伦图书馆界面

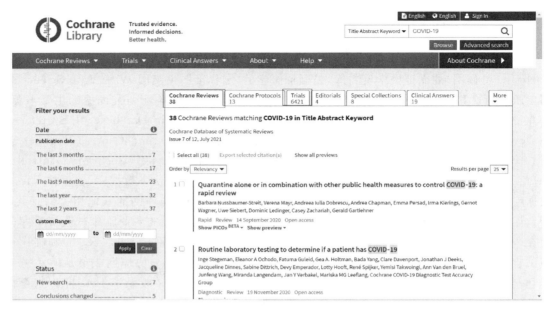

图 4.15　检索结果展示

六、中文生物医学期刊检索

目前,中文生物医学期刊检索数据库主要有中国知网、万方数据知识服务平台和维普中文科技期刊数据库(简称维普数据库)。

中国知网 CNKI(China National Knowledge Infrastructure,中国知识基础设施工程)是同方股份有限公司旗下的学术平台。通过与期刊界、出版界及各内容提供商达成合作,中国知网已经发展成为集学术期刊、学位论文、会议论文、报纸、工具书、年鉴、专利、标准、外文文献等各类资源为一体的、具有国际领先水平的网络出版平台。中国知网学术期刊库收录中文学术期刊 8580 余种,最早回溯至 1915 年,共计 5960 余万篇全文文献。学位论文库包括《中国博士学位论文全文数据库》和《中国优秀硕士学位论文全文数据库》,是目前国内资源完备、质量上乘、连续动态更新的中国博硕士学位论文全文数据库,出版 510 余家博士培养单位的博士学位论文 50 余万篇,790 余家硕士培养单位的硕士学位论文 510 余万篇,最早回溯至 1984 年,覆盖基础科学、工程技术、农业、医学、哲学、人文、社会科学等各个领域。

万方数据知识服务平台由万方数据股份有限公司开发,涵盖期刊论文、会议纪要、学位论文、学术成果、学术会议论文。该数据库集纳了理、工、农、医、人文五大类 70 多个类目共 7600 多种科技期刊全文。万方数据知识服务平台还包括万方会议论文数据库,该数据库是国内唯一的学术会议论文全文数据库,覆盖了自然科学、工程技术、农林、医学等领域,主要收录了 1998 年以来国家级学会、协会、研究会组织召开的全国性学术会议的论文。万方数据知识服务平台收录了国内的科技成果、专利技术、国家级科技计划项目,以及各个学科的学位论文约 300 万篇。

维普数据库作为国内大型综合性数据库,收录了 1989 年至今(部分期刊甚至回溯至 1955 年)的 15000 余种期刊,现刊 9000 余种,文献总量已达到 7000 万余篇。该数据库主要收录了医药卫生、农业科学、机械工程、自动化与计算机技术、经济管理、政治法律、哲学宗教、文学艺术等 35 个学科大类的 457 个学科小类的文献。

以下简单介绍维普数据库检索使用方法。输入 http://www.cqvip.com 后,可直接进入数据库(图 4.16)。

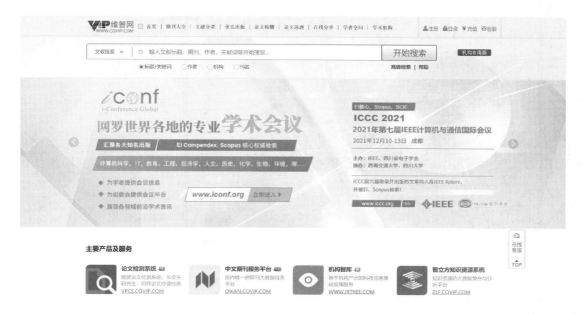

图 4.16　维普数据库检索平台界面

维普数据库提供三种检索方式:基本检索、高级检索(图 4.17)和检索式检索(图 4.18)。

数据库首页默认的检索方式是基本检索,如图 4.16 所示。只需在检索框中直接输入检索条件,点击"开始搜索"按钮就可进行检索。可以根据文献标题/关键词、期刊、作者名或者机构名称等进行检索。检索框中输入的所有字符均被视为检索词,不支持任何逻辑运算;如果输入逻辑运算符,将被视为检索词或停用词进行处理。

高级检索可通过点击首页检索框右下角的"高级检索"进入,检索框可支持"与"(AND/and/＊)、"或"(OR/or/＋)、"非"(NOT/not/-)三种简单逻辑运算;逻辑运算符 AND、OR、NOT 前后须空一格;逻辑运算符优先级为 NOT＞AND＞OR,且可通过英文半角"()"进一步提高优先级;表达式中,检索内容包含 AND/and、NOT/not、OR/or、＊、一等运算符或特殊字符检索时,需加半角引号单独处理,如"心膜炎";每个检索项后面都可以选择精确检索还是模糊检索。

检索式检索的逻辑运算规则和高级检索一样,只是没有高级检索中的选择项,全部使用字段标识符进行限定。字段标识符必须为大写字母,每种检索字段前,都须带有字段标识符,相同字段检索词可共用字段标识符,例:K＝CAD ＋ CAM。

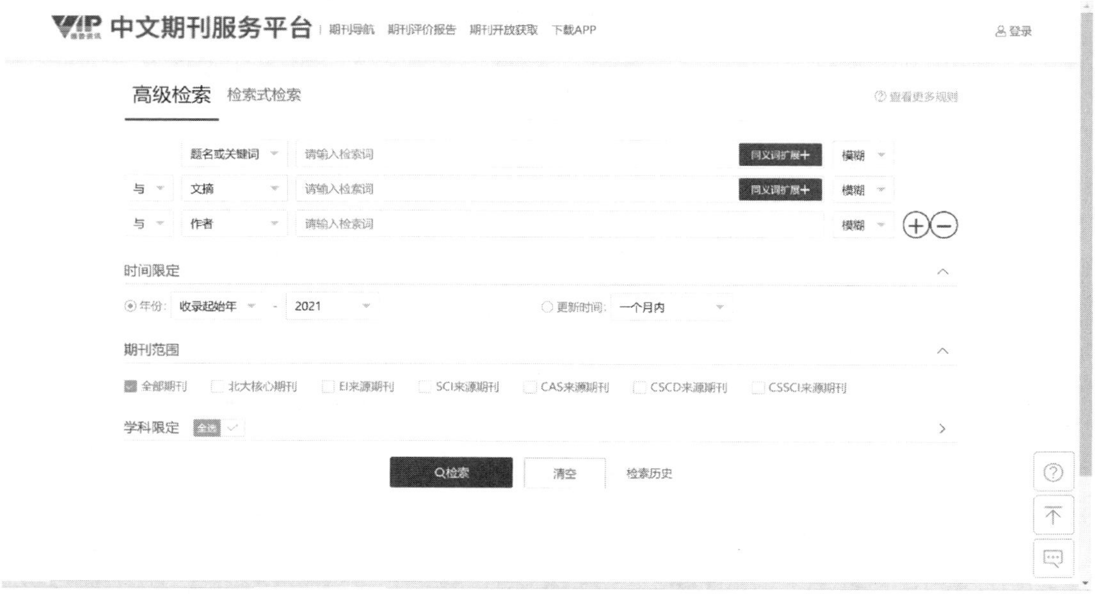

图 4.17　维普数据库高级检索界面

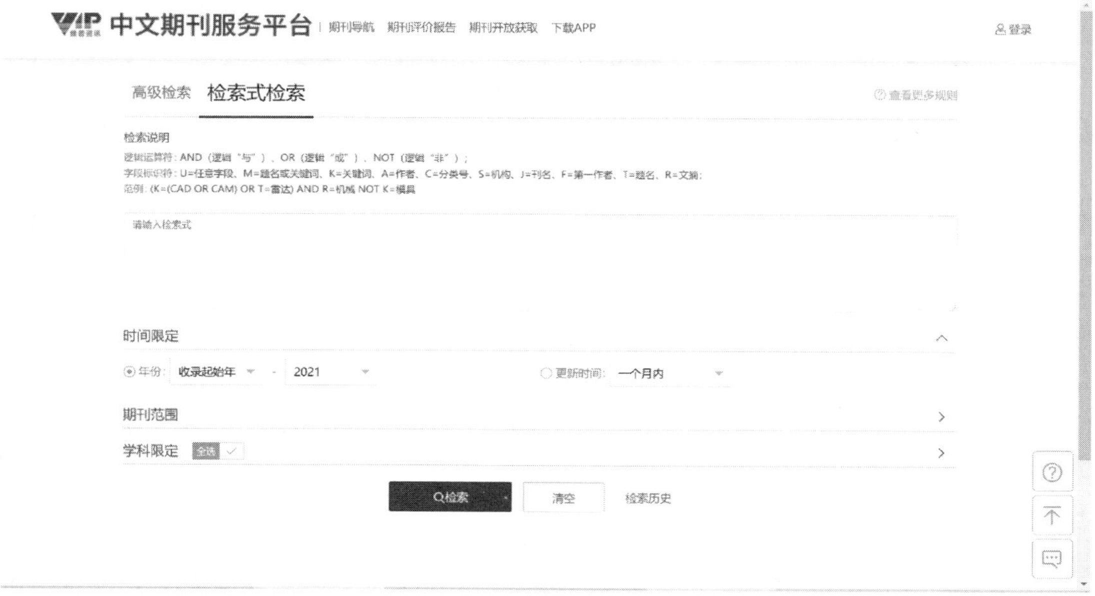

图 4.18　维普数据库检索式检索界面

第二节　文献全文获取

一、如何检索并获得英文全文

在相关文摘数据库中获得需要的论文摘要后，如还需要进一步获得论文全文，有以下几种途径。下面以 PubMed 文摘数据库检索为例。

（1）如需检索关于肺癌诱导肿瘤血管生成的论文，首先确定关键词"lung cancer"和"angiogenesis"，进入 PubMed 文摘数据库后，通过复合检索，获得有关肺癌诱导肿瘤血管生成的检索结果（图 4.19）。

（2）通过缩小检索范围，确定目标文献，点击该论文链接，进一步阅读该论文摘要（图4.20）。如果需要该论文全文，可以直接点击获取论文全文的链接。

（3）通过链接转入收录该论文的全文数据库，可直接阅读全文或进行下载（图 4.21）。

（4）如果无法从全文数据库下载，或者需要付费才可以获得全文，国内科研人员可以通过国家科技图书文献中心的文献传递获得全文，或者直接向该论文的通信作者发电子邮件索要全文。有时，在 Google 输入论文标题，加 pdf，可以幸运地在某个平台，如研究之门（ResearchGate，https://www.researchgate.net/home）或论文作者所在单位网站上的个人学术介绍等处获得该论文的全文。

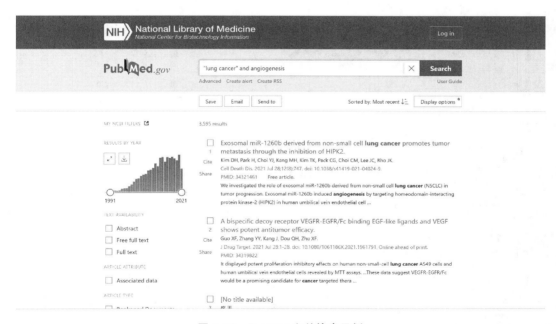

图 4.19　PubMed 文献检索示例

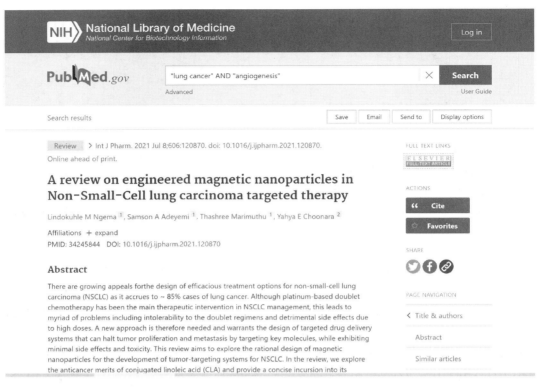

图 4.20　PubMed 文献检索具体文献示例

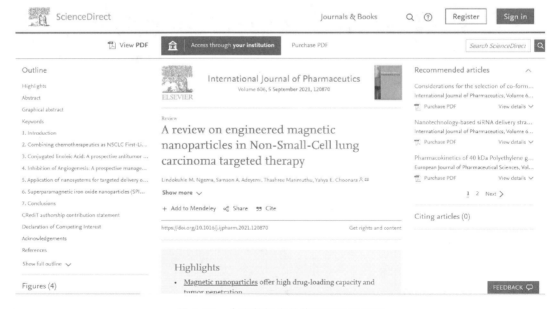

图 4.21　全文数据库具体文献展示界面

二、主要的英文全文数据库简介

当前主要的生物医学全文数据库有 ScienceDirect(Elsevier)、Wiley、Springer Nature、Cell Press 等。这几个出版集团出版的科技文献基本涵盖了大部分生物医学论文。

（1）ScienceDirect 数据库(https://www.sciencedirect.com)。

ScienceDirect 数据库是由荷兰国际化多媒体出版集团 Elsevier 运营，主要为研究人员、学生、医学以及信息处理的专业人士提供信息产品和革新性工具。其产品与服务包括 4000 多本学术期刊和 30000 多本图书，出版领域涵盖医学、生命科学、自然科学和社会科学等。

（2）Wiley 数据库(https://onlinelibrary.wiley.com)。

Wiley 出版集团于 1807 年创立于美国，是全球历史悠久、知名的学术出版商之一，享有世界第一大独立的学术图书出版商和第三大学术期刊出版商的美誉。其中 Wiley InterScience 是 Wiley 出版集团的学术出版物的在线平台，提供超过 1600 本学术期刊和 22000 本图书。

（3）Springer Nature 数据库(https://link.springer.com)。

Springer 出版集团是世界著名大型科技出版集团之一，有着 150 多年的发展历史，以出版学术性出版物而闻名于世，它也是最早将纸本期刊做成电子版发行的出版商。2015 年，Springer 出版集团的施普林格科学与商业媒体和麦克米伦科学和教育公司（自然出版集团）的多数业务合并成立了一家新公司 Springer Nature，其文献数据库仍然是 Springer 原有的 Springer Link 系统，增加了自然出版集团的 160 本期刊。Springer Link 系统是通过互联网发行的电子全文期刊检索系统，该系统目前包括 2900 多种期刊的电子全文和 30 多万本图书。

三、中国国家科技图书文献中心

国家科技图书文献中心(National Science and Technology Library，NSTL)是 2000 年 6 月 12 日组建的一个虚拟的科技文献信息服务机构，成员单位包括中国科学院文献情报中心、国家工程技术图书馆（中国科学技术信息研究所、机械工业信息研究院、冶金工业信息标准研究院、中国化工信息中心）、中国农业科学院农业信息研究所等。经过 10 多年的建设和发展，NSTL 已经成为我国收集外文印本科技文献资源最多的科技文献信息机构，初步建成了面向全国的国家科技文献保障基地。拥有各类外文印本文献，其中外文科技期刊 17000 余种，外文回忆录等文献 9000 余种。学科范围覆盖自然科学、工程技术、农业科技和医药卫生四大领域的 100 多个学科和专业。以国家许可、集团购买和支持成员单位订购等方式，购买开通网络版外文现刊近 12000 种，回溯数据库外文期刊 1500 余种，中文电子图书 23 万余册。

文献服务是 NSTL 的主要服务项目之一，具体内容包括文献检索、全文提供、网络版全文、目录查询等。非注册用户可以免费获得除全文提供以外的各项服务，注册用户可以同时获得全文提供服务。文献检索栏目向用户提供各类科技文献题录或文摘的查询服务。文献类型涉及期刊论文、会议录、学位论文、科技报告、专利标准和图书等，文种涉及中、西、日、俄等。提供普通检索、高级检索、期刊检索、分类检索、自然语言检索等多种检索方式。全文提供服务是在文献检索的基础上延伸的一项服务内容,根据用户的请求,以信函、电子邮件、传真等方式提供全文复印件。此项服务是收费服务项目,要求用户注册并支付预付款。网络版全文服务提供 NSTL 购买的网络版全文期刊的免费浏览、阅读和下载服务。

第三节　文献阅读

科研人员只有多看论文,深入学习,才能厚积薄发,写出有水平的科研论文。通过阅读文献,寻求选题的依据,判定选题的价值、合理性和科学性,才能避免重复研究,提出新颖的科研假说。根据阅读科技文献的目的不同,有不同的阅读方法和重点。如何选择科技文献?如何提高阅读效率?怎样才能从阅读的文献中获取有价值的科学信息?这些都是科研人员需要不断提高的科研能力的一部分。

一、医学文献的常见形式

常见的医学文献的形式主要有原创论著(original article)、综述(review)、短评(comment)、短篇报告(brief report)、读者来信(letter to the editor)、病例报告(case report)、新闻与观点(news and opinions/viewpoint)、假说(hypothesis)等(详细内容请参见第五章)。

(1) 论著:学术阅读的主要文献形式,因为论著来源于原创性研究,可以提供新的证据和观点,因此原创性是论著的关键特征和核心价值。

(2) 综述:综述是综合描述或总结某一特定科学领域或科学问题的最新知识和研究进展,主要包含最新的研究结果及其在理论和方法学上的贡献的一种文献形式。文献综述往往反映某一领域某一分支学科或重要专题,尤其是热门课题的最新进展、学术观点,或某重要问题的新动态、新趋势和新技术。作者可以在综述中根据前人结果提出新见解、新原理或新假说。文献综述只是次生科学的知识来源,并不报告任何新的或原始实验结果,其目的主要是向读者提供特定命题的最新文献知识,作为进一步研究的基础。文献综述通常在期刊中定期或不定期刊载,期刊偶尔会刊发文献综述专刊。

(3) 短篇报告:篇幅较短,可读性较强,创新性很高,主要目的是快速发表极其重要的研究工作,所以时效性强。

(4) 读者来信:这类书信形式的简短论文往往是读者对近期发表的某一论文的读后感,包括对该论文的不同意见、提问或补充。也有原创结果以读者来信形式发表的,通常都是新颖性很高的结果。

(5) 新闻与观点:读者可在"新闻与观点"中了解某一领域中最热门的方向。这种论文必须清晰展示某一项成果,能让读者找到兴奋点,又必须客观公正地对该成果进行评价,并与他人的研究进行比较。这类论文通常都是约稿。

(6) 假说:许多期刊都发表医学假说,也有专门发表医学假说的期刊,如 *Medical Hypotheses*、*Journal of Medical Hypotheses and Ideas* 和 *Exploratory Research and Hypothesis in Medicine*。与综述不同,作者必须在现有基础和临床研究证据的基础上提出具有新颖性的科研假说,却不一定要亲自验证该假说。

二、医学文献的结构

论著是最常见的医学文献形式，下面以论著为例分析医学文献的结构。一篇论著主要分为以下几个部分：标题、摘要、引言、材料与方法、结果、图表及注释、讨论、参考文献。不同的部分阅读方法也有所不同，具体要求如下。

（1）标题：不要忽视一篇论文的标题，看完标题后要想想如何用一句话来表达这个标题，根据标题推测这篇论文可能是什么内容。对标题的理解有助于文献检索中关键词的选用，有助于提高迅速归纳论文结论的能力。

（2）摘要：摘要是一篇论文的灵魂，好的摘要可以让读者迅速理解作者的研究意图和结论。其阅读诀窍是先快速浏览一遍，了解这篇论文做了什么。也许初看不好理解，甚至看不懂，但不要气馁，看完这篇论文的时候再重新阅读摘要，可以获得更深的体会。

（3）引言：如果已经阅读过大量文献，对本研究领域有一定了解，引言的阅读就比较容易。阅读引言主要是为了理解研究目的的逻辑性。经典句子可以做好注释，应用于之后的论文写作中。

（4）材料与方法：如果已经阅读过大量文献，这部分内容也很容易理解。如果在实验中遇到方法上的难题，可以重点关注该部分。

（5）结果：阅读结果需要结合图表，抓住结果中的重点，体会作者的表达方法（例如作者用不同的句子结构描述数字结果）。仔细体会论文结果表达的含义，以及实验思路的逻辑关系，对提高实验设计能力有很大帮助。

（6）图表及注释：研究的重要结果主要以图表呈现，好的图表加上好的图表说明有很强的自明性，完全可以给出研究的重要结果信息。所以，通常研究的主要内容集中在图表。阅读文献的重点就在于看懂图表。

（7）讨论：讨论部分是论文的精华，也是最费时的。仔细阅读并理解分析与讨论，体会作者观点，可以为自己所用。如果作者的观点比较新颖，分析比较深刻，偶尔看不懂也在情理之中。只有增加阅读量才能提高阅读理解能力，充实自己的想法。

（8）参考文献：参考文献主要提供该研究采用的方法来源、所研究的疾病领域，尤其是诊断和治疗的最新进展以及国际公认的指南或共识。这些对于课题设计和论文写作都非常有帮助。

三、医学文献阅读策略及方法的建议

1. 目的性和针对性

阅读科技文献是为了了解某领域最新研究方向或技术从而应用于自己的科研。阅读过程中一定要和自己的研究课题和结果数据相结合。阅读一篇文献后，要善于总结，可以思考如用自己的数据该得到何种结论。可以阅读一些高影响因子期刊收录的论文，学习论文里面的知识、论文的文风，以及他人的科研思路和科研逻辑。特别要注意大科学家是如何从一些看似简单的实验数据中找到创新性结果和结论的。这些对今后的课题设计以及科技论文写作都具有非常重要的借鉴意义。

另外，根据阅读目的的不同，阅读策略也有所不同。在设计课题的初始阶段，因为没有头绪，这时候需要进行泛读，多了解本学科领域的前沿。因此，这个阶段推荐多读一些综述，加深对本学科领域的理解。当理解到了一定深度、需要深入了解最前沿的研究领域时，就需要阅读一些原创性的研究论文，对其研究思路、课题设计及结果讨论进行深入梳理，为自己所用。特别要注意的是，在选择阅读论文时，应重点选择高影响力的论文，这样才能更好地在更高层次把握最新的研究热点和方向。

2. 广泛博览和专精阅读相结合

在阅读文献时，根据文献与自己课题的相关性将文献分为三类，一类是泛读文献，一类是精读文献，一类是选择性阅读文献。泛读就是快读，重在理解作者的结论和研究思路，从而拓宽自己的研究思路。泛读需要持之以恒，保证自己的研究思路与最新的研究进展接轨，这样才能保证设计的课题不是低水平的重复。泛读之后，经过浏览筛选出与自己课题密切相关的科研论文进行深入阅读，重在读懂并掌握相关学科信息。对于与课题设计、技术路线的确定和方法学的选择密切相关的科研论文，应重点阅读相关的数据、论证方法和结论，提炼有价值的论点，并寻找需进一步研究的相关线索为自己所用。对于一些与自己课题部分相关的论文，可以选读其中的部分章节。一般是读引言和讨论部分，以了解问题提出的相关背景，待研究的科学问题及意义，拟采用的研究路线，以及本研究新的发现和结论，获取主要论据和启发性的观点。因此，阅读科技文献，既要有广度，也要有深度，只有两者合一，才能够紧跟国际研究的前沿领域，设计出更具创新性的科研课题，发表高影响力的科研论文。

四、提高阅读效果的方法

阅读科技文献必须要有一套科学的方法。阅读后要弄明白这篇论文到底说了什么，学到了什么知识，否则就是白读。很多科研人员阅读文献只是为了阅读而阅读，合上文献之后完全不知道文献内容，这样既浪费时间，也没有学到知识，最终导致自己越来越排斥阅读文献。因此，科研人员必须培养良好的阅读习惯，只有养成良好的阅读习惯，才能更有效率地阅读文献，提升自己的科研能力。

1. 语言的掌握

语言的掌握不能一蹴而就，需要大量的积累。英文文献的阅读需要持之以恒，不只是为了写论文或者做课题才去检索和阅读文献，而是要贯穿科学研究的整个过程。文献阅读是选题和把握前沿领域的重要途径，同时也是提高英文阅读和写作能力的必经之路。文献阅读的效果往往不会在短时间内体现出来，但是当阅读了相当数量的科技文献后，就会产生质变。

2. 科技文献的选择

并不是所有的文献都值得阅读。阅读文献的前提是能够检索到对自己有价值的文献。第一步要知道如何检索文献。如果机器检索不能完全找到与主题相关的文献，就需要扩大检索范围，然后认真阅读摘要，筛选与自己工作相关的文献。第二步要知道如何确定论文的价值。首先是知名期刊的论文，其次是著名学者的论文。不仅要精读他们的经典文献，还要追踪其最新研究成果，包括工作论文、讨论稿等。通过研究重要作者和阅读经典文献能够进入一个由核心作者、相关作者、主要期刊和主要研究机构形成的学术网络。例如，在课题设计初期可以多阅读综述，对自己的课题有一定把握后，尽量阅读高水平期刊（如 *Science*、*Nature*、*Cell* 及其子刊）发表的科技文献，这样才能尽量拓宽自身的视野，加深对自己研究领域的理解，有助于紧密追踪国际最新的研究热点和方向。

3. 阅读的重点

读英文文献是有窍门的，在阅读过程中，要注意句子的架构，抓住主题。很多人每个单词都认识，读完文献却不知道作者想要表达的意思，这是最大的问题。阅读时一定要注意大量的关系连词，这些连词承上启下，把全文串成一个整体。英文文献注重逻辑和推理，进行的是大量重复、新旧观点的支持和反驳，有严格的提纲，这一点在高水平期刊上尤其突出。阅读时，找到每一段的主题，次要信息可以一带而过，这样可以节约大量的时间和精力。

在阅读过程中，要特别注意论文的摘要。摘要是一篇论文的窗口。多数论文看摘要，少数论文看全文。真正有用的全文并不多，过分追求全文是浪费。当然只看摘要也是不对的，不可走极端。一般情况下，简单浏览论文题目、摘要，看完图表标题，就能掌握大部分要点。

4. 注释与整理

对科技文献进行注释以及归纳整理，可以极大地提高阅读的效率。复印或打印的文献，可以直接用笔标记或批注。pdf 或 html 格式的文献，可以用编辑器标亮或改变文字颜色。下载电子版全文后，可以将不同主题的论文放在不同的文件夹内，看过的文献归入子文件夹，特别重要的文献直接做标注。看完的文献不要丢在一边，每隔一段时间温习一遍，并且可以根据需要，与自己的想法、思路、实验结果进行比对，或许可以得到更多的灵感。当然，用文献管理软件如 EndNote 对文献的检索、下载、分类、阅读乃至使用进行管理会更加高效。

第四节   文献引用

一、文献引用的策略及格式

在科研论文写作过程中，很多作者不重视参考文献在科研论文中的作用，主观上没有重视参考文献的引用。参考文献的错标、漏标，或者文献引用不确切、论著格式不规范等错误时常发生。这类错误会导致观点把握不准、研究问题不深、论文质量不高，或者给审稿人留下粗心的不良印象。主观上的"漏标"会使审稿人对论著的原创性产生怀疑，最终导致论文难以发表在高水平期刊上，甚至被拒稿。

按照参考文献引用的一般规则，凡直接引用他人成果（文字、数据、事实以及转述他人的观点）之处均应列于参考文献中或加以注释。通常情况下，参考文献按文中出现的顺序列出，或者按照第一作者姓名的首字母顺序列出。论文分章节的，每章结束后都应注明本章参考文献，不分章节的应在文后统一注明。

参考文献的编排应符合所投期刊的要求。

二、EndNote 文献引用及管理

作为一款功能强大的参考文献管理软件，EndNote 由科睿唯安公司开发，是目前最常用的 SCI 论文写作和归类软件。其主要优点如下。

（1）EndNote 是科睿唯安公司的官方软件，有几千种支持国际期刊的参考文献格式，有几百种写作模板，涵盖各个领域的期刊。如果准备写 SCI 论文，可以方便地使用这些格式和

模板,轻松满足不同期刊对参考文献的要求。

(2) EndNote 能直接连接上千个数据库,并提供通用的检索方式,大大提高了科技文献的检索效率。

(3) EndNote 能管理的数据库没有上限,至少能管理数十万条参考文献。

(4) EndNote 快捷工具嵌入 Word 编辑器中,可以方便地边书写论文边插入参考文献,书写过程中不用担心插入的参考文献发生格式错误或标注错误。

(5) EndNote 占用系统资源少,很少发生因 EndNote 数据库过大导致计算机死机的现象,这是 EndNote 较重要的特色之一。

(6) 国外数据库下载数据时,均支持 EndNote,即使检索的机器上没有安装 EndNote 也可使用。

(7) EndNote 有很强的功能扩展,如果默认安装的 EndNote 不能满足需求,可以方便地扩展其功能而不需要专业的编程知识。

(8) EndNote 的应用不仅仅局限于投稿论文的写作,对于日常科研中科技文献的整理也很适用。

EndNote 安装完毕后,其快捷工具就嵌入到了 Word 编辑器中,便于进一步进行文献的编辑。需要用到 EndNote 软件的时候,直接点击"Go to Endnote"键即可启动 EndNote 软件。EndNote 可以通过多个数据库进行文献检索,以 PubMed 数据库为例,检索发表于 2020 年的"肺癌诱导的肿瘤血管生成"相关的文献,共检索到 41 篇文献(图 4.22)。同时还可以通过"Online Search"选择更多数据库。选择相应文献可以看到更多信息,包括作者、标题、发表期刊、摘要等。通过复合检索,选择作者、发表期刊、论文页码、发表时间、标题、摘要等多个关键词可以提高检索效率。检索到相应论文后,在 Word 文件的 EndNote 框中选择 "Insert Citation"中的"Insert selected citation(s)"图标,即可插入选定的一篇或多篇参考文献。EndNote 还根据不同期刊的要求,设定了不同期刊的参考文献模版(表 4.2),用户可以根据需要进行调整,在论文写作的时候显著提高文献整理的效率。

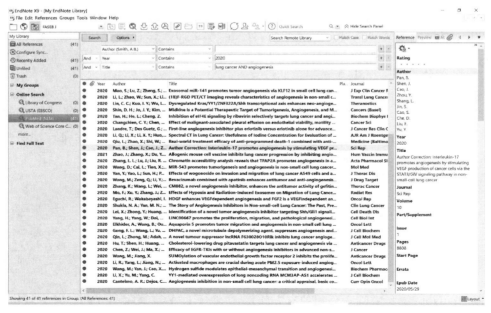

图 4.22　EndNote 检索界面

表 4.2 **EndNote 文献引用模版**

期刊名称	文献引用模版
JAMA *Lancet*	Mao G，Liu Y，Fang X，*et al*. Tumor-derived microRNA-494 promotes angiogenesis in non-small cell lung cancer. *Angiogenesis* 2015；18：373-382.
Nature Cell Biology	Mao，G. *et al*. Tumor-derived microRNA-494 promotes angiogenesis in non-small cell lung cancer. Angiogenesis 18，373-382（2015）.
EMBO Journal	Mao G，Liu Y，Fang X，Liu Y，Fang L，Lin L，Liu X，Wang N（2015）Tumor-derived microRNA-494 promotes angiogenesis in non-small cell lung cancer. *Angiogenesis* 18：373-382.
Journal of Clinical and Translational Hepatology	Mao G，Liu Y，Fang X，Liu Y，Fang L，Lin L，*et al*. Tumor-derived microRNA-494 promotes angiogenesis in non-small cell lung cancer. *Angiogenesis* 2015；18：373-382.

本 章 小 结

医学文献的检索和获取是生物医学研究工作者必备的基本技能之一。通过不同关键词的搭配，准确快速地获得目标文献全文，是我们的主要目的。目前主流的文摘数据库和全文数据库基本可以满足日常的科研需要。获取文献的步骤通常是先通过文摘数据库确定目标文献，再通过全文数据库获取目标文献全文。本章还介绍了如何快速有效地阅读科技文献，以及如何管理并建立文献索引。获取和阅读最新的科技文献是每一个科研人员日常工作的重要部分，只有站在巨人的肩膀上，才能看得更远。

参 考 文 献

全国信息与文献标准化技术委员会. 信息与文献 参考文献著录规则:GB/T 7714—2015［S］.北京:中国标准出版社,2015.

本章作者:杨小骏、廖庆姣
本章审阅人:张媛媛
视频剪辑:陈康龙

本章自测题

1. 数据库分为哪两大类？各有什么优缺点？
2. 英文文摘数据库主要有哪几种？各有什么特点？
3. 如何提高科技文献的阅读效果？
4. 参考文献排列的一般规则是什么？

第五章　各种类型医学研究论文撰写要点

本 章 要 点

1. 医学研究论文是医学研究成果和创新思想传播最主要的载体,有哪些类型? 如何选择最合适的类型?

2. 论著是医学研究结果的主要传播形式,如何撰写论著? 需要注意哪些问题?

3. 综述体现了研究者对专业内容的深入理解和思考,什么样的人在什么时候可以撰写?

4. 系统综述和 Meta 分析作为医学研究证据的最高等级,如何分析和撰写呢?

5. 近年来生物信息学高速发展,已成为一门新学科,这类论文如何分析和撰写呢?

6. 临床病例报告可向读者展示一例或几例罕见病例,以期提高医务工作者对疾病的认识,报道时需要注意什么?

7. 读者来信是研究者在顶级期刊上发表论文的利器,如何使用?

8. 研究方案是向读者展示拟开展研究的设计方案,撰写时应该注意哪些问题?

主 题 词

原创论著、综述、系统综述、Meta 分析、生物信息学、病例报告、读者来信、社论、研究方案

医学研究论文是基础医学研究人员、临床医务工作者、新药研发者和公共健康保障人员的科研成就和实践经验的一种重要展现方式,是医学科研成果不可或缺的一部分。因此,熟悉和掌握医学研究论文撰写规范和要点对医学科研人员传播科研成果和实践经验具有极其重要的意义。医学研究论文有多种体裁和形式,包括原创论著(original article)、系统综述(systematic review)、Meta 分析(Meta-analysis)、综述(review)、病例报告(case report)、读者来信或信稿(letter to the editor)、社论(editorial)、研究方案(study protocol)等。这些不同体裁的文稿写作形式和要点也不尽相同。本章将按照分类逐一介绍,并着重阐述撰写要点。

第一节　原 创 论 著

原创论著(original article,original research)是科研成果最主要也是最重要的展现形式,占据了期刊发表论文的绝大多数。对一个成熟的期刊来说,原创论著的发文数一般占总发文数的 90% 以上。因此,写好原创论著的重要性就不言而喻了。一般期刊根据其专栏设

置、研究内容和意义将原创论著大体分全文或长文（regular paper，full paper，complete paper）和短篇报道或简报（brief report，short report，short communication）。一旦学会了撰写全文，其他形式的原创论著的写作问题就会迎刃而解。

不同期刊对原创论著的格式要求不尽相同，但大多数包含以下结构和内容：标题和作者信息、摘要和关键词、引言、材料和方法、结果（含图表）、讨论、参考文献、基金支持、致谢及其他内容。这些内容都有其既定的要求和格式，但是可以在一定范围内灵活变动。只要我们掌握了撰写的重点和基本要求，知道可以做什么（dos）、不可以做什么（don'ts），就可以写出一篇内容和形式符合大多数期刊投稿要求的论文。

一、标题

论文的标题是论文的第一张脸。绝大多数人是通过标题判断一篇论文是否有必要继续读下去的，这一点对于期刊编辑同样适用。读者对标题产生了兴趣，才会读摘要，读完摘要之后还有兴趣，才会读原文，然后才有可能引用这篇论文。所以，一个好标题不仅在论文发表过程中很重要，在论文发表之后也发挥着重要作用，会直接影响论文的被引用情况。因此，作者一定要为自己的论文取一个好标题，这样才能让自己的论文顺利发表，并产生广泛的影响力（小诀窍 5.1）。

小诀窍 5.1　三类常见标题形式

（1）陈述性标题：说明研究发现了什么，是论文的主要结论表述，多数论文的标题属于这一类型，如"ER stress cooperates with hypernutrition to trigger TNF-dependent spontaneous HCC development"（摘自 *Cancer Cell*）。

（2）描述性标题：描述本研究做了什么，一般标题中不出现文稿的主要结论，这类型标题多用于报道新方法、新应用或临床研究，如"Evaluation of the establishment of herd immunity in the population by means of serological surveys and vaccination coverage"（摘自 *Human Vaccines & Immunotherapeutics*）；"Routine pre-procedural rectal indometacin versus selective post-procedural rectal indometacin to prevent pancreatitis in patients undergoing endoscopic retrograde cholangiopancreatography：a multicentre，single-blinded，randomised controlled trial"（摘自 *Lancet*）。

（3）提问式标题：提出一个问题，这类标题多用于综述或病例报告，如"Pre-treatment with P2Y12 inhibitors in ACS patients：who，when，why，and which agent?"（摘自 *European Heart Journal*）。

好的标题，就是用最少的单词准确表述论文的主要内容，一般标题最好控制在 12～15 个单词。撰写标题要注意哪些事项呢？我们借用翻译的三大原则"信、达、雅"来说明这个问题。

"信"是指标题能准确、精确地反映论文研究内容，不歪曲遗漏、不随意增减内容和误导读者。比如，某论文报告某因子通过调控自噬相关基因 beclin-1 而发挥抑癌作用，如果作者在标题中写"through regulating autophagy related genes"，读者读完标题之后并不能准确了解论文内容，比如：autophagy related genes 是什么基因？regulating 是怎么调控的？是增加还是减少？这些问题就是不精确造成的，如果改为"decreasing beclin-1 expression"就精确多了。

"达"是指在表达准确的基础上，使人易于理解。所以，不要在标题中使用生僻的专业术语,因为读者不一定是同行。而有些太生僻的专业术语,即使是同行也不一定明白,这样就会给读者造成理解上的困难,同理,不广泛的缩写也尽量不要出现在标题中。

"雅"是指用词得当,词序正确,不仅不会引起误会,而且容易理解。如果标题太长,不仅读起来费劲,而且容易让读者产生误解。比如下面这个标题"Investigations into the effects of several selected phenolic acid compounds on the mortality rate, developmental time, and pupal weight gain of the cotton (*Gossypium hirsutum* L.) bollworm (*Helicoverpa zea* Boddie) in studies involving larvae fed a synthetic diet in the laboratory",读者要花两三分钟才能清楚断句,明白到底是什么意思。在这个长长的标题中,"mortality rate""developmental time"等都是具体的结果指标,而不是结论,无须出现在标题中。

标题除了要"信、达、雅"之外,还要能引起读者的兴趣,吸引读者阅读论文。所以,标题一定要突出重点,吸引读者的眼球,而且要让读者一眼就能尽可能多地了解这篇论文的设计和内容,而不是去摘要甚至正文中找寻自己感兴趣的内容。所以,如果是双盲安慰剂对照的随机临床试验,就请直接在标题中写上"a randomized, double blinded, placebo controlled trial";如果是多中心的,最好再加上"multi-centered";如果是来自 2009—2014 年的数据,也可以把时间加在标题上;如果是一个回顾性队列研究得出的结论,最好把本文的实验设计"a retrospective cohort study"写在标题里。同样,"systematic review""Meta-analysis""case report""case-control study""cross-sectional study"等重要的研究设计要素,如果能在标题上体现出来,对于读者准确理解研究设计、评估论文结果和结论都非常重要。而且,现在越来越多的写作规范,比如 CONSORT(consolidated standards of reporting trials,随机对照试验报告规范)、STROBE (strengthening the reporting of observational studies in epidemiology,观察性研究报告规范),都提出了类似要求(详见第六章或查询网站 https://www. equator-network. org/)。

很多期刊对标题有字数限制,一般限定在 120 个字符或者 12~15 个单词,所以,标题一定要清楚、准确、简洁且醒目地表达研究内容和结论。

绝大多数期刊除了要求作者提供完整标题外,还要求作者提供 running title(栏外标题、简要题目、眉题等)。一般出现在发表论文页面的上方中间或是右上方,方便读者快速确认论文内容。running title 是对标题的简要概括,一般标题是完整或不完整的一个句子,而 running title 是一个短语。running title 也有严格的字数限制,一般在 50 个字符左右。

标题撰写要点见小诀窍 5.2。

小诀窍 5.2 标题撰写要点

Dos
使用意思表达准确、特定、直接、简短、精准、令人影响深刻、友好的词汇。
Don'ts
不要使用推测、模糊、夸张、不常用的词汇。

二、作者及作者单位

作者署名是一个比较严肃的问题,并不是所有参与研究的人员都具有署名资格。为了规范署名,国际医学期刊编辑委员会(International Committee of Medical Journal Editors,

ICMJE)规定,列为作者必须同时满足以下四点要求。

(1) 对研究的思路或设计有重要贡献,或者为研究获取、分析或解释数据。

(2) 起草研究论文或者对重要的知识内容进行关键性修改。

(3) 对付印稿进行最终定稿。

(4) 愿意对研究工作全面负责,确保与论文任何部分的准确性或诚信有关的质疑得到恰当的调查和解决。

仅筹集资金或收集资料并不具备作者资格,对研究组进行一般性督导也不足以成为作者,不符合作者署名条件者,在征得本人同意后,可以将其姓名放在致谢中。关于不当署名,请参见第九章第二节。

署名顺序应由所有作者共同商榷决定,一般通信作者放在最后。如果两个作者对论文贡献差不多,可以列为共同第一作者或共同通信作者,需要用脚注解释清楚。在决定署名顺序时,作者还应考虑到许多期刊对作者列表中的人数是有限制的,不同期刊要求不一样,一定要保证作者列表符合期刊要求。不确定时最好仔细阅读投稿指南,参照期刊最近出版的论文或向期刊编辑咨询。通信作者除了要对论文内容负责外,还应该负责在投稿、同行评议及出版过程中与期刊编辑进行交流,保证文稿符合期刊的所有投稿要求,如介绍作者的详细情况,提供伦理委员会批准文件、临床试验注册文件等,收集利益冲突报告等。当然,通信作者也可以委派其他作者完成这些事情,但必须对这些事情负全部责任。随着国际科研合作的增加,共同第一作者和共同通信作者的情况也越来越常见,越来越多的期刊容许或默认共同第一作者和共同通信作者,但期刊通常不鼓励共同通信作者和共同第一作者。需要注意的是,有些期刊不接受共同第一作者或共同通信作者,而且,只有极少数期刊接受三位共同第一作者或共同通信作者。

华人作者英文姓名的署名方式及其缩写也不可随意,由于同音和重名太多以及不同期刊的标准不同,华人向英文期刊投稿时由于不同英文署名方式导致了混乱的姓名缩写,以致读者经常无法通过检索找到论文的准确作者,这也影响了华人科学家知名度的提高。建议大家在投稿时加上可以准确识别的中间名以相对提高姓名的可识别度。在科研和学术上要有所建树和成就,必须"扬名",做到"莫愁前路无知己,天下谁人不识君"。然而,这些不当,甚至错误的英文署名往往会给作者,尤其是那些立志在科研与学术方面有所作为的科研人员带来诸多不便,甚至造成无法弥补的学术和名誉损失。实例 5.1 以"夏华向"为例介绍几种英文名署名方式的利弊。

关于作者单位,任何作者都可以带两个或更多单位,这是国际惯例,因为许多作者身兼不同单位职位或近期改变单位。写明作者单位一方面是为了便于读者与作者交流,另一方面是确保研究工作开展的条件和资料来源。书写作者单位时需要注意用固定统一的英文表示方式以利于国际交流合作。一些有实力的研究机构所发表的论文会更容易得到国际同行的认可,它们一般都有固定统一的英文表示方式,所以,在书写作者单位时最好通过网络或单位科研部门查明。

实例 5.1　华人作者英文署名问题

以"夏华向"为例,常见署名方式如下。

(1) Huaxiang Xia(这是目前许多华人作者和国内英文期刊常用表达方式),此种情况下,PubMed 显示的英文名缩写为 Xia H(检索关键词为 Xia,H)。

ANTIMICROBIAL AGENTS AND CHEMOTHERAPY, Oct. 1994, p. 2357–2361
0066-4804/94/$04.00+0
Copyright © 1994, American Society for Microbiology

Vol. 38, No. 10

Standardization of Disk Diffusion Test and Its Clinical Significance for Susceptibility Testing of Metronidazole against *Helicobacter pylori*

HUAXIANG XIA,[1][*] CONOR T. KEANE,[1] SHONA BEATTIE,[2] AND COLM A. O'MORAIN[2]

Department of Clinical Microbiology, St. James's Hospital,[1] and Department of Gastroenterology, Meath/Adelaide Hospitals,[2] Trinity College, Dublin, Ireland

Received 22 November 1993/Returned for modification 7 March 1994/Accepted 2 August 1994

Xia H，Keane C T，Beattie S，O'Morain C A. Standardization of disk diffusion test and its clinical significance for susceptibility testing of metronidazole against *Helicobacter pylori*. *Antimicrob Agents Chemother*. 1994 Oct;38(10):2357-2361.

（2）Hua-Xiang Xia(笔者推荐的表达方式),此种情况下,PubMed 显示的英文名缩写为 Xia HX(检索关键词为 Xia，HX)。

Recrudescence of *Helicobacter pylori* Infection in Patients with Healed Duodenal Ulcer after Treatment with Different Regimens

Hua-Xiang Xia, Ph.D., M.D., Joan Gilvarry, M.D., Shona Beattie, S.R.W., Hilary Hamilton, S.R.W., Conor T. Keane, F.R.C.P.I., Eamon C. Sweeney, M.D., and Colm A. O'Morain, M.D.

Department of Gastroenterology, Meath/Adelaide Hospitals, and Departments of Clinical Microbiology and Histopathology, St. James's Hospital, Trinity College, Dublin, Ireland

Xia H X，Gilvarry J，Beattie S，Hamilton H，Keane C T，Sweeney E C，O'Morain C A. Recrudescence of *Helicobacter pylori* infection in patients with healed duodenal ulcer after treatment with different regimens. *Am J Gastroenterol*. 1995 Aug;90(8):1221-1225.

Cell Research 和 *Chinese Medical Journal* 要求所有中国作者统一按这种方式进行英文署名。而 *Acta Pharmacologica Sinica* 则将这种方式调整为 Hua-xiang XIA。

（3）Xia Huaxiang（这种按中文习惯的英文署名注定会出现错误的英文名缩写）,此种情况下,PubMed 显示的英文名缩写为 Huaxiang X（检索关键词 Huaxiang，X)。

当然,国内大多数中文期刊在其英文摘要和少数英文期刊目前仍然坚持按中国人的传统姓名顺序做英文署名,只是将姓氏所有拼音字母采用大写,以区别姓和名,如 XIA Huaxiang。此举需与 PubMed 发布机构达成共识,才能确保在 PubMed 上显示的英文名缩写为 Xia H(检索关键词为 Xia，H)。

三、摘要和关键词

1. 摘要

摘要是论文的第二张脸,是科技论文要点的概述和高度浓缩,很多期刊主编会通过阅读标题和摘要后决定文稿是否送审。在论文发表后,读者也是通过阅读摘要决定是否继续阅读以及是否引用。因此,如同一个好的标题一样,一个好的摘要也同样在论文发表过程中和发表之后发挥着重要作用。

现在期刊接受的摘要可以分两种格式,一种是含有小标题的结构式摘要(实例 5.2),一般是目的、方法、结果和结论,每一部分分别介绍相关的内容,便于读者阅读和理解重点;另一种是不含小标题的摘要,整个展现形式可以类似结构式摘要,也可以完全摒弃结构式摘要的结构,重点强调结果和结论,突出研究的新颖点和意义。由于没有固定的格式要求,非结构式摘要撰写方式更灵活(实例 5.3)。

实例 5.2 结构式摘要

Safety and immunogenicity of a novel recombinant adenovirus type-5 vector-based Ebola vaccine in healthy adults in China:preliminary report of a randomised,double-blind,placebo-controlled,phase 1 trial(题目明确指出是 RCT 研究)

Background:Up to now,all tested Ebola virus vaccines have been based on the virus strain from the Zaire outbreak in 1976. We aimed to assess the safety and immunogenicity of a novel recombinant adenovirus type-5 vector-based Ebola vaccine expressing the glycoprotein of the 2014 epidemic strain.(研究背景和目的介绍)

Methods:We did this randomised,double-blind,placebo-controlled,phase 1 clinical trial at one site in Taizhou County,Jiangsu Province,China. Healthy adults (aged 18-60 years) were sequentially enrolled and randomly assigned (2:1),by computer-generated block randomization (block size of six),to receivea placebo,low-dose adenovirus type-5 vector-based Ebola vaccine,or high-dose vaccine. Randomisation was pre-stratified by dose group. All participants,investigators,and laboratory staff were masked to treatment allocation. The primary safety endpoint was the occurrence of solicited adverse reactions within 7 days of vaccination. The primary immunogenicity endpoints were glycoprotein-specific antibody titers and T-cell responses on day 28 after the vaccination. Analysis was by intention to treat. The study is registered with ClinicalTrials. gov,number NCT02326194.(研究方法,因为是 RCT 研究,所以还提供了临床注册号)

Findings:Between Dec 28,2014,and Jan 9,2015,120 participants were enrolled and randomly assigned to receive placebo ($n=40$),low-dose vaccine ($n=40$),or high-dose vaccine. Participants were followed up for 28 days. Overall,82 (68%) participants reported at least one solicited adverse reaction within 7 days of vaccination ($n=19$ in the placebo group $vs.$ $n=27$ in the low-dose group $vs.$ $n=36$ in the high-dose group;$P=0.0002$). The most common reaction was mild pain at the injection site,which was reported in 8 (20%) participants in the placebo group,14 (35%) participants in the low-dose group,and 29 (73%) participants in the high-dose vaccine group ($P<0.0001$). We recorded no statistical differences in other adverse reactions and laboratory tests across groups. Glycoprotein-specific antibody titres were significantly increased in participants in the low-dose and high-dose vaccine groups at both day 14 (geometric mean titre 421. 4 [95% CI 249. 7-711. 3] and 820. 5 [598.9-1124. 0],respectively;$P<0.0001$) and day 28 (682. 7

[424. 3-1098. 5] and 1305. 7 [970. 1-1757. 2] , respectively；$P < 0.0001$). T-cell responses peaked at day 14 at a median of 465. 0 spot-forming cells (IQR 180. 0-1202. 5) in participants in the low-dose group and 765. 0 cells (400. 0-1460. 0) in those in the high-dose group. 21 (18%) participants had a mild fever (*n*=9 in the placebo group，*n*=6 in the low-dose group, and *n*=6 in the high-dose group). No serious adverse events were recorded.(研究结果)

Interpretation：Our findings show that the high-dose vaccine is safe and robustly immunogenic. One shot of the high-dose vaccine could mount glycoprotein-specific humoral and T-cell response against the Ebola virus in 14 days.(研究结论)

Funding：China National Science and Technology，Beijing Institute of Biotechnology，and Tianjin CanSino Biotechnology.(基金支持,比较特殊,多数期刊不要求)

引自 *Lancet*. 2015 Jun 6；385(9984)：2272-2279. doi：10. 1016/S0140-6736(15) 60553-0。

实例 5.3　非结构式摘要

Cross-generational reproductive fitness enforced by microchimeric Maternal cells

Exposure to maternal tissue during in utero development imprints tolerance to immunologically foreign non-inherited maternal antigens (NIMA) that persists into adulthood. The biological advantage of this tolerance，conserved across mammalian species，remains unclear.(背景介绍)Here，we show maternal cells that establish microchimerism in female offspring during development promote the systemic accumulation of immune suppressive regulatory T cells (Tregs) with NIMA specificity. NIMA-specific Tregs expand during pregnancies sired by males expressing alloantigens with overlapping NIMA specificity，thereby averting fetal wastage triggered by prenatal infection and non-infectious disruptions of fetal tolerance. Therefore，exposure to NIMA selectively enhances reproductive success in second-generation females carrying embryos with overlapping paternally inherited antigens.(方法和结果)These findings demonstrate that genetic fitness，canonically thought to be restricted to Mendelian inheritance，is enhanced in female placental mammals through vertically transferred maternal cells that promote conservation of NIMA and enforce cross-generational reproductive benefits.(结论)

引自 *Cell*. 2015 Jul 30；162(3)：505-515. doi：10. 1016/j. cell. 2015. 07. 006。

摘要是所有研究内容的浓缩,好的摘要让读者不需要阅读全文就能准确了解论文最重要的信息。摘要撰写的注意事项和全文撰写比较类似(小诀窍 5.3),但摘要应该在完成整个文稿主体写作后再进行。首先介绍一些背景情况,提出本研究想解决的问题或目的。因为篇幅的限制,此处一定要简明扼要地写清楚研究目的,语言需要具有高度概括性且通俗易懂。其次介绍研究中用到的方法和手段。再次呈现研究结果,此处一定要将本研究中得到的最有意义和重要的结果表述出来,结果表述一定要用比较明确的单词如 decreased、increased、inhibited、promoted 等,不要用一些模糊的单词如 regulated、affected 等,也不要使用情态动词如 can、could、may 或 might。最后得出结论,结论必须直接根据本研究最有意义和最重要的结果得出,可以简短提出本研究对科研认识或临床和实践有什么指导意义,突出强调文稿的研究意义和对以后科学认识的贡献,但是不能过度夸大。

除结构式和非结构式摘要外,*Cell* 期刊首先开始设立了图像摘要(graphical abstract,实例 5.4),后来很多期刊都开始设立图像摘要,在论文被接受之后,它们会要求作者提供一个图像摘要,即用一幅图显示出论文的主要方法和结果。图像摘要的作用很多:第一,给读者更深刻的影响,让读者一眼就记住论文的主要内容。第二,可以让读者快速决定是否与自己的兴趣相关,是否需要阅读摘要及全文。第三,可以促使更多读者进行略读。即使摘要只有250 个单词,读起来也还是要花几分钟,而图像摘要却可以一眼就看到论文的主要设计和结果。第四,图像摘要的阅读者多,可以促进学科交叉和合作。

图像摘要有两个关键要素,一个是结构化的图,另一个是短语。图像摘要中的图不是简单堆砌,而是要按照实验设计有机组合。图像基本只能有一栏,上面是方法,下面是结果。研究中可能会有很多数字和图表,但是在图像摘要中只能放最重要、最吸引人的结果。图像摘要中的颜色设计不是为了好看,而是为了突出重点内容,所以安排颜色要有明确的目的。图像摘要中不能有太多的文字,所以只能用短语。

图像摘要一般有格式要求,查阅期刊的投稿指南即可。一般要求 5.5 inch,300 dpi。对字体和字号也有要求。建议采用 TIFF 格式。

小诀窍 5.3 写作要点

Dos:

(1) 完成文稿主体部分后再撰写摘要。

(2) 摘要本身具有自明性,必须包含所有关键信息,缩写需给出全称。

(3) 研究目的明确。

(4) 研究方法具体,能用来探索研究目的。

(5) 研究结果翔实,与研究方法相对应。

(6) 研究结论准确,达到研究目的。

Don'ts

(1) 不要包含太多背景信息。

(2) 结果中不能只有对结果的文字描述而没有具体数值。

(3) 不要引用参考文献和图表。

(4) 结论完全来自结果,不能过分夸大。

(5) 结论中不要有过多推测和假说。

实例 5.4 图像摘要

Endogenous retroviruses promote homeostatic and inflammatory responses to the microbiota

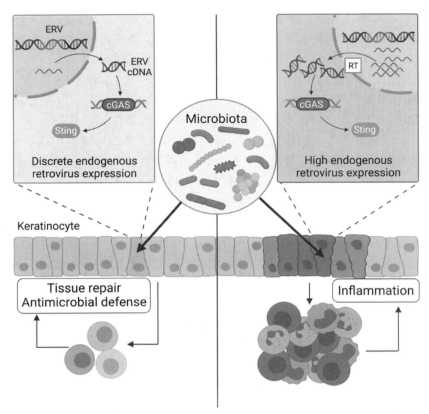

引自 *Cell*. 2021 Jul 8；184（14）：3794-3811. e19. doi：10. 1016/j. cell. 2021. 05. 020。

2. 关键词

关键词主要是用于标引和检索。为了让论文被最适合的人群阅读到,撰写论文时一定要仔细定义关键词,让其能最准确地反映文稿的研究内容。

四、引言

引言,又称前言,是对研究相关背景知识的介绍。引言的目的是立题,引出开展研究的必要性,说明研究的起点、目的和研究意义,体现研究的科学性和创新性。引言写作好坏直接影响读者对论文学术水平的评价。引言写作一般用现在时或现在完成时。

引言的写作是倒三角结构,由大到小,从一个大的研究领域逐步缩小到本研究的具体问题。首先,介绍一般性的共识和理论,此处参考文献多以综述为主,如果描述的是新的方法、技术、理论和观点,可以引用相应的原始文献。其次,介绍该主题的未知问题或存在的疑问,指出前人研究不一致或不足的地方,在指出前人研究不足时要尊重事实,用数据说话,切忌只片面引用文献导致立题不成立。再次,通过对已知情况和未知情况的综合分析,提出需要解决的关键问题,阐述进行本研究的必要性,必要时提出假说。最后,明确提出本研究的目的。

在撰写时一定要理顺段与段之间的逻辑关系,用好连接词和连接句,一环扣一环,水到渠成地引出本研究的目的。一般每一段的第一句是主题句,统领全段内容。之后的句子是支持性的句子，为主题句提供证据和支持。最后一句会回到主题，深化主题。对于新技术、新方法类的研究，在撰写引言时一定要突出以往技术方法的不足之处，突出本技术方法的新颖性和实用性。但是在介绍前人工作的不足时也要留有余地，肯定以往研究中值得肯定的地方，切忌全盘否定。

一般来说，引言中不应该出现研究结果。引言部分往往以目的结束。不要在提出目的后再去概述本研究的方法、结果、结论及其意义。

引言中常见的句式及写作要点见小诀窍 5.4。

小诀窍 5.4　引言中常见的句式及写作要点

（1）引言中在介绍前人研究之后，一般用 however 来引导目前存在的问题和不足，从而提出本研究的目的。例如：However, little work/data/attention/information/research 或者 However, few studies/investigations/researchers/attempts。

（2）表述目前存在的问题。

The exact mechanisms of how *Helicobacter pylori*（*H. pylori*）lead to gastric carcinoma have not been elucidated so far（thus far, up to now）. Whether *H. pylori* eradication can decrease the risk of cancer remains unknown.

It remains unclear Whether *H. pylori* eradication alters gastric mucosal phospholipid contents and their fatty acid composition.

Whether *H. pylori* infection is associated with diabetes mellitus and associated gastrointestinal symptoms remains uncertain.

Whether *H. pylori* infection is associated with diabetes mellitus and associated gastrointestinal symptoms remains controversial.

How *H. pylori* infection leads to the development of gastric carcinoma has not been fully elucidated.

Whether this triple regimen achieves the same clinical efficacy needs to be confirmed in Chinese patients.

（3）表述本研究的目的。

The aim of the present study was to explore/investigate/determine the association between *H. pylori* infection and esophageal squamous cell carcinoma.

The aim of the present study was to evaluate/assess/determine the efficacy and safety of a novel triple regimen in adults with *H. pylori* infection.

The aim of the present study was to determine/identify the risk factors in *H. pylori*-induced gastric carcinogenesis.

The aim of the present study was to compare the efficacy and safety of a novel triple therapy with standard triple therapy in adults with *H. pylori* infection.

The aim of the present study was to validate/verify/confirm the efficacy and safety of a novel triple therapy in Chinese adults with *H. pylori* infection.

（4）引言结尾段常用结构。

While the gastric microbiome has been described in humans with established

H. pylori infection，the dynamics of the bacterial succession following *H. pylori* colonization remains to be characterized.（说明目前存在的问题）Here we used 16S ribosomal RNA gene（rDNA）sequencing to describe the gastric microbiota of the rhesus monkey，and compare it to published analyses of biota along the gastrointestinal tract of rhesus macaques，and then characterize changes in the microbial community following *H. pylori* inoculation.（提出本研究的研究内容和目的）

引自 *PLoS One*. 2013；8(10)：e76375. doi：10.1371/journal. pone.0076375。

（5）写作要点。

Dos：

①给出合理的研究立题依据：已知什么，未知什么，还有什么没有解决，本研究想解决什么。

②背景介绍要全面：本研究中所有重要的"角色"（本研究中的重要概念）及其相互关系都要介绍。

③要引用最新的相关参考文献。

④整体布局应该具有逻辑性。

⑤提出的问题要直接、具体。

Don'ts：

①不要写研究结果。

②不要故意回避类似的研究报道以企图提高本研究的新颖性。

五、材料和方法

材料和方法是科学研究的基础，是判断研究科学性和先进性的主要依据。材料和方法是读者了解研究实施的主要途径，也是其他科研人员重复该研究的重要依据。因此材料和方法的撰写务必详尽、真实、准确，提供必要的细节，方便他人必要时进行重复实验。撰写的原则是读者根据论文材料和方法中的描述能够自己重复实验。撰写方法时一般使用过去式。

所有结果对应的方法都应该在材料和方法中介绍。例如，结果部分呈现了实时 PCR、ELISA 和免疫组化三种结果，那么，方法中就应该有实时 PCR、ELISA、免疫组化这三种方法的描述。反过来，如果方法部分描述了实时 PCR、ELISA、免疫组化这三种方法，那么，结果部分就一定要呈现相应的结果，不能多，也不能少，最好按对应的顺序出现。这些细节可以给审稿人留下作者认真仔细、逻辑思维能力强的好印象。

介绍方法时要注意详略得当。一些经典的实验方法可以略写（如实时 PCR），提供该方法创立的经典参考文献即可。对于只有部分改进的方法，详细介绍改进部分即可。对于自己建立的新方法，则应详细介绍每个具体步骤和处理方法，以便读者重复。方法中需要说明细胞、动物等的名称、来源等具体信息，详细介绍分组情况和处理方式，需要说明材料、试剂、仪器的型号和生产厂家信息，应用软件需要说明软件名、版本号和供应商。如果数据经过统计分析，则需要对所使用的统计学方法进行详细描述。临床研究的统计学方法比基础研究的统计学方法更复杂，应该格外注意。许多专注发表临床研究的期刊有专门负责统计学的编辑,而且,这类期刊的很多审稿人本身就是统计学专家。因此要准确详细描述所用的统计学方法。关于临床研究和基础研究的统计分析,请参见第三章第二节。

在撰写材料与方法时,需要注意科研伦理要求。所有涉及动物的研究,要给出遵循的动物操作原则和规范,研究方案要经过本单位或当地伦理委员会的批准。所有涉及人的生物医学研究,必须遵循《赫尔辛基宣言》,研究方案需要经过本单位或当地伦理委员会批准。前瞻性临床研究中所有参加的患者都需要提供书面知情同意书。对于干预性临床研究,必须提供临床注册号。关于科研伦理和临床试验注册,请参见第九章第一节。

在描述材料和方法时建议适当运用小标题介绍每个具体的方法。涉及诊断与治疗的临床研究,首先描述患者,如纳入及排除的标准等,然后描述具体实验方法、检测指标和检测方法,最后进行统计学描述。必要时,在统计学部分描述样本量的计算方法。如果在一项研究中包含临床标本、细胞研究和动物实验,那么,可以按如下顺序描述:临床标本来源、处理和检测方法,细胞来源、处理和检测方法,动物来源、处理和检测方法,统计学方法。

材料和方法撰写常见类型见实例5.5。

实例5.5　材料和方法撰写常见类型

（1）Electron microscopy.（完全省略,仅引用参考文献）

Samples were processed and acquired for transmission electron microscopy as previously described.

（2）Cell culture and infection.（引用文献加细节描述）

All transfections to generate viral stocks use the HEK F239T cell line (Invitrogen) are described in detail above and elsewhere. Initial titering and analysis of HIV viral stocks utilized the TZM-bl indicator cell line. Briefly, this cell line expresses HIV LTR-b-galactosidase and infection is detected 4 days post infection using X-gal staining and enumeration of infected cells using an Elispot reader (AID Diagnostika) as previously described. Purified monocytes were isolated from peripheral blood mononuclear cells (PBMC) using CD14 positive selection as outlined by the manufacturer (Miltenyi Biotech, Gladbach, Germany) with the exception of using 4℃ PBS supplemented with 1% (v/v) human serum (Sigma) and 1 mM EDTA (Sigma, St Louis, MO). Post isolation, monocytes were cultured with IL-4/GM-CSF (Biosource, Invitrogen), 400 U/1000 U $\cdot$ mL^{-1} supplemented RPMI-1640 media (Invitrogen) containing 10% fetal calf serum (Invitrogen) media. Unless otherwise stated, all DC infections were at 1.00×10^5 TCID$_{50}$ $\cdot$ 10^{-6} cells as previously described. Four days post infection frequency of DC infection was determined by flow cytometry detection of HIV Gag (p24/capsid) staining of cells with clone KC57 (Beckman Coulter, Miami, FL) gating on the resolved p24^{hi} population. To confirm the appearance of *de novo* HIV Gag in the p24^{hi} population, the nucleoside reverse transcriptase inhibitor AZT was also included as a control. To ensure *in vitro* derived DC were not exposed to any maturation stimuli (e. g. Endotoxin contamination) during culture, surface phenotyping of CD206, CD209, CD83 and CD25 was routinely carried out as previously described. Autologous CD4

T cells were isolated from the CD14 depleted fraction of PBMC by depletion using the CD4 T cell isolation kit Ⅱ as outlined by the manufacturer (Miltenyi Biotech). CD4 T cells were subsequently cultured at a density of 2×10^6 cells $\cdot$ mL^{-1} in RPMI 1640 supplemented with 10% fetal calf serum and 20 U $\cdot$ mL^{-1} IL-2 for four days, after which they were counted and co-cultured with infected DC populations at a ratio of 3 CD4 T cells to 1 DC for live imaging. For quantitative co-culture assays, purified CD4 T cells were activated with T cell activation/expansion kit described by the manufacturer (Miltenyi Biotech). The purity and activation status of CD4 T cells were determined by CD4, CD3, CD69 and CD25 surface staining and flow cytometric analysis.

引自 *PLoS Pathog*. 2012 Jun; 8 (6): e1002762. doi: 10. 1371/journal. ppat. 1002762。

（3）Quantification of total HIV DNA, integrated HIV DNA, and 2-LTR circles.（新方法，完整详细描述）

Fifteen microliters of the cell lysate was used in all preamplification reactions. In all PCRs, primers specific for the human CD3 gene (primers HCD3OUT5$'$ and HCD3OUT3$'$) were used to quantify the exact number of cells present in the reaction tube. Preamplification of total HIV DNA and the CD3 gene was carried out in a 50 μL reaction mixture comprising $1\times Taq$ polymerase buffer (Invitrogen), 3 mM MgCl$_2$, 300 μM deoxynucleoside triphosphates (Invitrogen), 300 nM each of the 4 primers (primers ULF1, UR1, HCD3OUT5$'$, and HCD3OUT3$'$), and 2.5 U *Taq* polymerase (Invitrogen). The first-round PCR cycle conditions were as follows: a denaturation step of 8 min at 95 ℃ and 12 cycles of amplification (95 ℃ for 1 min, 55 ℃ for 40 s, 72 ℃ for 1 min), followed by a final elongation step at 72 ℃ for 15 min.

Integrated HIV genomes were amplified by using the same mix used for total HIV DNA, with the exception that the reverse primer (UR1) was replaced by the Alu1 and Alu2 primers (300 nM each) and the concentration of ULF1 was reduced (150 nM). Given the high number of Alu elements within the human genome, abundant amplifications of inter-Alu sequences occurred simultaneously with the amplification of Alu LTR sequences. To remain in the exponential phase, only 12 cycles of amplification were performed. The PCR cycle conditions were as follows: a denaturation step of 8 min at 95 ℃ and 12 cycles of amplification (95 ℃ for 1 min, 55 ℃ for 1 min, 72 ℃ for 10 min), followed by an elongation step of 15 min at 72 ℃.

2-LTR circle sequences were amplified with a mix containing the CD3-specific primers together with the ULLTRF1 and ULTRR1 primers (all at 300 nM). The PCR conditions were as follows: a denaturation step of 8 min at 95 ℃ and 16 cycles of amplification (95 ℃ for 30 s, 55 ℃ for 30 s, 72 ℃ for 1 min), followed by an elongation step of 15 min at 72 ℃. All preamplifications were carried out on a

Mastercycler pro-S instrument（Eppendorf）.

The second round of PCR was carried out in real-time on a Rotor-Gene Q instrument（Qiagen）with the Rotor-Gene probe master mix（Qiagen）following the manufacturer's instructions. All reactions（for total HIV DNA，integrated HIV DNA，2-LTR circles，and CD3）were performed in a final volume of 20 μL containing 6.4 μL of a 1/10 dilution of the first PCR products. The appropriate sets of primers（1,250 nM Lambda T and UR2 for total and integrated HIV DNA，Lambda T and ULTRR2 for 2-LTR circles，and HCD3IN5′ and HCD3IN5′ for the CD3 gene）were added to the Rotor-Gene probe master mix. The UHIV TaqMan probe（200 nM）was added to the total and integrated HIV DNA reaction mixtures，whereas the same concentration of the U2LTR TaqMan probe was used for the 2-LTR reaction. For CD3 quantification，200 nM of the CD3 TaqMan probe was used. The same amplification steps were used for all reactions：a denaturation step（95 ℃ for 4 min），followed by 40 cycles of amplification（95 ℃ for 3 s，60 ℃ for 10 s）.

引自 *J Virol*. 2014 Nov；88（21）：12385-12396. doi：10.1128/JVI.00609-14。

（4）Ethical approval.（伦理说明）

The study was approved by the Medical Ethical Committee of Maastricht University Medical Center and was conducted according to the revised version of the *Declaration of Helsinki*（October 2013，Fortaleza）.（由单位伦理委员会批准且符合《赫尔辛基宣言》更新版）Written informed consent of all patients participating in the IR studies was obtained.（知情同意书）The responsible ethics committee granted an exemption from requiring informed consent for the retrospective gathering and analysis of medical data from control patients，who did not participate in the IR studies.（回顾性研究的特点,伦理委员会批准免除一部分人的知情同意书）

引自 *PLoS One*. 2021 Jun 18；16（6）：e0253506. doi：10.1371/journal.pone.0253506。

（5）Statistical analysis.（统计分析）

例 1：We assessed differences in baseline characteristics between the diagnostic groups with the Kruskal-Wallis test and a pairwise Wilcoxon test corrected for multiple comparisons.（介绍所使用的统计学方法）To determine the order and temporality of the biomarker changes and cognitive decline in participants with Down syndrome，we fitted a first-order locally estimated scatterplot smoothing curve for controls and adults with Down syndrome independently. The model uses a standard tricube weight function with a span parameter of 0.75. The exact age at which the intervals diverge is dependent on intrinsic limitations of studies assessing the natural history of biomarkers，such as the nature of the variable，the sensitivity of the assay，the slope of the association，and，in our study，the variable sample sizes for the different biomarkers. Therefore，we defined biomarker change as the age at which the groups appear to start diverging visually. Nonetheless，we also provide the lower age at which the 95% CIs between groups did not overlap. When neurodevelopmental differences were present (different offsets such as hippocampal volumes in the youngest individuals) or when no data were available for the controls (e. g. , CAMCOG-DS scores), we visually described only the trajectory in adults with Down syndrome.

To compare the timing of changes in Down syndrome and autosomal dominant Alzheimer's disease, we presented the biomarker changes both according to the chronological age and with respect to the median age of diagnosis of prodromal Alzheimer's disease (referred in this study as expected symptom onset). (数据展示方式)

All statistical analyses were done with R statistical software. (统计分析软件) Further details for the statistical methods can be found in the appendix (pp 7-8).

引自 *Lancet*. 2020 Jun 27;395(10242):1988-1997. doi:10. 1016/S0140-6736 (20)30689-9。

例2:The statistical analysis was approved by the trial statisticians and steering committee before data analysis. The sample size for the primary outcome was determined to detect a difference in length of hospital stay of 2. 3 days: from a mean of 4 days admission in patients receiving standard care to an expected mean of 1. 7 days in patients receiving ambulatory care (standard deviation in both groups 6. 0). The sample size calculation included a correction factor for non-normal data. These estimates assume that up to 50% of patients receiving standard care were expected to be successfully treated with aspiration alone (i. e. , zero-day admission). It was assumed that about 20% of patients in the ambulatory care arm would require re-admission. Based on these parameters, with 80% power, a 5% two-sided significance level, and a 10% attrition rate, the study required 236 patients. Previous pleural studies have shown an attrition rate for the primary outcome measure of less than 5%. (样本量计算)

The Mann-Whitney *U* test was used for the primary analysis. The median hospital stay (expected to be non-normally distributed) was calculated for each group, and the 95% confidence interval for the median difference was calculated using an exact method. Pre-planned sensitivity analyses were done to assess the robustness of the primary outcome. Survival analysis techniques were used to compare time to discharge between the two groups using the Gehan-Breslow-Wilcoxon test (more appropriate than the log-rank test because of a high early event rate in primary spontaneous pneumothorax) and using Cox proportional hazards regression to calculate a hazard ratio and associated 95% confidence interval. An analysis of hospital stay in hours (instead of whole days) was done using identical methods to the primary analysis. The Student's *t*-test was used to compare mean differences in length of stay. A worst-case scenario sensitivity analysis of the primary outcome was done by assigning the longest possible initial hospital day to those patients who were missing follow-up forms in the ambulatory care arm. (统计方法介绍)

Continuous secondary outcome measures were analyzed using ANCOVA adjusting for baseline scores. The adjusted mean difference between treatment arms was calculated with 95% confidence interval and p values. Categorical secondary outcome measures were analysed using the χ^2 test. Time-to-event secondary outcome measures were analysed in the same way as the time-to-event analysis of the primary outcome measure. (统计方法介绍)

Prespecified subgroup analyses of the primary outcome were done for gender, previous pneumothorax, and tobacco and marijuana smoking history (ever *vs.* never), using tests of interaction in Cox regression models for the primary outcome. (统计方法介绍)All results are reported in concordance with CONSORT standards. (RCT研究报告规范)All analyses were done using Stata (version 15, StataCorp 2017, USA). (统计分析软件介绍)

The trial was prospectively registered with the International Standard Randomised Clinical Trials Number ISRCTN79151659. (临床试验注册号,不同期刊放置位置略有不同,不过一般放在方法部分或是摘要之后)

引自 *Lancet*. 2020 Jul 4;396(10243):39-49. doi:10.1016/S0140-6736(20)31043-6。

(6)写作要点。

Dos:

①材料和方法要足够详细,让读者能够进行重复实验。

②要与结果呼应(包括内容和顺序)。

③合理引用已报道的方法。

④描述临床研究中受试者纳入、排除标准及样本量。

⑤要做伦理学陈述。

⑥要有正确的统计分析方法。

Don'ts:

①不要描述结果。

②不要抄袭自己已发表论文中有关方法的描述。

六、结果

结果是论文的核心和"心脏",是研究成果的总结,是研究创新性的基础,也是期刊编辑和读者最关心的内容。

图表是论文结果的重要展示形式。一般来说,读者在阅读一篇文献时,首先阅读的是标题和摘要,然后就是图表,所以一定要充分、合理利用图表对结果进行展示。如第三章所述,论文的图表一定要有自明性,让读者一眼就能看出分组和处理方式、检测指标等,结合简要的图表说明就能够大概知道实验方法和主要的实验结果。在展示图表时一定要认真撰写图表标题和说明，让读者仅根据图注和图表就能快速了解研究结果。关于图表的制作方法，请参见第三章第三节。

在展示结果时应该合理运用小标题，总结同类的实验结果，小标题一般是实验结果的总结，一般与图表标题相对应。

撰写结果时一定要紧扣研究主题，按照引言中提出的研究问题逐步解答，一步一步展示研究结果。结果要与方法部分相呼应，在材料与方法中介绍过的方法在结果部分一定要有相应的描述。结果展示要分清主次且要有逻辑性，结果和结果之间也要注意承接转换。一般而言，结果中文字不重复描述图表已经展示的内容，只强调图表中比较重要的数据和趋势，以避免重复。

报道结果一定要实事求是，不论是阴性还是阳性结果，都要如实报道。有时候，阴性结果也许会得出更有意义的结论，引出更有意义的课题，不要随意取舍。关于阴性结果的应用，请参见第二章第六节。

撰写结果时仅描述具体结果，不试图进行解释、分析和讨论，有时候可做简要推荐，但是一般只用一两句话，不要展开详述，这些都应该留到讨论部分。

结果部分写作要点见小诀窍5.5。

小诀窍5.5 结果部分写作要点

Dos：

（1）通过合适的图表展示所有重要结果。

（2）使用合适的小标题。

（3）与方法部分相呼应。

（4）准确总结描述结果。

（5）展示详细、具体的统计量。

Don'ts：

（1）不要重复描述方法。

（2）不要解释、分析、讨论结果。

（3）不要在结果中描述图片说明。

（4）图表不宜太多，只展示重要结果的图表（必要时合并）。

（5）不要引用参考文献。

七、讨论

讨论主要是将本研究的方法和结果与既往研究进行分析比较，阐明本研究所揭示的医学的内在联系和发展规律，体现本研究的意义和实用价值。讨论是作者对研究结果的总结和提升，是整篇论文的精华部分。好的讨论可以提升研究的档次，反之亦然，言之无物的讨论会降低一个优秀研究的展示效果。

讨论部分和引言部分在结构和写法上是一个相反的过程。引言的结构似一个倒三角结构，是从与课题相关的大的研究领域写到本研究需要解决的问题，即研究目的。而讨论的撰写则似一个正三角结构，是从对本研究的结果的解读开始扩展到这些结果的新颖性、科学价值和临床意义或对临床实践的影响，然后扩展到相关领域的进一步研究思路和方向，甚至可以提出新的科学问题或科学假说。如果说,方法部分描述的是引言中提出的问题的验证方法,结果部分呈现的是引言中提出的问题的验证证据,那么,讨论部分则是对引言中提出的问题的解答和分析,但讨论部分往往是"more questions than answers"。

一般讨论部分的结构如下。

首先,总结本研究的结果,再对照重要结果一条一条点对点分析讨论。不是所有结果都需要讨论,有些实验设计方面的考虑也可以在此阐述。撰写讨论时切忌进行文献堆砌或重复引言和结果内容,一定要结合本研究的研究结果与既往研究进行比较分析,看看有哪些相同点,有哪些不同点,这些不同点可能是什么原因造成的。如果是新技术、新方法类的,可以分析相对于现有方法和技术其有哪些优点和缺点,更适合在何种条件下应用等。在进行文献比较时,文献检索一定要全面,切忌只选取对本研究结果解释比较有利的内容进行讨论分析,也就是避免偏移,但是在具体表述时侧重点可以有所不同。

其次,分析本研究的局限性(limitation)。越来越多的编辑和审稿人要求在讨论中交代研究的局限性。所以,通常在下结论之前作者应将本研究的主要局限性一一列举出来,解释产生这些局限性的原因,尽量说明这些局限性对本研究的结果和结论不会造成重大影响,并表明在将来的研究中会尽量避免这些局限性。常见局限性有研究的问题可能比较片面,研究是回顾性的,结论可能有所不足,样本量可能偏小等。指出这些不足后,一定要提出可能采取的手段来解决这些不足之处,为自己的下一步研究或者别人在此基础上的研究指明一定的方向。任何研究都有自己的局限性,展示局限性并不会让人低估该研究的价值。要知道,即使作者自己不列出来,审稿人和读者也是能看出来该研究的局限性的。

最后,根据本研究结果,得出结论。这一部分通常只有 1～2 句话,或是很短的一段。要注意,结论必须是本研究结果所支持的。

许多作者在撰写讨论时有一个常见问题:夸大或言过其实(overstatement)。结论要么不是直接、客观和有逻辑性地建立在本研究的主要结果基础之上,要么过高估计本研究的重要意义。比如,在一项随机临床试验中,某新的治疗方案 A 对某疾病的疗效(有效率85.1%)比对照方案(有效率 78.9%)高,但无统计学意义($P = 0.059$),安全性和依从性亦无差别($P > 0.05$)。作者在讨论和结论中反复描述"the efficacy of regimen A was greater than that of the control regimen",这是错误的。根据课题设计的统计学显著性定义($P < 0.05$),我们只能得出"治疗方案 A 对某疾病的疗效与对照方案无异"的结论,而不能得出"新的治疗方案 A 对某疾病的疗效比对照方案高"的结论。当然,我们在讨论时,可以提出本研究样本量可能偏小这个局限性,建议开展一项大样本的临床试验来验证本研究结果。另一个比较典型的例子就是相关性(association)和因果性(causality)不分。一般横断面临床研究只能提示相关性,不能得出因果关系,在讨论分析相关结果时需要注意,只能写某因子与某疾病有相关性,而不要随便说这个因子是某疾病的病因。同样,在基础研究中,如果某因子的表达与某个信号传导通路相关蛋白表达存在相关性,也只能说它们具有相关性,而不能说这个因子调控了这个信号传导通路。

ICMJE 对讨论的写作建议:①应当以简要总结主要结果作为讨论的开头,进而探讨可能的机制,或对这些结果做出解释;②应强调研究获得的新发现和重要方面,并结合全部相关证据对研究结果进行讨论;③说明研究的局限性,并探讨研究结果对未来研究以及临床实践或医疗决策的意义;④酌情讨论变量(如性别)对研究结果的影响或与研究结果的关联,以及数据的局限性;⑤不要重复具体数据或在稿件的"引言"和"结果"等其他部分已经给出的其他信息;⑥将结论与研究目的联系起来,但要避免在数据尚不充足时妄下断言和结论,尤其要区分临床意义与统计学意义;⑦不要陈述经济效益和成本,除非稿件中包含相应的经济数据及分析;⑧避免对尚未完成的研究宣称或暗示具有优先权,如理由充分,可提出新的假说,但要明确指出这仅仅是假说。

讨论中各段经典写法及写作要点见实例5.6。

实例5.6 讨论中各段经典写法

(1) 第一段一般总结本研究的主要结果。

In the present study, topographic associations between cell proliferation and *H. pylori* infection have, for the first time, been demonstrated: i. e., local infection at different gastric sites was associated with increased cell proliferation at the corresponding sites. (首先介绍本研究的新颖点) Expression of Bax protein was slightly increased at the gastric antrum, incisura, and fundus and was significantly increased at the body in *H. pylori*-positive patients compared with *H. pylori*-negative patients. However, there was no topographic association between Bcl-2 expression and *H. pylori* infection or between Bcl-2 expression and gastritis. These findings (i. e., that there were increased cell proliferation and Bax expression but no change in Bcl-2 expression in *H. pylori* infection) are consistent with previous *in vitro* and *in vivo* studies that evaluated gastric antral biopsy specimens. (总结一部分研究结果) Moreover, the present study also demonstrated that gastric atrophy and/or intestinal metaplasia were not only topographically associated with increased Ki-67 expression at the gastric antrum, incisura, and body, but also with reduced Bax expression and Bcl-2 overexpression at the gastric antrum and incisura. The lack of significant reduction in Bax expression and increase in Bcl-2 expression in atrophy/intestinal metaplasia at the body is probably due to the small number of cases with such lesions, despite the fact that Bax expression was reduced and Bcl-2 overexpression more frequent in atrophy/intestinal metaplasia in the gastric body compared with normal body mucosa. (总结另一部分研究结果)

(2) 提出和完善假说。

Importantly, the present study has demonstrated, for the first time, that local expression of both Ki-67 and Bcl-2 is significantly increased and Bax expression decreased in an antralized incisura regardless of *H. pylori* status. These findings provide further evidence in support of our hypothesis that antralization of the gastric incisura is an important step (or marker) in the process of *H. pylori*-induced gastritis progressing to precancerous lesions. (本研究支持上篇论文提出的现象性假说) *H. pylori* infection causes, either directly or indirectly, gastric mucosal damage, which is associated with increased apoptosis and subsequently with cell differentiation and proliferation of gastric epithelial cells. It has been postulated that in the presence of *H. pylori* infection, the stem cells in the proliferative zone at the gastric incisura (where acid-secreting gastric body type glands are normally predominant) shift to generate antral type glands that produce gastric mucins involved in defense and repair mechanisms. Chronic insults by *H. pylori* infection thus lead to the replacement of body type mucosa by antral type mucosa at the gastric incisura. Antral type mucosa is believed to be more predisposed to gastric precancerous lesions compared with body type mucosa; thus, increased cell proliferation stimulated by persistent *H. pylori* infection presumably facilitates the development of precancerous lesions and gastric carcinoma in antralized mucosa. (根据本研究结果和以往的证据进一步提出机制性假说)

（3）阐述本研究"一点之见"的意义。

The introduction of the concept of "antralization" may have significant pathological and clinical implications. First, *H. pylori* infection is consistently associated with active and chronic inflammation in the stomach. However, this organism often fails to survive in the presence of gastric atrophy and intestinal metaplasia and may disappear from the stomach. Similarly, smoking and certain diets may be associated with the development of gastric carcinoma, but patients may have already changed their habits by the time gastric atrophy or intestinal metaplasia develops. Our previous study showed that antralization at the incisura was associated with both *H. pylori* infection (the major etiological risk factor) and gastric atrophy or intestinal metaplasia (precancerous lesions), suggesting that identification of antralization may be a useful indirect marker for cancer risk in future studies. Secondly, reduction of Bax expression and overexpression of Bcl-2 in antralization at the gastric incisura indicates that antralization is a histological change associated with mutations or alterations of some oncogenes, including members of Bcl-2 family and probably some other tumor suppressor genes. Thus, detection of alterations or mutations of Bax, Bcl-2, and other oncogenes in antralization may lead to the identification of new molecular markers for monitoring the progress of gastric carcinogenesis, which may help in the early detection of gastric carcinoma. Finally, gastric atrophy and intestinal metaplasia are unlikely to regress after eradication of *H. pylori* infection, although this is controversial. Moreover, antralization at the gastric incisura theoretically may be reversible in some patients after eradicating *H. pylori*, which in turn may provide a marker of continued risk (or lack thereof) after *H. pylori* eradication. (这里也不忘提出假说) We believe that this hypothesis is now worthy of testing.

（4）最后一段通过总结研究得出本研究结论。

In conclusion, increased cell proliferation is topographically associated with *H. pylori* infection, gastritis, gastric atrophy, and intestinal metaplasia. However, regardless of *H. pylori* infection, local Bax expression is reduced and Bcl-2 expression increases in the presence of antralization, gastric atrophy, and intestinal metaplasia, which is predominantly located at the gastric antrum and incisura. (用两句话概括了直接从本研究结果得出的结论) The concept of "antralization" (i. e. , mucosal alteration from transitional or acid-secreting type to antral type, especially at the gastric incisura) may have clinical implications as an important histological marker for future cancer risk.（指出本研究的深层次意义）

引自 *Am J Gastroenterol*. 2002 Dec;97(12):3023-3031. doi：10.1111/j.1572-0241.2002.07120.x。

（5）写作要点。

Dos：

①总结本研究的主要结果和发现。

②逐一讨论本研究的主要结果，指出与以往研究的异同点，并进行必要的分析和解释。

③阐明本研究的创新性和新颖点，能否支持或提出假说，对临床实践和以后的研究有何指导意义。

④保持讨论重点与研究目的的一致性。

⑤阐述本研究的局限性。

⑥结论直接由本研究主要结果合理推导而出。

Don'ts：

①不要得出与本研究结果无关的结论。

②不要讨论与本研究目的无关的话题。

③不要重复前言的内容。

④不要重复对结果的具体描述。

⑤不要故意避而不谈对本研究不利的研究结果，且不引用相关参考文献。

八、致谢和利益冲突等其他事项

致谢部分可以添加很多无法在文稿正文中体现的内容，包括不能列入作者的其他研究参与人员、提供一些特殊材料的单位和个人、提供基金支持的一些基金项目等。致谢基金项目是很多基金项目的结题要求，所以一定要写明基金号。目前绝大多数期刊接受作者对提供语言润色服务的个人或论文编辑公司致谢（详见第十章）。例如，过去10多年来，已有大量作者在其发表的论文中致谢美捷登生物科技有限公司，如"The authors would like to thank *Medjaden* Inc. for assistance with the preparation of this manuscript.""The authors would also like to thank *Medjaden* Inc. for assistance in the preparation of the manuscript."或"The authors would like to thank *Medjaden* Inc. for editing and proofreading this manuscript."。典型致谢见实例5.7。

很多期刊还会要求作者声明利益冲突，主要是要说明研究者是否存在可能影响结果展示的利益冲突。这一点在一些药物或医疗器械研发相关论文撰写中尤为重要。比如，如果某研究是由某药企或医疗器械制造商赞助的，或某位主要作者是该临床研究中某研究药物或医疗器械制造商的员工或顾问，那么，这种情况或身份一定要说明清楚。

现在，越来越多的期刊要求列出作者贡献，大家在写作者贡献的时候需要注意对照本章第一节提到的可以列为作者的条件，如果其贡献不符合ICMJE的作者条件要求，即使列为了作者也会被杂志社质疑其作者资格。一般作者贡献按照以下几条进行说明。

（1）研究思路和设计（study concept and design）。

（2）数据获取或实验操作（data collection or experiment performance）。

（3）数据的分析和解读（data analysis and interpretation）。

（4）文稿的撰写和修改（manuscript draft and revision）。

（5）所有作者均审阅修改并确认最终定稿（all authors reviewed，read and approved the final manuscript）。

作者贡献说明见实例5.7。

实例5.7　致谢、利益冲突及其他

Funding（基金支持）

Funding from Merck，Sharp & Dohme，Shanghai，China.

Competing interest（利益冲突声明）

Huang Zhenfei and Zhang Ye are employees of Merck，Sharp & Dohme，Shanghai，China. All other authors have nothing to declare.

Ethical approval（伦理说明）

This study was approved by the appropriate institutional review boards and regulatory agencies.（伦理及知情同意书一般在方法部分说明，现在有些期刊也要求在文稿末尾同时单独说明。）

Acknowledgments（致谢）

Writing assistance was provided by T. Ibbotson，PhD，and S. D'Angelo，PhD，MS. This study was funded by Schering-Plough Corporation，now Merck & Co.，Inc.，Whitehouse Station，NJ，USA.（论文撰写支持及资金来源）

引自 *Journal of Clinical Virology* 2014；61；509-516。

Financial support（基金支持）

This study was funded by the National Science and Technology Major Project（2012ZX10002003）and F. Hoffmann-La Roche Ltd，Basel，Switzerland.

Conflict of interest（利益冲突声明）

QX and QN have received consulting fees from Roche，Novartis，GlaxoSmithKline，and Bristol-Myers Squibb and have received grant/research support from Roche. JQN and JC have received honoraria as a speaker for Roche，Merck Sharp & Dohme，Bristol-Myers Squibb，GSK，and Novartis. JDJ has acted as a consultant for Novartis，Bristol-Myers Squibb，GSK，Roche and Merck Sharp & Dohme. LW has received consulting fees from Abbvie，Bristol-Myers Squibb，Gilead，Merck，Novartis,and Roche，and has received grant/research support from Bristol-Myers Squibb and Roche. JLH has received grant/research support from Roche，Novartis and GSK. The other authors declared that they do not have anything to disclose regarding funding or conflict of interest with respect to this manuscript.

Authors' contributions（作者贡献）

JS，LW，HZ，JDJ,and JLH were involved in the study design. JS，HM，QX，

YX，YTS，HW，GFS，MBW，JQN，QN，YYY，HJZ，JC，WZK，and YX collected data. JS，HM，RF，JJD and JLH analyzed and interpreted the data and wrote the manuscript. All the authors had full access to the final version of the report and agreed to the submission.

Acknowledgments（致谢）

Parts of this study were presented at the 62nd American Association for the Study of Liver Diseases annual meeting（AASLD 2011），Nov 4-8，San Francisco；the 47th annual meeting of the European Association for the Study of the Liver（EASL 2013），April 24-28，Amsterdam；and the 48th annual meeting of the European Association for the Study of the Liver（EASL 2014），April 9-13，London.（说明部分结果在会议上报道）We would like to thank all the patients，their families，the investigators and the nurses who participated in this trial.（感谢参与研究的患者以及其他参与研究的非作者列表人员）*Medjaden* Inc. provided writing assistance which was sponsored by Shanghai Roche Pharmaceuticals.（感谢提供润色服务的公司）

引自 *Journal of Hepatology*. 2016 Oct；65(4)：674-682. doi：10.1016/j.jhep.2016.05.024。

Contributors（作者贡献）

JF，RB，and AL developed the study concept and design. JF，EV，MC-I，BB，LV，IB，SF，MA，JP，VM，SVa，SG，SG-O，TE，II-G，VC，OB，LM，SL，LRW，TA，AJH，and SHZ acquired the data. JF and EV analysed and interpreted the data，did the statistical analysis，and drafted the manuscript. All authors revised and edited the manuscript and critically revised it for important intellectual content.

Data sharing（数据共享说明）

We would consider sharing de-identified，individual participant-level data that underlie the results reported in this Article. Data will be available with the publication of our main manuscript on receipt of a request detailing the study hypothesis and statistical analysis plan. All requests should be sent to the corresponding author. The steering committee of this study will discuss all requests and decide on the basis of the novelty and scientific rigor of the proposal whether data sharing is appropriate. All applicants are asked to sign a data access agreement.

引自 *Lancet*. 2020 Jun 27；395(10242)：1988-1997. doi：10.1016/S0140-6736(20)30689-9。

九、参考文献的引用

参考文献不可随意引用，在讲述某一特定结果时，尽量引用原创论著，如果是陈述性的或结论性的内容，尽量引用新的综述。具体到文稿段落时，引言立题时的大背景介绍可以多引用一些综述,讨论与具体结果对比分析时多引用原创论著。如果研究中采用了作者本人或其他人发表过的方法,最好引用那篇描述具体方法的原始论文。如果对方法有改良,在引用原始论文后只需对改良部分进行描述。关于文献引用,请参见第四章第四节。不要在摘要和结论部分引用参考文献。

不同期刊对每篇论著引用的参考文献数都有不同的要求。一般一篇 3500 字的论著的参考文献数应控制在 35 篇以内,最好不要超过 50 篇。一般来说,不同期刊有不同的参考文献引用格式,按照相应的投稿要求准备即可。

如果需要引用中文论文,一定要尽量引用可以在 PubMed 或其他检索平台检索到摘要的中文论文,毕竟英文科研论文发表后面对的是全世界的读者,不能因为中文论文的引用耽搁了读者对文稿内容的了解,尤其是涉及实验方法或前期研究结果时。引用中文论文时,每一条中文论文最后需要标注"In Chinese",让读者清楚文献来源。

第二节　综述

综述(review)是对某一方面的专题搜集大量情报资料后经综合分析而写成的一种科研论文,反映当前某一领域中某分支学科或重要专题的最新进展、学术见解和建议,读者往往能从中了解有关问题的新动态、新趋势、新水平、新原理、新技术甚至新假说等。文献综述的特点是"综"和"述","综"是要求对文献资料进行综合分析、归纳整理,使材料更精练明确、更有逻辑层次;"述"是要求对综合整理后的文献进行比较专门的、全面的、深入的、系统的论述,在总结前人文献的同时,还要提出自己的看法和想法。总之,文献综述是作者对某一方面问题的历史背景、前人工作、争论焦点、研究现状和发展前景等内容进行评论的科学性论文。

一、综述撰写步骤及要点

撰写综述一般要经过以下几个阶段:选题、搜集阅读文献、拟定提纲(包括归纳、整理、分析)和成文。

1. 选题和搜集阅读文献

综述撰写一般有两种情况,一种是主动撰写,是某研究领域和方向的知识和经验积累到一定程度的自然产物;另一种是被动约稿,研究者在某一主题发表了一些原创科研论文后,期刊主动向研究者约稿。不管是哪种情况,作者对要写的主题都要非常熟悉,选择合适的题目。综述选题范围广,题目可大可小,一般可根据自己的需要,选择恰当的题目。题目一定要新,最好是两年内没有相关内容的综述。同时,初写者不宜选太大的题目,几点之见,甚至一点之见即可,以免最后完成时出现大题小做或是文不对题的情况。

拟定题目后,就要查阅收集与主题相关的文献。关于检索、阅读文献,请参见第四章。搜集到与主题相关的参考文献后,就要对这些参考文献进行阅读、归纳、整理和分析。阅读文献不一定要逐字逐句地读,应有的放矢,有目标地获取需要的信息和资料。阅读中一定要善于归纳总结,有些想法是在阅读中获得的,因为有些原作者非常有想法,这些都会体现在他们发表的论文中,尤其是讨论部分。通过对相关文献进行阅读、总结、归纳,确定综述框架和提纲,提纲一定要注意层次与逻辑。

2. 综述格式和写作要点

综述的写作格式与原创论著有所不同。一般来说,论文题目、作者和作者单位、关键词、参考文献、基金及致谢都与原创论著类似(请参见本章第一节),主要不同之处在于论文的摘要和正文部分,不同期刊会有不同要求,有些期刊对综述字数、图表数有要求,有些比较灵活,没有具体要求,可以任意发挥。但一般来说需遵循"有话则长,无话则短"的原则。所以,综述撰写格式并不固定。

综述摘要需要很明确地介绍本综述的内容、范围和要点,最好能同时介绍现有研究的局限性和对未来研究方向的提示和建议(实例5.8)。

实例 5.8　综述摘要

Obesity is an increasingly prevalent disease worldwide. While genetic and environmental factors are known to regulate the development of obesity and associated metabolic diseases, emerging studies indicate that innate and adaptive immune cell responses in adipose tissue have critical roles in the regulation of metabolic homeostasis. In the lean state, type 2 cytokine-associated immune cell responses predominate in white adipose tissue and protect against weight gain and insulin resistance through direct effects on adipocytes and elicitation of beige adipose. In obesity, these metabolically beneficial immune pathways become dysregulated, and adipocytes and other factors initiate metabolically deleterious type 1 inflammation that impairs glucose metabolism.(介绍相关背景)This review discusses our current understanding of the functions of different types of adipose tissue and how immune cells regulate adipocyte function and metabolic homeostasis in the context of health and disease.(本综述的主要内容)We also highlight the potential of targeting immuno-metabolic pathways as a therapeutic strategy to treat obesity and associated diseases.(提出自己的总结观点)

引自 *Cell*. 2015,161(1):146-160. doi: 10.1016/j.cell.2015.02.022。

引言主要说明写作目的,介绍与主题有关的概念及定义以及综述的范围,扼要说明有关主题的现状或争论焦点,使读者对全文要叙述的问题有一个初步的印象。

主题部分是综述的主体,其写法多样,没有固定的结构和格式。可以按时间顺序进行综述,可以按不同的问题进行综述,也可以按不同的观点进行比较综述。但是,不管结构和格式如何,都要将所搜集到的文献资料归纳、整理并分析比较,阐明有关主题的研究背景、现状和发展方向,以及对这些问题的个人评述,切忌做成原始文献的罗列。如果需要引用文献中的图表,一定要征得版权所有者的同意。

总结或结论部分,与原创研究性论文的小结有些类似,综述需将全文主题进行扼要总结,对所综述的主题有研究的作者,最好能提出自己的见解和观点。例如,*Cell* 期刊要求作者在综述的最后部分先提出"Perspectives"然后写"Conclusion"(实例5.9)。同样,Xia & He Publishing Inc.(华誉出版社)出版的 *Exploratory Research and Hypothesis in Medicine*(ERHM)也一直要求作者在原创性和综述性论文的"Conclusion"前面,特别提出可以启发其他研究者后来研究的"Future research directions"这一部分(即 Apart from the standard sections for original articles (introduction, methods and materials, results and discussion [IMRD]) or review articles, an additional section of "Future Research Directions/ Prospective/ Prediction/", with no less than 100 words.)。

实例 5.9 总结或结论

Perspectives and Conclusions

Adipose tissues are diverse in their structure and function and have multiple roles in the regulation of energy balance and weight gain (Figure 1). WAT is essential for triglyceride storage and regulation of glucose homeostasis, and white adipocytes appear to link mammalian metabolic status to immune cell responses. In addition, WAT contains beige adipocytes that have been shown to be key regulators of energy expenditure and the development of obesity. In the lean state, WAT is populated by type 2 cytokine-associated immune cells including AAMacs, eosinophils, ILC2s, Th2, and iNKT cells as well as anti-inflammatory cells such as Tregs. These immune cells participate in a complex dialog to maintain optimal immune and adipocyte function (Figure 2). Although the precise mechanisms by which type 2 immune cells in WAT regulate each other, it appears that elicitation of these cell pathways is associated with increased insulin sensitivity, optimal adipocyte mitochondrial function and in some cases elicitation of beige adipocytes within WAT (Figure 3). Conversely, disruption of these immunologic pathways results in impaired adipocyte function characterized by insulin resistance, oxidative stress, impaired respiratory capacity, and triglyceride deposition resulting in adipocyte hypertrophy and weight gain. Therefore, type 2 immune pathways in WAT appear to have protective roles that support maintenance of metabolic homeostasis and limit the development of obesity. This implies that eliciting type 2 immune cell pathways may be a useful strategy to treat or prevent obesity.（做了很好的总结并且总结图片展示）

However, in the context of obesity, the immunologic milieu of WAT undergoes a dramatic shift from a type 2 to type 1 cytokine-associated inflammatory environment (Figure 4). Type 2 immune cells are decreased or dysregulated (e. g., ILC2s and eosinophils), and in some cases acquire a pro-inflammatory phenotype (e. g., iNKT cells and AAMacs). As type 2 immune cells tend to be associated with protection against obesity, these alterations in type 2 cytokine-associated immunologic pathways may contribute to the development of obesity and subsequent type 1 inflammatory responses. In addition, in obesity there is recruitment of various granulocytes, monocytes, and lymphocytes to WAT. These cell types produce cytokines such as TNF-α, IFN-γ, and IL-1β among others that potentiate type 1 immune responses and enhance antigen presentation to $CD4^+$ T cells, polarizing these cells toward a Th1 cell phenotype. In turn, Th1 cells produce additional TNF-α and IFN-γ, establishing a positive-feedback loop resulting in chronic low-grade type 1 inflammation and dysregulated glucose homeostasis. The precipitating factors that initiate type 1 immune responses in WAT are not well understood but may be related to adipocyte cell death (Spalding et al., 2008), hypoxia (Lee et al., 2014b; Sun et al., 2011), the generation of toxic lipid species (Muoio and Newgard, 2006), direct effects of dietary lipids or carbohydrates (Calder, 2002), and translocation of commensal bacteria to WAT (Amar et al., 2011; Cani et al., 2007) among other factors. The apparent multifactorial nature of the type 1 immune response in WAT suggests that targeting downstream inflammatory mediators such as IFN-γ, TNF-α, or IL-1β might have beneficial therapeutic effects in obesity-associated insulin resistance.

Finally, emerging studies have revealed complex immunomodulatory cross-talk between the type 1 and type 2 immune systems, where type 2 inflammation impairs type 1 responses and vice versa (Osborne et al., 2014; Reese et al., 2014; Stelekati and Wherry, 2012). Given the complex, dramatic shift in the immunologic landscape within obese WAT from a type 2 to type 1 cytokine-associated response, targeting a single immunologic factor may not be sufficient to treat obesity and restore a normal immunologic profile in WAT. Clinical trials employing biologic agents that inhibit IL-1 (anakinra, canakinumab) or TNF-α (infliximab) in patients with type 2 diabetes or metabolic syndrome have been shown to produce moderate or no improvements in glucose metabolism, as assessed by glycated hemoglobin levels or indices of insulin resistance (Larsen et al., 2007; Ridker et al., 2012; Wascher et al., 2011). However, the effects of these therapies on body weight or adiposity are not clear. Further research on immunomodulatory biologic therapy to treat obesity should be considered. In addition, the effectiveness of "two-factor" immunomodulatory therapies (e.g., neutralizing TNF-α antibody plus recombinant IL-33) should be explored as potential anti-obesity regimens. Targeting the immune system with biologics could represent a new strategy to limit food intake and/or increase energy expenditure to treat or prevent obesity and related metabolic diseases such as type 2 diabetes. In addition, understanding how current and future treatments for obesity (e.g., diet, exercise, drugs, and surgery) influence the immune system will be important for understanding their mechanisms of action and the potential side effects of treatment. Therefore, a deeper understanding of how the immune and metabolic systems interact to support metabolic homeostasis will be critical for understanding the biology of obesity and for the development of novel treatment and prevention strategies against this disease.(指出目前存在的问题及未来的研究方向)

引自 *Cell*. 2015,161(1):146-160. doi:10.1016/j.cell.2015.02.022。

参考文献并非多多益善,主要由综述内容而定,但是一定要新且全面。引用别人的相关论文,尤其是那些有启发意义或发挥关键作用的综述,不仅可以为本综述的观点或假说提供充分依据,同时也是对别人成果的认可和尊重。因此,切记不要为了争当某观点或假说的"第一人"而故意不引用这些支持本综述观点或假说的、对作者亦有启发意义的论文。

二、综述撰写和投稿选择

由于综述的特点,其写作与原创论著有诸多不同之处。因此,在撰写时也有一些诀窍。

(1)撰写之前要有写综述的冲动或需要,知道要写什么,是否有意义,也就是对打算写的主题方向非常熟悉。

(2)写全文之前先写出提纲,即文题、大标题、小标题及其大致内容。

(3)有目的地大量阅读相关文献,从摘要中找出哪些文献需要阅读全文,再从综述中获得更多的原始论文,最后从所有相关原始论文中收集所需要的数据和内容,同时从综述及原始论文的讨论中获取更多观点和想法。

(4)合理整理、利用、总结这些资料,并以图表及个人的语言表达。

(5)相对而言,含有建立在证据基础上的假说(evidence-based hypothesis)的综述更容易发表,因为有自己的理解和推论,可以给读者以启示和启发。

(6)目前期刊接受三种方式的综述投稿:自由投稿,给主编写信提出撰写方向提纲,期刊约稿。前两种方式为主动撰写,后一种为被动约稿。绝大多数期刊接受自由投稿的综述,只有少数期刊只接受约稿的综述。不少期刊由于稿源不足或要组织专题讨论,在接受自由投稿的同时,也会向专家约稿。

下面通过夏华向教授发表综述的实例谈谈综述题材的来源及撰写心得。

夏华向教授的第一篇综述(Xia H X, Talley N J, Keane C T, O'Morain C A. Recurrence of *Helicobacter pylori* infection after successful eradication:nature and possible causes. *Dig Dis Sci*,1997,42(9):1821-1834.)是在爱尔兰读博士时写的。当时,夏华向教授已在 *Am J Gastroenterol* 和 *Gut* 上发表了有关课题的论著,积累、阅读了大量文献,加上当时正在写博士论文,因此,他对该课题现状有非常清晰的认识。由于对各标题的内容非常有把握,因而写起来得心应手,论文发表后有 14 页。后来,夏华向教授根据同一题材又写了两篇综述(Xia H H, Talley N J. Natural acquisition and spontaneous elimination of *Helicobacter pylori* infection:clinical implications. *Am J Gastroenterol*,1997,92(10):1780-1787. 和 Zhang Y Y, Xia H H, Zhuang Z H, Zhong J. "True" re-infection of *Helicobacter pylori* after successful eradication—worldwide annual rates, risk factors and clinical implications. *Aliment Pharmacol Ther*,2009,29(2):145-160.)。夏华向教授被引次数最多的一篇综述(Xia H H, Talley N J. Apoptosis in gastric epithelium induced by *Helicobacter pylori* infection:implications in gastric carcinogenesis. *Am J Gastroenterol*,2001,96(1):16-26.)写得很痛苦,可谓绞尽脑汁。此前夏华向教授做的全是微生物和"亚临床"的研究,对"基因""分子生物学"知之甚少。但要独立设计课题,不恶补功课不行。所以,夏华向教授在想到了下一步研究课题的同时,有意识、有目的、有步骤地收集、学习、归纳、总结文献内容,并在此基础上,策划、酝酿一篇独具新意的综述。

如果说前两篇综述是有感所发,不写不行,第三篇则是知难而上,最后是事半功倍。因为随后的相关课题共发了数篇论著,其中两篇发表在 *Am J Gastroenterol* 上。

以下是夏华向教授写综述的心得。

(1)参考文献并非多多益善,主要视综述内容而定。比如上述前两篇选题较大,而且当时这方面(幽门螺杆菌再感染)的研究刚开始,所有相关论著都有必要引用。还有,英文科研论文写作的传统重视引证论著,几乎每个陈述都要有来源。

(2)要引用相关论文,尤其是对本综述有启发意义或发挥关键作用的综述,这是对别人成果的认可和尊重。上述第三篇综述多次引用了胃癌多步骤学说创始人Correa的综述。因为他的综述为夏华向教授的假说奠定了基础。如果看到一篇综述,灵感受到激发,产生了写类似综述的想法,那么,建议还是引用这篇综述。否则,审稿人在这篇综述里看到另一篇综述的影子,却没有看到引用,可能会拒稿。最可怕的是,那个审稿人可能就是那篇综述的作者。还有些作者辛辛苦苦写了一篇综述,正要完稿时,发现类似综述刚刚发表,于是非常沮丧,担心引用了类似综述会影响自己综述的发表。这种担心不无道理,但还是建议引用。除非抄袭,不可能有两篇一模一样的论文。当然,如果主要内容有大部分重叠而影响了综述的新颖性,那么就要考虑是否要改变综述的写作思路了。

(3)使用科技文献中的图表,一定要征得版权所有者的同意。不过,夏华向教授鼓励对原图表加以改进,以符合自己的综述内容,这样,既避免了版权问题,也有创新之意。必要时,要引用原文。

第三节　系统评价与 Meta 分析

系统评价(又称系统综述,systematic review)是一种按照既定纳入标准广泛收集某医疗卫生问题的相关研究,严格评价这些研究的质量,并进行定量合并分析或定性分析,得出综合结论的研究过程。Meta 分析(Meta-analysis,又称荟萃分析、元分析、后设分析、整合分析、综合分析、统合分析)有广义和狭义两种概念:前者指的是一个科学的临床研究活动,指全面收集所有相关研究并逐个进行严格评价和分析,再用定量合成的方法对资料进行统计学处理得出综合结论的整个过程;后者仅仅是一种单纯的定量合成的统计学方法。目前国内外文献中以广义的概念应用更为普遍。系统评价常和 Meta 分析交叉使用,表达相同的意思。值得注意的是,理论上 Meta 分析仅仅是系统评价的一种,系统评价不一定都是 Meta 分析。系统评价和 Meta 分析是循证医学总结证据的重要研究方法,是最佳证据的重要来源之一。

系统评价与 Meta 分析包括制作和撰写两部分。首先是制作,可大致分为制订检索策略、医学文献检索、研究质量评价和资料分析。完成制作之后,就是将分析结果撰写成文,其撰写格式要求和原创论著类似(请参见本章第一节),但要依照 PRISMA 清单(preferred reporting items for systematic reviews and Meta-analyses checklist, PRISMA checklist, http://prisma-statement.org/)(请参见第六章第二节)。这一节将简要介绍系统评价与 Meta 分析的制作过程。

一、制订检索策略和医学文献检索

按照科克伦协作网(Cochrane collaboration)的循证检索建议,制订检索策略时可以结合"PICO"或"PICOS"原则:P,participants or patients,研究对象;I,intervention,研究的干预措施;C,comparison,研究的对照措施;O,outcomes,研究的结局指标;有时候还会加上研究类型 S(study design)。

在制订具体检索策略之前,必须要了解医学主题词(medical subject heading,MeSH),

即在进行系统评价与 Meta 分析过程中检索时最常用到的检索词。MeSH 是美国国家医学图书馆编制并负责更新的权威性主题词表,它是一部规范化的可扩充的动态性叙词表,广泛应用于医学信息检索。MeSH 在文献检索中的重要作用主要表现在两个方面:准确性(准确揭示文献内容的主题)和专指性。这样,在标引(对文献进行主题分析,将自然语言转换成规范化检索语言的过程)人员将信息输入检索系统以及检索者(用户)利用系统内信息情报这两个过程中,主题词作为标准用语使标引和检索之间用语一致,可以达到最佳检索效果。

下面以制作"针灸治疗类风湿关节炎"系统评价为例介绍其检索策略和文献检索过程。

1. 检索词

这一主题的"P"是类风湿关节炎患者;"I"是针灸,包括各种形式的针灸方法;"C"是空白对照或空刺对照;"O"不限定,什么结局指标都可以;研究类型"S"限定为随机对照试验。所以最终就是以针灸(acupuncture)、电针灸(electroacupuncture)、类风湿关节炎(rheumatoid arthritis)、随机对照试验(randomized controlled trial)等单词作为中英文关键词进行检索。

其中与"针灸"相关的主题词如下:

All MeSH Categories

  Disciplines and Occupations Category

    Health Occupations

      Acupuncture

与"电针灸"相关的主题词如下:

All MeSH Categories

  Analytical，Diagnostic and Therapeutic Techniques and Equipment Category

    Therapeutics

      Combined Modality Therapy

        Electroacupuncture

All MeSH Categories

  Analytical，Diagnostic and Therapeutic Techniques and Equipment Category

    Therapeutics

      Complementary Therapies

        Acupuncture Therapy

          Electroacupuncture

All MeSH Categories

  Analytical，Diagnostic and Therapeutic Techniques and Equipment Category

    Therapeutics

      Electric Stimulation Therapy

        Electroacupuncture

All MeSH Categories

  Analytical，Diagnostic and Therapeutic Techniques and Equipment Category

    Therapeutics

      Physical Therapy Modalities

        Electric Stimulation Therapy

          Electroacupuncture

All MeSH Categories

Analytical，Diagnostic and Therapeutic Techniques and Equipment Category

Anesthesia and Analgesia

Analgesia

Transcutaneous Electric Nerve Stimulation

Electroacupuncture

All MeSH Categories

Analytical，Diagnostic and Therapeutic Techniques and Equipment Category

Anesthesia and Analgesia

Anesthesia

Electroacupuncture

与"类风湿关节炎"相关的主题词如下：

All MeSH Categories

Diseases Category

Musculoskeletal Diseases

Joint Diseases

Arthritis

Arthritis，Rheumatoid

Caplan Syndrome

Felty Syndrome

Rheumatoid Nodule

Rheumatoid Vasculitis

Sjogren's Syndrome

Still's Disease，Adult-Onset

All MeSH Categories

Diseases Category

Musculoskeletal Diseases

Rheumatic Diseases

Arthritis，Rheumatoid

Caplan Syndrome

Felty Syndrome

Rheumatoid Nodule

Rheumatoid Vasculitis

Sjogren's Syndrome

Still's Disease，Adult-Onset

All MeSH Categories

Diseases Category

Skin and Connective Tissue Diseases

Connective Tissue Diseases

Rheumatic Diseases

Arthritis，Rheumatoid

Caplan Syndrome

Felty Syndrome

Rheumatoid Nodule

Rheumatoid Vasculitis

Sjogren's Syndrome

Still's Disease，Adult-Onset

All MeSH Categories

Diseases Category

Immune System Diseases

Autoimmune Diseases

Arthritis，Rheumatoid

Felty Syndrome

Rheumatoid Vasculitis

Sjogren's Syndrome

Still's Disease，Adult-Onset

与"随机对照试验"相关的主题词如下：

All MeSH Categories

Publication Type Category

Study Characteristics

Clinical Study

Clinical Trial

Controlled Clinical Trial

Randomized Controlled Trial

Pragmatic Clinical Trial

在制订检索策略时，"P""I""C""O""S"每个指标所有能想到的自由词与 MeSH 用逻辑词"OR"连接，而"P""I""C""O""S"这五个指标之间用逻辑词"AND"连接，最终形成"针灸治疗类风湿关节炎"这一具体系统评价的检索策略。

2. 电子检索

检索策略制订好后，用这些检索策略在各种文献数据库进行文献检索。常用的外文医学文献检索数据库有 PubMed、Embase、Web of Science、科克伦图书馆等，中文数据库有万方数据知识服务平台、维普数据库等，这些数据库的特点和检索方法请参见第四章。

3. 手工检索及其他综合补充检索

对系统评价和 Meta 分析来说，文献检索越全面越好，因此，除了利用数据库进行电子检索外，还需要进行手工检索及其他各种方式的检索，获取用上述检索策略未发现的信息。具体有如下几种方式：查找已纳入文献的参考文献；与本领域的专家、有关作者和生产厂家联系，收集未发表的文献包括"灰色文献"；查找相关的会议文献。

二、研究质量评价和资料分析

1. 资料提取

检索得到相关文献后，首先阅读论文题目，进而阅读摘要，将符合纳入标准的文献进行分类评价。一般这一过程应有两位作者参与。

2. 研究方法的质量评价

系统评价和 Meta 分析是对原始研究的二次综合分析与评价。若纳入的原始研究质量低,且未对原始研究方法学质量进行正确评价,则分析的结果和结论可能是不正确的,从而对临床实践造成误导。因此,在进行系统评价和 Meta 分析时需要对入选的原始研究的质量进行严格评价。原始研究质量评价工具主要对临床试验在设计、实施和分析过程中产生的偏倚(bias)和随机误差(random error)进行评估,评估方法主要有简单评估法、量表法和清单法。目前常用的研究方法质量评价工具如表 5.1 所示。

表 5.1 常用的研究方法质量评价工具

研究类型	常用研究方法质量评价工具
RCT	Cochrane 偏倚风险评估工具,Jadad 量表
横断面研究	NOS 量表,JBI 量表,AHRQ 清单
病例对照研究	NOS 量表
队列研究	NOS 量表
非随机实验性研究	MINORS 量表
诊断性研究	QUADAS 工具

下面主要介绍常用的 Cochrane 偏倚风险评估工具、Jadad 量表和 NOS 量表。

(1) Cochrane 偏倚风险评估工具——简单评估法:《Cochrane 干预措施系统评价手册》对平行性 RCT 从 6 个方面进行评价,即选择偏倚、实施偏倚、测量偏倚、随访偏倚、报告偏倚和其他偏倚(表 5.2)。对于每个领域中每一个可能影响偏倚的点,可做出"yes、unclear、no"三种判断,以表示其对应偏倚发生的风险分别为"低风险、风险判断不清楚、高风险"。

如果所有 6 个领域的质量评价标准均完全满足,则该研究存在偏倚的可能性最小;如果其中任何一条或多条质量评价标准仅为部分满足,则该研究存在相应偏倚的中度可能性;如果其中任何一条或多条质量评价标准完全不满足,则该研究存在相应偏倚的高度可能性。另外,还可评价各研究的患者依从性以判断实施偏倚,并对研究的基线相似性进行分析以辅助评价选择偏倚。

表 5.2 Cochrane 偏倚风险评估工具

偏倚类型	评价内容
选择偏倚(selection bias)	
随机序列产生	是否描述了产生随机分配序列的方法,以便评估组间可比性
分配隐藏	是否描述了隐藏随机分配序列的方法,以便判断干预措施分配情况是否能预知
实施偏倚(performance bias)	
对研究者和受试者施盲	是否描述了对研究者和受试者实施盲法的方法,以防其知晓受试者的干预措施。提供了判断盲法是否有效的信息
测量偏倚(detection bias)	

偏倚类型	评价内容
研究结果盲法评价	是否描述了对研究结果评价者实施盲法的方法,以防其知晓受试者的干预措施。提供了判断盲法是否有效的信息
随访偏倚(attrition bias)	
结果数据的完整性	是否完整报告了每个主要结局指标的数据,包括失访及退出的人数。是否明确报道了失访及退出人数、每组人数(与随机入组的总人数相比)、失访/退出的原因,以便系统评价者进行相关的处理
报告偏倚(reporting bias)	
选择性报告研究结果	是否提供了可供系统评价者判断选择性报告研究结果的可能性及相关情况的信息描述
其他偏倚(other bias)	
其他偏倚结果	除上述偏倚外,是否提供了可评估存在其他引起偏倚的因素的信息。若是先在计划书中提到某个问题或因素,需给出对应的回答

（2）Jadad 量表：由美国疼痛专家 Alejandro Jadad-Bechara 等于 1996 年发布,其最初目的是评价疼痛治疗的 RCT 研究质量,主要从随机方案及其隐匿、盲法、退出与失访病例的原因及例数这三个方面进行评价,采用 0～5 分计分法,≤2 分被认定为低质量研究,≥3 分则被认为研究质量较高(表 5.3)。

表 5.3 Jadad 量表

质量标准及评分依据	评分
（1）随机分组序列的产生方法	
通过计算机产生的随机序列或随机数字表产生的序列	2
试验提到随机分配,但产生随机序列的方法未予交代	1
半随机或准随机试验,指采用交替分配病例的方法,如按入院顺序、出生日期单双数等	0
（2）双盲法	
描述了实施双盲的具体方法并且被认为是恰当的,如采用完全一致的安慰剂等	2
试验仅提及采用双盲法	1
试验提及采用双盲法,但方法不恰当,如比较片剂与注射剂而未提到使用"双伪"的方法	0
（3）退出与失访	
对退出与失访的病例数和退出的理由进行了详细的描述	1
没有提到退出或失访	0

（3）纽卡斯尔-渥太华(Newcastle-Ottawa)量表：又称 NOS 量表,被广泛应用于观察性研究的质量评价,有针对横断面研究、队列研究(表 5.4)和病例对照研究(表 5.5)的不同版本。以队列研究的 NOS 量表为例,该量表从对象选择、组间可比性、结果测量 3 个方面对研究进行评分,每个方面下设若干评价条目(表 5.4)。NOS 量表对文献质量的评价采用了星级系统的半量化原则,满分为 9 颗星。一般 5 颗星以上的研究可以被纳入 Meta 分析。

表 5.4　NOS 量表(队列研究)

栏目	条目	评价标准
对象选择	暴露组的代表性	真正代表人群中暴露组的特征* 在一定程度上代表了人群中暴露组的特征* 选择的人群,如护士、志愿者等 未描述暴露组来源情况
	非暴露组的选择	与暴露组来自同一人群* 与暴露组来自不同人群 未描述非暴露组来源情况
	暴露的确定	固定的档案记录* 采用结构式访谈* 研究对象自己写的报告 未描述
	确定研究起始时尚无要观察的结局指标	是* 否
组间可比性	设计和统计分析时考虑暴露组和非暴露组的可比性	研究控制了最重要的混杂因素* 研究控制了其他任何的混杂因素(此条可以修改,用于说明特定控制第二重要因素)*
结果测量	研究对于结果的评价是否充分	盲法独立评价* 有档案记录* 自我报告 未描述
	结果发生后随访时间是否足够长	是(评价前规定恰当的随访时间)* 否
	暴露组和非暴露组的随访是否充分	随访完整* 有少量研究对象失访,但不至于引入偏倚(规定失访率或描述失访情况)* 有失访(规定失访率),但未描述 未描述随访情况

注:* 表示达此标准,则条目给 1 分。

表 5.5　NOS 量表(病例对照研究)

栏目	条目	评价标准
对象选择	病例确定是否恰当	是,有独立的确定方法或人员*
		是,如基于档案记录(如 ICD 码)或自己报告
		未描述
	病例的代表性	连续收集或有代表性的系列病例*
		有潜在选择偏倚或未描述
	对照的选择	以病例同一人群为对照*
		以病例同一人群的住院人员为对照
		未描述
	对照的确定	无目标疾病史*
		未描述
组间可比性	设计和统计分析时考虑病例和对照的可比性	研究控制了最重要的混杂因素*
		研究控制了任何其他的混杂因素*
结果测量	暴露因素的确定	可靠的档案记录(如外科手术记录)*
		采用结构式访谈且不知访谈者的情况(是病例或对照)*
		采用访谈,但未实施盲法(即知道病例或对照情况)
		未描述
	采用相同方法确定病例和对照组暴露因素	是*
		否
	无应答率	病例和对照组无应答率相同*
		描述了无应答者情况
		病例和对照组无应答率不同且未描述

注:* 表示达此标准,则条目给 1 分。

3. 资料分析

系统评价时如果纳入的是计量资料(连续性资料),一般采用加权均数差(WMD)和 95% 置信区间(CI)作为疗效分析统计量。如果纳入的是计数资料(二分类变量),一般采用比值比(OR)、相对危险度(RR)和 95%CI 作为疗效分析统计量。

有时候还需要根据可能出现异质性(heterogeneity)的因素进行亚组分析,这些因素可能是不同的测量指标或者是不同的针灸方式。当亚组内各研究之间纳入资料有足够相似性时($P \geqslant 0.10$, $I^2 \leqslant 50\%$),则采用固定效应模型(fixed effect model)进行合并分析;如亚组内各研究具有临床同质性,但出现统计学异质性,则采用随机效应模型(random effect model)进行合并分析;如果异质性源于低质量研究,还需要进行敏感性分析(sensitivity analysis)。如果亚组内仅有一项研究,则该研究的疗效分析仍采用与 Meta 分析相同的统计量,有脱失的情况分别进行符合方案(per-protocol,PP)分析和意向性治疗(intention-to-treat,ITT)分析。

这些统计分析均可用 RevMan 软件完成。RevMan 软件是由国际科克伦协作网制作的一个免费软件,可以在网站自由下载。在开始 Meta 分析之前先要在这个网站注册,然后看看自己想做的 Meta 分析是否已经有人申请过，如果没有就可以申请开题。RevMan 软件有两大主要功能：①写作发布功能，它可以直接支持作者信息、标题、计划信息、正文、图表、参考文献书写，其他成员可以在网上看到这项研究的进展，并实现沟通或合作；②统计功能，数据录入完可以直接统计，并将结果嵌入文中。科克伦协作网注册开题之后，就要开始写研究方案（protocol），类似于开题报告，把详细思路、准备采用的方法报告出来，协作组该专业专家会进行指导，并确定研究方案是否通过。如果通过，就可以在科克伦协作网上的科克伦系统综述数据库（Cochrane database of systematic reviews）上发表，仅仅写出研究方案还不能算一篇完整的论文，研究的正文制作完成并在科克伦期刊发表才算一篇完整的论文。但有部分顶级期刊也发表研究方案，故有些人认为发表的研究计划也算一篇 SCI 论文。所以发表的研究计划是否算 SCI 论文目前尚无定论。当然，能够在科克伦协作网注册一个选题并最终完成及发表，代表作者的 Meta 分析做得很正统、很专业。此外，即使不在科克伦协作网注册，也可以做 Meta 分析，甚至发表在影响因子很高的期刊上。对于更复杂的分析，可以选用 STATA 软件完成。

第四节　生物信息学

生物信息学（bioinformatics）是利用应用数学、信息学、统计学和计算机科学的方法研究生物学的问题，研究对象是各种各样的生物学数据，研究工具是计算机，研究方法包括对生物学数据的检索（收集和筛选）、处理（编辑、整理、管理和显示）及利用（计算、模拟）。当前主要的研究方向有序列比对、序列组装、基因识别、基因重组、蛋白质结构预测、基因表达、蛋白质反应预测，以及创建进化模型等。简单来说，生物信息学即从有限的生物体获得相关信息，运用相应算法对其进行处理得到我们想要的信息，进而对该信息在更多的样本中进行预测。生物信息学的理念贯穿于所有生物实验中，只要进行科学实验就必然要进行数据分析，例如预测 miRNA 结合靶点、蛋白质结构预测、基因芯片或测序等。近些年，随着癌症基因组图谱（the cancer genome atlas，TCGA）的出现，生物信息学频繁进入大家的视野，各种多组学重磅研究的发布，也让大家看到了其重要性和发展潜力。

与系统评价、Meta 分析类似，生物信息学论文也分为两部分。先要进行生物信息学数据下载及分析，分析完成后，就是将分析结果撰写成文，其撰写格式要求与原创论著类似（请参见本章第一节）。因此，本节将重点介绍生物信息学类论文的特点和写作步骤，常见数据类型和下载方法，以及常用分析方法，旨在通过一些具体案例让大家对生物信息学有初步的认识。

一、生物信息学概述

生物信息学的高速发展有赖于其他领域大数据分析的积累，比如在日常生活中，互联网公司通过收集个人信息向每位用户提供个性化的首页和产品，而在生物医药领域，苹果公司的创始人史蒂夫·乔布斯是世界上第一个对自身进行全基因测序的自然人，医生根据他的基因组信息对他进行精准治疗，帮助他延长了生命；同一时期，美国前总统奥巴马也提出了"精准医疗"的概念，并伴随着 TCGA 的顺利进行，让生物信息学第一次全方位、多角度地出现在大众面前,而这一切都要归功于测序技术的高速发展,使测序越来越准确,价格越来越亲民。

在科学技术高度发展的今天,生物信息学也逐渐从一种方法学变成了一个独立的学科,越来越多的学校开设了生物信息学课程并招收该方向的研究生。生物信息学的兴起有赖于测序技术、生物样本库以及计算机科学等的高速发展。生物信息学的发展也衍生出了一系列组学研究,包括转录组学、基因组学、蛋白质组学、代谢组学和微生物组学等,所有这些组学都是由一个个小型或大型的数据库构成的,对这些数据库进行研究即我们常说的数据库知识发现(knowledge-discovery in databases,KDD)。在众多生物信息学研究方向上,KDD应该是大家接触最多的生物信息学内容,对小到如自测样本获得小样本数据集,大到存储了33种肿瘤的转录组、基因组、甲基化组等多种类型的数据的TCGA数据库进行分析均属于KDD研究范畴。KDD是指从存放在数据库、数据仓库或者其他信息库中的大量数据中挖掘出隐藏的有用信息(知识)的技术,被广泛应用到各个领域,挖掘数据之间的潜在模式,找出有价值的信息。KDD的基本过程包括数据库的清理,集成数据仓库,将"脏数据"变成"清洁数据"(预处理后的数据),随后通过数据挖掘构建不同的模式或模型,用来评估和表示各种知识(图5.1)。数据挖掘(data mining)又译为资料探勘、数据采矿,是KDD的核心部分,是采用机器学习、运筹学、统计学方法等进行知识发现的过程。数据挖掘一般是指从大量的数据中通过算法"自动"检索隐藏于其中的有着特殊关系性信息的过程,但是从广义上讲,数据挖掘的定义就是从海量数据中提取知识的过程,等同于KDD。

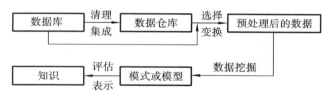

图 5.1　数据库知识发现(KDD)的过程

二、生物信息学和数据挖掘类论文的特点及常规步骤

在生物医学领域,生物信息学和数据挖掘正在慢慢改变我们的研究方式,TCGA和Gene Expression Omnibus(GEO)等公共数据库的多组学联合分析已经对一部分常见疾病的分子特征进行了广泛的研究,使我们对这些疾病发生、发展的分子机制有了更深的了解。生物信息学和数据挖掘类论文都是基于原始数据分析完成的,仍属于原始研究(original article),但是研究方法是搜集各种类型数据,运用各种算法对其进行分析,与Meta分析的研究方法较为类似,本章前两节已经详细介绍了两种论文的写作和分析方法,接下来将重点介绍生物信息学和数据挖掘类论文的特点及写作步骤。

生物信息学和数据挖掘类论文虽然是原始研究,但其有别于"湿实验"(传统实验性研究),大家一般将其称为"干实验",同时除了单纯数据分析,将"干湿实验"结合将会是以后研究的主流趋势,因此了解数据挖掘的流程和方法就显得至关重要。除此之外,生物信息学和数据挖掘类论文虽然与Meta分析的研究方法较为类似,但其更多的是从分子和基因等微观世界对疾病的发生、发展机制进行研究,而Meta分析和系统评价则是从大体宏观病例的行为学改变进行疾病规律的探究,因此二者有本质的区别。

生物信息学和数据挖掘类论文的写作步骤如下。

1. 数据获取

数据的来源有多种，如 TCGA、GEO 等公共数据库，或自收样本的基因测序等，这些原始数据共同构成了数据库，各种公共数据库类型及相应的数据获取方式我们将在后面的数据下载部分给大家详细说明。

2. 数据清理

根据实验要求，需要在数据库中筛选出相应的样本，同时运用相关知识，对原始的"脏数据"进行清理和整合，去掉错误和不一致的数据，最终得到"清洁数据"（可供直接分析的数据）。比如从测序仪下机后得到的是最原始信号数据，需要通过不同测序仪的序列比对将原始信号数据转变成原始表达量，即 count，也就是我们常说的数据矩阵。从原始下机数据到 count 数据矩阵的转变我们称为上游分析，是所有数据挖掘过程中最复杂、最费时、最费事的步骤，因为只有这一步处理得当，后面的所有分析才是正确的，反之亦然。而大部分有参模式生物，如人、大鼠和小鼠等，都有比较成熟的方式，并且大部分测序公司一般会直接提供最终的"清洁数据"，研究人员可以直接进行下游分析。

3. 构建和验证模型及假设

当我们得到"清洁数据"以后，就可以根据需求来进行数据挖掘工作，构建模型和假设并通过其他途径对其进行验证，最后应用于实际工作中。比如想研究促进肿瘤发生、发展的基因，可选取 10 对肿瘤和癌旁样本进行转录组、差异表达分析和单因素回归分析，筛选出在肿瘤中表达量增高，与 TNM 分期呈正相关，并与患者的生存呈负相关的基因。随后在更多的临床样本组织中验证该结果，并在细胞和动物中研究该基因的作用机制，最后证明该基因可能是促进肿瘤发生、发展的癌基因。

三、生物信息学和数据挖掘常见数据类型

在写生物信息学和数据挖掘类论文之前，首先要获取需要的数据，以下将重点介绍常见数据类型及其特点。

由于其他组学较少有公共数据库，都是自测数据，同时大部分组学分析与转录组学类似，并且都需要和转录组学联合分析，因此这里我们着重介绍转录组学。

转录组（transcriptome）广义上指某一生理条件下，细胞内所有转录产物的集合，包括信使 RNA（mRNA）、核糖体 RNA（rRNA）、转运 RNA（tRNA）及非编码 RNA（ncRNA）；狭义上指所有 mRNA 的集合。通常我们可以运用基因芯片和基因测序等方式对样本进行转录组分析。

基因芯片（gene chip）的测序原理是杂交测序方法，即通过与一组已知序列的核酸探针杂交进行核酸序列测定的方法，将大量探针分子固定于支持物上，然后与标记的样品分子进行杂交，当溶液中带有荧光标记的核酸序列 TATGCAATCTAG，与基因芯片上对应位置的核酸探针产生互补匹配时，检测每个探针分子的杂交信号强度进而获取样品分子的数量和重组出靶核酸的序列信息。市面上占比较高的基因芯片公司包括 Affymetrix、Agilent、Illumina，它们提供各种表达谱芯片、miRNA 及 circRNA 芯片、CNV/CGH 芯片、SNP 芯片和甲基化芯片等。存储大量基因芯片的常见公共数据库包括 GEO（https://www.ncbi.

nlm. nih. gov/geo/)、ArrayExpress(https：//www. ebi. ac. uk/arrayexpress/)等。

　　基因测序是有别于基因芯片的探针杂交,是一种新型基因检测技术,能够从各种组织样本中测定其基因全序列,可以得到该样本包括但不限于表达谱、甲基化、CNV 等信息。

　　基因测序已经发展到了第三代。第一代 DNA 测序,又称 Sanger 法测序,基于化学降解法和双脱氧链终止法原理。它的优点是测序读长可达 1000 bp,准确性高达 99.99%;缺点是测序成本高、通量低。第二代 DNA 测序,俗称高通量测序(high-throughput sequencing,HTS)或大量并行测序(massive parallel sequencing,MPS)技术,可以对成百上千个样本的几百万条 DNA 分子同时进行快速测序分析,为现在最为主流的测序技术。现有主流的技术平台主要包括 Roche 公司的 454 焦磷酸测序技术,Illumina/Solexa 平台,Helicos BioSciences 公司的 HeliScope™ Single Molecule Sequencer 以及连接法测序(sequencing by ligation),Applied Biosystems/SOLiD™ system 等。它的优点是成本低、读长较长、准确性高,缺点是通量低,但可以通过提高测序深度弥补。第三代 DNA 测序指单分子实时测序技术,也称从头测序技术。DNA 测序时,不需要经过 PCR 扩增,实现了对每一条 DNA 分子的单独测序。主要技术平台包括 Helicos BioSciences 公司的 SMS 技术和 Pacific Bioscience 公司的 SMRT 技术以及 Oxford Nanopore Technologies 公司的 Nanopore 技术。它的优点是读长较长,可以节约拼接成本,节省内存和计算时间;缺点是错误率偏高,成本较高以及生信分析软件不够丰富、数据积累少。

　　随着测序价格越来越低,基因测序在临床上的应用也渐渐增多,医生和科研人员可以用其来预测多种疾病,尤其是单基因病的可能性,同时也可以为每个患者提供精准治疗。上面介绍的 GEO 和 ArrayExpress 等数据库也存储着大量的基因测序信息,除此之外,TCGA(https：//portal. gdc. cancer. gov/)和 TARGET(therapeutically applicable research to generate effective treatments)(https：//ocg. cancer. gov/programs/target)也作为近些年生物信息学和数据挖掘类研究的"新贵"存储着多癌种大样本量的测序数据。

四、常见公共数据库及其数据下载方式

　　上面我们提到了多个公共数据库,这里我们将介绍应用范围比较广泛的公共数据库以及其数据下载方式。

1. TCGA

　　TCGA 是美国国家癌症研究所(National Cancer Institute)和美国国家人类基因组研究所(National Human Genome Research Institute)共同监督的一个项目,旨在应用高通量的基因组测序技术,帮助人们更好地认识癌症,从而提高对癌症的预防、诊断和治疗能力,截至目前,TCGA 一共纳入了 33 个癌种、11000 余例肿瘤患者,包括 2.5 pb 的数据,所有癌种的缩写和名称如表 5.6 所示。它是近些年研究最为火热的公共数据库,TCGA 网络研究协作组和其他科研团队已经描绘了 33 个癌种约 11000 余例肿瘤患者的肿瘤分子特征,并定义了很多肿瘤分子亚型,一部分重要的研究成果发表在 *Cell*、*Cancer cell* 等顶级期刊,同时每年都有成百上千的研究者利用其中的数据发表相关论文。

表 5.6　TCGA 数据库中各癌种的缩写和名称

缩写	英文名称	中文名称
ACC	adrenocortical carcinoma	肾上腺皮质癌
BLCA	bladder urothelial carcinoma	膀胱尿路上皮癌
BRCA	breast invasive carcinoma	乳腺浸润癌
CESC	cervical squamous cell carcinoma and endocervical adenocarcinoma	宫颈鳞癌和腺癌
CHOL	cholangiocarcinoma	胆管癌
COAD	colon adenocarcinoma	结肠癌
COADREAD	colon adenocarcinoma/rectum adenocarcinoma	结直肠癌
DLBC	diffuse large B-cell lymphoma	弥漫大 B 细胞淋巴瘤
ESCA	esophageal carcinoma	食管癌
GBM	glioblastoma multiforme	多形性成胶质细胞瘤
GBMLGG	glioma	胶质瘤
HNSC	head and neck squamous cell carcinoma	头颈鳞状细胞癌
KICH	kidney chromophobe	肾嫌色细胞癌
KIPAN	pan-kidney cohort（KICH＋KIRC＋KIRP）	混合肾癌
KIRC	kidney renal clear cell carcinoma	肾透明细胞癌
KIRP	kidney renal papillary cell carcinoma	肾乳头状细胞癌
LAML	acute myeloid leukemia	急性髓细胞性白血病
LGG	brain lower grade glioma	脑低级别胶质瘤
LIHC	liver hepatocellular carcinoma	肝细胞肝癌
LUAD	lung adenocarcinoma	肺腺癌
LUSC	lung squamous cell carcinoma	肺鳞癌
MESO	mesothelioma	间皮瘤
OV	ovarian serous cystadenocarcinoma	卵巢浆液性囊腺癌
PAAD	pancreatic adenocarcinoma	胰腺癌
PCPG	pheochromocytoma and paraganglioma	嗜铬细胞瘤和副神经节瘤
PRAD	prostate adenocarcinoma	前列腺癌
READ	rectum adenocarcinoma	直肠腺癌
SARC	sarcoma	肉瘤
SKCM	skin cutaneous melanoma	皮肤黑色素瘤
STAD	stomach adenocarcinoma	胃癌
STES	stomach and esophageal carcinoma	胃和食管癌
TGCT	testicular germ cell tumor	睾丸生殖细胞肿瘤

续表

缩写	英文名称	中文名称
THCA	thyroid carcinoma	甲状腺癌
THYM	thymoma	胸腺瘤
UCEC	uterine corpus endometrial carcinoma	子宫内膜癌
UCS	uterine carcinosarcoma	子宫肉瘤
UVM	uveal melanoma	葡萄膜黑色素瘤

TCGA 存储的数据类型主要包括以下几种。

Clinical：完善的患者信息，包括但不限于性别、年龄、肿瘤 TNM 分期、病理分级、分子亚型、治疗情况、生存情况等。2018 年 *Cell* 的一篇论文总结了各癌种的大概临床信息（图5.2）。

mRNA：mRNA 芯片或者 RNA-Seq 测得的 mRNA 和/或 lncRNA 表达量，其数据类型又分 3 种，即 HTSeq-Counts、HTSeq-FPKM 和 HTSeq-FPKM-UQ。HTSeq-Counts 表示经过比对后每个样本的 raw reads counts，一般用于 DEseq2 或 edgeR 计算差异表达基因；HTSeq-FPKM 是 raw reads counts 标准化以后的基因表达量，但由于其并不能很准确地表示基因真实的表达量，现多将其转化成 TPM；HTSeq-FPKM-UQ 是改良版的 FPKM，分析中较少使用。

microRNA(miRNA)：miRNA 芯片或者 miRNA-Seq 测得的 miRNA 表达量。

Copy Number Variations：SNP 芯片或基因测序后染色体上某个片段在肿瘤组织和癌旁组织中的比值。

Mutation：肿瘤组织基因测序比对参考基因组发现的有意义的核苷酸突变，TCGA 提供 MuSE、MuTect、SomaticSniper 和 VarScan 四个软件包计算的突变信息，依此可以计算每个样本的肿瘤突变负荷(tumour mutation burden，TMB)等。

Protein：蛋白芯片测序得到的约 200 种常见癌症相关蛋白质的表达量。

Methylation Array：甲基化芯片测得的 DNA 甲基化数据。

TCGA 的数据一般分为 3 个等级：Level 1，原始的测序数据(fasta、fastq 等)；Level 2，比对好的 bam 文件；Level 3，经过处理及标准化的数据。其中 Level 1 和 Level 2 的数据是保密的，只有 Level 3 的数据是公开供研究人员使用的数据。

接下来我们以"-"分割成各个板块介绍 TCGA 样本命名的构成（图 5.3）。

TCGA：Project，所有 TCGA 样本名均以此开头。

02：Tissue source site，组织来源编码。

0001：Participant，参与者编号。

01：Sample，样本信息中最重要的部分，其中编号 01～09 表示肿瘤组织，10～19 表示癌旁或正常对照组织。C：Vial，在一系列患者组织中的顺序，绝大多数样本编码是 A，表示冻存组织；少部分样本编码是 B，表示福尔马林固定、石蜡包埋组织，已被证明用于测序分析的效果不佳，所以当有同一患者的 01A 和 01B 样本时，优先选择 01A 样本进行分析。

01：Portion，属于同一患者组织的不同部分的顺序编号，同一组织会分割为 100～120 mg 的部分，分别使用。D：Analyte，分析的分子类型，对应关系参见网址 https://gdc.cancer.gov/ resources-tcga-users/tcga-code-tables/portion-analyte-codes。

Table 1. TCGA Pan-Cancer Cohort Characteristics

Cancer Type	No. of Cases	Age[a] (Mean ± SD)	Gender M/F	Race White/Black/Other/NA	Stage[b] 0/I/II/III/IV/NA	Grade[c] 1/2/3/4/NA
ACC	92	47.2 ± 16.3	32/60	78/1/2/11	0/9/44/19/18/2	0/0/0/0/92
BLCA	412	68.1 ± 10.6	304/108	327/23/44/18	0/2/131/141/136/2	21/0/388/0/3
BRCA	1097	58.4 ± 13.2	12/1085	757/183/62/95	0/183/621/249/20/24	0/0/0/0/1097
CESC	307	48.3 ± 13.8	0/307	211/30/30/36	0/163/70/46/21/7	18/136/120/1/32
CHOL	45	63.6 ± 12.2	20/25	38/3/3/1	0/20/11/4/10/0	1/22/20/2/0
COAD	459	66.9 ± 13.1	243/216	214/59/12/174	0/76/178/129/65/11	0/0/0/0/459
DLBC	48	56.3 ± 13.9	22/26	29/1/18/0	0/8/17/5/12/6	0/0/0/0/48
ESCA	185	62.5 ± 11.9	158/27	114/5/46/20	0/18/79/56/9/23	19/77/49/0/40
GBM	596	57.8 ± 14.4	366/230	507/51/13/25	0/0/0/0/0/596	0/0/0/596/0[d]
HNSC	528	60.9 ± 11.9	386/142	452/48/13/15	0/27/74/82/270/75	63/311/125/7/22
KICH	113	51.2 ± 13.9	62/51	95/12/4/2	0/54/33/19/7/0	0/0/0/0/113
KIRC	537	60.6 ± 12.2	346/191	466/56/8/7	0/269/57/125/83/3	14/230/207/78/8
KIRP	291	61.5 ± 12.1	214/77	207/61/8/15	0/173/21/52/15/30	0/0/0/0/291
LAML	200	55.0 ± 16.1	109/91	181/15/2/2	0/0/0/0/0/200	0/0/0/0/200
LGG	515	42.9 ± 13.4	285/230	475/21/9/10	0/0/0/0/0/515	0/249/265/0/1
LIHC	377	59.5 ± 13.5	255/122	187/17/163/10	0/175/87/86/5/24	55/180/124/13/5
LUAD	522	65.3 ± 10.0	242/280	393/53/9/67	0/279/124/85/26/8	0/0/0/0/522
LUSC	504	67.3 ± 8.6	373/131	351/31/9/113	0/245/163/85/7/4	0/0/0/0/504
MESO	87	63.0 ± 9.8	71/16	85/1/1/0	0/10/16/45/16/0	0/0/0/0/87
OV	587	59.7 ± 11.5	0/587	498/34/24/31	0/17/30/446/89/5	6/69/495/1/16[e]
PAAD	185	64.9 ± 11.1	102/83	162/7/11/5	0/21/152/4/5/3	32/97/51/2/3
PCPG	179	47.3 ± 15.1	78/101	148/20/7/4	0/0/0/0/0/179	0/0/0/0/179
PRAD	500	61.0 ± 6.8	500/0	147/7/2/344	0/0/0/0/0/500	0/0/0/0/500
READ	170	64.5 ± 11.9	92/78	82/6/1/81	0/33/51/52/25/9	0/0/0/0/170
SARC	261	60.9 ± 14.7	119/142	228/18/6/9	0/0/0/0/0/261	0/0/0/0/261
SKCM[f]	470	58.2 ± 15.7	290/180	447/1/12/10	7/77/140/171/23/52	0/0/0/0/470
STAD	443	65.7 ± 10.8	285/158	278/13/90/62	0/59/130/183/44/27	12/159/263/0/9
TGCT	134	32.0 ± 9.3	134/0	119/6/4/5	0/101/12/14/0/7	0/0/0/0/134
THCA	507	47.3 ± 15.8	136/371	334/27/53/93	0/285/52/113/55/2	0/0/0/0/507
THYM	124	58.2 ± 13.0	64/60	103/6/13/2	0/38/61/15/8/2	0/0/0/0/124
UCEC	548	63.9 ± 11.1	0/548	374/109/33/32	0/342/52/124/30/0	99/122/327/0/0
UCS	57	69.7 ± 9.3	0/57	44/9/3/1	0/22/5/20/10/0	0/0/0/0/57
UVM	80	61.6 ± 13.9	45/35	55/0/0/25	0/0/39/36/4/1	0/0/0/0/80

ACC, adrenocortical carcinoma; CHOL, cholangiocarcinoma; KIRC, kidney renal clear cell carcinoma; LIHC, liver hepatocellular carcinoma; READ, rectum adenocarcinoma; TGCT, testicular germ cell tumor; THCA, thyroid carcinoma; UCS, uterine carcinosarcoma; NA, not applicable.

[a]51 cases are missing age at diagnosis, and 46 patients were 90 years of age or older and were capped at 90 years because of Health Insurance Portability and Accountability Act (HIPAA) regulations.

[b]Included AJCC stage for most cancer types; clinical stages for CESC, DLBC, OV, UCEC, and UCS; and Masaoka stage for THYM. In the detailed data file shown in Table S1, tab TCGA-CDR, all originally reported stage types were retained.

[c]In BLCA, G1 was for "low grade" and G3 for "high grade" in this table; UCEC had 11 high grade, which was converted to G3 (the highest for this disease) in this table. All original values were retained in Table S1, tab TCGA-CDR.

[d]GBM is grade IV by definition. In the original TCGA dataset, the grades for GBM cases were not provided.

[e]We realized that OV should not have a grade IV disease but reported the data as in the original TCGA dataset.

[f]For SKCM, the majority of tumors were from bulky regional lymph node metastases or distant metastases, and the patients' initial diagnosis years of non-metastatic diseases, including stage 0 disease, were provided (*in situ*; see STAR Methods). No other cancer types had a stage 0 cancer diagnosis.

图 5.2　不同癌种的临床信息

注:引自 *Cell*. 2018 Apr 5;173(2):400-416.e11. doi:10.1016/j.cell.2018.02.052。

0182:Plate,在一系列 96 孔板中的顺序,值越大表示制板越晚。

01:Center,测序或鉴定中心编码,更多编码详见 https://tcga-data.nci.nih.gov/datareports/codeTablesReport.htm? codeTable=center。

接下来我们介绍 TCGA 数据库数据下载的几种常见方法。

(1) TCGA GDC 官方网站下载:

①对于少量数据,我们可以直接依次点选"repository""cases""files"一级选项卡以及"primary site""project""data type"等二级选项卡,将所需研究的样本加入购物车"cart",点

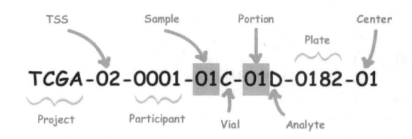

图 5.3　TCGA 样本名称

击"download"就可以直接下载购物车内的数据。

②对于大量数据,从购物车中经常会出现数据下载不全的情况,这时候更推荐使用官方软件 GDC Data Transfer Tool(gdc-client),点击"download"下的"manifest",在"Terminal"内输入如下命令(./gdc-client download -m manifest_xxx.txt)进行批量下载。

(2) R 包下载:运用 R 包下载 TCGA 数据需要有一定的 R 语言基础,常用的包括 TCGAbiolinks、firehose、cgdsR 等。这里以下载 TCGA-BLCA 数据集的转录组数据为例,因为其直接从 TCGA 官网接口下载数据,所以相对于其他 R 包,下载的数据最新、最准确。

第一步:安装 TCGAbiolinks。

f(！requireNamespace("BiocManager", quietly = TRUE))
　　　install. packaGSE("BiocManager")
BiocManager::install("TCGAbiolinks")

第二步:GDCquery(筛选我们需要的数据)。

library("TCGAbiolinks")
query <- GDCquery(project = "TCGA-BLCA",
　　　　　　　　data. category = "Transcriptome Profiling",
　　　　　　　　data. type = "Gene Expression Quantification",
　　　　　　　　workflow. type = "HTSeq - Counts")

第三步:提取肿瘤组织和癌旁组织。

BLCAsamples <- getResults(query,cols=c("cases"))
BLCAsamplesTP <- TCGAquery_SampleTypes(barcode = BLCAsamples
　　　　　　　　　　　　typesample = "TP")
BLCAsamplesNT <- TCGAquery_SampleTypes(barcode = BLCAsamples,
　　　　　　　　　　　　typesample = "NT")

第四步:经过筛选后下载数据。

queryDown <- GDCquery(project = "TCGA-BLCA",
　　　　　　　　data. category = "Transcriptome Profiling",
　　　　　　　　data. type = "Gene Expression Quantification",
　　　　　　　　workflow. type = "HTSeq-Counts",
　　　　　　　　barcode = c(BLCAsamplesTP, BLCAsamplesNT))

(3)其他外部网站下载:

①cBioPortal(cBio Cancer Genomics Portal)。

cBioPortal(http://www.cbioportal.org)是整合 TCGA 数据库和其他一些公共数据集的可视化网站,可以根据不同癌种、不同研究项目直接查看该癌种或项目的基本情况,还可以通过点选选项卡直接分析 mutation、CNA、mRNA 表达和蛋白表达或磷酸化变化在不同肿瘤中的变化,同时也可以下载相关的临床数据等。

②GEPIA (Gene Expression Profiling Interactive Analysis)和 GEPIA2。

GEPIA(http://gepia.cancer-pku.cn) 和 GEPIA2 (http://gepia2.cancer-pku.cn/#index)为北京大学张泽民教授团队于 2017 和 2019 年在 *Nucleic Acids Research* 发表的两篇论文中报道的网站,他们将 TCGA 的所有数据整合封装到该可视化网站中,用户可以直接点选鼠标在该网站进行"傻瓜式"分析,简单地说,我们可以在该网站完成以下内容。

a. 输入一个基因,显示其在所有肿瘤组织中的表达情况,在癌和癌旁组织中的表达情况,同一肿瘤不同 TNM 分期中的表达情况,甚至不同分子亚分型中的表达情况。

b. 输入一个基因,通过 Kaplan-Meier 生存曲线检测其与总生存率(OS)和无疾病进展生存率(RFS)的相关性。

c. 输入一个基因,通过 Pearson、Spearman 和 Kendall 等方法找出其共表达基因,进而可以通过其他方法推测出该基因行使何种功能。

d. 输入两个基因,检测它们在不同癌种或不同癌旁组织中的相关性。

③OncoLnc。

OncoLnc(http://www.oncolnc.org)整合了 TCGA 中常见的 21 种肿瘤的 mRNA 表达量和患者临床生存数据,提供 Kaplan-Meier 生存曲线和单因素回归分析(univariate Cox hazard analysis)两种方法检测基因与肿瘤生存率的相关性。

④UCSC Xena。

UCSC Xena(https://xena.ucsc.edu)是美国加利福尼亚大学圣克鲁兹分校以 TCGA 数据库为基础,辅以其他公开数据库整合而二次开发的衍生网站,它能提供在线分析和数据下载两个功能,在所有二次开发网站中功能最为强大,数据最为齐全。

a. 下载功能:

进入 UCSCXena 主页后,依次点击"Launch Xena""DATA SETS"按钮,会发现以"GDC"和"TCGA"开头的两种数据集,当我们选定研究癌种后,就可以点击下载自己需要的数据了。该网站提供了 TCGA 数据库的常规数据,包括临床信息、转录组、甲基化组、突变、拷贝数变异等,同时还整合了 TCGA 发布以来比较重要论文的各种数据,包括分子亚型、免疫评分等。

b. 分析功能:

UCSC Xena 主要按照"Genomic"和"Phenotypic"提供亚组(sub-group)分析。在 Genomic 下可以选择的参数包括基因拷贝数、RNAseq 测序丰度、体细胞突变、非无义突变、DNA 甲基化、测序平台与型号等。在 Phenotypic 下可选择的参数包括样品类型(肿瘤或正常组织)、原发部位、肿瘤类型、TNM 分期,患者的生存情况、性别、年龄、是否接受放疗等。这两种主要类型结合可以满足研究者多种多样的研究需要。

2. GEO

GEO 是 NCBI 旗下的子数据库,存储着海量的公共数据,包括基因芯片、质谱蛋白质组学和高通量测序数据,它的数据来源于全球众多研究者的上传数据。

（1）GEO 的基本组成：GEO 数据库的数据由 5 种组织形式构成，GPL 平台、GSM 样本、GSE 系列均由用户提供，随后 GEO 的工作人员会对每个实验进行整合编辑，就形成了 GDS 数据集和 GEO profile。

①GPL 平台记录着每个实验所运用的基因芯片或测序平台，被 GEO 登记过的平台都会被分配到唯一的 GEO 登记号，即 GPL×××。点击进入某个平台，可以查看 GEO 数据库中所有使用该 GPL 平台的数据情况，但其最常用的功能是基因注释，即将基因芯片探针名转换为 ensembl ID、entrez ID 或 gene symbol 等以更直观地展示基因。

②GSM 样本代表每个实验的样本，对应一个单独的压缩文件，里面会有这个样本的具体信息以及该样本所有基因或其他元素的表达丰度，每个样本都会被分配到唯一的 GEO 登记号，即 GSM×××。

③GSE 系列则是把一个实验的所有信息都封装在其中，每个系列都会被分配到唯一的 GEO 登记号，即 GSE×××。它是研究人员最常使用的数据类型。Series matrix 文件包含该 GSE 系列的 GPL 平台信息，所有样本的表达矩阵，每个样本的临床信息等；另两个文件则是 SOFT 格式和 MINiML 格式，包含该 GSE 系列所涉及的所有样本及平台数据。

④GDS 数据集是 GEO 工作人员根据研究目的、样品类型等信息对一部分 GEO 数据集进行整合而形成的数据集，整理后的数据还会有 GEO profile 数据，也就是该实验中基因的表达数据。其数据格式一般为 soft 格式，分为 soft 和 fullsoft 文件，fullsoft 文件中增加了对应平台的最新基因注释信息。GDS 页面同时还整合了该 GDS 对应的 GSE 和 GPL annotation 数据下载链接，同时它能够直接进行 GEO2R 分析。

它们的相互关系如下：一篇论文可能运用一个或多个 GSE 系列，每个 GSE 系列都有其对应的 GPL 平台，一个 GSE 系列中可以有一个或者多个 GSM 样本。GDS 数据集中的数据一般都对应一个 GPL 平台，它们都是经过背景矫正的，因此该 GDS 数据集中各样本的基因表达量是具有可比性的，另外，不是所有的 GSE 系列都能被整理，所以，一部分 GSE 系列中并没有 GDS 数据集。

（2）GEO 数据下载：GEO 数据库与 TCGA 不同地方在于，研究者需要通过检索找到自己感兴趣的数据集。检索的方式包括关键词检索或直接检索 GSE 系列。关键词检索同前面原创论著和 Meta 分析章节，这里不再赘述。检索到自己感兴趣的数据集，接下来就可以进行 GEO 数据的下载，主要有三种方式。

①在 GSE 系列中下载 Series Matrix File(s)(txt)文件或通过 FTP 站点进行下载，该文件包含基因表达矩阵和样本基本信息等。

②有一些 GSE 系列中并没有现成的基因表达矩阵下载，这时候我们只能在 GSE 系列中下载.cel 原始数据并自己制作基因表达矩阵。

③运用 R 语言进行 GEO 数据下载，最常用的为 GEOquery 包。

a. GEOquery

第一步：安装 GEOquery。

```
if（! requireNamespace("BiocManager", quietly = TRUE))
    install. packages("BiocManager")
BiocManager∷install("GEOquery")
```

第二步：GEOquery 下载基因表达矩阵。

```
Library（GEOquery）
```

GSE13507 <- getGEO（'GSE13507'，GSEMatrix = TRUE，AnnotGPL = TRUE，destdir = "./")

show(gset)

exprSet <- exprs（GSE13507 [[1]]）

b. affy

第一步:安装 affy。

if（! requireNamespace("BiocManager", quietly = TRUE))

    install. packages("BiocManager")

BiocManager::install("affy")

第二步:affy 下载基因表达矩阵。

library(affy)

affy. data <- ReadAffy()，读取当前文件下的 CEL 格式文件并对其进行注释。

length(affy. data)

rma:基于 robust multi-arrary average(RMA)算法衡量表达量,从而将 AffyBatch 对象转换成 ExpressionSet。

eset. rma <- rma(affy. data)，基于 robust multi-arrary average(RMA)算法评估基因丰度,从而获得基因的表达量,将 AffyBatch 对象转换成 ExpressionSet。

exprSet <- exprs(eset. rma)，获取 ExpressionSet 中的表达量矩阵。

write. table(exprSet，"expr_rma_matrix. txt"，quote＝F，sep="\t")，存储基因表达矩阵。

3. ArrayExpress

ArrayExpress(https://www. ebi. ac. uk/arrayexpress/)是 EBI 旗下的公共数据库,与 GEO 数据库类似,甚至一部分数据完全一样,里面都存储了大量的芯片和高通量测序数据。对于进行生物信息学和数据挖掘的研究者来说,ArrayExpress 是必不可少的数据库,因为其有许多 GEO 数据库没有的数据集,这样可以与 GEO 数据库形成互补,增大样本量,使研究结果更加可信。ArrayExpress 数据库数据下载也有官方网站直接下载和用"ArrayExpress" R 包下载两种方式,R 包下载的具体方法同前面 TCGA 和 GEO 数据的下载方法,可以去 Bioconductor 网站检索具体内容,这里就不再一一赘述。

4. ICGC Data Portal

国际癌症基因组联盟(International Cancer Genome Consortium，ICGC)成立于 2007 年,收集了全球 50 多种不同癌症类型和/或亚型的肿瘤,展现出各癌种全面的基因组异常(体细胞突变、基因异常表达、表观遗传修饰)。ICGC Data Portal(https://dcc. icgc. org/)提供了数据下载和可视化分析功能,但是 ICGC 中原始数据下载受到非常多的限制,公开的数据只占总数据的 1/10 左右,并且大部分公开数据来源于 TCGA 和 GEO 等数据库,在上述内容中已经做过详细介绍,此处不再进行过多介绍。

5. TARGET

TARGET 数据库与 TCGA 数据库类似,是 NIH 为了儿童肿瘤而建立的一个项目,数据下载与 TCGA 数据库也较类似,这里就不再详细介绍。

实例 5.10 是笔者曾经发表的一篇生物信息学论文中关于数据库及其数据下载方法的描述,基本涵盖了常见公共数据库及其数据下载方法,供大家写作时参考。

实例 5.10　常见公共数据库及其数据下载方法的方法学描述

The publicly available transcriptomic cohorts for BLCA were searched. Finally, three microarray cohorts (GSE13507, GSE32894 and GSE48075) and one RNA-sequencing cohort (TCGA-BLCA) were enrolled in our study. Samples without complete prognosis were removed from further evaluation. All raw transcriptomic data and prognostic information from microarray cohorts were downloaded from the Gene Expression Omnibus (GEO) database (https://www.ncbi.nlm.nih.gov/geo/). Subsequently, the background correction of the relative signal of each probe was processed via the RMA algorithm and log2 transformation, quantile normalization and annotation by the package 'Affy' in R. Each gene was annotated as the highest expressed probe when several probes mapped to a single gene symbol. The transcriptomic data of the TCGA-BLCA cohort were downloaded from the TCGA Genomic Data Commons (GDC) data portal (https://portal.gdc.cancer.gov/). Each gene was annotated with the highest expression when multiple ENSEMBL IDs mapped to a single gene symbol. Then the Level 3 RNA-sequencing data fragments Per Kilobase per Million (FPKM) values were transformed into transcripts per kilobase million (TPM) values to represent the relative expression of each gene, which makes them more comparable between samples. Detailed clinical data and sample information for the TCGA-BLCA cohort were obtained from UCSC Xena (https://tcga.xenahubs.net) or supplementary information from Robertson et al. and can be found in our previous study or Supplementary Table 2. The somatic mutation data processed with the MuTect2 algorithm from the TCGA-BLCA cohort was obtained from the Genomic Data Commons (https://portal.gdc.cancer.gov/) using the package 'TCGAbiolinks' in R. The tumour mutation burden (TMB) per megabase of each sample was calculated according to previous study. Data were analysed with the R (version 3.5.3) and Bioconductor packages. 32 pancancer TCGA transcriptomic data and clinical information were downloaded from UCSC Xena pancancer section. We only used samples with complete outcome information to perform further analysis.

引自 *J Cell Mol Med*. 2021,25(12):5417-5433. doi:10.1111/jcmm.16552。

五、生物信息学和数据挖掘常用分析方法

1. 差异表达分析

差异表达分析可以说是所有生物信息学和数据挖掘类论文的灵魂,所有下游分析都是以此为基础的,它可以对基因、蛋白质甚至代谢物进行分析,寻找肿瘤的生物标志物(biomarker),如 PSA、HER2 等,现在常用 3 种 R 包实现差异表达分析,即 DEseq2、edgeR、limma。

2. 功能富集分析

上面我们提到差异表达分析是生物信息学的灵魂,但逐个对基因进行研究是不现实的。随着高通量测序技术的高速发展,我们可以将一系列功能类似的基因和/或蛋白质归为一类

一起进行分析,这样就大大降低了研究的难度,同时也让研究变得更有说服力。为了对不同基因和/或蛋白质进行分类,研究者们开发了多个注释数据库,其中比较有名的就是基因本体论(gene ontology,GO)和京都基因与基因组百科全书(Kyoto encyclopedia of genes and genomes,KEGG)。研究者通常会对基因功能进行富集分析,又称基因集富集分析(gene set enrichment analysis,GSEA),以期发现在生物学过程中起关键作用的生物通路,从而揭示和理解生物学过程的基本分子机制。常见的研究方法有以下三种。

过表达分析(over-expression analysis),即选定一组感兴趣的基因后,将其与不同通路基因集取交集,利用卡方检验等方法计算通路激活或抑制,GO 和 KEGG 富集分析就是用这种方法完成的。优点是结果相对稳定,缺点是在选取感兴趣基因时需要设计阈值,这样就丢失了许多貌似"无意义"的基因,使结果并不能反映真实的情况。

功能集评分(functional class scoring,FCS)则是在全基因谱的总体背景下对不同实验条件的基因进行打分和排序,最后通过统计学观测是否有统计学意义,最常用于 GSEA 分析。优点是考虑到了基因背景的重要性,结果更加精准,缺点是仍将每个基因当作单独个体,而忽略了一个基因可能行使多种功能,即基因间的相互作用。

通路拓扑(pathway topology,PT)法则是基于通路拓扑结构显示基因在通路中的上下游关系,以及每个基因之间的相互作用关系强度,然后将其权重整合入功能富集分析。优点是通路之间关系更完整,缺点是稳定性较差。

以上每个方法都有其优缺点,因此建议分析时可以同时使用以上 3 种方法,如果结果能相互佐证,则更能证明结果的可靠性。

3. 加权基因共表达网络分析(weighted gene co-expression network analysis,WGCNA)

WGCNA 旨在寻找协同表达的基因模块(module),探索基因网络与关注的表型之间的关系,并寻找网络中的核心基因。主要方法包括四步:计算基因之间的相关系数(correlation coefficient)、确定基因模块、建立共表达网络和关联模块和特征。

第一步:利用无尺度网络分布(scale-free network)计算任意两个基因之间的相关系数。

第二步:通过基因的加权相关系数,使基因聚类变成一个模块,同一个模块的基因行使的功能类似,用同一种颜色表示。

第三步:模块功能富集,计算模块与特征的相关性。

第四步:找到该模块中的核心基因,并预测该基因的功能。

综上所述,WGCNA 实际上是将差异表达分析和功能富集分析有效整合的一种分析方法,是一种高效寻找核心基因的方法。

4. 机器学习

除了以上常规分析方法外,还可使用现在最为火热的机器学习,如 LASSO 回归、随机森林、非共识聚类等,这些都较为复杂,属于生物信息学和数据挖掘的高阶分析,本节就不再一一介绍,有兴趣的读者可以自己查阅相关文献。

第五节 病例报告

病例报告(case report),也称病例报道、病案报道、病案报告、个案报道或个案报告,是一种报道罕见临床病例或首次报道具有独特表现的临床病例的医学论文。虽然在循证医学中来自病例报告的证据仅仅列为 V 级（最低级），但罕见或特殊病例的发现和积累往往可以通过临床观察性研究，尤其是随机对照临床试验来改善甚至颠覆传统的临床实践。许多疾病的特殊临床表现是以病例报告的形式首次为大众所知，然后才确定名称的，并且为了表彰或纪念发现者，这些疾病往往以最先报道者的姓氏来命名。比如美国神经学专家盖达塞克（D. Carleton Gajdusek）博士 1957 年首次在《新英格兰医学杂志》（*New England Journal of Medicine*）发表病例报告"Degenerative disease of the central nervous system in New Guinea：the endemic occurrence of Kuru in the native population"，引起广泛重视，使得人们针对"Kuru"病的病因开展了大量研究。1976 年，盖达塞克博士因为证明"Kuru"病是一种可传染的退行性脑病而获得诺贝尔生理学或医学奖。此外，有些药物的意外疗效（副作用）也是通过病例报告的形式首先被发现的，然后在临床试验中被证实，从而成为某疾病的新疗法。有些药物的毒副作用最初也往往以病例报告的形式公布于世。比如药物沙利度胺（thalidomide）造成"海豹儿"的可怕毒性，最初就是由于一系列病例报告而引起大众注意的。有些新出现的病源或发病机制一般也是通过病例报告来敲响警钟。因此，病例报告在临床实践，乃至医学科学发展中的作用和地位不容小觑。

过去 30 年，随着经济的发展，中国不断增加科研投入，生物医学研究随之突飞猛进。与此同时，医院对本单位的医务人员，尤其是教学医院对医务人员的科研要求也在不断提高。然而，并不是所有医院都具备优良的科研环境和条件，也不是所有的医务人员都接受过良好的医学科研训练。因此，对许多医务人员而言，开展系统的临床研究，包括前瞻或回顾性的临床研究，特别是设计严格的临床试验并非易事。值得庆幸的是，很多医生非常认真负责，他们为治疗患者投入大量精力，并有意无意发现了罕见或特殊的病例。他们撰写了大量的病例报告，其中大多数发表在英文期刊上，有些甚至发表在影响力相当高的期刊上。发表病例报告除了具有上述意义和价值外，对于提高作者的科研能力、英文论文撰写水平以及在所在领域的知名度均有一定的帮助。因此，学习如何撰写和发表病例报告也非常必要。

细致、敏锐的临床观察和对罕见或特殊病例的独到见解是一篇病例报告发表的关键。罕见或特殊病例"可遇不可求"，但"功夫不负有心人"，只要有心，总会碰到适合的病例。

找到了适合的病例，下一步就要做好病例报告撰写的准备工作。首先是文献检索、获取和阅读，有助于了解该罕见或特殊病例的现状，认识现有病例的价值，解释其病因、病程，并对临床实践提出合理和建设性的建议。值得一提的是，收集和阅读以往发表的相同疾病的病例非常关键，这不仅有利于区别现有病例的与众不同之处，更为进一步撰写文献综述（literature review）奠定了坚实基础。文献检索相关内容请参见第四章。然后，积极与该病例的主管医生，尤其是上级医生，以及其他与该病例相关的科室医生或专家一起讨论该病例。这不仅可表达对其他科室同事的尊重，更可以从他们那里得到有价值的学术意见和建议。最后，尽量完整地收集该病例相关的所有数据，包括患者的个人和家族病史、主诉、临床表现，实验室、病理和影像学等检查情况，诊断和治疗情况，病程和转归等资料。此外，对于正在就医的病例或需要刊登患者照片的病例，必须征得患者或其家属的知情同意书。

病例报告可分为单纯的病例报告和病例报告及文献综述两种。一般而言，单纯的病例报告较多见，其正文结构分为引言（introduction）、病例呈现、讨论（discussion）及参考文献（reference）四大部分。病例报告及文献综述多用于已累积报道一定数量的同类病例时，将所有病例的资料进行仔细分析，以寻找共同临床规律，有助于改善诊断和治疗措施。其正文结构分为引言（introduction）、病例呈现、文献综述（literature review）、讨论（discussion）及参考文献(reference)五大部分。此外,多数期刊还会要求有摘要(abstract)。

引言主要简短介绍该疾病的临床现状,包括疾病的发病率(通常罕见或极少见)、对人群和社会的危害性、诊断措施、治疗手段以及预后,尤其是目前在诊断与治疗上的困难或需要解决的问题,然后提出本研究小组或中心在临床实践中观察到一例或数例有独特临床表现而值得报道的病例。一般来说,病例数不应大于 20 例,否则就应该撰写一篇完整的观察性研究论著。如果观察到以前从未有人报道的病例,那么,其发表的价值就很高,发表在高影响力期刊上的机会就很大。

病例呈现是病例报告的主要部分,主要是将病例完整、清晰、有条理地呈现给读者。应包括患者年龄、性别,简明扼要的个人和家族病史,体检和所有相关的检查及其结果(包括与诊断有密切关系的阴性结果),诊断情况(初步的及确定的),治疗情况(主要药物、剂量、疗程、疗效和不良反应等),病程发展和演变情况,随访情况以及预后。这部分应该按入院时间顺序渐进地、简单明了地、有逻辑性地描述。应该突出该病例的特点或与众不同的地方,而不应拘泥于无关紧要的细节。有特殊病理学、细胞学、基因学或影像学改变的病例,要提供典型图片(但要注意给面部和敏感部位打马赛克)。如有多个病例,则需逐一介绍,超过 5 例的最好再用一张表总结归纳主要信息和结果。

讨论也是病例报告非常重要的部分,除了要分析和解释病例中观察到的各种特殊的和与众不同的现象和结果外,重点要表明:怎样从该病例得到临床经验和教训,怎样通过该病例进一步了解该疾病的发生、发展及病理机制,或者怎样通过该病例对改进临床实践提出建设性的建议。

如果在病例报告中特别加上文献综述,那么需要查找到以往所有对同一疾病的类似病例的报道,并对数据和结果进行仔细分析,归纳总结。这时,在正文中需要添加 1~2 张表格来呈现文献综述的结果。文献综述一般是放在讨论里一起写的。通常来说,有文献综述的病例报告更容易被接受。讨论最后要针对病例特征和上述讨论点得到结论。有少数期刊将结论另外作为一个部分,放在讨论后面。

病例报告的参考文献不宜过多,虽然不同期刊有不同要求,但一般不超过 15 篇。主要引用报道该疾病最新进展的综述、用于明确诊断和实施常规治疗的指南和共识,以及以往发表的类似病例报告的文献。

病例报告的题目应该言简意赅,通常带有 case report 或者 case report and literature review。不过,为了迎合部分作者的要求,有少数期刊允许在病例报告的题目中将这几个词去掉。对于病例报告,多数期刊需要摘要,但对其格式和长短要求不一。通常是非结构式摘要,但有期刊要求按照正文的格式提供摘要。摘要篇幅一般为 150~250 个单词。

近年来,许多作者将病例报告和系统综述结合起来,对病例做比较深入的总结分析,一般期刊将这类文稿归类到综述中。这类文稿有两种展示形式:一种是以病例为主,主体展示形式与上面描述的病例报告接近,在病例呈现之后有专门的文献综述部分,也就是类似系统综述的部分,主要描述如何检索文献以及检索结果,最后是讨论部分,也有期刊在病例呈现之后有一个方法部分用于介绍文献检索过程,所有检索结果在讨论部分呈现;另一种展示形式更接近常规系统综述的形式,也就是原创论著的展示方式,其方法部分描述的是检索过程以及病例展示,结果部分是对检索结果的整体展示和描述,讨论部分是对结果更进一步的分析。

"病例报告难发表"是所有写病例报告的作者的共鸣,但这主要是针对 SCI 期刊而言。

其实,随着病例报告数量不断增加,尤其是来自中国的病例报告数量的不断增加,刊登病例报告的期刊越来越多。仅美捷登收集的专门发表病例报告的期刊就已经超过 100 个了,更不用说有不计其数的常规英文期刊在发表论著和综述的同时也发表病例报告,其中不乏专门刊登病例报告的"大户",如 *World Journal of Clinical Cases* 和 *Medicine*。每种期刊对病例报告的撰写都有不同格式要求,但只要按上述介绍的格式和内容撰写,再按各期刊的要求调整就能满足发表要求。

最后要特别介绍一下容易与病例报告混淆的一种体裁类型——病例系列(case series)。病例系列是对一组相似病例(通常是 5 个及以上)的报道,一般期刊会将其归类于原创论著,有完整的引言、方法、结果和讨论部分,其与一般原创论著略有差异的是结果部分可能会单独展示代表性病例的详细情况。通常而言,刊登病例报告的期刊都会刊登病例系列。

第六节　读者来信

医学期刊往往都会提供一个读者与作者之间或读者(作者)与编辑之间的交流平台,以便及时分享学术观点或最新的学术成就。这种形式的文体一般称为读者来信(letter to the editor)或信稿(correspondence)。读者来信大致可分为两大类。第一类是对近期(通常近 3 个月)发表在本期刊上的论文进行评论。大多数读者来信属于这一类,主要是读者与作者之间的学术对话与交流。首先读者对发表论文中的某些结果或观点进行客观和学术性的点评和讨论,并提出自己的学术观点,有些还同时分享自己的研究结果;然后,期刊编辑会要求作者及时回复读者来信,以便同时在期刊上刊登。近年来,也有不少期刊刊登对近期在其他期刊上发表的论文进行点评和讨论的读者来信。第二类是以读者来信的形式快速发表那些被认为具有创新性或重要临床意义,但又不足以形成一篇完整论著的研究结果。有不少期刊,尤其是高影响力期刊刊登的这类读者来信,其影响力绝不亚于一篇完整论著。

下面结合几个实例谈谈如何撰写第一类读者来信。

1995 年 6 月 *Gut* 上发表了一篇论著,题为"High *Helicobacter pylori* numbers are associated with low eradication rate after triple therapy"(*Gut*. 1995,36(6):845-847.)。该篇论著表明三联疗法根除幽门螺杆菌感染的疗效与 ^{14}C-尿素呼吸试验测定的治疗前幽门螺杆菌的菌量密切相关,菌量越大,疗效越差。但该篇论著并没有利用现有文献资料很好地解释这一结果,所以,笔者根据本实验室自己发表的结果和相关文献资料对原文的结果进一步进行了解释。信稿发表在 10 月的 *Gut* 上。

2008 年 9 月,*Gut* 上还发表了题为"A Meta-analysis of rectal NSAIDs in the prevention of post-ERCP pancreatitis"(*Gut*. 2008,57(9):1262-1267.)的 Meta 分析。温州医科大学附属第一医院的郑明华博士读后感觉该 Meta 分析存在严重不足,主要是没有考虑到许多危险因素,因此结论是不完整和不完全可信的。他撰写了读者来信给 *Gut* 编辑部,直接表明了上述观点,结果被"秒拒"。于是,郑博士征求笔者意见,笔者读过原文和他的读者来信后提出如下建议:①Reiterate the importance of the topic, and praise the article. Then, raise the issues you want to address;②Present your results for the sub-groups (low *vs.* high risk population, three *vs.* four folds, indomethacin *vs.* diclofenac, Iran *vs.* other two countries, etc.), which were obtained from the Meta-analysis methodology identical to the one by the authors;③Point out the limitations of the Meta-analysis such as small sample size(both subjects and studies),definition of pancreatitis,only three countries,etc.;④Finalize the title and conclusion after the text. 上述建议主要基于以下两点考虑:①*Gut*近五年来影响因子一直在10分以上,且连年上升,在胃肠病期刊方面排名仅次于*Gastroenterology*。它的编辑、审稿人学术水平应该是非常高的,我们要相信其发表的论文质量,即使某篇论文"有懈可击",也应该是"瑕不掩瑜"。所以,不应该全盘否定,一棍子打死。②既然已经找到了这篇论文的缺陷,能不能帮作者弥补呢? 能不能用这篇 Meta 分析中纳入的研究再进行亚组分析呢? 有了这种积极态度和行动,尤其是补充了分组分析结果之后,编辑绝对不会拒绝。郑博士很快完成了亚组分析,并重新撰写了文稿请笔者修改。在修改时,基本使用了原文的题目,仅仅添加了三个单词"a complementary Meta-analysis"。然后,这篇题为"Rectal administration of NSAIDs in the prevention of post-ERCP pancreatitis:a complementary Meta-analysis"(*Gut*. 2008,57(11):1632-1633.)的读者来信成功发表! 距原文发表刚好两个月。

另一个例子是上海市第十人民医院戴能博士发表在 *JAMA* 上的一篇读者来信。2012年9月 *JAMA* 发表了题为"Diagnostic accuracy of fractional flow reserve from anatomic CT angiography"(*JAMA*. 2012,308(12):1237-1245.)的原创论著。原文评价了一种无创性冠状动脉 CT 造影血流储备分数(fractional flow reserve derived from computed tomographic angiography,FFRCT)方法诊断冠状动脉疾病(coronary artery disease)的准确性。虽然其结果没有达到原文作者早期初步研究的水平,但原文作者仍认为这一方法比单纯依靠 CT 扫描的准确性高。戴博士阅读论文后,就作者两次研究结果的不一致从方法学上,包括统计学方法,提出了三点改良意见(Dai N,Xia H H,Xu Y W. Noninvasive approach to assess coronary artery stenoses and ischemia. *JAMA*. 2013,309(3):235-236.)。与此同时,其他读者也针对该文提交了另外两篇读者来信。原文作者对这三篇读者来信一并做出答复。

写读者来信的关键是要习惯性阅读最新文献,并且结合自己研究领域的专业知识和研究经验进行批评性地阅读,善于发现和总结论文中的缺陷。但在读者来信中仅仅指出论文中的缺陷是不够的,除非论文有致命性错误,通常还要采取"治病救人"的态度,提出解决论文缺陷的办法、如何合理更正论文中的不当论点或者如何正确解释论文所呈现的研究结果。最好是在有可能或有条件的情况下在读者来信中提供第一手研究资料。这些资料可以是自己的研究结果,也可以是将作者的研究数据或结果进一步分析得到的结果。

另一方面,在自己的原创论著发表后收到编辑要求回复读者来信时,该如何处理呢? 首先要明白,读者来信是读者和作者交流的平台,读者通常不会"恶意"给作者出难题,让作者下不来台,除非论文漏洞百出,而且有致命性的错误或明显的学术不端。写读者来信的作者一定对论文中的结果(多数情况)或方法有疑问,或对结果有不同的或更新的解释。所以,如果没有特殊理由的话,还是要尽量认真回复读者来信。这不仅体现了对读者和编辑应有的尊重和礼节,而且体现了一位学者对学术的态度和风范,以及对科研的责任和担当,更能提高自己的学术交流能力和知名度。与收到期刊审稿人的审稿意见一样,先认真阅读读者来信,仔细琢磨、推敲读者来信中提出的问题,稍作思考后再着手回复。与回答审稿人意见不同的是,不一定要"迁就"或"迎合"读者,因为无论回复能否让读者满意,只要回复有根有据,能自圆其说,回复就会被刊登。所以,可以不同意或不接受读者提出的问题和观点。如果读者意见是对的,可以表示同意;如果读者意见是错的,当然要据理力争,拿出支持自己观点的参考文献来。值得注意的是,读者指出的研究中的错误,如果是非原则性或非致命性的,可以毫不犹豫地承认,表明今后的研究中要予以改进。但如果是原则性或致命性的错误,就要小心谨慎了,应该与导师及其他作者仔细讨论,认真分析,核实再核实、确认再确认。如果真的错了,论文就应该撤回,但通常没有那么严重。许多结果有不同的解释,各方都可以拿出参考文献来,谁对谁错很难分辨。有些问题可以从不同角度、不同深度去解释,只要有文献支持,完全可以求同存异。当然,回复应该有理有据,有礼有节。回复不必太长,高手过招,点到即止。

恰当的幽默可以增加娱乐色彩。比如,2005 年在 *American Journal of Gastroenterology* 上刊登了一篇来自墨西哥的题为"Strong association between gallstones and cardiovascular disease"(*Am J Gastroenterol*. 2005,100(4):827-830.)的论文。笔者的澳洲同事 Guy D. Eslick 博士认为该研究有统计学问题,结论不正确,写了一篇读者来信,题目是"Gallstones and coronary heart disease:some authors have a lot of gall!"(*Am J Gastroenterol*. 2005,100(10):2362.)。作者不接受 Eslick 博士的意见,在回复中的第一句话就是"Although disagreeing with Dr. Guy D. Eslick's comments,we want to thank him for his letter on our article."。在描述完理由后,最后不忘写上一句"Some readers have a lot of stones!"(有些读者有大量石头,意即乱扔石头),以对应 Eslick 博士的"Some authors have a lot of gall!"(有些作者胆量不小,意即乱下结论)。一前一后的 gall 和 stones 刚好组成单词 gallstones,这正是原文的主题。这里面是否有期刊编辑的良苦用心也未可知。

第二类读者来信的爆炸力有时超过完整的原创论著。1981 年在澳大利亚皇家珀斯(Perth)医院做实习医生的巴里·马歇尔(Barry Marshall)想与该院病理科专家罗宾·沃伦(Robin Warren)一起开展研究。两年前,沃伦发现胃炎患者胃活检标本上有大量的弯曲状的细菌,从此他收集了许多标本。他企图说服临床医生这种细菌与胃炎有关,但无人相信他。马歇尔欣然接受沃伦的安排,尝试从胃活检标本中培养这种细菌,并在 1982 年复活节偶然获得成功(详见第二章)。1981 年底,他们在一个地区学术会议汇报结果时得到的是同行傲慢和否定的反应。沃伦说,"我们像弹尽粮绝的战士一样与那帮胃肠医生唇枪舌战"。此时,只有一位医生相信他们,就是沃伦的身为精神病科医生的妻子。他们向 *Lancet* 投稿,编辑却找不到认为这篇论文很重要且适合普通读者的审稿人。最后,论文只能以读者来信的形式发表(Warren J R,Marshall B J. Unidentified curved bacilli on gastric epithelium in active chronic gastritis. *Lancet*. 1983,1(8336):1273-1275.),总共 3 页。2005 年,这篇读者来信发表 22 年后,他们因"发现幽门螺杆菌在胃炎和消化性溃疡的作用"而荣获诺贝尔生理学或医学奖。

其实,这并不是第一个首次以读者来信形式报道的诺贝尔奖成果。1929 年诺贝尔物理学奖授予法国物理学家德布罗意(Louis de Broglie),他的研究成果首先是以读者来信形式发表在 1923 年 *Nature* 上,题为"Waves and quanta"(*Nature*. 1923,112(2815):540.)。1953 年 4 月 25 日,*Nature* 同时发表了三篇读者来信,它们是来自美国的沃森(James Watson)和克里克(Francis Crick)的"Molecular structure of nucleic acids:a structure for deoxyribose nucleic acid"(*Nature*. 1953,171(4356):737-738.),来自英国的威尔金斯(Maurice Wilkins)的"Molecular structure of deoxypentose nucleic acids"(*Nature*. 1953,171(4356):738-740.)和来自英国的富兰克林(Rosalind E. Franklin)和戈斯林(R. G. Gosling)的"Molecular configuration in sodium thymonucleate"(*Nature*. 1953,171(4356):

740-741.)。1962 年,沃森、克里克和威尔金斯三人共同获得了诺贝尔生理学或医学奖。

上述实例的启示是不应因论文篇幅太小而不发表。常常有作者遇到期刊编辑要求将论文大幅删减成短文(brief report)甚至读者来信的情况,尤其是那些很"牛"的期刊。此时,大部分作者很纠结,舍不得丢掉许多来之不易的研究结果,尤其国内作者还会担心这类小型论文是否能得到单位认可。不少作者权衡利弊之后选择"委曲求全",将完整论文"下嫁"。对于那些真正具有科学价值的研究成果而言,这一选择是否明智值得思考,因为重新投稿、审稿、决定和修稿过程是不可预知的,不知道在这期间是否有人会抢先发表相同结果。

第七节　社　论

社论(editorial)是一种期刊对某期刊刚发表的论文、当前发生的重大事件或话题进行述评(commentary)、表达观点(opinion,viewpoint,perspective)和立场(standpoint)的论文,绝大多数的社论由编辑或由编辑邀请的专家撰写。虽然社论的观点没有对错之分,但写社论的编辑或专家会用文献支持自己的观点,从而试图让作者和读者也同意其观点。目前,"五大"普通医学期刊(*New England Journal of Medicine*、*JAMA*、*Lancet*、*British Medical Journal* 和 *Annals of Internal Medicine*)中除 *Lancet* 外,其他都表明社论代表的是社论作者个人观点,除非社论由期刊编辑所写,特别是关于期刊的通告或政策社论。

一般而言,社论分以下几类:①对编辑或审稿人认为具有重大科研价值或临床意义的论文,尤其是对原创论著的评论;②对当前社会关注的重大非科学事件,如健康政策、医疗制度、医患关系、科研伦理等进行评论并表达自己的观点;③对当前热门临床和研究话题做简明扼要的综述;④期刊编辑在某个特殊时间或就某件特定的事件告知读者的重要信息,如通告、编辑政策等。其中,第一类是最常见的,它和第二类有时也可称为述评(commentary)。第三类属于简要综述(mini-review),第四类则相当于我们通常所称的编者按(editor's note)。因此,社论本质上是对某篇刚发表的论文、某科研话题或某医学事件所做的归纳和总结性评论。

大多数科研人员有机会撰写的通常是第一类社论,即对编辑或审稿人认为具有重大科研价值或临床意义的论文的评论。这类社论几乎都是由编辑或编辑邀请的专家撰写。虽然被邀请写这类社论的主要是在某研究领域的"大牛",但真正"操刀"写社论的却不一定都是被邀请的专家本人。值得注意的是,即使社论属于约稿论文,也还是要经过编辑或其他同行审阅的,因此也不能因为是应邀所写而掉以轻心。学习写这类社论应是青年科研人员的必经之路。一般情况下,期刊编辑要求社论与它所评论的论文刊登在期刊的同一期,如果社论完稿时间延长,那么,要么被评论论文被迫延期发表,要么社论延至被评论论文下一期刊登。前种情况作者不乐意,后种情况编辑不乐意。所以,时间上要有严格的规划,从接受邀请的那一刻开始就要加班加点,做足准备工作。阅读要评论的论文、查阅相关文献都是必做的功课。

社论不像原创论著或综述,无需结构和摘要,往往不超过 2 个印刷页(500～1000 个单词,不超过 20 条参考文献,最多 2 个图表)。要在比较短小的篇幅中简单扼要、旗帜鲜明、富有逻辑性地表达主题观点,比写一篇原创论著更具挑战性。因此,在动手写社论之前一定要理清如下几点:社论长短、论点和证据量以及可能得到的答案。然后按以下步骤撰写:①提出问题(raise issues 或 pose questions);②提出一个或更多的可能答案(suggest one or more possible answers);③提供现有支持可能答案的证据(provide available evidence supporting the possible answers);④评价相反证据(assesses counter-evidence);⑤得出结论性的答案(conclude with an answer)。在这里,答案指的是社论观点。

　　一篇好的社论首先要提出独特的观点,而观点基于证据,如研究结果,相关文献资料、数据等。它不是机械地呈现证据,而是客观地分析证据。它源于证据,却高于证据。所以,对证据的分析尤为重要。所有证据必须是最新的,社论观点也必须是与时俱进和独特的。其次,一篇社论应分析和协调各方面的证据,力求在客观、中立和平衡的基础上表达观点。然而,撰写社论的作者,尤其是专家对事物的认识往往会有明显的倾向性,社论观点平衡失调现象在所难免。对此,期刊一般不会同时发表反映正反观点的社论,如果有不同或相反观点则可以通过读者来信来表达。除了上述两点外,社论观点必须新颖,具有创意或"煽动性",能够激发思考和指出新的研究方向。目前,很多专家在撰写社论时会将观点通过假说(hypothesis)形式表达出来,从某种程度上讲,就是通过假说提出或改进一个新的理论。

第八节　其他体裁

　　除了前面七节介绍的各种文稿体裁,近年来越来越多的期刊开始别出心裁地刊登一些特殊的文稿体裁,如图片(image 或 clinical picture)、研究方案(study protocol)、注册报告(registered report)、假说(hypothesis)和方法学(methods)。本节将简明扼要地介绍这些文稿体裁。

一、图片

　　图片一般是某领域内高端期刊发表病例的一种文稿体裁,主要以图片形式展示一些罕见、有趣的或有教育意义的病例。不同期刊这一体裁名字略有不同,比如 *Lancet* 上为 clinical pictures,*New England Journal of Medicine* 上为 images in clinical medicine article type。这一体裁对字数要求比较严格,一般要求为 100~400 字,1 张图片,一般没有参考文献,文字主要简单描述病例的相关情况。其对作者数量也有一定的限制,*New England Journal of Medicine* 规定只能有两位作者。典型例子可以参考"Retinopathy in malignant hypertension"(https://www.nejm.org/doi/full/10.1056/NEJMicm2109500),这张图片展示了典型的恶性高血压视网膜病变。

二、研究方案

　　研究方案是一种介绍如何开展一项研究(主要是临床试验)的文稿体裁。发表研究方案可以使研究人员和资助机构了解最新研究信息,避免不必要的重复工作,促进合作。发表完整的研究方案还可以提供相比目前临床试验注册所展示的更多信息,增加透明度,使期刊编辑、审稿人和读者更容易探索和理解在研究过程中发生的任何偏离方案的情况。

　　研究方案撰写时一般研究还没有正式开展或刚开展。期刊不接受已经有研究结果的研究方案,所以研究方案没有结果部分。除了没有结果部分外,研究方案的整体结构与原创论著相似,有摘要、前言、方法和讨论以及致谢、利益冲突等其他部分。需要注意,由于研究还没有开展或刚开展,在撰写研究方案的方法部分时一般使用将来时(比如将纳入多少患者,如何分组,做哪些检测,收集哪些数据,用什么方法进行分析等)或一般现在时(主要终点和次要终点是什么以及如何定义等)。研究方案在方法部分会详细描述将如何对数据进行管理和分析处理,同时会有详细的伦理说明,一般因为是前瞻性研究设计,还需要有临床注册号,这些信息都需要在伦理部分进行详细说明。因为没有结果,研究方案的讨论部分很简单,主要是对可能的结果进行总结并推测其可能的临床意义,所以一般也是使用将来时。*BMJ Open* 每期都收录一些研究方案,大家可以参考期刊格式要求和期刊上已发表的论文进行撰写,因为其格式主要与原创论著相似,所以除了前面已经提到的方法和讨论部分的时态问题,其他的写作思路和要点基本与原创论著类似,大家可以参考本章第一节原创论著的撰写要点和说明。

三、注册报告

注册报告是一种比较新型的文稿体裁。提倡这种体裁类型是为了避免学术研究中的"结果悖论":一项研究的研究结果是科研人员无法控制的,但好的(阳性的)研究结果却是在知名期刊上发表论文和提升职业生涯发展最重要的部分。很多时候阳性的研究结果才能得以发表,而阴性或是无效的研究结果无法发表,导致其他科研人员在不知情的情况下进行重复工作。而且,一些本来不是很明显的阳性结果或模棱两可的结果被有意无意地粉饰成可发表的假阳性结果,从而刺激科研人员进行进一步的研究并改进和丰富理论,而这些基于假阳性结果的研究和理论注定会崩溃。比较典型的案例是心肌干细胞造假事件,它直接影响和误导了这个领域的科学研究长达 16 年。注册报告这种体裁就是为了避免科研人员因为过于关注结果而对结果进行过多修饰,只要科学问题和研究设计合理,不论结果如何,论文都可以发表,真正做到让科研人员聚焦于研究本身,论文重心也从研究结果向科学问题和研究设计转移。目前已经有 300 多份期刊发表这一体裁(https://www.cos.io/initiatives/registered-reports)。

注册报告的撰写、投稿分成两个阶段,第一阶段是撰写一个研究方案,投稿并进行同行评议,通过后"原则上接受"(accepted-in-principal 或 in principal acceptance,IPA),表明该论文将在研究成功完成之后发表。第二阶段是待研究人员按照研究方案完成研究后,在第一阶段文稿基础上补充研究结果和讨论并将其撰写为一篇完整的文稿,再次提交进行新一轮的同行评议。在第一阶段,同行评议的稿件可能被拒绝、修回或是 IPA。需要注意的是,任何与第一阶段文稿不相符的方法和分析描述都可能导致第二阶段的拒稿,所以不能随意改变 IPA 之后的背景和方法描述。如果因为实验条件或是技术改变想改变方法,一定要及时和期刊主编商量,如果改变太大,可能需要撤回 IPA 的稿件重新开始新的第一阶段稿件提交。如果在 IPA 之后出现了新的方法,可以和期刊主编商量后添加到第二阶段文稿中并以"探索性分析"这一单独章节报告。如果某一分析方法被公认有逻辑错误,可以只在方法中展示而没有结果展示。IPA 之后作者可以撤稿,但期刊仍然会刊登 IPA 的题目、作者、摘要以及撤稿原因。

不同期刊对这两个阶段的文稿具体要求略有差异,下面分别以 *BMC Medicine* 和

Advances in Methods and Practices in Psychological Science 为例介绍注册报告的撰写形式。

　　BMC Medicine 的两阶段文稿格式要求如下：第一阶段文稿应该包括前言（包括相关文献回顾以及实验目的和假设的全面描述）、方法（包括研究样本特征的完整描述、实验过程的详细描述以及拟采用的分析方法，如果同行评议结果为 IPA，还应包含研究完成的预期时间和重新提交文稿的预期时间）和实验数据（非必需，包括任何用于验证概念或是验证方法可能性的初步研究结果，不是注册报告计划研究的一部分）。第二阶段文稿在第一阶段的文稿基础上还应包括研究结果和讨论部分，而且不能改变第一阶段的背景介绍和研究假设，方法中所介绍的分析都必须在结果中报告，整个文稿结构和一般的原创论著相同。

　　Advances in Methods and Practices in Psychological Science 的两阶段文稿格式要求如下：第一阶段文稿应该包括前言（包括相关文献回顾以及实验目的和假设的全面描述）、方法（包括研究样本特征和纳入标准的完整描述、实验过程的详细描述以及拟采用的分析方法）、实验数据（初步数据或初步研究结果，不是注册报告计划研究的一部分）、信息披露（所有本期刊要求的信息披露内容）以及结果（应该描述完整的分析流程，包括所有数据预处理步骤和针对多次测试的校正；应详细描述所有计划的分析，并确定将在可能的探索性分析中使用的处理措施。在报告结果时应使用占位符）。（第一阶段文稿范例参见 https://osf.io/8f7hy/）第二阶段文稿在第一阶段文稿的基础上，将具体数据补充到文稿中，同时补充摘要和讨论，整个文稿结构和一般的原创论著相同。

四、假说

　　假说通常是一种提出或改进某种理论或观点的文稿体裁。这种体裁与综述有相似之处却又有所不同。下面我们参考 *Medical Hypothesis* 的格式要求对这一体裁的特点、要求、结构以及与综述的不同之处做相关介绍。

　　假说是一种理论论文，可以是颠覆的、推测性的和非主流的科学观点，只要这些观点的展示逻辑合理即可。

　　假说要有一定的逻辑结构，可以解释一些已知的事实，还可以包含观察到的真实世界的结果，这些结果可以部分验证假说的预测。

　　假说的文稿结构为前言/背景介绍、假说/理论、评价假说/理论、经验性数据（这一项非必需）以及假说的可能结果和讨论。前言与原创论著类似，通过介绍目前这一科学研究领域已有的一些研究结果，进而提出假说，然后通过综述相关文献来支持所提出的假说，并提出这一假说的应用性，必要时讨论如何用实验验证这一假说，最后总结这一假说可能对这一研究领域或事件的影响。

　　因此，假说和综述的区别主要是假说首先需要基于文献提出一些猜想，然后用文献来证实这一假说的合理性，所有文献都是为作者提出的假说服务，中心在于作者提出的假说；而综述主要是总结已有研究成果和文献内容，在此基础上提出目前研究还存在的一些问题，指导以后的研究方向。两者的共同点都是要查阅、分析大量文献，有自己的想法和观点。

　　值得一提的是，*Exploratory Research and Hypothesis in Medicine* 可以接受上面提到的几乎所有的文稿体裁类型，发表原创的探索性研究论文和最新综述，其最新综述主要聚焦于新发现以及支持新医学假设的最新科学进展。

本 章 小 结

　　论文是传播研究者的研究成果和学术思想最主要的形式。论文有多种形式，不同形式有不同的撰写要求和建议，研究者可以根据自己的情况，选择合适的形式，让自己的研究成果和学术思想有效传播。

参 考 文 献

[1] 金坤林. 如何撰写和发表 SCI 期刊论文[M]. 北京：科学出版社，2008.

[2] 郑明华. 赢在论文：术篇[M]. 北京：中国协和医科大学出版社，2010.

[3] 张天嵩，钟文昭，李博. 实用循证医学方法学[M]. 2 版. 长沙：中南大学出版社，2014.

[4] 李延谦. 中西医结合循证医学[M]. 上海：上海科学技术出版社，2006.

[5] 曾宪涛，包翠萍，曹世义，等. Meta 分析系列之三：随机对照试验的质量评价工具[J]. 中国循证心血管医学杂志，2012，4(3)：183-185.

[6] Cochrane Collaboration open learning material for reviewers 1. 1[EB/OL]. (2002-11-8)[2022-03-20]. http://www. cochrane. org/resources/openlearningmaterial. html.

[7] Özçakar L，Franchignoni F，Frontera W，et al. Writing a case report for the *American Journal of Physical Medicine and Rehabilitation* and the *European Journal of Physical and Rehabilitation Medicine*[J]. Eur J Phys Rehabil Med，2013，49(2)：223-226.

[8] Balakrishnan R，Rahman M A，Das A，et al. Sister Mary Jospeh's nodule as initial presentation of carcinoma caecum-case report and literature review[J]. J Gastrointest Oncol，2015，6(6)：E102-E105.

[9] Sasaki K，Kawasaki H，Abe H，et al. Retrocecal hernia successfully treated with laparoscopic surgery：a case report and literature review of 15 cases in Japan[J]. Int J Surg Case Rep，2015，18：45-47.

[10] Huth E J. How to write and publish papers in the medical sciences[M]. 2nd ed. Baltimore：Williams and Wilkins，1990.

[11] Peh W C，Ng K H. Writing an editorial[J]. Singapore Med J，2010，51(8)：612-615.

[12] Kassirer J P，Angell M. Controversial journal editorials[J]. N Engl J Med，1997，337(20)：1460-1461.

[13] Xia H H，Wong B C. Nitric oxide in *Helicobacter pylori*-induced apoptosis and its significance in gastric carcinogenesis[J]. J Gastroenterol Hepatol，2003，18(11)：1227-1230.

[14] Ward J W，Mermin J H. Simple，effective，but out of reach? Public health implications of HCV drugs[J]. N Engl J Med，2015，373(27)：2678-2680.

[15] Plowe C V. Vaccine-resistant malaria[J]. N Engl J Med，2015，373(21)：2082-2083.

[16] Chambers C. What's next for registered reports? [J] Nature，2019，573(7773)：187-189.

[17] Külahoglu C，Bräutigam A．Quantitative transcriptome analysis using RNA-seq[J]．Methods Mol Biol，2014，1158：71-91.

[18] Cao R，Ma B，Wang G，et al．Identification of autophagy-related genes signature predicts chemotherapeutic and immunotherapeutic efficiency in bladder cancer（BLCA）[J]．J Cell Mol Med，2021，25(12)：5417-5433.

[19] Robertson A G，Kim J，Al-Ahmadie H，et al．Comprehensive molecular characterization of muscle-invasive bladder cancer[J]．Cell，2018,174(4)：1033.

[20] Berger A C，Korkut A，Kanchi R S，et al．A comprehensive Pan-cancer molecular study of gynecologic and breast cancers[J]．Cancer Cell，2018，33(4)：690-705.

[21] Cao R，Yuan L，Ma B，et al．Tumour microenvironment（TME）characterization identified prognosis and immunotherapy response in muscle-invasive bladder cancer（MIBC）[J]．Cancer Immunol Immunother，2021，70(1)：1-18.

[22] Liu J，Lichtenberg T，Hoadley K A，et al．An integrated TCGA Pan-cancer clinical data resource to drive high-quality survival outcome analytics[J]．Cell，2018，173(2)：400-416.

[23] Tang Z，Li C，Kang B，et al．GEPIA：a web server for cancer and normal gene expression profiling and interactive analyses[J]．Nucleic Acids Res，2017，45(W1)：W98-W102.

[24] Tang Z，Kang B，Li C，et al．GEPIA2：an enhanced web server for large-scale expression profiling and interactive analysis[J]．Nucleic Acids Res，2019，47(W1)：W556-W560.

本章作者：廖庆姣（第一、第二、第八节）

李博（第三节）

曹锐（第四节）

夏华向（第五至第七节）

本章审阅人：夏华向（第一、第二、第八节）

廖庆姣（第三至第七节）

视频剪辑：陈康龙

本章自测题

1. 论文有哪些体裁和形式？

2. 论著的一般格式是怎么样的？

3. 论文题目一般有哪三种形式？

4. Running title 是什么？与论文完整标题有什么异同？

5. 摘要一般有哪两种形式？

6. 成为论文作者有什么要求？

7. 综述投稿有哪几种形式？

8. 主要的文献检索数据库包括哪几个？列举中文、英文数据库各一个。

9. MeSH 主题词的定义是什么？

10. 质量评价的方法有哪些?

11. 病例报告有哪两种形式?

12. 病例报告的一般格式要求有哪些?

13. 病例报告的病例展示部分的一般要求有哪些?

14. 读者来信有哪两种情况?

15. 你知道有哪些知名的读者来信?

16. 若研究还没有开展,可不可以发论文?

第六章　医学研究报告规范

本 章 要 点

1. CONSORT——随机对照试验报告规范。
2. STROBE——观察性流行病学研究报告规范。
3. CARE——病例报告报告规范。
4. ARRIVE——动物研究报告规范。
5. PRISMA——系统评价和 Meta 分析报告规范。

主 题 词

ICMJE、报告规范、CONSORT、STROBE、CARE、ARRIVE、PRISMA

　　医学研究论文是报告医学研究的背景、目的、方法、结果和结论的论文。读者可通过论文了解该研究的细节,并对研究质量、研究结果的内部和外部真实性等进行评价,并尽可能将其应用在自己的医疗实践中。如果论文写得不清晰、不准确、不充分,会使读者对研究结果产生有偏倚的评估和错误的理解,对该研究结果在自己临床实践中的借鉴作用也容易做出错误判断。所以,现在国际上已经产生了公认的、针对不同研究类型的一系列报告规范。这些报告规范对作者、期刊编辑、审稿人和读者都有极大的帮助。

第一节　国际医学期刊编辑委员会推荐规范

　　国际医学期刊编辑委员会(International Committee of Medical Journal Editors, ICMJE)提出的推荐规范已被 500 多份生物医学期刊采纳及执行。ICMJE 制定这份"推荐规范"旨在检查发表于医学期刊的研究工作及其他资料在实施和报告过程中的最佳实践及伦理标准,并帮助作者、编辑,以及同行评议和生物医学出版过程中的其他相关人员发表和传播准确、清晰、可重复、无偏倚的医学研究论文。这份"推荐规范"还有助于大众媒体、患者及其家属,以及普通读者深入了解医学编辑和出版过程。该规范也能为医学编辑和发表过程中相关的媒体、患者和普通读者提供有用信息。

　　该规范主要用于希望将医学研究论文投稿到 ICMJE 成员期刊的作者。很多非 ICMJE 成员期刊也会自发地使用本规范,并建议结合本规范和具体期刊的作者指南来撰写论文。本章第二节中提到的具体研究类型对应的报告规范也需要参考。

　　该规范历史悠久,1978 年 ICMJE 首次发表《生物医学期刊投稿的统一要求》(*Uniform*

Requirements for Manuscripts Submitted to Biomedical Journals,URMs),以规范投稿到医学期刊的论文的格式和准备过程,之后该规范进行过多次修订。2013 年 8 月修订时更名为 *Recommendations for the Conduct*,*Reporting*,*Editing*,*and Publication of Scholarly Work in Medical Journals*,简称"ICMJE 推荐规范"。目前最新的版本是 2022 年 5 月更新的版本。

该规范的目录如下。

Ⅰ. About the Recommendations

  A. Purpose of the Recommendations

  B. Who Should Use the Recommendations?

  C. History of the Recommendations

Ⅱ. Roles and Responsibilities of Authors, Contributors, Reviewers, Editors, Publishers, and Owners

  A. Defining the Role of Authors and Contributors

    1. Why Authorship Matters

    2. Who Is an Author?

    3. Non-Author Contributors

  B. Disclosure of Financial and Non-Financial Relationships and Activities,and Conflicts of Interest

    1. Participants

      a. Authors

      b. Peer Reviewers

      c. Editors and Journal Staff

    2. Reporting Relationships and Activities

  C. Responsibilities in the Submission and Peer-Review Process

    1. Authors

      a. Predatory or Pseudo-Journals

    2. Journals

      a. Confidentiality

      b. Timeliness

      c. Peer Review

      d. Integrity

      e. Diversity and Inclusion

      f. Journal Metrics

    3. Peer Reviewers

  D. Journal Owners and Editorial Freedom

    1. Journal Owners

    2. Editorial Freedom

  E. Protection of Research Participants

Ⅲ. Publishing and Editorial Issues Related to Publication in Medical Journals

  A. Corrections, Retractions, Republications, and Version Control

j. Units of Measurement

k. Abbreviations and Symbols

B. Sending the Manuscript to the Journal

从该规范的目录可以看出,该规范主要包括以下部分:第一部分为规范的目的、使用者及历史沿革。第二部分为作者、贡献者、审稿人、编辑、出版者以及期刊所有者的职能和责任。这一部分对作者和贡献者进行了定义,介绍了利益冲突应如何汇报,投稿和同行评议过程中各方的责任以及如何保护受试者等。第三部分为医学期刊论文发表过程中的出版和编辑问题。这一部分介绍了更正、版本更正、发表后撤稿、再发表和版本管理,出版过程中的学术不端行为、撤稿、版权、重复发表的定义和相关规定,论文通信、费用、电子出版、临床试验注册及数据共享等。第四部分为文稿准备及投稿。这一部分介绍了准备文稿的一般原则、报告规范、文稿各部分的撰写要求(如标题、摘要、引言、方法、结果、讨论等),以及参考文献的格式和风格、图表、单位、缩写和符号、投稿要求等。

需要了解详情的读者请访问 ICMJE(https://www.icmje.org/recommendations/)"Recommendations"部分。该网站还刊登了 2022 年 1 月翻译的中文译本。这个中文译本虽不一定准确反映了 ICMJE 网站发布的最新版本的内容,但不失为一个重要的中文参考版本。若需引用,请用上述英文官方版本。

第二节　特定研究类型的报告规范

随机对照试验(randomized controlled trial,RCT)自诞生之后,一直被视为评价干预措施疗效和安全性的金标准。但是,随着 RCT 在全球范围内的广泛开展,大量的临床试验报告质量低劣。2006 年 PubMed 收录的临床试验报告论文中,只有 53% 对主要终点指标做出了定义,45% 报告了样本量的计算方法,34% 报告了用什么方法进行随机,25% 报告了分配隐藏(allocation concealment)的方法,35% 未报告是否使用盲法(blind method)(而在报告使用了盲法的论文中,仅有 45% 报告了盲法的细节),仅有 28% 提供了研究流程图,仅有 9% 报告了是否进行了临床研究注册。当时的临床试验报告不仅缺乏完整性,也欠缺准确性。某研究分析了 119 篇声称进行了意向治疗(intention to treat,ITT)分析的 RCT,即将所有最初分配入组的受试者都纳入了分析,但实际上其中 15 篇(13%)剔除了部分病例,或者未将最初分配的全部病例纳入 ITT 分析。这些不透明、不充分、不准确的报告会对治疗效果产生评价偏倚,而 RCT 恰恰因其能避免或减少偏倚而被视为评价干预措施的金标准。

JAMA 副主编伦尼博士(Drummond Rennie)曾说过:整个医学都有赖于临床试验报告的透明化(the whole of medicine depends on the transparent reporting of clinical trials)。20世纪 90 年代,两组由期刊编辑、流行病学家、临床试验专家和统计学专家组成的研究小组各自发表了关于报告临床试验的建议。伦尼博士在随后发表的一篇评论中敦促这两个小组一起开会拟定一套统一的建议,结果便产生了临床试验报告统一标准——随机对照试验报告规范(consolidated standards of reporting trials,CONSORT)声明,并在 1996 年发表于*JAMA*。截至目前,CONSORT 已经获得了 400 多种期刊及编辑组织,如 ICMJE 和世界医学编辑协会(World Association of Medical Editors)的支持。作者报告 RCT 时,如果没有按照 CONSORT 声明的要求撰写,将不被发表,甚至无法成功投稿。2012 年发表的一项系统

综述表明,遵循CONSORT确实可以提高RCT报告的完整性。但目前RCT报告的完整性依然不令人满意,因此,CONSORT也在持续改进中,迄今最新一版是2010年公布的。请注意检索及使用最新版本的CONSORT。因为CONSORT中的大多数条目与其他设计类型的临床试验密切相关,如非劣性试验、等效性试验、析因设计试验、群组试验,以及交叉设计试验等,所以,目前已有针对各种其他试验设计类型的CONSORT扩展版。

在CONSORT发表之后,针对其他类型的医学研究报告规范纷纷出台。流行病学中的观察性研究非常重要,在描述某种疾病的危害、分析某种治疗的罕发或远期不良反应、确定疾病的致病因素等方面有其独特优势。准确、详细地报道观察性研究的设计、实施和结果分析,对于编辑、审稿人和读者客观公正地评价观察性研究的学术水平和应用价值,以及研究成果在现实中的应用,都是非常重要的。然而,有报道对138篇观察性报道进行了分析,发现其中7%未报告样本量计算方法,12%未报告失访处理,14%的统计分析方法不详,仅有5%报告了混杂因素对研究结果的影响。所以,一个由方法学家、流行病学家、统计学家、生物医学期刊编辑等组成的国际性合作小组——STROBE工作组于2004年成立,拟定出针对三种主要的观察性流行病学研究(横断面研究、病例对照研究、队列研究)的报告规范草案。该草案经过多位流行病学家、方法学家、期刊编辑、统计学家等的讨论,于2004年11月发布了第一版 STROBE(观察性研究报告规范)声明(strengthening the reporting of observational studies in epidemiology (STROBE) statement: guidelines for reporting observational studies)。后来又经过不断修订,并产生各种扩展版。

与此同时,更多医学研究类型的报告规范也纷纷发布(表6.1)。

表 6.1 各种医学研究类型的报告规范

研究类型	报告规范	网站
随机对照试验	CONSORT	http://www.consort-statement.org
观察性研究	STROBE	https://www.strobe-statement.org
系统综述和 Meta 分析	PRISMA	http://www.prisma-statement.org
病例报告	CARE	https://www.care-statement.org
诊断/预后研究	STARD	http://www.equator-network.org/reporting-guidelines/stard/
质量改进研究	SQUIRE	http://www.squire-statement.org/index.cfm? fuseaction = page.viewPage&pageID=471
药物经济学评价	CHEERS	https://www.equator-network.org/reporting-guidelines/cheers/
动物研究	ARRIVE	https://arriveguidelines.org
研究方案	SPIRIT	https://www.spirit-statement.org

增强医学研究质量和透明性网络(equator network, enhancing the quality and transparency of health research,http://www.equator-network.org)是一个汇总各种报告规范的网站。目前已经有291个报告规范,在equator network的网站上,可以检索到这些规范的内容、各种扩展版、各种语言的版本、例子等。在写作之前,首先在equator network网站上检索与自己的研究类型相对应的报告规范,然后阅读相应规范的清单和说明等详细信息,再按照报告规范和范例撰写论文和投稿。这些报告规范并不是故意为难人的,而是确实可以帮助我们更加清晰、充分、准确地报告我们的研究。

一、CONSORT

作为最经典的报告规范，CONSORT 的地位毋庸置疑。CONSORT 的目的是指导作者提高临床试验报告的质量，使其清晰、透明和完整。审稿人、读者和编辑可利用 CONSORT 评估和解释临床试验报告。2010 版 CONSORT 包含了 25 个条目和 1 个流程图。关于条目的具体解释有很多参考文献。流程图指的是试验实施流程，25 个条目则涵盖了题目、摘要、引言、方法、结果、讨论、资助中应该出现的内容。

流程图如图 6.1 所示，要在图中详细列出患者入组、随机、干预、脱落、失访、剔除等情况，让读者对 RCT 的流程一目了然。

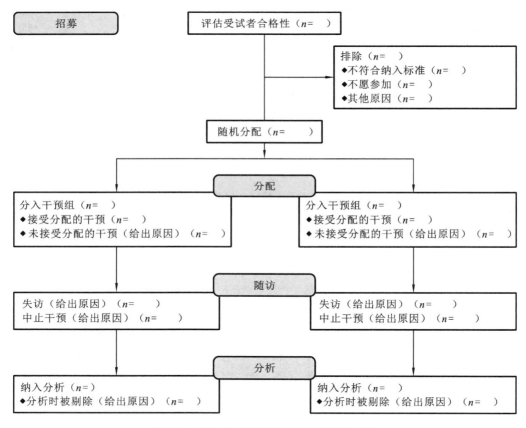

图 6.1　2010 版 CONSORT 中的流程图示意

25 个条目则如表 6.2 和表 6.3 所示，以下对 25 个条目做出简介。

条目 1a：通过题目能识别是随机试验。在题目中就应标明本研究是随机试验，可以帮助索引编制者正确标识该文献，使其易于识别，并被恰当标引。

条目 1b：结构式摘要，包括试验设计、方法、结果、结论几个部分。清晰、准确且足够详细的摘要是读者对该项研究做出判断的关键资料。很多读者会依据摘要来判断是否需要阅读全文。而且有些报告全文无法免费获得，读者只能看到摘要，所以该项研究的关键信息，如分组、干预（intervention）、失访、结局指标（outcomes）、统计学方法等都应在摘要中详细列出。遵循四段式的写作方式，可以帮助读者直接找到自己最感兴趣的部分。

以上条目是对论文题目和摘要部分的要求。

条目2a：科学背景和对试验理由的解释。作者在引言中应介绍进行该研究的科学背景并对试验理由进行解释，阐述该研究进行的必要性，这不仅是学术要求，更是伦理要求。《赫尔辛基宣言》指出，涉及人的生物医学研究必须以充分了解科学文献为基础。

条目2b：具体目的或假设。该研究提出了什么研究假说，拟回答什么科学问题，该研究的目的是什么，都应在引言部分阐述。通常研究假说比研究目的更具体，更适合用严谨的统计学方法检验。

以上条目是对论文引言部分的要求。

条目3a：描述试验设计，包括受试者分配入各组的比例。研究的试验设计应在方法部分明确写出来，比如是析因设计还是平行设计。如果是不常见的设计，最好说明选择这种设计的原因。尽管大部分随机试验采用均衡随机，但还是要说明分配的比例。

条目3b：试验开始后对试验方法所做的重要改变，并说明原因。在试验开始后，有可能因为环境变化、内部经费、招募情况等而更改试验方案，独立的数据与安全监察委员会（Data and Safety Monitoring Board，DSMB）也可能建议更改试验方案。关于治疗方案、入选标准、随机分配比例、随访时间长短、试验实施等重要改变都必须说明原因。

条目4a：受试者合格标准。受试者的纳入标准（inclusion criteria）和排除标准（exclusion criteria）是保证研究质量的重要手段，也可以帮助读者理解该研究的可推广性，又关系到临床试验伦理，所以必须明确、充分地报告。

条目4b：资料收集的场所和地点（clinical setting）。不同的医疗机构在组织、经验、资源等方面有很大差异，社会、经济和文化环境及气候也会影响研究结果的外部真实性。治疗方法等也是随时间变化而不同的，所以，要清楚报告该研究是单中心的还是多中心的，以及研究场所的数目、类型和地点。

条目5：详细描述各组干预措施的细节以使他人能够重复，包括它们实际上是在何时、如何实施的。每种干预措施包括对照干预措施的细节都应被描述，包括药名、剂量、给药方式、疗程、撤药等。

条目6a：完整而确切地说明预先设定的主要结局（primary outcome）和次要结局（secondary outcome）指标，包括它们是在何时、如何测评的。RCT通常有好几个结局指标，主要结局指标是对试验相关各方最重要的结局指标，常用来计算样本量，其他有意义的指标是次要结局指标。所有结局指标都应被列出并完整定义，使他人能够使用这些指标。这些指标何时被测评，由谁测评，使用了什么量表或指南，都应明确列出。

条目6b：试验开始后对结局指标是否有任何更改，并说明原因。在某些临床研究中，环境因素要求改变某种结局指标的评估方法，甚至要求改用另一种完全不同的结局指标。有任何类似改变都应指出并说明原因。

条目7a：如何确定样本量（sample size）。出于科学和伦理的原因，必须仔细计算临床试验的样本量，并报告样本量的计算方法，比如用来计算的主要结局指标、计算时用到的所有量值，以及每组算出的目标样本量。样本量的计算方法请参见第三章第二节。

条目7b：必要时，解释中期分析和试验中止原则。如果干预措施效果极好或极差，均应出于伦理原因提前终止试验。这一决定一般由DSMB做出。作者应报告他们或数据监察委员会查看数据的次数、原因和使用的统计学方法。

条目8a：产生随机分配序列的方法。应该根据随机过程将受试者分配到试验所要比较的各组中,该过程应具有不可预测性。作者应在正文中提供充足信息让读者可以评价生成随机序列的方法,以及分组过程中产生偏倚的可能性。

条目8b:随机方法的类型,包括任何限定的细节(如怎样分区组和各区组样本多少)。是否使用限制方法,区组如何产生,区组大小是固定的还是随机改变的,是否使用了分层,分层的因素,是否使用了最小化法等,都应说明。

条目9:用于执行随机分配序列(allocation sequence)的机制,描述干预措施分配之前为隐藏序列号所采取的措施。分配序列在生成后应通过分配隐藏来执行,这种机制可以防止负责招募受试者的人因预先知道分配的治疗方案而影响分配过程。请注意区别分配隐藏和盲法。前者的目的是防止选择性偏倚,而后者的目的是防止实施偏倚和测量偏倚。

条目10:谁产生随机分配序列,谁招募受试者,谁给受试者分配干预措施。纳入受试者时干预措施的分配隐藏非常重要,所以除了要知道隐藏分配序列的方法外,了解随机序列是如何执行的,尤其是谁生成分配序列,谁登记受试者,谁分配受试者进入各试验组,也是非常重要的。

条目11a:如果实施了盲法,分配干预措施后对谁设盲(例如受试者、医护提供者、结局评估者),以及盲法是如何实施的。盲法是防止偏倚的重要措施,尤其在评价主观结局指标时很有意义。不论盲法是否可行,作者都应报告设盲的对象和实施方法。

条目11b:如有必要,描述干预措施的相似之处。干预措施特征,比如外观、味道、气味、施予方法等的相似之处,是盲法实施方法的证据。

条目12a:用于比较各组主要和次要结局的统计学方法。临床试验数据的统计分析比基础研究要复杂得多,涉及多种数据分析方法,其中某些方法在特定情况下可能并不适用,所以需要详细报告所使用的统计学方法,使具备相关知识而又能获得原始数据的读者能够核实报告的结果。

条目12b:附加分析的方法,如亚组分析(subgroup analysis)和校正分析。亚组分析也应明确指出所用的方法。需要注意的是,亚组分析结果往往不能被进一步的研究证实,可信度不高。校正分析应该在研究计划中说明。采用任何校正分析和统计学方法都应说明理由。

以上条目是对论文方法部分的要求。

条目13:受试者流程(极力推荐使用流程图)。

条目13a:随机分配到各组的受试者例数,接受已分配治疗的例数,以及纳入主要结局分析的例数。

条目13b:随机分组后,各组脱落和被剔除的例数,并说明原因。

以上条目在流程图(图6.1)中可以清晰直观地了解到。流程图(flow chart)的具体形式和内容可依试验的具体特征而变化,CONSORT并未规定一个具体格式。在流程图中还应报告偏离研究计划的性质和排除已随机分组的受试者的确切原因。

条目14a:招募期和随访时间的长短,并说明具体日期。从何时开始招募受试者,以及随访时间的具体日期,有助于读者了解试验所处的历史背景。治疗手段日新月异,可能会影响受试者的处理。

条目14b:试验中断或终止的原因。RCT可以在样本量达到目标时终止,或者在事件数达到目标时终止,或在随访时间达到目标时终止,或因为到了计划结束的日期而终止。在这些情况下,试验结束方式不受试验结果的影响,终止试验也不大可能引起结果偏倚。RCT

在中期分析的时候如果显示获益大于预期或试验观察的干预措施带来危害,可以提前终止。如果研究人员发现试验观察的干预措施与对比干预措施之间没有重要差异,也可以因为无效而终止。RCT 也可能因为不可行而提前终止,如资助结束、无法获得合格患者等。作者必须报告为什么终止试验,影响做出该决定的因素,以及谁做出终止决定,包括资助机构在商议和做出终止决定时发挥的作用。

条目15:用一张表格列出每组受试者的基线数据,包括人口学资料和临床特征。恰当的随机分配虽然可以防止选择偏倚,却不能保证各组基线一致,而基线特征的任何差异都是随机而非偏倚导致的。应比较各试验组的重要人口学和临床特征等基线资料,以便读者评估组间相似性。用表格描述更能让读者一目了然。

条目16:各组纳入每种分析的受试者数目,以及是否按最初的分组分析。各组受试者例数是结果分析的基本要素,尽管可以在流程图中列出,但是对不同的结局指标,这些数目可能会不同。所以,所有的分析都应给出每组受试者例数。

条目17a:各组每项主要和次要结局指标的结果、效应估计值及其精确性(如 95% 置信区间)。对于每组每个结局指标,都应总结性地报告研究结果(分子、分母、均数、标准差),给出组间差异(效应值)。对于二分类变量结局指标,效应值可以是危险比或相对危险度、比值比或危险差等。对所有的结局指标,作者应给出置信区间以表示估计值的精确性。

条目17b:对于二分类结局,建议同时提供相对效应值和绝对效应值。当主要结局指标是二分类变量时,应同时报告(采用置信区间)相对效应(危险比或相对危险度,或者比值比)和绝对效应(危险差),因为仅用绝对效应或相对效应都不能反映试验效应的全貌及其意义。

条目18:所做的其他分析的结果,包括亚组分析和校正分析,指出哪些是预先设定的分析,哪些是新尝试的分析。对同样的数据做多种分析有得出假阳性结果的风险。试验方案预先设定的分析要比后期视数据情况而采取的分析可靠得多,所以作者应报告哪些分析是预先设定的,为什么这样设定等。选择性报告亚组分析可能导致偏倚。

条目19:各组出现的所有严重危害或意外效应(具体指导意见参见 CONSORT 网站上的"CONSORT for harms")。不良反应的存在及其性质对判断某项干预措施是否可以接受非常重要。所以,要充分报告不良事件的信息。

以上条目是对论文结果部分的要求。

条目20:试验的局限性、报告潜在偏倚和不精确的原因,以及出现多种分析结果的原因(如果有这种情况的话)。论文的讨论部分通常都是对本研究的赞美之词,但是局限性往往被避而不谈。实际上,研究的局限性对读者评估该研究非常重要。不精确性可以来自主要结局指标的测量或诊断,应加以讨论。要始终牢记统计学意义和临床意义的区别,不能简单地将结果无统计学意义解释为干预措施等效。无论 P 值如何,置信区间为判断试验结果是否与有临床意义的结果一致提供了有价值的信息。

条目21:试验结果的普适性(外部可靠性、实用性)。试验结果能推广到其他情况的程度称为外部真实性,或可推广性。试验结果能推广到年龄、性别、疾病严重程度等情况与受试者不同的个体或群体吗? 试验结果适用于同类型其他药物吗? 外部真实性是一种大体判断,所以,应详细报告各项研究细节。

条目22:与结果相对应的解释,权衡试验结果的利弊,并且考虑其他相关证据。作者应在讨论部分比较当前的试验结果与其他 RCT 结果的关系,且应在全面检索的基础上,不能仅限于支持当前研究结果的研究。

以上条目是对论文讨论部分的要求。

条目 23：临床试验注册号和注册机构名称。世界卫生组织明确指出"对所有干预性临床试验进行注册是一种科学、伦理和道德责任"。临床试验注册可减少和避免选择性报告、重复发表等多种问题。临床试验注册的要求和网站请参见第九章第一节。

条目 24：如果有的话，在哪里可以获取完整的试验方案。完整的试验方案十分重要，因为它预设了 RCT 的方法，如主要结局指标。报告 RCT 主要结果的期刊可以在其网站上提供试验方案，如果是开放获取的期刊，试验结果和方案更易获取。临床试验注册也可以确保试验方案的很多细节可以获取。

条目 25：资助和其他支持（如提供药品）的来源，提供资助者所起的作用。研究显示，制药企业资助的研究与其他经费来源资助的研究相比，更有可能得到有利于资助公司生产的产品的结果。资助来源及其资助者所发挥的作用，是读者评价该 RCT 的重要信息，作者有责任如实报告。

如欲了解以上 25 个条目的详细说明，请阅读"CONSORT 2010 说明与详述"。值得注意的是，CONSORT 也有自己的局限性。CONSORT 不是评价临床试验质量的工具。所以，不要误用 CONSORT 来评价 RCT 的质量，RCT 的质量评价有其他工具和方法（请参见第五章第三节）。而且，对报告 RCT 的论文写作也不应绝对 CONSORT 化，相关条目的排列顺序等不一定要严格按照 CONSORT 来，可以参考该领域的传统或具体期刊的要求。

表 6.2　2010 版 CONSORT 对照检查清单（checklist）英文版

Section/Topic	Item No.	Checklist item
Title and abstract		
	1a	Identification as a randomized trial in the title
	1b	Structured summary of trial design, methods, results, and conclusions (for specific guidance, see CONSORT for abstracts)
Introduction		
Background and objectives	2a	Scientific background and explanation of the rationale
	2b	Specific objectives or hypotheses
Methods		
Trial design	3a	Description of trial design(such as parallel design and factorial design), including allocation ratio
	3b	Important changes to methods after trial commencement (such as eligibility criteria), with reasons
Participants	4a	Eligibility criteria for participants
	4b	Settings and locations where the data were collected
Interventions	5	The interventions for each group with sufficient details to allow replication, including how and when they were administered

续表

Section/Topic	Item No.	Checklist item
Outcomes	6a	Completely defined pre-specified primary and secondary outcome measures, including how and when they were assessed
	6b	Any changes to trial outcomes after the trial commenced, with reasons
Sample size	7a	How sample size was determined
	7b	When applicable, explanation of any interim analyses and stopping guidelines
Randomisation		
Sequence generation	8a	Method used to generate the random allocation sequence
	8b	Type of randomization; details of any restriction(such as blocking and block size)
Allocation concealment mechanism	9	Mechanism used to implement the random allocation sequence(such as sequentially numbered containers), describes any steps taken to conceal the sequence until interventions were assigned
Implementation	10	Who generated the random allocation sequence, who enrolled participants, and who assigned participants to interventions
Blinding	11a	If done, who was blinded after assignment to interventions(such as participants, care providers,and those assessing outcomes) and how
	11b	If relevant,a description of the similarity of interventions
Statistical methods	12a	Statistical methods used to compare groups for primary and secondary outcomes
	12b	Methods for additional analyses, such as subgroup analyses and adjusted analyses
Results		
Participant flow (a diagram is strongly recommended)	13a	For each group, the numbers of participants who were randomly assigned received intended treatment and were analysed for the primary outcome
	13b	For each group, losses and exclusions after randomisation, together with reasons
Recruitment	14a	Dates defining the periods of recruitment and follow-up
	14b	Reasons for interruption or termination of the trial
Baseline data	15	A table showing baseline demographic and clinical characteristics for each group
Numbers analysed	16	For each group,number of participants (denominator) included in each analysis and whether the analysis was by original assigned groups

续表

Section/Topic	Item No.	Checklist item
Outcomes and estimation	17a	For each primary and secondary outcome，results for each group，and the estimated effect size and its precision（such as 95% confidence interval）
	17b	For binary outcomes，presentation of both absolute and relative effect sizes is recommended
Ancillary analyses	18	Results of any other analyses performed，including subgroup analyses and adjusted analyses，distinguishing prespecified from exploratory
Harms	19	All important harms or unintended effects in each group（for specific guidance，see CONSORT for harms）
Discussion		
Limitations	20	Trial limitations，addressing sources of potential bias，imprecision，and，if relevant，the multiplicity of analyses
Generalisability	21	Generalisability（external validity and applicability）of the trial findings
Interpretation	22	Interpretation consistent with results，balancing benefits and harms，and considering other relevant evidence
Other information		
Registration	23	Registration number and name of trial registry
Protocol	24	Where the full trial protocol can be accessed，if available
Funding	25	Sources of fundingand other support（such as the supply of drugs），the role of funders

表 6.3　2010 版 CONSORT 对照检查清单（checklist）中文版

论文章节/主题	条目	对照检查的条目
题目和摘要		
	1a	通过题目能识别是随机试验
	1b	结构式摘要，包括试验设计、方法、结果、结论几个部分（具体的指导建议参见"CONSORT for abstracts"）
引言		
背景和目的	2a	科学背景和对试验理由的解释
	2b	具体目的或假设
方法		
试验设计	3a	描述试验设计（诸如平行设计、析因设计），包括受试者分配入各组的比例
	3b	试验开始后对试验方法所做的重要改变（如合格受试者的挑选标准），并说明原因

续表

论文章节/主题	条目	对照检查的条目
受试者	4a	受试者合格标准
	4b	资料收集的场所和地点
干预措施	5	详细描述各组干预措施的细节以使他人能够重复,包括它们实际上是在何时、如何实施的
结局指标	6a	完整而确切地说明预先设定的主要和次要结局指标,包括它们是在何时、如何测评的
	6b	试验开始后对结局指标是否有任何更改,并说明原因
样本量	7a	如何确定样本量
	7b	必要时,解释中期分析和试验中止原则
随机方法		
序列的产生	8a	产生随机分配序列的方法
	8b	随机方法的类型,任何限定的细节(如怎样分区组和各区组样本多少)
分配隐藏机制	9	用于执行随机分配序列的机制(例如按序编码的封藏法),描述干预措施分配之前为隐藏序列号所采取的措施
实施	10	谁产生随机分配序列,谁招募受试者,谁给受试者分配干预措施
盲法	11a	如果实施了盲法,分配干预措施后对谁设盲(例如受试者、医护提供者、结局评估者),以及盲法是如何实施的
	11b	如有必要,描述干预措施的相似之处
统计学方法	12a	用于比较各组主要和次要结局的统计学方法
	12b	附加分析的方法,如亚组分析和校正分析
结果		
受试者流程(极力推荐使用流程图)	13a	随机分配到各组的受试者例数,接受已分配治疗的例数,以及纳入主要结局分析的例数
	13b	随机分组后,各组脱落和被剔除的例数,并说明原因
招募受试者	14a	招募期和随访时间的长短,并说明具体日期
	14b	试验中断或终止的原因
基线资料	15	用一张表格列出每组受试者的基线数据,包括人口学资料和临床特征
纳入分析的例数	16	各组纳入每种分析的受试者数目,以及是否按最初的分组分析
结局和估计值	17a	各组每项主要和次要结局指标的结果、效应估计值及其精确性(如95%置信区间)
	17b	对于二分类结局,建议同时提供相对效应值和绝对效应值
辅助分析	18	所做的其他分析的结果,包括亚组分析和校正分析,指出哪些是预先设定的分析,哪些是新尝试的分析
危害	19	各组出现的所有严重危害或意外效应

论文章节/主题	条目	对照检查的条目
讨论		
局限性	20	试验的局限性、报告潜在偏倚和不精确的原因,以及出现多种分析结果的原因(如果有这种情况的话)
普适性	21	试验结果的普适性(外部可靠性、实用性)
解释	22	与结果相对应的解释,权衡试验结果的利弊,并且考虑其他相关证据
其他信息		
试验注册	23	临床试验注册号和注册机构名称
试验方案	24	如果有的话,在哪里可以获取完整的试验方案
资助	25	资助和其他支持(如提供药品)的来源,提供资助者所起的作用

二、STROBE

STROBE 是流行病学的观察性研究的报告规范。2007 版 STROBE 是迄今最新版本,包含 22 个条目,涵盖了题目、摘要、引言、方法、结果、讨论、资助中应该出现的内容,且建议使用流程图。表 6.4 和表 6.5 所示为 STROBE 的对照检查清单。仔细对照表 6.2、表 6.3 和表 6.4、表 6.5,就会发现 STROBE 和 CONSORT 大同小异。

表 6.4　2007 版 STROBE 对照检查清单(checklist)英文版

Section/Topic	Item No.	Recommendation
Title and abstract	1	(a) Indicate the study's design with a commonly used term in the title or the abstract (b) Provide in the abstract an informative and balanced summary of what was done and what was found
Introduction		
Background/Rationale	2	Explain the scientific background and rationale for the investigation being reported
Objectives	3	State specific objectives, including any prespecified hypotheses
Methods		
Study design	4	Present key elements of study design early in the paper
Setting	5	Describe the setting, locations, and relevant dates, including periods of recruitment, exposure, follow-up, and data collection

Section/Topic	Item No.	Recommendation
Participants	6	(a) *Cohort study*—Give the eligibility criteria, and the sources and methods of selection of participants. Describe methods of follow-up *Case-control study*—Give the eligibility criteria, and the sources and methods of case ascertainment and control selection. Give the rationale for the choice of cases and controls *Cross-sectional study*—Give the eligibility criteria, and the sources and methods of selection of participants (b) *Cohort study*—For matched studies, give matching criteria and the number of exposed and unexposed *Case-control study*—For matched studies, give matching criteria and the number of controls per case
Variables	7	Clearly define all outcomes, exposures, predictors, potential confounders, and effect modifiers. Give diagnostic criteria, if applicable
Data sources/ Measurement	8*	For each variable of interest, give sources of data and details of methods of assessment (measurement). Describe comparability of assessment methods if there is more than one group
Bias	9	Describe any efforts to address potential sources of bias
Study size	10	Explain how the study size was arrived at
Quantitative variables	11	Explain how quantitative variables were handled in the analyses. If applicable, describe which groupings were chosen and why
Statistical methods	12	(a) Describe all statistical methods, including those used to control for confounding (b) Describe any methods used to examine subgroups and interactions (c) Explain how missing data were addressed (d) *Cohort study*—If applicable, explain how loss to follow-up was addressed *Case-control study*—If applicable, explain how the matching of cases and controls was addressed *Cross-sectional study*—If applicable, describe analytical methods taking into account of sampling strategy (e) Describe any sensitivity analyses
Results		

续表

Section/Topic	Item No.	Recommendation
Participants	13*	(a) Report numbers of individuals at each stage of study—e. g. numbers potentially eligible, examined for eligibility, confirmed eligible, included in the study, completing follow-up, and analysed
		(b) Give reasons for non-participation at each stage
		(c) Consider the use of a flow diagram
Descriptive data	14*	(a) Give characteristics of study participants (e. g. demographic, clinical, social) and information on exposures and potential confounders
		(b) Indicate number of participants with missing data for each variable of interest
		(c) *Cohort study*—Summarise follow-up time (e. g. average and total amount)
Outcome data	15*	*Cohort study*—Report numbers of outcome events or summary measures over time
		Case-control study—Report numbers in each exposure category or summary measures of exposure
		Cross-sectional study—Report numbers of outcome events or summary measures
Main results	16	(a) Give unadjusted estimates and, if applicable, confounder-adjusted estimates and their precision (e. g. 95% confidence interval). Make clear which confounders were adjusted for and why they were included
		(b) Report category boundaries when continuous variables were categorized
		(c) If relevant, consider translating estimates of relative risk into absolute risk for a meaningful period
Other analyses	17	Report other analyses done—e. g. analyses of subgroups and interactions, and sensitivity analyses
Discussion		
Key results	18	Summarise key results with reference to study objectives
Limitations	19	Discuss limitations of the study, taking into account sources of potential bias or imprecision. Discuss both direction and magnitude of any potential bias

续表

Section/Topic	Item No.	Recommendation
Interpretation	20	Give a cautious overall interpretation of results considering objectives, limitations, the multiplicity of analyses, results from similar studies, and other relevant evidence
Generalisability	21	Discuss the generalisability(external validity) of the study results
Other information		
Funding	22	Give the source of funding and the role of the funders for the present study and, if applicable, for the original study on which the present article is based

* Give information separately for cases and controls in case-control studies and, if applicable, for exposed and unexposed groups in cohort and cross-sectional studies.

Note：An explanation and elaboration article discusses each checklist item and gives methodological background and published examples of transparent reporting. The STROBE checklist is best used in conjunction with this article(freely available on the Web sites of *PLoS Medicine* at http://www.plosmedicine.org/, *Annals of Internal Medicine* at http://www.annals.org/, and *Epidemiology* at http://www.epidem.com/). Information on the STROBE initiative is available at www.strobe-statement.org.

表 6.5　2007 版 STROBE 对照检查清单(checklist)中文版

论文章节/主题	条目	建议
题目和摘要	1	(a)在题目或摘要中常用术语表明研究所采用的设计 (b)在摘要中对所做工作和获得的结果做一个简明的总结
引言		
背景/原理	2	解释研究的科学背景和原理
目的	3	阐明具体研究目的,包括任何预先设定的假设
方法		
研究设计	4	尽早陈述研究设计的关键内容
研究设置	5	描述研究机构、研究地点及相关资料,包括招募的时间范围、暴露情况、随访情况和数据收集等
参与者	6	(a)队列研究——描述纳入标准、参与者的来源和选择方法、随访方法 病例-对照研究——描述纳入标准、病例和对照的来源及确认病例和选择对照的方法、病例和对照选择的原理 横断面研究——描述纳入标准、参与者的来源和选择方法 (b)队列研究——对于配对设计,应说明配对标准及暴露和非暴露的人数 病例-对照研究——对于配对设计,应说明配对标准和每个病例配对的对照数
变量	7	明确定义结局、暴露、预测因子、可能的混杂因素及效应修饰因素,如果相关,给出诊断标准

续表

论文章节/主题	条目	建议
数据来源/测量	8*	对每个有意义的变量,给出数据来源和详细的测量方法。如果有一个以上的组,描述各组之间测量方法的可比性
偏倚	9	描述解决潜在偏倚的方法
样本大小	10	描述样本量的确定方法
定量变量	11	解释定量、变量是如何分析的,如果相关,描述分组的方法和原因
统计学方法	12	(a)描述所用的所有统计学方法,包括减少混杂因素的方法 (b)描述所有分析亚组和交互作用的方法 (c)解释如何解决数据缺失问题 (d)队列研究——如果相关,描述解决失访问题的方法 病例-对照研究——如果相关,描述如何对病例和对照进行配对 横断面研究——如果相关,描述考虑到抽样策略的分析方法 (e)描述所用的灵敏性分析方法
结果		
参与者	13*	(a)报告研究各阶段参与者的人数,如可能合格的人数、参与合格性检查的人数、证实合格的人数、纳入研究的人数、完成随访的人数及完成分析的人数 (b)解释在各阶段参与者退出研究的原因 (c)考虑使用流程图
描述性数据	14*	(a)描述参与者的特征(如人口统计学、临床和社会特征)以及暴露和潜在混杂因素的相关信息 (b)描述就每个待测变量而言缺失数据的参与者人数 (c)队列研究——总结随访时间(如平均随访时间和全部随访时间)
结局数据	15*	队列研究——报告随时间变化的结局事件数或综合指标 病例-对照研究——报告各种暴露类别的人数或暴露综合指标 横断面研究——报告结局事件数或综合指标
主要结果	16	(a)报告未校正的估计值。如果相关,给出混杂因素校正后的估计值及其精确度(如95%置信区间)。指明按照哪些混杂因素进行了校正,以及选择这些因素进行校正的原因 (b)如对连续变量进行分组,要报告每组观察值的范围 (c)对有意义的危险因素,最好把相对危险度转化成在一段有意义的时间范围内的绝对危险度
其他分析	17	报告进行过的其他分析,如亚组分析、交互作用分析和敏感性分析
讨论		
主要结果	18	根据研究目标概括关键结果

续表

论文章节/主题	条目	建议
局限性	19	讨论研究的局限性,包括潜在的偏倚或不准确的来源;讨论任何潜在的偏倚的方向和大小
解释	20	结合研究目标、研究局限性、多重分析、相似研究的结果和其他相关证据,谨慎给出一个总体的结果解释
普适性	21	讨论研究结果的普适性(外部真实性)
其他信息		
资助	22	研究资金的来源和资助机构在研究中的作用,如果相关,提供资助机构在本文基于的初始研究中的作用

* 病例-对照研究中的对照组和病例组要分别给出信息;在队列研究和横断面研究中,如果可以的话,对暴露组和非暴露组也分别给出信息。

注意:一篇详细的解释和示范论文,讨论了清单中的每个条目,提供了方法学背景及已发表的明确报告的范例。STROBE 清单最好与这篇论文联合使用(在 *PLoS Medicine*、*Annals of Internal Medicine* 和 *Epidemiology* 的网站可免费获得)。在 www.strobe-statement.org 上可以获得 STROBE 的相关信息。

三、CARE

常见的病例报告也有报告规范,就是 CARE(Consensus-Based Clinical Case Reporting)。表 6.6 和表 6.7 所示为 CARE 的对照检查清单。CARE 包含 13 个条目,与 CONSORT 和 STROBE 也有一定的相似之处。

表 6.6　2013 版 CARE 对照检查清单(checklist)英文版

Topic	Item No.	Checklist item description
Title	1	The diagnosis or intervention of primary focus followed by the words "case report"
Key words	2	2 to 5 key words that identify diagnoses or interventions in this case report, including "case report"
Abstract	3a	Introduction—What is unique about this case, and what does it add to the scientific literature?
	3b	Main symptoms and/or important clinical findings
	3c	The main diagnoses, therapeutic interventions, and outcomes
	3d	Conclusion—What are the main "take-away" lessons from this case?
Introduction	4	One or two paragraphs summarizing why this case is unique (may include references)

Topic	Item No.	Checklist item description
Patient information	5a	Demographic information (such as age, gender, ethnicity and occupation)
	5b	Primary symptoms of the patient
	5c	Medical, family, and psycho-social history, including relevant genetic information
	5d	Relevant past interventions with outcomes
Clinical findings	6	Describe significant physical examination (PE) and important clinical findings
Timeline	7	Depict important milestones related to your diagnoses and interventions (table or figure)
Diagnostic assessment	8a	Diagnostic methods (such as PE, laboratory testing, imaging, and surveys)
	8b	Diagnostic challenges (such as financial, language, or cultural)
	8c	Diagnosis (including other diagnoses considered)
	8d	Prognostic characteristics (such as staging in oncology) where applicable
Therapeutic intervention	9a	Types of therapeutic intervention (such as pharmacologic, surgical, preventive, and self-care)
	9b	Administration of therapeutic intervention (such as dosage, strength, and duration)
	9c	Changes in the therapeutic intervention (with rationale)
Follow-up and outcomes	10a	Clinician and patient-assessed outcomes (if available)
	10b	Important follow-up diagnostic and other test results
	10c	Intervention adherence and tolerability (How was this assessed?)
	10d	Adverse and unanticipated events
Discussion	11a	A scientific discussion of the strengths and limitations associated with this case report
	11b	Discussion of the relevant medical literature with references
	11c	The scientific rationale for any conclusions (including assessment of possible causes)
	11d	The primary "take-away" lessons of this case report
Patient perspective	12	Did the patient share his or her perspective or experience? (Include when appropriate)
Informed consent	13	Did the patient give informed consent? Please provide if requested

表 6.7　2013 版 CARE 对照检查清单(checklist)中文版

主题	条目	清单项目描述
标题	1	"病例报告"应与本病例中最受关注的内容列于标题中

续表

主题	条目	清单项目描述
关键词	2	以 2～5 个关键词概括本病例的关键要素,包括"病例报告"
摘要	3a	简介——本病例有何独特之处？为医学文献增添了哪些内容？
	3b	患者的主要症状和重要临床发现
	3c	主要诊断、治疗干预和结果
	3d	结论——从本病例"获取的"主要经验是什么？
引言	4	本病例的背景概要,应提及相关的医学文献
患者信息	5a	人口统计信息(如年龄、性别、种族、职业)
	5b	患者的主要症状
	5c	医疗、家庭和心理历史,包括相关遗传信息
	5d	相关的共病,包括过往的干预及其结果
临床发现	6	描述相关的体格检查(PE)和重要的临床发现
时间表	7	描述与您的诊断和干预相关的重要里程碑(表格或图)
诊断评估	8a	诊断方法(如 PE、实验室测试、成像、调查问卷)
	8b	诊断挑战(如财力、语言或文化)
	8c	诊断推理(包括其他已考虑的诊断)
	8d	预后特征(例如肿瘤学的分期)(如适用)
治疗干预	9a	干预的类型(例如药物、手术、预防性、自我护理)
	9b	干预的管理(例如剂量、强度、持续时间)
	9c	干预的改变(提供理论依据)
随访和结果	10a	临床医生和患者评估结果(如适用)
	10b	重要的随访诊断和其他测试结果
	10c	干预依从性和耐受性(如何评估？)
	10d	不良和意外事件
讨论	11a	对与本病例报告相关的优势和局限性的科学讨论
	11b	结合相关参考文献进行讨论
	11c	结论的理论依据(包括对可能原因的评估)
	11d	从本病例报告"获取的"主要经验
患者观点	12	患者是否有分享其观点或经验？(在可能时加入)
知情同意书	13	患者是否提供知情同意书？如有需要,请提供

四、ARRIVE

ARRIVE 指南是发表动物实验研究报告的清单,最先于 2010 年发表,更新后的 ARRIVE 2.0 于 2020 年 7 月发表在 *PLoS Biology*,同时还发布了一份更为详细的解释与说明文件。该指南要求动物实验的研究报告具有充分的研究细节,旨在提高动物实验研究报告的透明度,方便读者、审稿人和编辑充分审查研究内容,准确评估研究方法。该指南适用于任何与活体动物相关的研究,从小鼠等哺乳动物到斑马鱼,也包括无脊椎动物。该指南按照优先级将清单条目划分为两部分,即关键 10 条和建议题目集(10 条),每个部分的条目之间没有等级之分。在动物实验研究报告中能充分报告这两部分内容则是最佳的。ARRIVE 2.0 中关键 10 条内容如下(表 6.8 和表 6.9)。

表 6.8　ARRIVE 2.0 中关键 10 条(Essential 10)英文版

Section/Topic	Item No.	Checklist item description
Study design	1	For each experiment, provide brief details of the study design, including: a. The groups being compared, including control groups. If no control group has been used, the rationale should be stated b. The experimental unit (e. g. a single animal, litter or cage of animals)
Sample size	2	a. Specify the exact number of experimental units allocated to each group, and the total number in each experiment. Also indicate the total number of animals used b. Explain how the sample size was decided. Provide details of any a priori sample size calculation, if done
Inclusion and exclusion criteria	3	a. Describe any criteria used for including or excluding animals (or experimental units) during the experiment, and data points during the analysis. Specify if these criteria were established a priori. If no criteria were set, state this explicitly b. For each experimental group, report any animals, experimental units or data points not included in the analysis and explain why. If there were no exclusions, state so c. For each analysis, report the exact value of n in each experimental group
Randomisation	4	a. State whether randomization was used to allocate experimental units to control and treatment groups. If done, provide the method used to generate the randomization sequence b. Describe the strategy used to minimize potential confounders such as the order of treatments and measurements, or animal/cage location. If confounders were not controlled, state this explicitly
Blinding	5	Describe who was aware of the group allocation at the different stages of the experiment (during the allocation, the conduct of the experiment, the outcome assessment, and the data analysis)
Outcome measures	6	a. Clearly define all outcome measures assessed (e. g. cell death, molecular markers, or behavioral changes) b. For hypothesis-testing studies, specify the primary outcome measure, i. e., the outcome measure used to determine the sample size

续表

Section/Topic	Item No.	Checklist item description
Statistical methods	7	a. Provide details of the statistical methods used for each analysis, including software used b. Describe any methods used to assess whether the data met the assumptions of the statistical approach and what was done if the assumption were not met
Experimental animals	8	a. Provide species-appropriate details of the animals used, including species, strain and sub-strain, sex, age or developmental stage, and, if relevant, weight b. Provide further relevant information on the provenance of animals, health/immune status, genetic modification status, genotype, and any previous procedures
Experimental procedures	9	For each experimental group, including controls, describe the procedures in enough detail to allow others to replicate them, including： a. What was done, how it was done, and what was used b. When and how often c. Where (including detail of any acclimatization periods) d. Why (provide the rationale for procedures)
Results	10	For each experiment conducted, including independent replications, report： a. Summary/descriptive statistics for each experimental group, with a measure of variability where applicable (e. g. mean and SD, or median and range) b. If applicable, the effect size with a confidence interval

表 6.9　ARRIVE 2.0 关键 10 条(Essential 10)中文版

论文章节/主题	条目	清单项目描述
研究设计	1	对于每个实验,给出简要的研究设计细节,包括: a. 比较的组别,包括对照组。如果没有对照组,应阐明理由 b. 实验单元(如以单只动物、一窝动物或一笼动物为单元)
样本量	2	a. 详细说明分配给每个实验组的确切实验单元,以及每次实验的动物总数,整个实验使用的动物总数也需要说明 b. 解释样本量是如何决定的。如已计算样本量,提供任何预先计算的细节
纳入和排除标准	3	a. 描述实验期间用于纳入和排除动物(或实验单元)的任何标准,以及分析过程中的数据点。详细说明纳入和排除标准是否是预先设立的。如果没有设立相关标准,则给予明确的声明 b. 对于每个实验组,报告分析中排除的动物、实验单元或数据点,并说明原因。如果没有排除动物的情况,请说明 c. 对于每次分析,报告每个实验组中实验单元的准确数量

续表

论文章节/主题	条目	清单项目描述
随机化	4	a. 说明是否采用随机化方法将实验单元分配给对照组和处理组。如已随机化分配，提供产生随机序列的方法 b. 描述用于最小化潜在混杂因素的策略，如处理和测量的顺序，或者动物/笼子的位置。如果没有控制混杂因素，则给予明确的声明
盲法	5	描述谁会在实验的不同阶段（分配、实验实施、结局评估、数据分析）知晓分组情况
结局评价	6	a. 清晰地定义所有评估结局的措施（如细胞死亡、分子标记或行为改变） b. 对于测试假说的研究，明确主要结局测量方法，如用于确定样本量的结局测量
统计学方法	7	a. 提供用于每次分析的统计学方法的细节，包括使用的软件 b. 描述用于评估数据是否能满足统计假设的任何方法，以及当统计假设无法满足时所做的方法变更
实验动物	8	a. 提供使用动物种类的详细资料，包括物种、品系、亚系、雌雄、年龄或发育阶段，以及重量（如果相关的话） b. 提供进一步的相关信息，如动物来源、健康/免疫状态、基因修饰状态、基因型和任何先前的实验使用情况等
实验步骤	9	对于每个实验组（包括对照组），描述可让其他研究人员重复的、足够的实验细节，包括： a. 内容（做了什么）、方法（怎么做的）、材料（用了什么） b. 时间和频次 c. 地点（包括任何适应期的细节） d. 原因（提供进行这些程序的理由）
结果	10	对于每次实验，包括独立重复的过程，报告： a. 对于每个实验组的总结/描述性统计，如果适用，应报告结局指标的变异度（如均值和标准差，或中位数和范围） b. 如果适用，应报告效应量及其置信区间

这份指南除了用于指导研究者报告动物实验外，在设计动物实验前最好先行阅读，并整合到研究设计中。

五、PRISMA

系统评价/Meta 分析是一种特殊的研究方法，作者通过全面检索、筛选，并从原始研究中提取数据，再对其进行定性或定量分析合成，最终得出结论。PRISMA（Preferred Reporting Items for Systematic Reviews and Meta-analysis）声明旨在帮助作者撰写和报告系统评价/Meta 分析，提高报告质量，也可用于评价已发表的系统评价/Meta 分析。但 PRISMA 声明不是测量系统评价/Meta 分析质量的工具,某些特殊情况下可修改部分条目。目前最新的版本是 2020 版(表 6.10、表 6.11),其相较 2009 版有较大改变,总共包括 27 个条目。

表 6.10　PRISMA(2020)英文版

Section/Topic	Item No.	Checklist item
Title		
Title	1	Identify the report as a systematic review
Abstract		
Abstract	2	See the PRISMA 2020 for Abstracts checklist
Introduction		
Rationale	3	Describe the rationale for the review in the context of existing knowledge
Objectives	4	Provide an explicit statement of the objective(s) or question(s) the review addresses
Methods		
Eligibility criteria	5	Specify the inclusion and exclusion criteria for the review and how studies were grouped for the syntheses
Information sources	6	Specify all databases, registers, websites, organizations, reference lists and other sources searched or consulted to identify studies. Specify the date when each source was last searched or consulted
Search strategy	7	Present the full search strategies for all databases, registers and websites, including any filters and limits used
Selection process	8	Specify the methods used to decide whether a study met the inclusion criteria of the review, including how many reviewers screened each record and each report retrieved, whether they worked independently, and if applicable, details of automation tools used in the process
Data collection process	9	Specify the methods used to collect data from reports, including how many reviewers collected data from each report, whether they worked independently, any processes for obtaining or confirming data from study investigators, and if applicable, details of automation tools used in the process
Data items	10a	List and define all outcomes for which data were sought. Specify whether all results that were compatible with each outcome domain in each study were sought (e. g. for all measures, time points, and analyses), and if not, the methods used to decide which results to collect
	10b	List and define all other variables for which data were sought (e. g. participant and intervention characteristics, and funding sources). Describe any assumptions made about any missing or unclear information

续表

Section/Topic	Item No.	Checklist item
Study risk of bias assessment	11	Specify the methods used to assess risk of bias in the included studies, including details of the tool(s) used, how many reviewers assessed each study and whether they worked independently, and if applicable, details of automation tools used in the process
Effect measures	12	Specify for each outcome the effect measure(s) (e. g. risk ratio and mean difference) used in the synthesis or presentation of results
Synthesis methods	13a	Describe the processes used to decide which studies were eligible for each synthesis (e. g. tabulating the study intervention characteristics and comparing against the planned groups for each synthesis (item #5))
	13b	Describe any methods required to prepare the data for presentation or synthesis, such as handling of missing summary statistics or data conversions
	13c	Describe any methods used to tabulate or visually display results of individual studies and syntheses
	13d	Describe any methods used to synthesize results and provide a rationale for the choice(s). If Meta-analysis was performed, describe the model(s) or method(s) to identify the presence and extent of statistical heterogeneity, and software package(s) used
	13e	Describe any methods used to explore possible causes of heterogeneity among study results (e. g. subgroup analysis and Meta-regression)
	13f	Describe any sensitivity analyses conducted to assess robustness of the synthesized results
Reporting bias assessment	14	Describe any methods used to assess risk of bias due to missing results in a synthesis (arising from reporting biases)
Certainty assessment	15	Describe any methods used to assess certainty (or confidence) in the body of evidence for an outcome
Results		
Study selection	16a	Describe the results of the search and selection process, from the number of records identified in the search to the number of studies included in the review, ideally using a flow diagram
	16b	Cite studies that might appear to meet the inclusion criteria, but which were excluded, and explain why they were excluded
Study characteristics	17	Cite each included study and present its characteristics

续表

Section/Topic	Item No.	Checklist item
Risk of bias in studies	18	Present assessments of risk of bias for each included study
Results of individual studies	19	For all outcomes, present, for each study: summary statistics for each group (where appropriate) and an effect estimate and its precision (e. g. confidence/credible interval), ideally using structured tables or plots
Results of syntheses	20a	For each synthesis, briefly summarise the characteristics and risk of bias among contributing studies
	20b	Present results of all statistical syntheses conducted. If Meta-analysis was done, present for each the summary estimate and its precision (e. g. confidence/credible interval) and measures of statistical heterogeneity. If comparing groups, describe the direction of the effect
	20c	Present results of all investigations of possible causes of heterogeneity among study results
	20d	Present results of all sensitivity analyses conducted to assess the robustness of the synthesized results
Reporting biases	21	Present assessments of risk of bias due to missing results (arising from reporting biases) for each synthesis assessed
Certainty of evidence	22	Present assessments of certainty (or confidence) in the body of evidence for each outcome assessed
Discussion		
Discussion	23a	Provide a general interpretation of the results in the context of other evidence
	23b	Discuss any limitations of the evidence included in the review
	23c	Discuss any limitations of the review processes used
	23d	Discuss implications of the results for practice, policy, and future research
Other information		
Registration and protocol	24a	Provide registration information for the review, including register name and registration number, or state that the review was not registered
	24b	Indicate where the review protocol can be accessed, or state that a protocol was not prepared
	24c	Describe and explain any amendments to information provided at registration or in the protocol
Support	25	Describe sources of financial or non-financial support for the review, and the role of the funders or sponsors in the review

续表

Section/Topic	Item No.	Checklist item
Competing interests	26	Declare any competing interests of review authors
Availability of data, code and other materials	27	Report which of the following are publicly available and where they can be found：template data collection forms；data extracted from included studies；data used for all analyses；analytic code；any other materials used in the review

表 6.11　PRISMA(2020)中文版

章节/主题	条目	条目清单
标题		
标题	1	明确本研究为系统评价
摘要		
摘要	2	见"PRISMA2020 摘要清单"
背景		
理论基础	3	基于现有研究描述该系统评价的理论基础
目的	4	明确陈述该系统评价的研究目的或待解决的问题
方法		
纳排标准	5	详细说明纳入和排除标准,以及在结果综合时纳入研究的分组情况
信息来源	6	详细说明获取文献的所有来源,包括所有数据库、注册平台、网站、机构、参考列表以及其他检索或咨询途径。明确说明每项来源的检索或查询日期
检索策略	7	呈现所有数据库、注册平台和网站的完整检索策略,包括用到的过滤器和限制条件
研究选择	8	详细说明确定一项研究是否符合纳入标准的方法,包括每项检索记录由几人进行筛选、是否独立筛选。如使用自动化工具,应做详细说明
资料提取	9	详细说明数据提取的方法,包括几人提取数据、是否独立提取,以及从纳入研究的作者处获取或确认数据的过程。如使用自动化工具,应做详细说明
资料条目	10a	列出并定义需要收集数据的所有结局指标。详细说明是否收集了每项纳入研究中与各结局相关的所有信息(例如,所有效应量、随访时间点和分析结果);若没有,需说明如何决定收集结果的具体方法
	10b	列出并定义提取的其他所有变量(例如,参与者和干预措施的特征、资金来源)。须对任何缺失或不明信息所做假设进行描述
偏倚风险评价	11	详细说明评价纳入研究偏倚风险的方法,包括使用评价工具的细节、评价人数以及是否独立进行。如使用自动化工具,应做详细说明
效应指标	12	详细说明每个结局在结果综合或呈现中使用的效应指标,如风险比(risk ratio)、平均差(mean difference)

续表

章节/主题	条目	条目清单
方法综合	13a	描述确定结果合并时纳入研究的过程。例如,列出每个研究的干预特征,并与原计划在各项数据合并时进行研究分组的情况(条目5)进行比较
	13b	描述准备数据呈现或合并的方法,例如,缺失合并效应量的处理或数据转换
	13c	描述对单个研究和综合结果使用的任何列表或可视化方法
	13d	描述结果综合使用的所有方法并说明其合理性。若进行 Meta 分析,则需描述检验统计异质性及程度的模型或方法,以及所使用的程序包
	13e	描述用于探索可能造成研究结果间异质性原因的方法(如亚组分析、Meta 回归)
	13f	描述用于评价综合结果稳定性的任何敏感性分析
报告偏倚评价	14	描述评价因结果综合中缺失结果造成偏倚风险的方法(由报告偏倚引起)
可信度评价	15	描述评价某结局证据体的可信度(置信度)的方法

结果

章节/主题	条目	条目清单
研究选择	16a	描述检索和研究筛选过程的结果,从检索记录数到纳入研究数,最好使用流程图呈现
	16b	引用可能符合纳入标准但被排除的研究,并说明排除原因
研究特征	17	引用每个纳入研究并报告其研究特征
研究偏倚风险	18	呈现每个纳入研究的偏倚风险评价结果
单个研究的结果	19	呈现单个研究的所有结果:①每组的合并统计值(在适当的情况下);②效果量及其精确性(例如,置信度/置信区间),最好使用结构化表格或森林图
结果综合	20a	简要总结每项综合结果的特征及其纳入研究的偏倚风险
	20b	呈现所有统计综合的结果。若进行了 Meta 分析,呈现每个合并估计值及其精确性(例如,置信度/置信区间)和统计学异质性结果。若存在组间比较,请描述效应量的方向
	20c	呈现研究结果中所有可能导致异质性原因的调查结果
	20d	呈现所有用于评价综合结果稳定性的敏感性分析结果
报告偏倚	21	呈现每项结果综合中因缺失结果(由报告偏倚引起)造成的偏倚风险
证据可信度	22	针对每个结局,呈现证据体的可信度(置信度)评价的结果

讨论

章节/主题	条目	条目清单
讨论	23a	在其他证据背景下对结果进行简要解释
	23b	讨论纳入证据的任何局限性
	23c	讨论系统评价过程中的任何局限性
	23d	讨论结果对实践、政策和未来研究的影响

其他信息

续表

章节/主题	条目	条目清单
注册与计划书	24a	提供注册信息，包括注册名称和注册号，或声明未注册
	24b	提供计划书获取地址，或声明未准备计划书
	24c	描述或解释对注册或计划书中所提供信息的任何修改
支持	25	描述经济或非经济支持的来源，以及资助者或赞助商在评价中的作用
利益冲突	26	声明作者的任何利益冲突
数据、代码和其他材料的可用性	27	报告以下哪些内容可公开获取及相应途径：资料提取表模板；从纳入研究中提取的资料；用于所有分析的数据、分析编码和其他材料

本 章 小 结

目前，已经有越来越多的期刊需要作者在投稿的时候提供论文相应的规范。本章简要介绍了研究过程中几种常见的医学研究报告规范的历史，并以 CONSORT、STROBE、CARE 和 PRISMA 等为例具体列举、分析了各个条目的要求和建议，以便各位读者在论文写作过程中参考。作者可以按照相应规范来检查发表于医学期刊的研究论文及其他资料，通过这些规范，期刊编辑、审稿人和生物医学出版过程中的相关人员能更加清晰、准确、无偏倚地理解医学期刊论文。

参 考 文 献

[1] Schulz K F, Altman D G, Moher D, et al. CONSORT 2010 statement：updated guidelines for reporting parallel group randomized trails [J]. BMJ，2010，340：c332.

[2] von Elm E, Altman D G, Egger M，et al. The strengthening the reporting of observational studies in epidemiology（STROBE）statement：guidelines for reporting observational studies [J]. Int J Surg，2014，12(12)：1495-1499.

[3] Lachat C, Hawwash D, Ocké M C, et al. Strengthening the reporting of observational studies in epidemiology-nutritional epidemiology（STROBE-nut）：an extension of the STROBE statement [J]. PLoS Med，2016，13(6)：e1002036.

[4] Gagnier J J, Kienle G, Altman D G，et al. The CARE guidelines：consensus-based clinical case report guideline development [J]. J Clin Epidemiol，2014，67(1)：46-51.

[5] Moher D, Hopewell S, Schulz K F, et al. CONSORT 2010 explanation and elaboration：updated guidelines for reporting parallel group randomised trials[J]. J Clin Epidemiol，2010，63(8)：e1-e37.

[6] Riley D S, Barber M S, Kienle G S, et al. CARE guidelines for case reports：explanation and elvaboration document [J]. J Clin Epidemiol，2017，89：218-235.

[7] Percie du Sert N, Hurst V, Ahluwalia A，et al. The ARRIVE guidelines 2.0：updated guidelines for reporting animal research [J]. PLoS Biol，2020，18(7)：e3000410.

[8] Percie du Sert N, Ahluwalia A, Alam S, et al. Reporting animal research：explanation and

elaboration for the ARRIVE guidelines 2.0 [J]. PLoS Biol，2020，18(7)：e3000411.

[9] Page M J，McKenzie J E，Bossuyt P M，et al. The PRISMA 2020 statement：an updated guideline for reporting systematic reviews[J].BMJ，2021，372：n71.

本章作者:张媛媛
本章审阅人:夏华向
视频剪辑:陈康龙

本章自测题

1. CONSORT 是什么？
2. 观察性流行病学研究应符合本章哪个报告规范？
3. 动物实验研究应符合本章哪个报告规范？
4. 病例报告应符合本章哪个报告规范？
5. 系统评价应符合本章哪个报告规范？

第七章 论文选刊、投稿、修回与发表

本 章 要 点

1. 为精心准备的科研论文挑选合适的目标期刊对于论文的尽快发表具有重要意义。

2. 在选择期刊时,要避免一些雷区,例如需要避开掠夺性期刊和预警期刊。

3. 按目标期刊要求调整格式,并准备一份精美的投稿信,引起编辑的阅读兴趣,将有助于论文的顺利发表。

4. 确定好目标期刊后,如何根据期刊要求调整格式?

5. 投稿的步骤一般是什么? 常见的投稿系统有什么特点?

6. 投稿后的命运不外乎三种结局,如何正确地面对和处理审稿结果?

7. 投稿后如审稿人提出需要补实验,如何应对审稿人切中要点却难以补实验的问题?

8. 文稿接受后还有哪些注意事项?

主 题 词

期刊选择、Plan S、预印本、投稿系统、审稿流程、回复信、补实验、撤稿

2021 年 6 月科睿唯安(Clarivate Analytics)发布了新的 2021 年期刊引证报告(Journal Citation Report,JCR)。本次一共收录了来自 113 个国家、涵盖 254 个研究领域的 20942 份期刊,其中,自然科学领域 SCI 期刊为 9509 份,社会科学领域 SCI 期刊为 3511 份,人文艺术领域 SCI 期刊为 1784 份。有 207 份期刊是第一次获得影响因子,4672 份期刊为金色开放获取(gold open access)期刊。影响因子的高低基本可以代表期刊在相应领域的学术水平,也间接提示该期刊收录论文的质量。研究成果被同行认可是科研人员的毕生追求,因此写好论文之后,为了更直接地展示给同行研究者,让论文能被检索、阅读、认可和借鉴,最好将论文发表在被 SCI 收录的期刊,尤其是具有较高影响因子的期刊上。本章将详细介绍论文的投稿与发表阶段会遇到的常见问题、应对方法,以及注意事项,为读者系统地展示论文的发表流程,希望能帮助读者在论文的投稿与发表过程中克服困难,顺利实现目标。

第一节 目标期刊选择

论文写好后,许多作者抱着急切的心情想尽快给自己的论文找个"婆家"。这种心情可以理解,但有多少作者在投稿之前针对如何选择目标期刊真正做足了功课呢? 恐怕大部分作者的回答都会是"No"。究其原因,首先是不够重视,更重要的是不知道如何去选。然而,选择目标期刊这个环节如果处理不当很可能导致论文屡投不中,功败垂成,以至于信心备受

打击。同时，屡投不中浪费的时间会让论文的新颖性持续降低，使成功发表变得更加困难，甚至遥不可及。

在发表科研论文的过程中，最理想的方式是，根据目标期刊所刊登论文的水准来设计和开展实验，并按照目标期刊的规范来撰写论文，准备好之后直接投稿（此理想情况下命中率也会比较高）。但根据这种模式来开展实验和撰写论文的作者极少，绝大部分作者还是先做实验，再写论文，最后选择目标期刊进行投稿。

多年来，寻求美捷登公司服务的许多作者对目标期刊都有一定的要求，这些要求主要是审稿时间尽量短、接受论文尽量快、影响因子尽量高、期刊版面费尽量低甚至不收费。其核心要求是尽量快地被影响因子尽量高的期刊接受并发表，但这些要求通常被认为是矛盾的。有些作者不考虑论文自身质量不断尝试高影响因子期刊，导致论文多次被拒，最终事与愿违，要么有幸发表在与论文质量相匹配的期刊上，要么因时间拖延、新颖性降低而退而求其次发表在档次更低的期刊上，甚至有些时效性极强的论文最终无人问津。这些论文虽然最终发表了，但却耗费大量精力，而且发表的时间被人为推迟了。所以，论文能否顺利发表，其根本不在于目标期刊，而在于研究和论文的质量本身。因此，正确地评估和把握论文的质量，对于选择适当的目标期刊尽快发表研究论文具有极其重要的意义。

一、论文质量的评估

一般而言，论文质量的评估包括以下几个方面：研究意义、新颖性、实验设计、实验结果和语言质量。

研究意义是指研究对于解决当前科学领域的瓶颈问题是否有帮助？是否值得发表？是针对某个特定专业领域的读者有意义（目标为专业期刊），还是对多个专业或绝大多数科研人员均有指导和借鉴意义（目标为跨专业或综合性期刊）？

新颖性是指研究的新颖程度。最差的情况是，本研究的所有结果均已被别人所证实，即本研究没有新颖性，可发表性极低；稍好的情况是，本领域有相关研究，但本研究的结果尚未被报道，对解决某个科研问题具有意义；最好的情况是，首次报道世界性难题的研究结果，新颖性极高，发表潜力高。需要指出的是，那些不符合科研原理的研究（别人也不屑于研究），尽管没有相关的报道，看上去具有新颖性，但不具有科研意义，因此也没有发表价值。

实验设计的正确性对于论文的发表至关重要。如果实验设计有问题，不管研究意义多大，新颖性多高，这样的研究都难以发表。对照组设置不当是实验设计最容易犯的错误，并且实验一旦完成，想纠正这个错误，往往需要重做实验。因此研究者需特别注意。此外，临床试验设计还包括前瞻性或回顾性研究，前者往往被认为证据等级更高，如随机对照试验结果可信度更高，病例报告的证据等级则比较低。

在前三项都没有问题的情况下，实验结果是否符合预期？是阳性结果还是阴性结果？一般认为阳性结果更容易发表，实际上值得信赖的阴性结果同样具有发表潜力。数据量是另一个衡量论文质量的指标，尤其针对基础研究。同样的研究题材，进行更深入的研究，取得更丰富的研究结果，越接近或超过目标期刊所刊登论文数据量的一般水平，可发表性就会越大，这也是投稿前需要仔细研读目标期刊所刊论文的原因。

目前绝大部分期刊对论文的语言质量有要求，语言质量也是最容易提升的一个质量指标。实际上不管作者的国籍如何，期刊都要求论文的语言至少不能有问题，不能影响论文的可读性。随着投稿量的增多，现在编辑或主编义务为作者润色论文的情况越来越少见，期刊往往希望投稿的论文是经过专业的母语使用者（native speaker）或编辑公司协助润色过的。

从以上五个评估论文质量的指标来看，研究者本身实际上是比较容易把控论文质量的。比如模仿别人的报道，研究上皮-间质转化在肺癌细胞侵袭和转移中的作用，这样的研究新颖性并不高，如果作者明知如此，却非要去尝试 *Nature* 或 *Science*，自然是浪费时间了。但如果作者能正确认识到本研究的优势（研究意义、新颖性、实验设计和结果/数据量）和不足，加上对本领域的研究和期刊又比较了解，应该不难定位自己的研究，并选出几个恰当的目标期刊，或至少可以定位论文合适的专业领域及目标读者群。

二、期刊的一般特征

针对目标期刊，无论是自己挑选，还是别人推荐，我们都需要对期刊的一般特征有所了解，以便从中找出最恰当的目标期刊。具有参考价值的特征包括收录范围（scope）、出版频率（frequency）、年发表论文量、影响因子（impact factor）、审稿时间（review period）和发表时间、目标读者、收录论文类型、出版方式、论文出版费、期刊分区、SCI 与 SCIE、ISSN（international standard serial number）等。

收录范围是指期刊希望收录的论文的研究方向和内容。如果把论文错误地投到内容不对口的期刊，那么，无论研究意义有多大，新颖性有多高，或论文写得有多好，正常情况下都会被直接拒稿。值得注意的是，有些期刊会定期更换收录稿件类别，或倾向性地收录某些研究热点的论文，如果所投论文与最新的要求不相符，也可能因收录范围不符而被拒稿。因此，在确定目标期刊之前，仔细研读期刊的收录范围并阅读最新几期的目录几乎是必做的功课之一。

出版频率是指期刊出版刊期的频次，一般分为周刊（weekly）、半月刊（semi monthly）、月刊（monthly）、双月刊（bimonthly）、季刊（quarterly）、年刊（annual）。出版频率越高通常意味着期刊每年发表的论文数更多。同等情况（相同专业、影响因子相似）下，年发表论文数越多的期刊对稿源的需求量也越大，投稿难度相对会低一些。

影响因子是科睿唯安每年根据 SCI 期刊当年被引用的总次数和前两年期刊发表论文总数计算出来的，是用以衡量 SCI 期刊影响力的一个指标。每年科睿唯安通过 JCR 进行公布。

在 2021 年度的 JCR 中，为了更准确地反映快速在线发表的动态引用环境，引入了在线发表的内容。大多数论文有一个与最终发表日期处于同一年的在线发表日期。在新政策下，JCR 对这些论文的处理方式不会改变。少数论文的在线发表日期与最终发表日期不在同一日历年内，对于这种情况，计算引用的年度以在线发表年度为准。例如 2021 年影响因子的计算规则为

$$2021 \text{ JIF} = \frac{\text{Citations in 2021 to items published in } 2019 + 2020}{\text{Number of citable items published in } 2019 + 2020}$$

期刊 2021 年的影响因子在 2022 年才能统计出来并发布。一般在每年的 6 月公布上一年的影响因子。

从以上影响因子的计算方法可以看出,该期刊 2021 年发表的论文在 2021 年被引用的次数,是不会在 2021 年的影响因子计算中发挥作用的。

除了最常用的影响因子外,还有一些反馈期刊情况的影响因子指标,例如实时影响因子(immediacy index)、5 年影响因子(5-year impact factor,IF5)、除去自引期刊的影响因子(journal impact factor without self citations)。

在 JCR 中,影响因子虽然只是其中一个参数,但显然已经变成了最重要的衡量期刊影响力的指标,也被认为是代表期刊学术水平,乃至论文质量的重要指标。影响因子是大部分作者在选择目标期刊时最关心的指标,因此,绝大部分 SCI 期刊会把其最新的影响因子公布在官方网站上。一般认为,在同一研究领域内期刊的影响因子越高,期刊水平也越高,投稿难度越大。

审稿时间和发表时间分别指论文投稿后收到第一次审稿意见的时间,以及论文被发表的最终时间。其中,作者最关心的是审稿时间。审稿时间越短,意味着作者需要等待的时间越短,或尝试多个期刊所需的总时间越短,更有助于保持论文的新颖性和竞争力。不过,对单篇投稿的论文而言,并非反馈时间越短越好,因为一周内获得的反馈往往都是收录范围不符或语言有问题而直接被拒稿或退回的论文,根本没有进入审稿程序。通常情况下,期刊会选择 3~5 名审稿人,这些审稿人需要期刊编辑去邀请,这需要 1~2 周的时间,每位审稿人的审稿时间在 1~2 个月,因此,一般需要 2~3 个月的时间,方可收到期刊的决定,这种决定不管是修回还是拒稿,都会伴随着审稿人的意见和建议。有些期刊会在主页上注明处理时效,包括平均审稿时间等,比如 *The Lancet Oncology*(ISSN:1470-2045)主页有写 time to first decision:0.8 weeks;review time:1.4 weeks。*JAMA Oncology*(ISSN:2374-2437(Print))的 for authors 有写"The median time to first decision is 2 days without external peer review; 43 days with review."。*Neuro-Oncology*(ISSN:1522-8517)的 review of manuscripts 中有写"Papers will normally be reviewed within 3-4 weeks of submission."。但是,也有很多期刊不会在官网上对审稿时间的长短进行公布,只能通过期刊出版的频率或同行分享的投稿经验,探知这部分期刊的审稿时间。一般来说,周刊、半月刊和月刊的审稿时间更快,1~3 个月往往能收到回复,而季刊、年刊的审稿时间相对会更长。可以查阅最近几期期刊,通过看上面发表的论文封面何时投稿(Submitted on …)、何时修回(Revised on …)、何时接受(Accepted on …)来估计审稿时间。

目标读者指可能会阅读该刊物的读者群,一般与期刊的收录方向和内容一致,与收录范围类似。1953 年 4 月 25 日,*Nature* 发表了一篇由沃森(James Watson)及克里克(Francis Crick)合著的论文,这篇论文介绍了 DNA 的双螺旋结构,这是 20 世纪具有里程碑意义的论文。试想,如果这样的一篇论文只是被发表在某化学晶体学报上,其产生的影响可能首先局限于化学领域,甚至有可能不会让两位作者因此而获得诺贝尔生理学或医学奖。但实际情况是,该结果得以在 *Nature* 上刊登,因为这肯定是所有科学家都会感兴趣的重大发现,而 *Nature* 是全世界所有科学家必读的刊物。所以,在考虑目标期刊时,作者需要明确以下问题:谁会对本文的研究结果更感兴趣?希望谁来阅读本文(本专业同行?跨专业同行?基础研究专家?临床医生?还是所有读者?)以增加作者自己的知名度和专业影响力?期刊的目标读者群是否满足作者的期望?

收录论文类型指期刊接受的论文种类,一般包括以下几种:原创论著(original article)或短篇报道(short report)、综述(review)、病例报告(case report)、Meta 分析(Meta-analysis)、社论(editorial)、述评(commentary)、读者来信(letter to the editor)、图片(image)、研究方案(study protocol)、注册报告(registered report)等。其中,原创论著最为常见。需要说明的是,越来越多的期刊不再收录病例报告,因此在为病例报告类文稿找目标期刊时,一定要到官网上反复确认是否收录,也有期刊要求病例报告以读者来信形式投递。总之,不论投稿哪种类型的论文,一定要首先确定该期刊收录这种类型,再按照相应的要求准备文稿的格式和内容。

出版方式分为印刷版(可以寄送纸质版期刊给订阅读者)、网络版(通过网络媒体在线出版),以及二者兼备。目前,虽然纯网络版的期刊越来越多,但仍有相当部分期刊同时出版印刷版和网络版,后者一般更加及时且影响力更大;需要说明的是,有些同时具有印刷版和网络版的期刊,也可能将某些板块(如病例报告部分)只以网络版(online only)形式出版。不过,除非单位有特别要求,否则很少有作者会关心目标期刊的出版方式。

期刊分区主要针对 SCI 期刊,有两种常见分区:一种是 JCR 分区,另一种是中国科学院文献情报中心的分区(简称中科院分区)。这两种分区方法均基于 SCI 期刊的影响因子。JCR 的分区是按学科分类,把同一学科领域的期刊,按影响因子从高到低排序后,平均四等分,划分为 Q1、Q2、Q3、Q4(各占 25%)。中科院分区按期刊学术影响力划分,《2021 年中国科学院文献情报中心期刊分区表升级版(试行)》正式公布将社会科学引文数据库(SSCI)期刊纳入分区评估中,包括地球科学、农林科学、环境科学与生态学、生物学、法学、经济学、物理与天体物理、材料科学、化学、医学、心理学、管理学、数学、计算机科学、工程技术、教育学、人文科学、综合性期刊 18 个大类。每个学科按照期刊的 3 年平均影响因子从高到低排序,分为 4 个区,使每个分区期刊影响力总和相同。由于学科内期刊的 3 年 IF 的偏态分布,1 区期刊数量极少。为了保证 1 区期刊的数量,1 区期刊取整个学科数量总数的 5%,即该学科期刊前 5% 的期刊为 1 区期刊。2～4 区期刊使用 3 年平均 IF 总和相同的方式划分。具体计算方法如下。

(1) 首先将每个学科的期刊集合(数量为 n 本)按照 3 年平均 IF 降序排列。

(2) 前 5% 期刊(该学科期刊总数量的 5%,即 5%×n)为 1 区期刊。

(3) 剩下 95% 的期刊中,计算它们的 3 年平均 IF 的总和(S),然后求总和的 $1/3$($S/3$),剩下 3 个区每区的期刊影响力累积和各为 $S/3$。

(4) 上一步的期刊集合(除 1 区期刊外的期刊集合)中,从第 1 本期刊往后计数,如果它们的 3 年平均 IF 的总和(S_2)等于上个步骤计算出的总和 $S/3$,那么这些期刊就是 2 区期刊;相同的方式可以划分出 3 区期刊,剩下所有期刊为 4 区期刊($S_2 = S_3 = S_4 = S/3$)。

(5) 最终划分出来的 1、2、3、4 区期刊数量分布如图 7.1 所示。

综上,中科院分区中的 1 区和 2 区期刊都很少,基本都属于本领域的顶级期刊,发表难度相对较大。

ISSN(international standard serial number)是每个期刊独有的一组识别号码,是根据国际标准 ISO3297 制定的国际标准连续出版物号。其目的是使世界上每种不同题名、不同版本的连续出版物都有一个国际性的唯一识别代码。根据期刊的出版形式,具体分为 print ISSN(p-ISSN)、electric ISSN(e-ISSN)和 linking ISSN(ISSN-L)。期刊全名经过不同的缩写规范可能得到不一样的缩写名。因此有些非 SCI 期刊投机取巧、鱼目混珠,其缩写名与正规的 SCI 期刊类似或一致,造成作者误以为其就是 SCI 期刊。曾经有不少作者因为混淆缩写名而误将论文投至非 SCI 期刊,造成时间和金钱损失,乃至耽误学业(毕业)和晋升。因

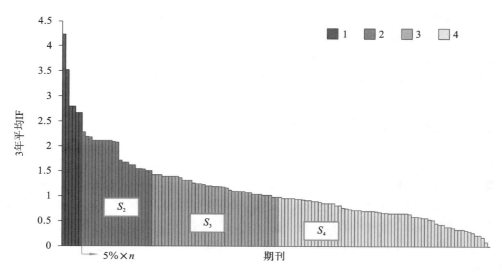

图 7.1 中科院分区计算方法

此,为避免混淆,建议任何时候都将期刊全名和 p-ISSN(如果没有 p-ISSN,就用 e-ISSN)组合使用,准确区分不同期刊,以避免或减少类似低级错误的发生。

论文版面费指论文被期刊录用后,期刊向论文作者收取的费用。有的 SCI 期刊不收版面费,但会收彩图费(因为纸质版彩色印刷成本非常高)。越来越多的期刊采用开放获取发表模式,以论文处理费(article processing charge,APC)的名义向作者收取费用,收费标准为以每打印页或每篇论文为单位计算收取。期刊收取哪些费用以及分别收多少,在期刊官网上可以很容易找到。(小诀窍 7.1)

小诀窍 7.1 为何很多 SCI 期刊不收费?

大多数中国研究者对发表英文 SCI 论文望而生畏,除了英文及课题本身的问题外,对审稿费、发表费不无顾虑。其实,国外大多数英文期刊不收任何费用(除非有彩图,即便如此,论文接受后仍可选择黑白图而不用交费)。很多 SCI 期刊多为权威性学术机构下属的非营利性期刊,直接由主办单位承担运营费用,因此作者和读者可以不用付费。

这些国际顶尖期刊会有许多大学、研究单位、企业(如制药公司)以及科研、学术人员订购。由于读者众多,广告费收入也很可观,还有每年发表机构学术会议(如年会)摘要的收入,这些期刊的编辑和审稿人大多没有工资,属“义务劳动”换取“学术地位”。以 *Gastroenterology*、*Gut* 和 *American Journal of Gastroenterology* 为例,它们都是美国及英国胃肠病相关机构(如 American Gastroenterological Association、British Society of Gastroenterology 和 American College of Gastroenterology)的官方期刊,不向作者收任何费用。其他许多胃肠科期刊如 *European Journal of Gastroenterology & Hepatology*、*Journal of Gastroenterology & Hepatology*、*Digestive & Liver Diseases* 等均是如此。不过也有例外的,如 *Alimentary Pharmacology & Therapeutics* 由私人承办,但仍然不收取任何费用,其内容对药物的开发及临床意义足以使它有相当多的订阅量。

当然也有一些期刊,尤其是基础研究的期刊,如 *Cancer Research* 等会收取版面费及审稿费,但这些期刊所占的比例并不大。近年来随着开放获取发表模式的兴起,很多新兴期刊采取这样的模式营利,但更多的期刊尽管有这样的出版模式,也是会让作者自由选择,并不在必须承担的费用之列。

因此,研究者们大可不必担心出版费的问题,发英文 SCI 期刊可能并不贵。

三、开放获取期刊与论文开放获取计划

开放获取也称开放存取(open access,OA),是国际学术界、出版界、图书情报界为了推动科研成果发展,利用互联网自由传播而采取的行动,是一种新兴的付费出版模式。OA 的目的是促进科学及人文信息的广泛交流,促进互联网时代的科学交流与出版,从而提升科学研究的公共利用程度,保障科学信息的完整保存,提高科学研究的效率。伴随互联网时代的兴起,OA 自 20 世纪末起步,最初仅针对学术期刊论文,现在越来越多的论文、图书章节和学术专著也采用此模式。

OA 期刊是指对读者免费开放的网络期刊(小诀窍 7.2),这种期刊的运作模式一般是作者付费出版、读者免费获得、无限制使用。因此期刊公开发布的内容,所有用户都可以通过网络无限制免费阅读、下载、保存和分享传播。

在早期的 OA 期刊中,论文版权一般由作者保留,作者可随意使用,他人使用需得到作者的许可,目前这种模式相对较少。当前一般使用知识共享许可协议(creative commons license)分享部分版权:根据不同的协议类型,他人可无限制使用/相同方式分享使用/非商业使用/非演绎使用。这种模式是当下 OA 期刊中最普遍采用的,一般由作者保留版权,某些协议类型下作者会将商业开发权转让给出版社。

在论文质量控制方面,OA 期刊与传统期刊类似,采用严格的同行评议制度。OA 期刊不再利用版权限制获取和非商业使用所发布的论文,而是利用版权和其他工具来确保论文可永久公开获取。

OA 期刊可分为完全 OA 期刊(full OA journal)和混合 OA 期刊(hybrid OA journal)。完全 OA 期刊,即期刊论文出版之日起就对所有用户提供全文的即时免费访问链接,*Springer Open Journals* 和 *Springer Plus* 中的期刊全部使用这种开放形式。混合 OA 期刊是折中了传统期刊和 OA 期刊运作模式的期刊。作者可以选择将自己通过了同行评议的论文以传统的方式出版,也可以选择以 OA 的形式发表。如果作者选择了 OA 形式并支付了出版费,其论文就可以为读者提供即时免费访问链接。

论文开放获取计划(Plan S)是 2018 年 9 月 4 日,在欧盟委员会的支持下,法国、英国、荷兰、意大利等 11 个欧洲国家的主要科研经费资助机构联合签署的一项计划。Plan S 表示:从 2020 年 1 月 1 日起,所有由上述 11 个国家以及欧洲研究委员会(European Research Council,ERC)拨款支持的科研项目,都必须将研究成果发表在完全 OA 期刊或出版平台上。这意味着,科研人员只要接受这些科研经费的资助,发表的论文都可以免费阅读。我们知道传统的学术期刊出版模式是作者向出版社投稿,在论文发表后,论文的版权转让给出版社所有,在这种情况下,使用者甚至包括作者本人,要下载或阅读论文时都需要向出版社支付费用。这一计划的推出和实施也令传统学术出版商极为不满,在某种程度上损坏了他们的利益。

针对 Plan S,中国国家自然科学基金委员会、国家科技图书文献中心、中国科学院文献

情报中心在第 14 届柏林开放获取会议上明确表示:中国支持 OA 2020 和 Plan S,支持公共资助项目研究论文立即开放获取。

小诀窍 7.2　认识 OA 期刊

1. OA 期刊＝收费期刊?

大部分的 OA 期刊会收取论文处理费(article processing charge,APC),所以在大家的印象中收费的期刊就是 OA 期刊,其实不然。

OA 期刊分类如下。

①由作者或研究赞助商支付的论文处理费资助的 OA 期刊,这种需要投稿者支付出版费。

②由学术机构、学术团体或政府信息中心资助的 OA 期刊,这种投稿者不用支付出版费。

另外,一些非 OA 期刊也会收取版面费。

2. 金色 OA(gold open access)、绿色 OA(green open access)和铂金 OA(platinum/diamond open access)有何区别?

金色 OA:论文发表后,其最终版本可立即、免费且永久地被阅读。金色 OA 论文可以在完全 OA 期刊上发表或在混合 OA 期刊上发表。

绿色 OA:也称为开放存档,是指将作者的稿件的某个版本存储到机构或专业知识库,使每个人都可以自由访问的做法。可以放入存储库中的论文版本取决于资助人或出版商。一般来说不同期刊或出版商有不同的开放存档政策,并且这些政策特定的条款和条件决定可以使用论文的哪个版本,以及论文何时可以在存储库中开放获取(也称为限制期)。出版商自归档政策列表可在 SHERPA/RoMEO 数据库中找到。

铂金 OA:铂金 OA 期刊是完全免费的开源期刊,对作者和读者都免费。一般是一些非营利性的期刊或出版社,它们有专门的资金支持其出版,如一些大学或者专业学会的官方期刊等。这种开放形式相对较少。

四、掠夺性期刊和预警期刊

随着开放获取出版模式的兴起,掠夺性期刊(predatory journals)的出现也引起了国内外学者的关注。掠夺性期刊是指依托学术性的开放获取,利用学术出版的金色 OA(作者付费)模式,以快速轻松地获取利润为出版目的的期刊。OA 期刊办刊模式是作者支付论文处理费,读者免费阅读论文,APC 收费标准由出版社确定,几百到几千美金不等。因此,不乏以营利为目的的 OA 出版社或期刊,少数 OA 期刊甚至没有同行评议,来稿原文照登,并且向作者收取高额 APC。掠夺性期刊最早是在 2010 年,由科罗拉多大学丹佛分校的图书管理员 Jeffrey Beall 提出,并首次公布了一份"掠夺性 OA 期刊列表"(potential, possible, or probable predatory scholarly open-access journals),简称为"Beall's list"。但因争议太大,这个期刊列表并未公开存在太长时间。

掠夺性期刊的特征包括但不限于以下几点:出版商隶属于非专业机构,期刊未被知名数据库收录,自称为业界领先期刊,多数人并不了解该期刊,稿件不经过同行评议或进行不严谨的同行评议,论文质量低下,期刊网站对投稿要求以及是否收费等情况的描述模糊不清,未提供编委会成员名单或详细信息，网站未提供地理位置，提供虚假影响因子，期刊网站充斥非学术性广告，索取论文提交或处理费用，许诺快速出版，无版权政策声明，期刊标题常带有"国际"等字眼，与知名期刊名称高度相仿，主编兼顾多种期刊，发表与其期刊主旨不相关的论文等。如大家发现某期刊有上述多项特征，可能需要警惕。

除了掠夺性期刊外，科研人员还要警惕由中国科学院文献情报中心发布的《国际期刊预警名单（试行）》中的期刊。这是结合专家咨询结果和计量指标表现，标识的一些可能具备潜在风险特征的学术期刊。在 2021 年 12 月 31 日发布的 2021 年度《国际期刊预警名单（试行）》中，囊括工程技术、计算机科学、生物学、数学、医学 5 个大类学科的 35 本期刊，其中医学类的有 20 本，数量最多，生物学领域也有 6 本。

中国科学院文献情报中心在预警期刊名单发布公告中声明：预警期刊不是论文评价，更不是否定预警期刊发表的每项成果。预警期刊旨在提醒科研人员审慎选择成果发表平台，提示出版机构强化期刊质量管理。

掠夺性期刊的出现严重危害了科研诚信，其发展对科学研究、科学交流甚至科研人员的投稿动机均产生了严重的负面影响，并且会严重威胁开放获取的健康发展。预警期刊名单的诞生是持续推进实现我国"科技强国"战略重要的一步。科研人员一定要提高对掠夺性期刊的防范意识，并且避免"踩雷"预警期刊。

五、中国科技期刊卓越行动计划

2019 年 8 月，中国科协、中宣部、教育部、科技部联合印发了《关于深化改革培育世界一流科技期刊的意见》，强调科技期刊引领科技发展，直接体现国家科技竞争力和文化软实力，要以建设世界一流科技期刊为目标，科学编制重点建设期刊目录，做精做强一批基础和传统优势领域期刊。

2019 年 9 月，中国科协、财政部、教育部、科学技术部、国家新闻出版署、中国科学院、中国工程院七个部门决定联合实施"中国科技期刊卓越行动计划"，以推动我国科技期刊高质量发展。"中国科技期刊卓越行动计划"入选期刊包括 22 种领军期刊、29 种重点期刊、199 种梯队期刊（包括 99 种英文期刊、68 种中文基础研究类期刊、27 种中文工程技术类期刊、5 种中文科学普及类期刊）、30 种高起点新刊。

领军期刊和重点期刊项目重点支持英文期刊；以域选刊，重点关注优先建设领域；所有期刊均被 SCI 数据库收录，主要引证指标表现优秀。梯队期刊项目兼顾中、英文期刊；资助数量最多，覆盖学科领域较广；整体国际学术影响力不高，但其中的中文期刊具有较高的国内影响力。高起点新刊项目主要支持英文期刊，关注优先建设领域。

2020 年 2 月 17 日科技部印发《关于破除科技评价中"唯论文"不良导向的若干措施（试行）》，提出鼓励发表高质量论文，包括发表在具有国际影响力的国内科技期刊、业界公认的国际顶级或重要科技期刊的论文，以及在国内外顶级学术会议上进行报告的论文，其中具有国际影响力的国内科技期刊参照"中国科技期刊卓越行动计划"入选期刊目录确定。

六、目标期刊的选择

如果无法根据经验选择目标期刊，推荐按照以下四个步骤确定目标期刊：①定位专业领域、论文类型及质量;②设定合理的期刊选择标准;③筛选期刊源;④确定目标期刊。

　　作者一般比较容易定位合适的期刊专业领域,以及论文类型,但对于论文质量的评价往往没有概念或估计过高。实际上,前面已经讲过评估论文质量的五个方面,其中新颖性最为重要,也比较容易评估。如果作者对本专业研究进展不是特别了解,可以通过 PubMed 或其他中英文数据库检索平台进行关键词检索,根据类似或相关研究的条目,可以大致判断。文献检索请参见第四章第一节。实际上,这也是写论文前必须做的工作,因为只有通过对比,才能发现并在论文中特别强调本研究的新颖点——"一点之见即可成文"。实验设计和数据量也是影响论文质量的关键指标,其中设计的优劣主要看是否有合适的对照组、研究的纵向深度,以及是否遵循了不同试验设计的执行规范。对基础研究来说,同时进行蛋白质水平和 RNA 水平的研究优于单纯在蛋白质水平进行的研究(ELISA、免疫组化),仅通过 PCR 检测的 RNA 水平的研究设计最为简单。数据量方面,以组合图数量计算,一般要求在 3～8 张。临床研究对临床意义、新颖性和样本量的要求更为严格,却不一定要求非常多的数据。

　　基于对论文质量的评估,以及专业领域的判断,即可设定目标期刊的筛选条件,如考虑药理、肿瘤、基础三个方面,影响因子 3 分左右,出版费不超过人民币 1 万元且审稿时间较快(收稿量大)的期刊。

　　有了筛选条件,再根据期刊源进行筛选、排除和确认,即可找到符合要求的目标期刊。期刊源包括同行/导师/审稿人的推荐、通过 PubMed 或其他中英文数据库检索关键词出现的期刊名、JCR 的期刊列表(该表按不同专业和影响因子高低排序),可注册 Web of Science 系统查找有关专业被 SCI 数据库收录的期刊列表并下载。如果无法登录该系统,可通过 JCR 的期刊列表(https://mjl.clarivate.com/home)逐一查找。最后,还可以参考一些期刊筛选工具(通过关键词和摘要推荐期刊),如 Journal Selector (https://www.edanz.com/journal-selector)、JournalGuide (https://www.journalguide.com)和 Jane (Journal/Author Name Estimator) (https://jane.biosemantics.org)等。在这些期刊源中,初步挑选 5～8 个符合筛选条件的期刊。

　　以上筛选出来的准目标期刊,已基本符合作者对影响因子和专业的要求,接下来要确定最终的目标期刊。该阶段要求作者进入每份期刊的网站,进一步核实,其中最重要的是研究期刊的收录范围(scope)、投稿指南(guideline),以及近 2～3 期(issue)刊登的论文题目和摘要,以确定该期刊的收录喜好,如综述是否需要提前向期刊提议(proposal)?是否收录过类似或相关的研究?原创论著偏基础还是偏临床?更喜欢回顾性还是前瞻性研究?每期刊登多少中国作者的论文(如未发现中国作者的论文,则需慎重选择)?是否收录特殊论文类型(如果要投这类文稿),包括病例报告(case report)、Meta 分析(Meta-analysis)、社论(editorials)、编辑来信(letter to the editor)、假说(hypothesis)、研究方案(study protocol)等。同时,可以从投稿指南中获知该期刊是否收费,比如审稿费、版面费、彩图费(黑白图免费)、开放获取费(不选免费)等信息,并且避开掠夺性期刊和预警期刊。为拟投稿的论文选出 2～3 个目标期刊,并按影响因子高低先后尝试。

　　最后需要强调的是,论文能否顺利发表,其关键还是论文的质量,因此如果有幸收到审稿人的意见反馈,一定要认真对待,只有不断提高论文的质量,才会更容易被下一个目标期刊接受(实例 7.1、实例 7.2 和实例 7.3)。

实例 7.1　目标期刊选择实例(1)

　　背景:南方某大学任教的张老师,希望其论文在十个月内被期刊接受,以便用于晋升。当然,期刊影响因子越高越好,这样竞争力更强。因此,他的论文最初投到了 Oxford Journals 旗下的 *Clinical Infectious Diseases*(IF$_{2020}$ 9.079),是传染病领域的高档次期刊,仅次于 *Lancet Infectious Diseases*。不过投稿后两周左右就被期刊直接拒稿,原因是论文的新颖性不足。随后他把论文又投到 Oxford Journals 旗下的 *Journal of Infectious Diseases*(IF$_{2020}$ 5.226),其在传染病领域中仅次于 *Clinical Infectious Diseases*。在近三周后该期刊同样因论文新颖性不足拒稿。这时,张老师寻求笔者的帮助,希望能给论文提一些建议,并帮他选择目标期刊。细阅论文后,笔者发现拒稿的原因有很多,但主要集中在两点:一是论文写作有重大问题,比如前言和讨论部分的大部分句子都是直接摘抄自己发表的论文,也就是抄袭。二是作者所做的工作仅仅是对所在地区某类常见疾病进行的常规流行病学调查,没有特别的创新之处。鉴于此,论文被如上两个期刊拒稿是很正常的。笔者给张老师提出一些具体的修改意见后,建议其将论文修改后投到 *Archives of Virology*(IF$_{2020}$ 2.574),经过大约 70 天的审稿,收到编辑回信如下。

Dear Dr. ×××,

Reviewer's comments on your work have now been received. You will see that he is advising against the publication of your work. Therefore, I must reject it.

Please note that in case the reviewer suggests a revision but rates a manuscript overall lower than 6-7 (present rejection rate 70%), we are also forced to reject the manuscript due to limited printing space.

For your guidance, I append the reviewer's comments below.

Thank you for giving us the opportunity to consider your work.

虽然还是被拒,但这次稿件送外审了,说明目标期刊选择基本靠谱,至少是过了期刊初审。值得一提的是,该期刊主编在两个月里只找到了一个审稿人,因此主编仅根据这一个审稿人的意见做出了稿件接受与否的决定。这样的情况比较少,但还是被张老师"幸运"地碰上了。多数情况下,主编会邀请两个或两个以上的专家来审稿,在得到他们的评估意见后才会综合做出决定。

拒稿的外审意见往往是被下一份期刊接受的敲门砖。张老师非常虚心地按照审稿人给出的具体建议对论文再次进行修改。该审稿人提出:English language needs thorough revision。对此,张老师在多方比较后找到美捷登帮忙。接下来,论文又被投稿到与 *Archives of Virology* 水平相当的另一个期刊 *Virology Journal*(IF$_{2020}$ 4.099)(2020 年其影响因子涨幅比较大)。论文很快通过该期刊初筛,并且经过一个半月的审稿后,期刊给出了小修的通知。经过 20 天的修改,论文被投回期刊数天后收到了期刊的接受函。此时离张老师希望的十个月还剩一个半月,他最终如愿得到晋升。

分析:论文的顺利发表与目标期刊的选择密切相关。目标期刊的选择首先需要正确认识论文的质量,注意核实论文的研究内容是否与目标期刊的收录范围相符,认真对待审稿意见并进行修改和补充,即便拒稿,也要根据编辑意见恰当修改和选择新的目标期刊,相信论文最终将得以发表。

实例 7.2　目标期刊选择实例(2)

背景:西南某三甲医院的李医生,希望能尽快发表一篇 SCI 论文。李医生最初是想尝试高分期刊,投稿了 Elsevier 旗下的 *Redox Biology*(IF$_{2020}$ 11.799)和 *Free Radical Biology & Medicine*(IF$_{2020}$ 7.376),但都因为新颖性不足被拒稿。然后李医生降低了期望,选择投稿 Hindawi 旗下的 *Oxidative Medicine and Cellular Longevity*(IF$_{2020}$ 6.543),可惜也被拒稿,但是这次拒稿意见中提以下问题。

The manuscript does not have enough novelty. Moreover, there are some overlapping sections. If they resubmit, the authors must reduce the overlap, quote verbatim copying of wording, and better cite and discuss the sources. The authors must pay particular attention to the results that it is better to rewrite completely if they resubmit. The authors must stress the novelty of their work in comparison to previous published papers.

主要是因新颖性和重复率的问题被拒稿。但李医生想尽快发表论文,不想修改稿件。于是直接改投了 Frontiers 旗下的 *Frontiers in Physiology*(IF$_{2020}$ 4.566),这次通过了初审,经过一个多月的审稿,文稿终于被修回了。李医生很高兴,也很快根据审稿意见修改后投回杂志社。可是两周后文稿再次被修回,而且这次只给了一周时间。李医生着急将稿件尽快修回给杂志社,可能由于时间原因修改不是很充分,最后很遗憾在二次修回后被拒稿了。李医生接着将论文投稿到 Wiley 旗下的 *BioFactors*(IF$_{2020}$ 6.113),拒稿意见中再次提到重复率高的问题。

A routine check with the software iThenticate has indicated 41% similarity (see attachment for major overlapping) of this paper with published material. This value highly exceeds the limits accepted by the Journal, and thus your manuscript has been denied publication.

李医生意识到降低重复率是一件必须做的事情。降低重复率后再次投稿到 Wiley 旗下的 *Microcirculation*(IF$_{2020}$ 2.628),投稿一审 50 天后,杂志社给予了 major revisions and re-submit 的意见,鼓励他修改后重投回去。这次李医生很慎重地参照审稿意见对论文进行了修改,还请美捷登进行了修改润色。投回 22 天后被再次修回,他再次按意见修改投回,一周后最终被 *Microcirculation* 接受。

分析:如果有机会被期刊修回的话,一定要慎重对待,不要因为时间紧张就匆忙修改。如果杂志社给的修回时间不够,建议与杂志社商量申请延期,仔细对待和回复审稿人提出的每个问题,不然很可能错失一次机会。如果论文投稿时被杂志社提到重复率过高,一定要降低重复率后再投其他期刊。目前多数期刊在外审前会进行重复率审查。只要认真对待每次的审稿意见,不断完善论文,选择合适的期刊,就会有好结果。

实例 7.3　目标期刊选择实例(3)

背景:2021 年初,南方某三甲医院的王医生,希望能发一篇影响因子在 5 分以上的 SCI 论文。因此他第一次选择投稿了 Ivyspring 旗下的 *Theranostics*(IF$_{2019}$ 8.063),很遗憾投稿 6 天后因为新颖性达不到期刊的要求,没有送外审而直接被拒稿了。随后他转投了 Elsevier 旗下的 *Cancer Letters*(IF$_{2019}$ 7.36),在投稿 3 天后同样因为新颖性差而被拒。这时,王医生寻求美捷登的帮助,我们建议王医生可能需要适当降低预期影响因子再次投稿,同时查看他前 2 份期刊的审稿意见,发现 Ivyspring 旗

下的 *Theranostics* 在拒稿时建议其转投旗下的 *International Journal of Biological Sciences*（IF$_{2019}$ 4.858），这个期刊的影响因子近几年一直稳步中略有上涨，很可能下一年就超过 5 分了，可以考虑转投。王医生经过慎重考虑后也同意转投试试。一审 21 天后，收到了期刊的修回意见，经过 32 天的修改，文稿顺利修回给杂志社，一次修回 7 天后收到了杂志社的接受函。2021 年 6 月份更新影响因子后，*International Journal of Biological Sciences* 的 IF$_{2020}$ 已经涨到了 6.58，达到了王医生的目标。

　　分析：论文的顺利发表与目标期刊的选择密切相关。目标期刊的选择首先要正确地认识论文大体的质量，当屡次因为新颖性差被拒稿的时候，一定要果断适当地降低要求，而且一般在期刊给以拒稿意见，建议转投同出版社旗下的其他期刊时，可以适当考虑。一般同意转投后，被建议的期刊接受的可能性会大一些。但是也一定要仔细查看建议转投期刊的情况，如是否是被 SCI 数据库收录等。

第二节　预印本平台

　　预印本（preprint）指科研人员的研究成果发表在正式出版物之前，作者自愿在互联网平台上提前发布的科研报告、科技论文等。

　　预印本与后印本的一个重要区别在于是否通过了同行评议。预印本平台发布的论文没有经过同行评议，而后印本则是经过同行评议之后再出版的论文。有时候后印本可分为两种：①经过同行评议被期刊接受但尚未进行编辑加工的版本；②既经同行评议被期刊接受且经过编辑加工的版本。有些期刊允许作者在开放平台存储第一种类型的后印本，但不允许存储第二种类型的后印本。

一、常见生物医学预印本平台

1. arXiv

arXiv（https://arxiv.org）创立于 1991 年 8 月，是由美国洛斯阿拉莫斯国家实验室建立的电子预印本文献库，它由美国国家科学基金会和美国能源部资助。arXiv 是目前国际上比较知名的预印本平台，1998 年转由康奈尔大学图书馆运营。它的范围涵盖物理学、数学、计算机科学、定量生物学、定量金融学、统计学、电气工程和系统科学以及经济学领域的学术论文。其中，定量生物学包含以下方向：生物分子、细胞行为、基因组学、分子网络、神经元与认知、其他数量生物学、种群与进化、定量方法、亚细胞过程、组织和器官。该平台内容遵循康奈尔大学的学科标准。该平台收录有自 1991 年以来的 631898 篇预印本文献，除此之外，还包括 *American Physical Society*、*Institute of Physics* 等 12 种电子期刊全文，但不包括非学术性信息，如新闻或政策性论文等。

2. bioRxiv

bioRxiv（https://www.biorxiv.org）由非营利研究和教育机构冷泉港实验室（Cold Spring Harbor Laboratory，CSHL）运营。bioRxiv 平台专注于生命科学研究所有方面的论文，如生物信息学、生物物理学、生物工程、生物化学、动物行为与认知、癌症生物学、细胞生物学、发育生物学、生态学、进化生物学、遗传学、基因组学、免疫学、微生物学、分子生物学、神经科学、古生物学、病理学、药理学与毒理学、生理学、植物生物学、科学传播与教育、合成生物学、系统生物学、动物学等,物理科学、数学或社会科学方面的论文只有在与生命科学有直接关系的情况下才能在 bioRxiv 平台上发表。通过 bioRxiv 平台发布论文,作者能及时向科学界展示他们的研究成果,同时论文提交给期刊之前可以收到关于论文内容的反馈。在线发布之前,论文不需要经过同行评议、编辑或排版。但是,该平台会对论文中涉及的攻击性和/或非科学内容以及可能造成健康或生物安全风险的材料进行筛查,同时检查论文是否存在剽窃/抄袭。论文可以在提交给期刊之前或同时发布,但如果已经被期刊接受发表,则不能发布。

作者可以随时(在论文被同行评议期刊正式接受之前)向 bioRxiv 平台提交论文的修订版本,以往各个版本都会同时出现在该网站上。一旦发布在 bioRxiv 平台上,文稿就会被注册一个数字对象标识符(doi),有了 doi 的论文就可以被搜索引擎和第三方服务编入索引,可以引用且不能删除。bioRxiv 可实现在系统内直接向合作期刊转交文稿。

3. medRxiv

medRxiv(https://www.medrxiv.org)由耶鲁大学(Yale University)、非营利研究和教育机构冷泉港实验室和 BMJ 出版集团(英国医学会下属专业医学出版机构,British Medical Journal)创建。medRxiv 是发表医学、临床医学以及相关健康科学论文的预印本平台。这个平台要求论文是未发表过的。medRxiv 旨在提高科学发现的开放性和可获得性,加强研究人员之间的合作,记录思想来源,及时地报道已完成的研究,为正在进行的或计划中的研究提供信息。作者可以在任何时候(在稿件被接受的期刊发表之前)向 medRxiv 提交一份稿件的修订本。一旦发表在 medRxiv 上,论文就会被注册一个数字对象标识符(doi),有了 doi 的论文就可以被搜索引擎和第三方服务编入索引,可以引用且不能删除。

4. PeerJ Preprints

2013 年 4 月,*PeerJ* 推出预印本平台 PeerJ Preprints(https://peerj.com/preprints)。PeerJ Preprints 是针对生物科学领域的预印本平台,覆盖面很广泛,涵盖了生物科学、医学和健康科学领域。PeerJ Preprints 采用 CC-BY 共享协议,是完全开放获取的。

5. Research Square

Research Square(https://www.researchsquare.com)于 2004 年由 Shashi Mudunuri 创建,与 AJE(American Journal Experts)是姊妹公司,同属 Research Square 集团的一部分。Research Square 与 BMC 旗下部分期刊合作,作者可选择将向其合作期刊投稿的论文自动上传到 Research Square 平台,作为预印本展示,以提前发布自己的研究成果。

6. F1000Research

F1000Research(https://f1000research.com)由 F1000 提供服务。它涵盖的专业非常广泛,收录方向主要有物理学、生命科学、工程学、医学、社会科学、人文科学、基础科学、转化医学。

7. NIH Preprint Pilot

NIH Preprint Pilot(https://www.ncbi.nlm.nih.gov/pmc/about/nihpreprints)是 NLM(National Library of Medicine)在 2020 年 6 月新推出的一个项目,目的是在 PubMed Central 和 PubMed 上推广受 NIH(National Institutes of Health)资助的论文。

8. PrePubMed

PrePubMed(http://www.prepubmed.org)并不是真正意义上的预印本平台,它只是收录了其他一些预印本服务器,如 PeerJ Preprints、Figshare、bioRxiv 和 F1000Research 的论文预印本。

二、国内预印本平台

除上述预印本平台外,近年来,各类学术组织、知识服务团体不断推出各领域的预印本平台,预印本发展空前繁荣。如:Center for Open Science(COS)、RePEc、ChemRxiv、engrXiv、PsyArXiv、SocArXiv 等。目前国内预印本平台也得到快速发展。2016 年 6 月 13 日,中国科学院推出中国科学院科技论文预发布平台(ChinaXiv),其目标是构建一个按国际通行模式运营的预印本平台。

1. ChinaXiv

ChinaXiv(www.chinaxiv.org/home.htm)面向全国科研人员,旨在建设可靠、规范的自然科学领域的中国科研论文开放存储库,接受中英文科学论文的预印本存缴和已发表科学论文的开放存档,构建规范的支持快速交流发布的学术交流生态系统,支持中国高水平科研论文的快速预发布,有效支撑中国科学家的科研首发权。

2. 中国预印本服务系统

中国预印本服务系统(https://preprint.nstl.gov.cn/preprint/browse)是由中国科学技术信息研究所与国家科技图书文献中心联合建设的以提供预印本文献资源服务为主要目的实时学术交流系统。该系统由国内预印本服务子系统和国外预印本门户(SINDAP)子系统构成。

国内预印本服务子系统主要收藏的是国内科技工作者自由提交的预印本论文,可以实现二次文献检索、浏览全文、发表评论等功能。SINDAP 子系统实现了全球预印本文献资源的一站式检索。目前,SINDAP 子系统含有预印本二次文献记录约 80 万条。

关于预印本很多作者投稿的时候会有很多顾虑与疑问,以下针对预印本常见问题进行了整理与回答(小诀窍 7.3 和小诀窍 7.4)。

小诀窍 7.3　预印本常见问与答

1. 预印本是否影响正式投稿?

许多期刊允许甚至鼓励作者在投稿前发布预印本,包括 PLoS、Wiley、Springer Nature、Taylor & Francis 和 Elsevier 推出的所有期刊,也有期刊不接受发布在预印本平台的论文投稿。不同期刊对于预印本平台的态度不同,一般会在其官网上声明。期刊相关政策可在 Wikipedia 和 SHERPA/RoMEO 上查看。在将已提交到预印本平台的论文正式投稿之前,请查阅这些清单以及目标期刊的编辑政策,以确保顺利发表。

2. 论文已经发表能否再次发表在预印本平台?

论文已经发表能否再次发表在预印本平台需要看平台的要求。有的平台可以接受已发表论文,如 arXiv,但是有的平台只接受未发表论文,如 bioRxiv、ChemRxiv。

3. 预印本平台接受什么类型的论文?

不同预印本平台接受的论文类型不一样。例如:medRxiv 接受 original article、systematic review、Meta-analysis、data article、articles describing methodological research/investigation、clinical research design protocol，但是不接受 narrative review、hypothesis、case report、editorial/commentary/opinion article、correspondence 等体裁。F1000Research 接受 research article、brief report、data note、genome note、policy brief、case study、case report、clinical practice article、software tool article、method article、study protocol、registered report、review、systematic review、living systematic review、opinion article、correspondence 以及 editorial。Research Square 接受 research article、systematic review、method article、short report、case report、data note 以及 video。每个平台在收稿的论文类型上有一些差别，具体要求可以查看各个平台的官方说明或者收录论文情况。

小诀窍7.4　预印本：利与弊

利：

（1）抢占优先发表权：特别是对于一些新的研究或观点，可能需要很长时间才可以正式发表出来，但是预印本可以证明这个观点是作者在某时率先提出的。

（2）及时与同行交流：可能会得到同行的评议，有利于作者对论文进行改进提高。

（3）快速曝光、增加影响力：正式发表可能需要等待数月，预印本则可以及时得到曝光，产生引用，增加论文影响力；且论文正式发表后可以通过 doi 与预印本进行关联，在预印本平台产生的引用也可与正式发表的版本相关联。

弊：

（1）部分期刊对预印本有所保留或明确拒绝，如果作者的目标期刊里面包含这部分期刊，投预印本会影响向期刊正式投稿。

（2）预印本投稿后撤稿会比较麻烦，一方面有些平台明确表示不接受因为要向期刊投稿而撤稿，另外一方面 Preprint 一旦曝光后会被搜索引擎、数据库等抓取收录，想要完全清除痕迹几乎不可能。

第三节　投稿及常见投稿系统

选择好目标期刊后，按照目标期刊要求调整论文格式，了解目标期刊投稿系统的特点，准备精美的投稿信，这些都会影响论文能否顺利通过期刊格式审查。

一、投稿准备

1. 格式调整

众所周知，投稿前需要针对期刊的读者须知（instructions to authors）调整论文格式。格式调整主要包括三大块，即正文结构、参考文献和图表格式。其中正文结构比较容易调整，只需要按照读者须知中的论文体裁，添加标题、调整结构、分页、调整字体字号即可。参考文献的格式是最复杂的，每个期刊都可能有一套不同的格式规范，要求作者非常认真地比对和调整，也可以借助一些参考文献管理工具，以减少反复调整参考文献格式的工作量。图表的格式要求一般大同小异,请参见第三章第三节。另外作者也可以下载1～2篇目标期刊已刊登的论文作为格式参考。但需要强调的是,投稿前的文稿格式调整并非出版时的排版,因此不能完全按照目标期刊已刊登的论文来调整文稿格式。

读者须知中,除了对论文格式的要求,一般还会对研究伦理、发表伦理进行强调。在论文正文结束后,参考文献前,往往需要添加对以下内容的声明(declaration)。

a. Ethics approval and consent to participate 科研伦理与知情同意声明。

涉及人类参与者、人类数据或人体组织的研究必须包括道德伦理批准声明、受试者知情同意书(回顾性研究一般不需要)、批准研究的伦理委员会的名称和编号。

涉及动物的研究必须包括道德伦理批准声明,对于涉及他人拥有的动物实验研究,作者还必须提供其他所有者的知情同意声明。

如果文稿研究对象不涉及人或者动物,可以在此部分写"Not applicable. "。

b. Consent for publication 同意发表声明。

如果文稿中包含任何个人的数据或信息,必须取得其书面同意;否则在此部分写"Not applicable. "。

c. Availability of data and materials 数据可用性声明。

数据可用性声明可以采用以下形式之一或者组合形式进行说明。

The datasets generated and/or analyzed during the current study are available in the [name] repository,[persistent web link to datasets].

The datasets used and/or analyzed during the current study are available from the corresponding author on reasonable request.

All data generated or analyzed during this study are included in this published article [and its supplementary information files].

The datasets generated and/or analyzed during the current study are not publicly available due [reason why data are not public] but are available from the corresponding author on reasonable request.

Data sharing dose not apply to this article as no datasets were generated or analysed during the current study.

The data that support the findings of this study are available from [third party name], but restrictions apply to the availability of these data,which were used under license for the current study,and so are not publicly available. However,data are available from the authors upon reasonable request and with permission of [third party name].

本文稿不涉及任何数据,可以在此部分写"Not applicable. "。

d. Competing interests 利益冲突。

如与任何人或机构有利益冲突(指机构雇佣关系、财务关系、合作关系、竞争关系等任何可能被认为会影响研究结果解释的都属于利益冲突),需要在此部分说明;如无任何利益冲突,可以写"The authors declare that they have no competing interests. "。

e. Funding 基金资助。

本研究如有基金资助,可以在此部分进行说明。很多基金要求用专门的词句对基金进行致谢,否则结题的时候可能不被认可,需要特别注意。

f. Authors' contributions 作者贡献。

详细说明每位作者在这篇文稿中所做的工作,可以用首字母代替文稿中的作者。例如写"FC analyzed and interpreted the patient data regarding the hematological disease and the transplant. RH performed the histological examination of the kidney and was a major contributor in writing the manuscript. All authors read and approved the final manuscript."。

g. Acknowledgements 致谢。

可以致谢人或者基金。例如写"The authors will thank ××× for his/her great help in ×××. This paper is supported by ×××."。有些期刊要求将基金单独写在 Funding 栏目下。

2. 投稿信

向 SCI 期刊投稿时,除了论文正文相关内容之外,还需要一封投稿信(cover letter)。一封好的投稿信对论文的顺利发表能起到促进作用,类似于求职时的自荐信,只要能引起编辑的兴趣,往往就成功一半了。国外的期刊编辑权限比较大,基本能决定论文的去留。实际上,投稿信的写作确实很像论文的自我介绍,必须突出研究的新颖和不同之处,努力给期刊编辑留下深刻印象。一般而言,投稿信的写作也有一定的规律可循:第 1 句话介绍自己的论文题目,并表示希望将论文投稿至该目标期刊;第 2~3 句话对研究背景做概括性描述,显示出该领域研究的重要性,并明确指明该领域尚待解决的问题(即本文的研究目的);第 4~5 句话介绍自己的研究工作(不需要像论文摘要那样详细),并强调本研究结果的重要性。接下来需要明确本文的投稿决定是经过所有作者讨论和同意的,并且没有投给其他期刊(避免一稿多投);最后注明本文通信作者的联系方式(小诀窍 7.5,实例 7.4)。

小诀窍 7.5 投稿信(cover letter)参考模板

Editorial office,

Journal of ×××

Date,Month,2022

Dear editor,

We would like to submit the enclosedmanuscript entitled "× × × × ", by ×××(first author) for consideration for publication in × × × × (journal's name).

××× plays crucial role in lung cancer metastasis by regulating × × × pathway. However, it is unclear that ××××(issue to be addressed in the present study). In this paper, we reported an expected mechanism by which × × × × (main findings in the present study). Our findings provide important guidance to ××× in lung cancer therapy.

This paper has not been published elsewhere in whole or in part. All authors have read and approved the content, and agree to submit it for consideration for publication in your journal. There is no ethical/legal/financial conflicts involved in the article. This manuscript has been edited and proofread by a native English-speaking expert.

Your consideration of this manuscript is highly appreciated.

We lock forward to hearing from you soon.

Yours sincerely，

×××××

Corresponding author

E-mail：×××

实例7.4　投稿信修改范例

Dear Dr. ×××，

Enclosed are three copies of a manuscript by John Smith and Jim Roberts titled "Hepatitis C Virus Infection in Long-Term Transfusion Patients". It is submitted to be considered for publication as a "Original Article" in your journal. Neither the entire paper nor any part of its content has been published or has been accepted elsewhere. It is not being submitted to any other journal. We believe the paper may be of particular interest to the readers of your journal because the study it reports stated the HCV infection rate among long-term transfusion patients is higher than that of the general population and of short-term transfusion patients.

Correspondence and phone calls about the paper should be directed to John Smith at the following address，phone and fax number，and e-mail address：

John Smith，MD

Institute of Internal Medicine

Cleveland Clinic Foundation

×××× Ave.

Cleveland，××××，USA

Tel：××××××

Fax：××××××

E-mail：jsmith@×××.org

Thanks very much for your attention to our paper.

Sincerely yours，

John Smith

夏华向教授建议修改如下：

（1）Are three copies needed for email submission?

（2）"It is submitted to be considered for..." should be "It is submitted for consideration for..."

（3）"as a 'Original Article' in your journal" should be "as an 'Original Article' in your journal".

（4）"Neither the entire paper nor..." should be "This paper is neither the entire paper nor..."

（5）"any part of its content..." should be "any part of its contents..."

（6）"has been published or has been accepted elsewhere" should be "has been published or has been accepted for publication elsewhere".

（7）"We believe the paper may..." should be "We believe that the paper may..."

（8）"because the study it reports stated..." What is meant by this? It is a waste of words.

（9）"...long-term transfusion patients is higher than that of the general population and of short-term transfusion patients" should be"...patients WITH long-term transfusion WAS higher than THOSE IN the general population and IN patients WITH short-term transfusion. "（Corrections in the capital）

（10）"Correspondence and phone calls about the paper should be directed to John Smith at the following address，phone and fax number，and e-mail address..."

This is just a waste of time and words. The correct way would be：

Corresponding author

John Smith，MD

Institute of Internal Medicine，Cleveland Clinic Foundation，

××××　Ave，

Cleveland，××××，USA

Tel：××××××

Fax：××××××

E-mail：jsmith@×××.org

总结：内容简洁但信息完整、具体，注重格式和细节（包括标点和用词等）。

3. 投稿方式

期刊的投稿方式主要有两种，目前绝大部分期刊采用在线投稿系统投稿，也有极少数期刊采用电子邮箱投稿。在线投稿系统投稿规范，并且能方便及时了解稿件的状态。邮箱投稿较为容易，但是不方便及时了解稿件状态。

采用在线投稿系统投稿是非常方便的，几乎 SCI 论文发表的所有事项都可以通过该系统来完成，包括上传提交完整的文稿（包括图表）、作者信息、投稿信，推荐审稿人，查看稿件状态，处理稿件修回，再次提交修改稿，以及与期刊编辑的沟通等。SCI 期刊的投稿系统大大提升了作者发表 SCI 论文的效率，但是不同期刊使用的投稿系统可能是不同的。

二、投稿系统

根据期刊要求调整好格式后，我们需要进入投稿系统上传稿件。期刊常用的投稿系统有 ScholarOne Manuscripts、Editorial Manager、eJournalPress、F6Publishing、Frontiers Submission System、Publine 等。这些投稿系统基本是大同小异的，按照投稿系统的提示一步步往下操作就可以了。

下面介绍几个常用投稿系统的特点和投稿步骤。

1. ScholarOne Manuscripts

ScholarOne Manuscripts 是世界领先的投稿系统之一，属于科睿唯安集团，也是当下使用较多的论文投稿系统之一。

代表期刊：*New England Journal of Medicine*（ISSN：0028-4793；IF$_{2020}$：91.245）。

特点：ScholarOne Manuscripts 投稿系统进行注册时（图 7.2），不能复制邮箱，必须手写

填入,也可以在 Primary Cc E-Mail Address 处填入需要抄送的邮箱,方便后续关注稿件状态。该系统账号密码不公用,需要单独注册投稿账号。同一个浏览器不能同时登录不同期刊系统,登录第二个期刊系统时第一个期刊系统会自动退出。该系统通常需要关联注册账号对应的 ORCID 才能完成投稿。特别需要注意的是该系统修回链接关闭非常快,修回时间到了会及时关闭,有些期刊甚至会提前一天关闭修回链接,因而若稿件无法按期修回,一定要提前向杂志社申请延期。

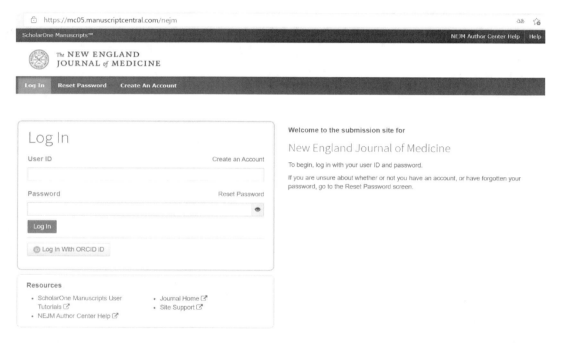

图 7.2　ScholarOne Manuscripts 投稿系统界面

进入该系统投稿后按照以下步骤进行操作。

第一步:选择 Article Type(文稿类型),填写 Title(标题)、Abstract(摘要)(图 7.3)。

第二步:File Upload(上传文件)。

第三步:填写 Author & Institutions(作者、单位)等信息。

第四步:填写 Reviewers & Editors(推荐/回避审稿人,选择期刊编辑)等内容。

第五步:Details & Comments,可输入需要发给编辑查看的评论。

第六步:Review & Submit,需要依次确认前面填写的各项信息,点击"Build PDF for Approval"之后系统会生成 PDF 并请作者最后确认提交。

该系统投稿完成后如需要在线联系杂志社,可在文稿详细界面中点击"Action Links"并发送邮件给杂志社。

2. Editorial Manager

Editorial Manager 也是目前国际上使用较广泛的网络投稿与审稿系统之一,由 Aries Systems Corporation 开发。

代表期刊:*Lancet*(ISSN:0140-6736;IF$_{2020}$:79.321)。

特点:使用该投稿系统的期刊很多,但不同期刊都有各自的 Editorial Manager 投稿系统,账号密码不公用,均需要单独注册投稿账号。同一个浏览器中登录不同期刊系统互不影

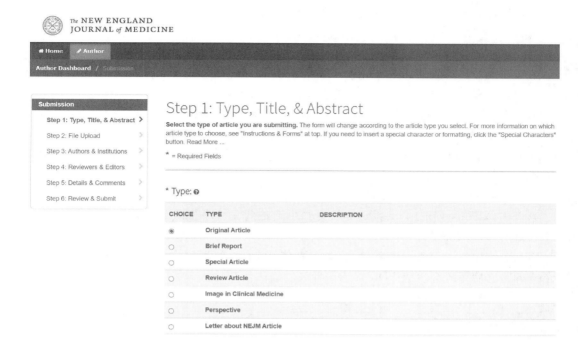

图 7.3 ScholarOne Manuscripts 上传稿件步骤

响,可同时进行查询或投稿操作(图 7.4)。

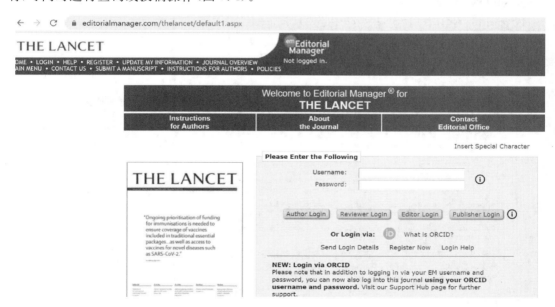

图 7.4 Editorial Manager 投稿系统界面

该投稿系统中可设置多个抄送邮箱,点击"UPDATE MY INFORMATION"→ "Personal Information"→"E-mail Address"在通信作者邮箱后面加一个分号,即可输入需要抄送的邮箱。

之前使用 EES 和 EVISE 系统的期刊在 2021 年 1 月中旬也都转移成了 Editorial Manager 系统。

该系统投稿也是分六步，与 ScholarOne Manuscripts 系统操作步骤比较类似。

第一步：选择 Article Type（文稿类型）。

第二步：Attach Files（上传文件）。

第三步：输入 General Information（基本信息），一般包含 Region of Origin（主要研究人员所在国家）、Section/Category（论文类别）、Classifications（分类）。

第四步：输入 Additional Information（附加信息）。Information requested depends on publication configuration. Authors may be presented with a questionnaire, required questions will be marked with a red explanation point（根据不同期刊要求需要完成一些附加问题）。

第五步：Comments，可输入需要发给编辑查看的评论。

第六步：Manuscript Data，系统会从第二步上传的文稿中提取文稿基本信息，包含 Full Title（标题）、Abstract（摘要）、Keywords（关键词）、Authors（包含作者姓名、学历、单位及邮箱）、Funding Information（基金信息），需要依次确认完善信息后点击"Build PDF for Approval"，之后系统会生成 PDF 并请作者最后确认提交（图 7.5）。

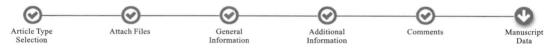

图 7.5　Editorial Manager 上传稿件步骤

3. eJournalPress

代表期刊：*Nature*（ISSN：0028-0836；IF$_{2020}$：49.962）。

特点：该系统账号密码不公用，需要单独注册投稿账号。同一个浏览器中登录不同期刊系统互不影响，可同时进行查询或投稿操作（图 7.6）。

图 7.6　eJournalPress 投稿系统界面

BMC 系列期刊之前采用的是 Editorial Manager 投稿系统,目前研究论文(research article)的投稿转移到了 eJournalPress 系统,其他类型稿件的投稿还是采用 Editorial Manager 系统。BMC 系列期刊在 eJournalPress 系统中的账号是公用的。该系统投稿需要先上传文稿,之后填写文稿相关信息(图 7.7)。

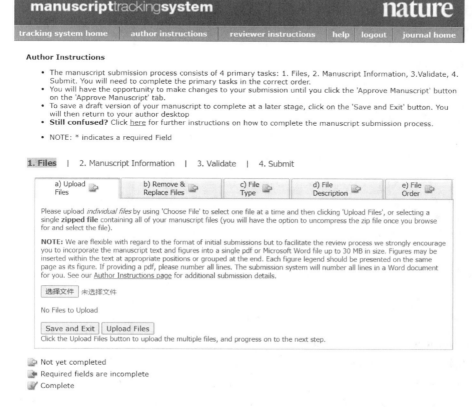

图 7.7　eJournalPress 上传稿件步骤

4. F6Publishing

代表期刊:*World Journal of Gastroenterology*(ISSN:1007-9327;IF$_{2020}$:5.742)。

特点:百世登出版集团(Baishideng Publishing Group ,BPG)旗下目前共有 42 份期刊均采用 F6Publishing 投稿系统,账号是公用的。注册后杂志社会给注册邮箱发激活邮件,点击邮件中的链接进行账号激活并登录(图 7.8)。

该系统投稿步骤为先填写文稿基本信息,最后上传文稿。所有图表插入文稿中作为一个文件提交,补充材料也只能整合为一个文件提交,修回时需提交可编辑图片。需提供 non-native speakers of english editing certificate(语言证明),针对某些文稿类型,还需要提供 biostatistics review certificate(统计证明)、signed informed consent form(s) or document(s)(知情同意书)、institutional review board approval form or document(伦理审批文件)、care checklist(病例报告撰写指南)。同时文稿及投稿系统中需提供所有作者的 ORCID。使用文稿中任一作者信息注册投稿系统均可,投稿时可另外勾选通信作者。该系统稿件如被修回,一般统一给作者 14 天时间修改,若时间不够,可申请延期(图 7.9)。

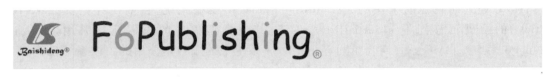

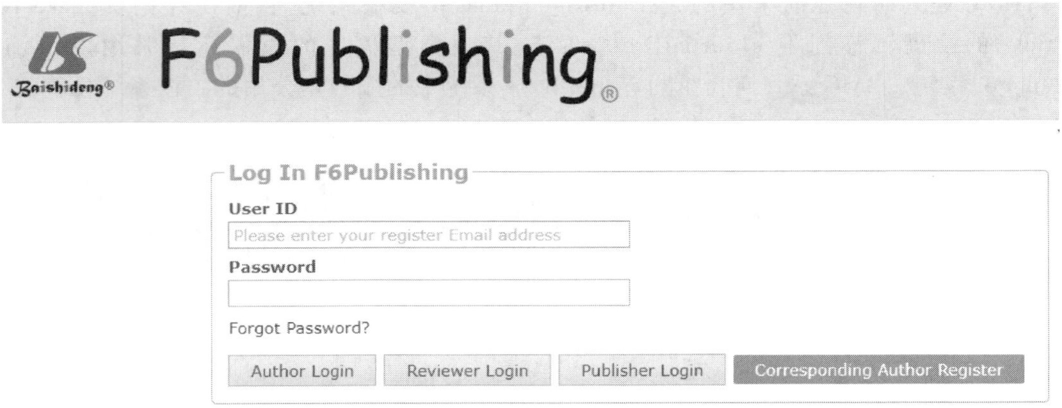

图7.8　F6Publishing 投稿系统界面

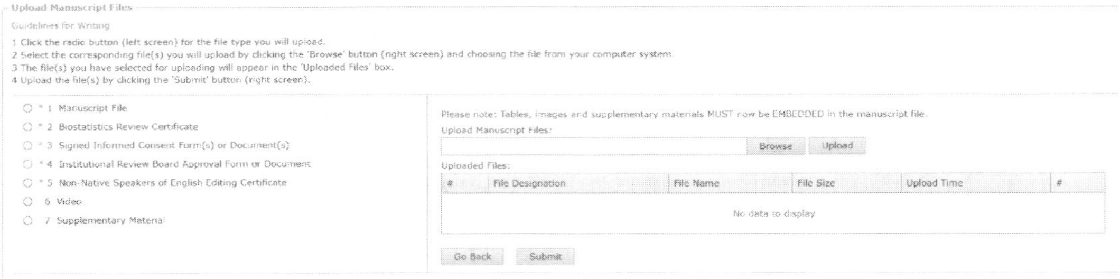

图7.9　F6Publishing 上传稿件步骤

5．Frontiers Submission System

代表期刊：*Frontiers in Oncology*（ISSN：2234-943X；IF$_{2020}$：6.244）。

特点：Frontiers 出版社旗下目前共有116种期刊，均是 OA 期刊，共用 Frontiers Submission System 投稿系统，账号是公用的。注册后杂志社会给注册邮箱发激活邮件，点击邮件中的链接进行账号激活并登录（图7.10）。

该系统投稿完成后稿件状态为"Initial Validation"，待稿件分配给编辑处理后状态变为"Editorial Assignment"，待稿件送外审后状态变为"Independent Review"，稿件被修回后状态会变为"Interactive Review"，这时系统中可以查看到各位审稿人详细的审稿意见。该系统在修回阶段采用的是一种互动模式，作者可直接在相应审稿人的意见框后面针对性地给予回复，而不像其他系统那样采用附件形式的回复信。修回后待稿件外审全部结束其状态就会变为"Review Finalized"，此后会变为"Final Validation"，由编辑做出最终决定。稿件状态显示得很明确（图7.11）。使用稿件中任一作者信息注册投稿系统均可，投稿时可另外勾选通信作者。该系统稿件如被修回，如只有一位审稿人的意见，一般统一给作者7天时间修改，若有多位审稿人的意见，则给21天时间修改。若时间不够，可申请延期。

6．Publine

代表期刊：*Exploratory Research and Hypothesis in Medicine*（ISSN：2472-0712）。

特点：Publine 是 Xia & He Publishing Inc.（XHP，华誉出版社）自主研发设计的投稿系统，XHP 旗下目前有5种期刊共用这一投稿系统，账号通用（图7.12）。

该系统允许使用论文中任一作者信息注册投稿系统，投稿时可另外勾选通信作者。投

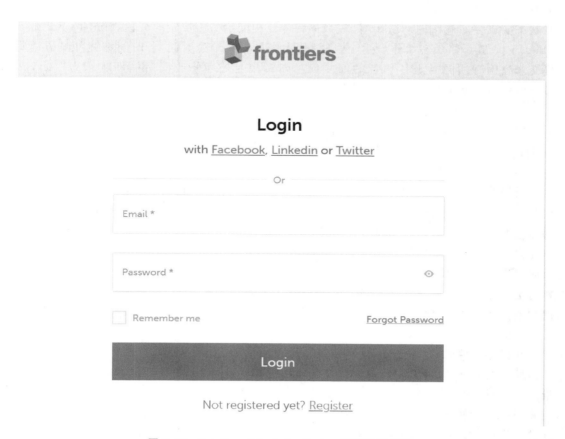

图 7.10 Frontiers Submission System 投稿系统界面

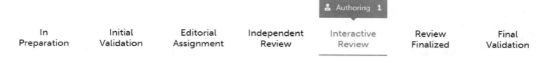

图 7.11 Frontiers Submission System 上传稿件步骤

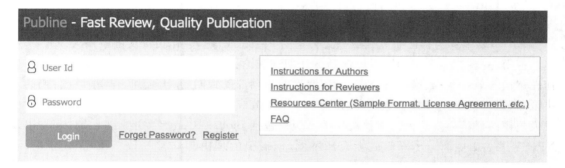

图 7.12 Publine 投稿系统登录界面

稿时须同时上传作者签署的出版协议书(publishing agreement)。投稿后编辑接受处理稿件时状态变成"Accepted by Editor",完成同行评议提交给主编决定时变为"Sent to Editor-in-Chief"。一般小修最多给作者 1 个月时间,大修最多 2 个月时间,若时间不够可申请延期。提交修改稿时须同时上传作者的回复信。编辑接受处理修改稿后稿件状态为"Revision Accepted by Editor",完成二审提交给主编决定时变为"Revision Sent to Editor-in-Chief"。

第四节　推荐审稿人

投稿论文通过格式和初步审查后,下一步即邀请审稿人进行同行评议。选择审稿人是期刊编辑的职责,但许多期刊都希望作者在投稿时推荐 3～5 名审稿人,并有可能向被推荐的审稿人发审稿邀请(特别是在期刊审稿人紧缺的情况下)。推荐的审稿人可以是世界范围内任何作者认为有资格的同行专家,当然也包括自己国家的学者(教授、博士、其他研究人员及研究生)。期刊编辑将根据实际情况决定是否选用作者推荐的审稿人。除了推荐审稿人,作者也可以列出不推荐审稿人的名单(即不希望这些人参与审稿,即便是相同领域的专家),期刊编辑往往会认真对待。此外,有些期刊还会要求作者说明与被推荐审稿人的关系,并阐明任何潜在的利益冲突。

在推荐审稿人时,不必太"挑剔",如果推荐的审稿人太忙或者太"牛",就不一定会接受一般期刊的邀请,有可能因此延误论文的审稿进程。此外,针对是否推荐本领域的专家,即推荐"大同行"或"小同行",对审稿的结果也会有一定的影响。一般而言,推荐"大同行"(研究领域相关,但具体研究方向不同)审稿人可能更有助于获得正面评价,推荐"小同行"(研究领域和具体研究的方向均相同)有助于审稿人理解论文,提供更专业的评审意见,但也更容易被发现一些具体的细节问题。

作为参考,笔者建议的推荐审稿人策略如下。

(1) 推荐国外发过与本文结果、结论相似论文的第一作者或通信作者。

(2) 推荐论文中被引用论文的作者。

(3) 推荐自己或导师认识的同专业的教授、副教授,或在国际上已经有一些影响力的国内学者,这些学者在国内不一定是"牛人",但赢得了学术界的尊重。

(4) 推荐在学术交流活动中交流过的学者,这些学者已初步了解你的科研方向和科研水平。

(5) 避免推荐利益相关/冲突的审稿人。

(6) 避免只推荐国内专家,至少邀请 1 位国外专家。

(7) 不要推荐与自己研究领域毫无关系的"牛人"或"熟人"作为论文的审稿人。

值得一提的是,公正的同行评议是 SCI 期刊和论文迄今得到广泛认可的基石。因此,任何在审稿环节作假,或影响其公正性、透明性的举动都受到期刊、出版商、作者和同行们的坚决抵制,这样的抵制最终会通过依托单位对作者造成严重影响。2015 年以来,发生了多次较大规模的撤稿事件。做出撤稿决定的出版社包括 Biomed Central、Springer、Elsevier 以及 NPG 等著名出版商。尽管时间上有所不同,但撤稿的理由却非常一致。经几家出版社调查,问题基本都出在同行评议上——一些专业的、以营利为目的的不良第三方机构为作者伪造了同行评议的专家,使这些文稿不正当地通过了同行评议。这一系列的撤稿事件在国内引起了轩然大波,相当多涉事作者的科研工作、基金项目甚至整个学术生涯都将受到深远的影响。

第五节　审稿程序及周期

审稿时间是广大作者挑选目标期刊时非常关心的一个参数,恨不得投稿后一两周就能获得审稿意见,但这明显是不可能的。退而求其次,审稿周期相对较短的期刊更受作者的欢迎。多久的审稿周期才算短呢? 这与期刊的审稿程序和编辑、审稿人的效率有关。

一、审稿程序

现在绝大部分期刊采取同行评议的方式,对论文进行评估和把关。从杂志社的角度,审稿(同行评议)只是发表某篇论文整个过程中的一个环节。以 Elsevier 为例,一篇论文在最终发表前,必须经过的环节包括论文准备(包括完成实验)、投稿前调整、Online/格式审查、同行评议、接受后阶段(包括 proofread(校对))、线上发表、排版定稿、最终发表和发表后阶段等。每个阶段具体如何操作,每个期刊或杂志社都不太一样,而最受关注的同行评议阶段,同样很难找到一篇现成的论文或报道进行系统阐述,这就像是一个“黑匣子”,但大致操作还是有规律可循的,笔者拟结合自己的经验,尝试为大家揭秘(图 7.13)。

二、同行评议过程

首先介绍可能参与同行评议的角色:作者、格式编辑、专业编辑、主编和审稿人。格式编辑按照规程对论文进行格式审查,有的系统比较成熟,会提供一些参数(如图片参数等)供格式编辑参考,或直接拒绝作者提交的不合格的素材。通过格式审查的论文将到主编或责任主编的手中,主编的学术背景都比较强,因此遇到有明显不足的论文,将会直接拒稿;浏览后发现论文的语言存在缺陷的,则会建议作者进行语言润色后再投稿。所以,如果作者在一周甚至三天内收到期刊的决定,当然不会是什么好消息。对于稿件量比较大的期刊,主编下面可能设有不同研究领域的副主编或编辑,当主编或责任主编初筛通过后,稿件将被分配到对应专业的副主编或编辑手中,他们会结合自己的专业背景,对论文进行评估(必要时进行内部讨论),并做出直接拒稿、要求润色语言或送外审的建议。以上环节,一般在 1~2 周完成。如果能得到送外审的决定,作者就很幸运了,但也意味着最耗时的阶段才刚刚开始。

经过格式审查和主编、编辑筛查通过的论文,一般会由编辑负责邀请 3~5 位审稿人进行外审。参与同行评议的审稿人是没有报酬的,而他们往往都有繁忙的科研工作,因此不是所有邀请都会得到及时和正面的响应,很多审稿邀请因为时间原因而被拒绝。当然,也不乏愿意接受审稿邀请的专家。同时,期刊编辑考虑到审稿人本身的工作,一般会给每位审稿人每篇论文 2~3 周的时间。假设所有审稿人都按时完成审稿,那么从邀请审稿人至编辑拿到所有审稿意见,也至少需要 3 周的时间。编辑根据审稿意见,再做出处理论文的建议,并提交给主编审核,需要预计 1 周的时间。因此,1 个月左右能够反馈审稿意见的期刊,绝对是高效率的。然而,如果邀请审稿人不那么顺利,或者编辑无法通过现有审稿意见做出决定(需

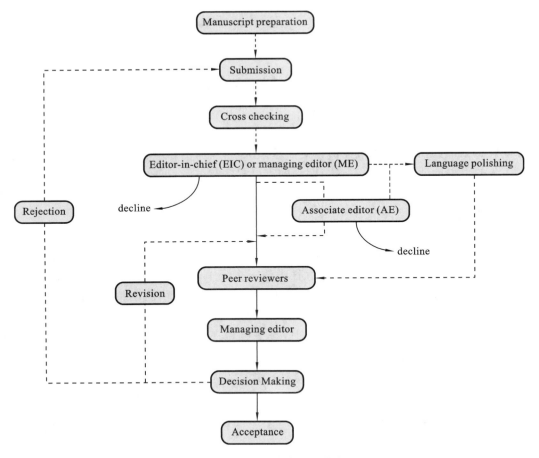

图 7.13　学术期刊的典型审稿流程图

要增加审稿人），或者某些审稿人申请延期的话，则整个审稿阶段很可能会持续 2～3 个月，甚至更长。所以，有时"没有消息"也算是好消息，因为太快收到的往往是拒稿或退稿的决定。因此，如果要提醒或催促期刊给予回复，最好是在等了 3 个月及以上仍没有进展的时候，太早催促有可能会起到反效果（实例 7.5，小诀窍 7.6）。

　　编辑根据审稿人的意见，针对下一步的处理向主编提出建议，再之后，作者就可以收到期盼已久的编辑决定信（decision letter）和审稿意见。接下来，根据论文不同的结局，有可能从头开始（拒稿换期刊重投），或修改后再次投稿，大致流程详见图 7.13。一般来说，修回阶段被认为是一个精简版的同行评议过程，因为不会花那么多的时间重新邀请审稿人（个别期刊可能会新增审稿人），并且不一定会让所有的审稿人重新过目（小诀窍 7.7）。

实例 7.5　多长时间可以提醒（催问）杂志社？

　　某位作者 6 月 13 日给××期刊投稿了 1 篇论文，7 月 15 日在网上发帖求助，说通过在线检索，发现文稿一直都是评审中（under review）状态，所以焦急万分，因为后投的几篇文稿的其他期刊都有回音了，于是连续发了 3 封邮件询问，但均未收到编辑回复，问大家怎么办，是否可以另投其他期刊。

　　夏华向教授回复：一般文稿投出去，要等 2～3 个月。如果太快（1～2 周）回信，往往是坏消息，那是责任主编或编辑看了文稿后根本没有送给审稿人就直接退稿了，不知已经收到回复的文稿是不是这种情况。作为多家英文期刊的审稿人,我审一篇文稿往往需要3~4周时间。所以,建议作者继续耐心等待,毕竟还可以在网上查询审稿状态,即"正在审稿"。这种情况当然不能直接改投他刊,因为上一份期刊正在为发表本文做出努力,应避免一稿多投。

分析:杂志社按照一般流程,每个环节都需要时间,因此,往往很难在1个月内给予反馈,但有时没信就表示有戏,建议大家做到心中有数、耐心等待,并及时关注网上的审稿状态。如果超过3个月还没有回信,这时再通过邮件礼貌地询问,一般能收到编辑的反馈。在这之前,建议不要反复多次催促编辑,可能会起到反效果。曾经有一位投稿1个月就催稿三次的作者得到期刊编辑这样的回复:"I am sorry for not being able to meet your such an urgent requirement. I decide to withdraw your manuscript so you will have an opportunity to submit your manuscript to a faster journal."有缺乏耐心的作者,更有缺乏耐心的编辑! 结局是白白浪费了1个月的时间。

小诀窍 7.6　催稿信(reminder letter)模板

Editorial office,

×××(journal's name)

Date,Month,2022

Dear editor,

Re:Ms# ×××××(the number of the manuscript if any) - ×××××(the title of the article)

The above-mentioned manuscript had been submitted (re-submitted) over (3 for submission,2 for re-submission) months ago,but I have not heard of any decision from the journal.

I will be most grateful if you could inform me of the progress on the review of the manuscript.

Thanks very much for your consideration,and I look forward to hearing from you soon.

Yours sincerely,

××××××

Corresponding author

E-mail:×××

小诀窍 7.7　编辑的权限有多大?

有位作者提问笔者:您作为多家期刊的审稿人,请教您一个问题——作者的修改稿有没有第三次送给审稿人再审的情况? 论文最终是否被录用,审稿人或编辑到底谁起决定性作用呢? 感谢您的回答。

夏华向教授回复:一般影响因子5分以内期刊的审稿人在审修改稿时很少建议review after major revision(通常为 acceptance as it is、acceptance with minor revision、acceptance with major revision,but without further review 和 rejection,各期刊大同小异)。所以,往往修改一次即可。修改两次的情况也是有的,但修改三次

则比较罕见,原因很简单,两次都没有修改好,说明作者并没有高度重视文稿的修改,那只能退稿了。论文最终是否被录用,编辑是起决定性作用的。不过,正规高分期刊的编辑一般都会接受审稿人的建议,比如三个审稿人中有一个建议 rejection,那么文稿很可能遭到拒绝。

分析:如果文稿被给予修回机会,一定要认真、仔细地回复每一个问题,当然也包括编辑提出的问题,因为编辑真正掌握着所投文稿的“生杀大权”。

三、审稿过程中的常见状态

经常投稿的作者可能会发现,在审稿过程中的不同阶段,文稿在投稿系统中的状态是变化的,常见的描述如下。

Submitted to journal——文稿成功提交至期刊。

Manuscript received by editorial office——文稿转至编辑部,表示投稿成功。

With editor or awaiting editor assignment——主编分配学术编辑中。

Technical check in progress——检查文稿是否符合期刊的投稿要求。

Decision letter being prepared——编辑不找审稿人就在做决定,一般拒稿或退回修改语言的可能性大。

Reviewer(s) invited——经过技术审查,邀请审稿人中。

Under review——审稿人审稿中。

Required reviews completed——审稿人意见已上传,审稿结束,等待编辑决定。

Evaluating recommendation——评估审稿人的意见,将做出最终决定。

Minor revision/Major revision——修改阶段,认真对待,很有机会。

Revision submitted to journal——修回稿投回期刊,重新开始循环。

Accepted——接受文稿。

Transfer copyright form——签版权转让协议书阶段。

Uncorrected proof——等待校对样稿阶段。

In press, corrected proof——校样确认完毕,进入出版阶段。

Manuscript sent to production——文稿送出版社。

In production——论文在发表中。

第六节　投稿后的结局:编辑决定信

根据前面所介绍的审稿流程不难发现,论文投稿后的结局不外乎三种情况:接受(acception)、修回(revision)和拒稿(rejection)。

投稿后“直接接受”的情况非常少见,即论文投稿后即被接受,无须任何修改,这几乎是不可能的事情,只有极少数作者享受过这一喜悦。另一种类似的情况是“有条件接受”,即论文原则上已被接受,作者只需做少量不重要的修改,也非常少见。

相对而言,修回是一种更加常见,且对论文最终发表有益的结果。大致也可以分为三种情况:小修（minor revision）、大修（major revision）,以及拒稿再投（rejection and resubmission)。小修指论文需要做些修改,修回后可能不需要再送给审稿人审阅,但是也有可能会再次送审稿人审阅。这类修改一般比较容易,大概率会接受;也有可能再次送审后大修或者拒稿,但是再要求大修或者拒稿的概率很小。大修指论文修回后还需要再送给之前的审稿人审阅;这往往也是很好的消息,表明审稿人和主编对该论文都感兴趣。不过,回复一定要认真仔细,不可掉以轻心,大修后被拒的情况时有发生,多数缘于粗心大意。大修比较多见,许多论文发表前都经历过大修过程。拒稿再投指论文现在状态还不能接受,但可以修改后重新再投,重走完整的审稿流程,一般会送给与上次不同的审稿人审阅。尽管这不算好消息,但也未必是坏消息。只要认真按审稿人及主编的要求去补实验或积极回应审稿意见,也是有较大的可能被接受的。拒稿再投也比较常见。

稿件在修改后,修回投稿到杂志社时,一般需要将修改的版本用修订痕迹标记,并且上传针对审稿人意见的点对点回复信。

稿件修回时,杂志社往往会给一个修回截止日期,如杂志社给的修回时间不够,不能按期修回,一定需要提前与杂志社沟通,申请延期,否则投稿系统的修回链接可能会关闭,导致无法修回到杂志社(小诀窍 7.8)。

小诀窍 7.8　延期信(request for extension)模板

Editorial office,

×××（journal's name)

Date,Month,2022

Dear Dr. /Prof. ××××(editor's name),

I am writing to you regarding my submitted article（Manuscript ♯）entitled "×××××××",which is currently under revision. Due to ×××(the reason for extension),I did not read the messages from your editorial office on time. Since major revisions are needed for our manuscript,I am afraid that we are not able to re-submit the revised version on time (deadline:×××). I am wondering whether you could give me and my collaborators an extension,preferably 1-2 months,for us to complete the revised manuscript for further consideration of publication in your distinguished journal.

Your kindly understanding will be highly appreciated.

I look forward to your reply,

Yours sincerely,

××××××

Corresponding author

E-mail:×××

拒绝或通常所说的"拒稿",是指期刊对论文做出的不予接受的决定,并正式通知作者可以另投他刊。不过,有些拒稿信其实留有余地,因此有必要区别对待。所以,拒稿也可分为三种情况,即完全拒绝、可申述性拒绝,以及可再投性拒绝。不管审稿结果如何,作者都需要有良好的心态,并有策略地对待(小诀窍 7.9)。

小诀窍 7.9 如何正确对待审稿意见和拒稿?

背景:SCI 期刊的同行评议一般是没有报酬的。SCI 期刊的审稿人大多是各个领域的权威学者,审稿的工作态度大多极其认真,期刊编辑往往会根据审稿人的意见做出决定。因此,作者对审稿意见要十分重视,对审稿人也要非常尊重。具体来说,对每一条批评和建议,都要认真分析、回复,并据此修改论文。对自己认为不正确的审稿意见,也要极其慎重和认真地回答,有理有据有节地与审稿人探讨。如何对待被期刊拒绝的论文,常常是作者犯难的问题。

夏华向教授建议如下。

1. 保持冷静、摆正心态

审稿人工作的义务性(无报酬、无证明,甚至无鸣谢)。

同行评议的公平性(审稿人的学术信誉和地位会保证审稿质量)。

不要用"偏见"的心态去断定审稿人有偏见或歧视。

2. 认真阅读、分析审稿人意见和建议

理解审稿意见和建议的含义。

领悟审稿人的意图。

3. 巧妙地完整回复审稿意见和建议

所有问题必须逐条认真回答。

尽量满足意见中需要补实验的要求。

满足不了的一定不要回避,应说明不能完成的合理理由。

对于不认同的意见,也要委婉而有技巧地回答,做到有理有据、有礼有节。

审稿人推荐的文献尽量引用,并加以讨论。

如果是完全拒绝,即没有任何回旋余地,主编通常会强烈地表达个人意见,表示不愿再看到该论文,因此,本文再投该刊是没有意义的。可申诉性拒绝是指作者不服审稿人的意见,特别是作者认为拒稿是因为论文虽有不足但没有致命缺陷,审稿人或编辑存在明显误判导致的,这种情况可以提交申诉信,并积极修改论文以向主编争取再审的机会。不过,申诉后成功被接受的比例非常低,其间所花费的精力绝不亚于修改后改投另一份期刊。可再投性拒稿类似于前面的拒稿再投,只是这次期刊没有表示出愿意考虑修改稿的意愿。一般而言,这种情况属于论文虽包含某些有用的数据和信息,但数据不足以构成一篇论文或分析尚有严重缺陷。因此,面对这种结果,作者不妨等到有足够的数据或有更合理的分析时,再修改成"新"论文并投给同一期刊。主编通常是会考虑重新受理这类论文的。

值得一提的是,不管因为何种原因被拒稿,并不等于论文没有发表的潜力,只能说明这篇论文不适合目前投稿的期刊而已。

第七节　回复信及申诉信

一、撰写回复信

投稿后论文被直接接受的可能性极小,绝大部分期刊或多或少总会要求作者结合审稿意见对论文进行不少于一次的修改。在认真对待审稿意见的同时,撰写回复信则成了每篇论文发表过程中不可或缺的一部分。值得提醒大家的是,回复信的撰写犹如足球比赛的"临门一脚",处理不好将会前功尽弃。

如何撰写回复信,才能给审稿人和编辑更好的印象? 才能消除审稿人针对论文提出的种种疑问? 才能有助于论文最终发表? 夏华向教授曾在某医学论坛帮很多作者免费修改过回复信,从中积累了一些经验,总结起来,不外乎三个要素:第一,完整地回复;第二,礼貌地回复;第三,有理有据地回复。

完整地回复,是指针对审稿人的所有意见(包括赞赏的评价),均需要——回复,其目的是让审稿人和编辑在阅读回复信时,能更加容易和直截了当。有的审稿人在一段意见中,往往包含了多个问题,这时可以将审稿人的问题进行分解,标上序号(如 Comment 1.1、Comment 1.2、Comment 1.3 等),然后在下方以 Response/Reply 开头,分别具体回答,并标记好文中修改最终所在的页码、段落和行号,以便审稿人和编辑快速定位(谨记"方便审稿人就是方便自己")。

礼貌地回复,是看似有一点多余的建议,但在回复信中处处体现"礼貌"和对审稿人的"尊重",是非常有必要的。SCI 期刊审稿人往往是牺牲自己宝贵的休息时间或陪伴家人的时间,免费(或称为"义务")地为期刊和作者审稿;大部分审稿人会非常认真地对待这份"义务"工作,会对论文质量的改进提出很多宝贵的建议,并最终有助于论文的发表。因此,审稿人的劳动成果理应受到尊重;即便面对某些并不完全认同的意见,作者也需要恰当、礼貌地回复,尽量让审稿人觉得自己的劳动没有白费。除了感谢之外,"礼貌"主要体现在对审稿意见科学、系统地回复,避免任何傲慢的言论,发出之前务必认真检查,以避免明显的失误(必要时请别人检查)。当不同意审稿人的意见时,千万别说"We totally disagree …"或"The referee obviously does not know this field."之类的话,可以使用如下句式"We agree with you that … ; however, …"(小诀窍 7.10)。

小诀窍 7.10 回复信常用句式集锦

(1) 在点对点回复之前,推荐使用如下的句式,争取给审稿人留下一个好印象。

a. 如果审稿意见确实非常正面/好(positive/good),使用:

First of all, we wish to thank the reviewer(s) for the(ir) constructive, encouraging and positive comments.

b. 如果审稿意见褒贬相间,使用:

First of all, we wish to thank the reviewer(s) for the(ir) constructive and valuable comments.

c. 如果审稿意见比较挑剔,使用:

First of all, we wish to thank the reviewer(s) for the(ir) critical, constructive and pertinent comments which definitely help to improve our manuscript.

(2) 如果同意审稿人的意见,且能做出令人满意的修改,使用:

We agree with your comment … , and … (*describe what action was taken—correct/modify/address …*)

We accept your suggestion … , and … (*describe what action was taken—correct/modify/address …*)

We have corrected/modified/addressed … according to your comment/suggestion.

We thank you for pointing out the important issue … , and … (*describe what action taken—correct/modify/address …*)

As you requested, we have performed additional experiments, and the results have been included …

We thank you for suggesting an alternative explanation/mechanism for the phenomenon/observation in our study, which has been incorporated in the "Discussion" of the revised version of the manuscript (Page *X*, Lines *X-Y*).

(3) 如果同意审稿人的意见,但不能补充额外的实验或数据,使用:

We agree with your suggestion that … However, … (*provide reasons why you cannot incorporate the suggestion in the revised paper—limitations of time or techniques*). Nevertheless, we would like to keep your suggestion in mind and incorporate this important issue in our future studies. Accordingly, we have addressed this important issue in the "Discussion" of the revised version of the manuscript (Page *X*, Lines *X-Y*).

You have made a very good point on the issue. However, previous similar studies have demonstrated that … (*the data should answer the reviewer's point*). These observations may also be applicable to the population we studied, although further studies are required to confirm it. Accordingly, this important issue has been addressed in the "Discussion" of the revised version of the manuscript (Page *X*, Lines *X-Y*).

(4) 如果不同意审稿人因疏忽或误解而提出的意见或认同审稿人提出的不同观点,使用:

We are sorry for the misunderstanding caused by our unclear descriptions/ statements on the … We intended to … (*clarification or further explanation to correct the reviewer's comment*). Accordingly, we have … (*describe what action taken—correct/modify/address …*) in the revised version of the manuscript (Page *X*, Lines *X-Y*).

We are sorry that our descriptions/statements on the … may be misleading. We intended to … (*clarification or further explanation to correct the reviewer's comment*). Accordingly, we have … (*describe what action taken—correct/modify/ address …*) in the revised version of the manuscript (Page *X*, Lines *X-Y*).

We thank you for suggesting an opposite explanation for the phenomenon/ mechanism, which has been incorporated in the "Discussion" of the revised version of the manuscript (Page *X*, Lines *X-Y*).

(5) 回复比较苛刻、严厉或负面或者你不认同的意见时,一些值得参考的句式:

We agree with you that … ; however, …

We agree that this is an important area that requires further research …

We support your assertion that … , although …

有理有据地回复,指的是用数据或参考文献说话,以表示作者的回复是有证据支持的、值得信赖的。比如,作者不认同审稿人的意见,当然有必要进行解释,但为了增加作者论点的可信度,就需要引用支持作者观点的参考文献(这些参考文献一般列在回复信中即可,必要时也可以整合到论文中予以讨论);或者,正好有一些相关的数据图表,也可以放在回复信中,以充实论据。

值得一提的是,如果审稿人希望作者就某个方向进行更深入的讨论,或建议引用某篇论文,这样的要求应尽量满足。最后分享一个回复信的模板(小诀窍7.11)。

小诀窍 7.11　回复信(reply/response letter)模板

Dear Dr./Prof. ××××,

Thank you very much for your decision letter and advice on our manuscript (Manuscript #) entitled "××××××". We also thank the reviewers for the constructive and positive comments and suggestions. Accordingly, we have revised the manuscript. All amendments are highlighted in red in the revised manuscript. In addition, point-by-point responses to the comments are listed below this letter.

This revised manuscript has been proofread by a native English-speaking expert. We hope that the revision is acceptable for publication in your journal.

We look forward to hearing from you soon.

With best wishes,

Yours sincerely,

××××××

First of all, we would like to express our sincere gratitude to the reviewers for their constructive and positive comments.

Replies to reviewer 1

Specific comments:

1. JNK2 mRNA levels are relatively higher in SW1116 cells, COLO205 and AGS cells compared to the other cell lines tested. However, Similarly JNK protein levels are high in the three cell lines … It seems that inhibition of phosphorylated JNK may be the mechanism by which the SP compound is acting in these cells. The authors should discuss this potential possibility in the Discussion section.

Response: Thank you for your insightful suggestion. To address this issue, several sentences have been changed in the Discussion of the revised manuscript (Page X, Lines X-Y).

2. In the studies with the caspase inhibitor, the authors have only mentioned their results in COLO205. It would be expected that a similar result would have been obtained for AGS cells as well. If so, for the sake of completeness of the report, they could add a line stating so.

Response: Thanks for your thoughtful suggestion. Accordingly, a statement regarding AGS has been added to the Results of the revised manuscript (Page X, Lines X-Y).

Additional minor comments:

Materials and Methods

2.1 Cell cultures：The MKN-45 cell line is not stated in the first line.

Response：MKN-45 has been added to the revised manuscript (Page X, Line $X-Y$).

Results

First line—page 10 typographical error—caspase-9

Response：Correction has been made in the revised manuscript (Page X, Line X).

References

In Ref. 6，there is a typographical error，the year is not bracketed，and the volume is switched.

Response：Correction has been made in the revised manuscript (Page X, Line X).

Replies to reviewer 2

Minor considerations：

1. Can the authors describe clearly the relations between phosphorylated JNK p38，p54，p56 and JNK1 and JNK2, and the significance of their expression?

Response：Thanks for raising this critical issue. Accordingly，several sentences have been added in the Introduction (Page X, Lines $X-Y$) and Discussion (Page X, Lines $X-Y$) of the revised manuscript to address this issue.

2. There appear some illegal symbols，such as "20?，37?，etc." in the Methods section.

Response：Corrections have been made in the revised manuscript.

3. It is unclear why the author used the dose of 20 μM of SP600125 for the treatment of all cancer cell lines. It is recommended that the authors show a dose response curve for the different cell lines.

Response：Hideshima et al. stated in their paper that SP600125 inhibited cell growth in a dosage-dependent manner (2.5-20 μM) in myeloma cell lines. SP600125 at 20 μM in our experiment was found to effectively exert its inhibitory effect without cytotoxicity. This reference has been quoted as Ref.16 in the revised manuscript. Accordingly，a brief description has been added in the Methods (Page X, Lines $X-Y$)，and the paper by Hideshima et al. has been cited as Ref.16 in the revised manuscript.

Reference

Hideshima T，Hayashi T，Chauhan D，Akiyama M，Richardson P，Anderson K. Biologic sequelae of c-Jun NH_2-terminal kinase (JNK) activation in multiple myeloma cell lines. *Oncogene*. 2003，22(54)：8797-8801.

二、申诉的必要性

申诉，有人称"Argue"，但笔者觉得称"Appeal"更恰当、更文雅。申诉有两种情况。一种是作者相信论文是因为研究结果及其价值没有在文稿中充分描述清楚被审稿人误解或误判而拒稿的,此时,作者往往希望向期刊提出申诉。是否有必要呢? 申诉的成功率如何? 首先,申诉当然是有必要的,因为即使失败也不会有进一步的损失。成功率虽难以估计,但如果能有把握地做到以下几点,那么就值得一试。

①坚信研究有价值,适合在该刊发表。

②有理有据地解释文稿中被"误解"的地方。

③根据审稿人的审稿意见仔细认真地修改文稿(包括补实验),并认真点对点回复。

④文稿质量已经显著提升,值得审稿人重新考虑。

这种情况下的申诉信模板见小诀窍 7.12 以及实例 7.6。英语有句话,叫作"You will never know if you don't try!"

此外,还有一种情况纯粹是编辑或编辑部工作人员粗心大意造成的。笔者收到过几位作者关于其文稿经过认真修回后被拒稿的咨询。查看编辑决定信、审稿意见和作者的回复信后,笔者认为文稿没有被拒的道理,因此强烈建议作者申诉。结果不出所料,编辑或编辑部工作人员"摆乌龙",要么张冠李戴,要么在选择菜单时心不在焉,"手抖了",把针对别的论文的审稿决定发给了这篇论文的作者。这种情况,如果不申诉就太冤枉了。

小诀窍 7.12　申诉信(appeal letter)模板

Dear Dr. ×××,

Thank you for efficiently processing our manuscript entitled "×××"(Ms♯, ××××). After carefully reading the reviewer's comments, we realized that the major merits of our work were not fully identified or recognized. Here, we would like to emphasize that the most notable merits of our manuscript are…

We have discussed and shown this manuscript to Dr. ××× from ×××× (*university's name*) and Dr. ××× from ×××× (*university's name*), and both of them have encouraged us to appeal to you and ask you to reconsider reviewing our revised version of the manuscript.

In addition, a point-to-point response letter is enclosed below for your reference.

We look forward to hearing from you,

With kind regards,

Yours sincerely,

××××

We would like to express our sincere gratitude to the reviewers for their constructive and critical comments.

Replies to reviewer 1

Specific comments

1. JNK2 mRNA levels are relatively higher in SW1116 cells, COLO205 and AGS cells when compared to the other cell lines tested. However, similarly JNK protein levels are high in the three cell lines. ×××...

Response: Thank you for your insightful suggestion. Several sentences have been changed in the Discussion of the revised manuscript（Page X，Lines X-Y）to address this important issue.

2. In the studies with the caspase inhibitor，the authors have only mentioned their results in COLO205. It would be expected that a similar result would have been obtained for AGS cells as well. If so，for the sake of completeness of the report，they could add a line stating so.

Response：Thanks for your thoughtful suggestion. Accordingly，a statement regarding AGS has been added in the Results of the revised manuscript（Page X，Lines X-Y）.

Replies to reviewer 2

Minor considerations：

1. Can the authors describe clearly the relations between phosphorylated JNK p38，p54，p56 and JNK1 and JNK2，and the significance of their expression?

Response：Thanks for raising this critical issue. Accordingly，several sections of the revised manuscript have been added in the Introduction（Page X，Lines X-Y）and Discussion（Page X，Lines X-Y）to address this issue.

2. The experiments are extensive in the present study. However，the author may wish to perform a further functional study to prove that the differential response in cells to SP600125 is associated with their basal JNK2 expression.

Response：Thanks for your positive comment on the present study and insightful suggestion on further investigation. Currently，we are planning a functional study that aims to demonstrate the correlation between basal JNK2 expression and cell response to SP600125，e. g.，transfection of JNK2 siRNA or antisense RNA.

实例7.6　拒稿申诉实例分享

作者吐槽：

最近一直在追踪投稿论文的状态，昨天显示"Decision in process"，本以为会得到修回的机会，今天一看变成"Decision"了，觉得完了，肯定被拒。打开"Decision letter"，发现编辑只找了一位审稿人，审稿意见说我的稿件一无是处，但仔细看就发现好多审稿意见都是基于错误的理解，连我用的细胞类型都说成了别的，还有些问题其实根本就不是问题，完全是吹毛求疵，不知道是不是与我有仇。我的一篇相关内容的论文（当然不是一稿多投）已经发表在类似水平的期刊上，按理说不会这么一无是处。如果他说"你论文的内容不适合发表在我刊上"，我或许能接受，可是出现这么多错误的comments，明摆着是找碴。课题组负责人说："发邮件给主编，Argue！"我知道Argue对于稿件的结果可能没啥改变，但是为了这口气，怎么也得挺直腰板，申诉一番。请兄弟们支持，发表看法！

夏华向教授建议：

近年大修甚至小修后被拒的论文越来越多，而Argue（称Appeal更合适）成功的似乎不多,但 Argue 还是很有必要的。首先,要"死"得明明白白。有时编辑拒稿不会给理由。写信过去,编辑或许会说出具体的理由,以便进一步修改后,再投其他期刊。其次,审稿人出错的情况时有发生。写封信给编辑说明,编辑会根据错误性质采取相应措施,或许会再给一次机会。当然,前提是我们必须读懂审稿人的意见,同时必须以理服人,做到有理、有据、有节,目的就是让编辑再给一次机会。

当然 Argue 成功的例子也是有的。有篇论文(Zheng M H, Xia H H, Chen Y P. *Gut*. 2008 Nov;57(11):1632-1633.)便是拒稿后 Argue 成功的范例。2008 年 5 月,我朋友的一篇读者来信(letter to the editor),投稿到 *Gut* 很快收到答复,"We are sorry to say that we are unable to accept it for publication, as it did not achieve a high enough priority score to enable it to be published in *Gut*. We favor letters which add new data and did not feel that your letter did this sufficiently."。朋友觉得编辑并没有领会这篇 letter to the editor 的价值,请我帮忙看看。我看了这篇 letter to the editor 后提出了几点建议,然后,我们共同修改了这篇 letter to the editor,再 Argue,结果很快被接受。不过更多的情况是失败的,比如另一篇投稿到 *Journal of Gastroenterology and Hepatology* 的论文,小修后无理由被拒,朋友当然不服气,写信 Argue。这次的责任编辑正好是该领域的专家,找到了这篇论文的软肋,没办法,朋友只好认输。不过,投另一份期刊时,就比较顺利了。所以,Argue 并不损失什么,反而会有意外收获。

第八节　论文修改范围及补实验相关问题

一、不同的审稿意见有不同的修改要求

1. 仅需对文稿进行小幅度的修改

本章第六节向大家详细介绍了投稿后的结局。如果足够幸运,可获得一份接受函告知论文被接受(直接接受或有条件接受),那么通常情况下只需按照意见简单地调整被指出的文稿格式、用词等细节错误即可。这种情况不需要作者花费很多的心力去思考和解释,也无须补充数据,对于文稿的修改几乎不存在争议,通常给出的返稿时间也非常短,在完成修改后尽快地修回杂志社即可。

2. 需要对文稿进行大幅度的修改,甚至需要补实验来完成对审稿意见的回答

除上述文稿直接被接受的情况之外,比较常见的是收到一份杂志社发出的修回信。修回信通常由 2~3 位(或者更多)审稿人的意见共同组成。通常各位审稿人会首先对文稿进行总体印象的判断,对文稿研究价值和意义予以肯定,同时列出多条详细的修改意见。

分析这些修改意见,通常包含两种类型,一种是对文稿写作上不合适的地方提出的建议,比如某些地方用词不准确、格式不符合期刊规范、单词拼写错误等;有些也可能直接提到全文的语言需要请以英语为母语的人士帮助修改等。这种意见大部分情况下是比较容易修改和完善的,作者可以寻找以英语为母语的专业人士协助或寻求正规的英文编辑来帮助解

决这类问题。而另一种修回意见就比较复杂,通常涉及专业相关的建议,是对文稿的结果以及结论的疑问,在回答的过程中一定要注意完整、礼貌、有理有据这三大原则。这类修回意见可能有以下类型,例如:"虽然作者指出这个指标会有这样的变化,那么其他的×××指标是否有相同的变化趋势呢?""×××表达量的升高是否会影响到×××路径?"等诸如此类的问题。逐条回复这些审稿意见,需要作者仔细地阅读和揣摩审稿人的问题,要耗费较多的时间和心力去阅读相关文献,甚至补实验结果,并给出合理的答复。所以,对于专业相关的问题给出的修回时间就比较长,通常有几个月(实例7.7)。

实例7.7 审稿意见为大修

Dear Author,

Our reviewers have now commented on your paper. You will see that they are advising that you make major revisions to your manuscript.(这里是编辑的决定意见)If you are prepared to undertake the work required, I would be pleased to view the revised version.

Your revised paper would be re-reviewed; therefore, acceptance would still not be guaranteed.(大修后不能保证接受)

For your guidance, reviewers' comments are appended below.

If you decide to revise the work, please submit a list of changes or a rebuttal against each point which is being raised when you submit the revised manuscript.

To submit a revision, please go to http://ees. elsevier. com/thekne/ and log in as an Author.

Please submit your revision within 90 days from now.(大修返稿的时间限定)

When submitting your revised manuscript, please ensure that you upload the source files (e. g. Word). Uploading a PDF file at this stage will create delays should your manuscript be finally accepted for publication. If your revised submission does not include the source files, we will contact you to request them.

Yours sincerely,

×××× (journal manager)

Reviewers' comments:

Reviewer #1:

This MS described…(总体印象的把握)This is interesting…(对文稿研究价值和意义的肯定)Some experiments were well done. However, several issues need to be improved.(后续列出修回意见)

1. Were the comparisons between the groups corrected for multiple comparisons; this is a vital issue!(需要确认数据正确性)

2. Since the significant effects on various parameters were observed at 24 hr. post reperfusion. The authors should use either enhanced reperfusion time points or even consider increasing ischemic time points.(涉及补实验,增加时间点检测的数据)

3. References citation should be improved. Many important papers are missing. For example,…(补充参考文献)

4. Fig. 3 and 4 legends are too simple and need to add more information.（完善细节）

5. The paper needs a considerable revision of the language and grammar. I would suggest that they obtain the aid of an English-speaking colleague to help correct these errors that make the manuscript confusing.（语言需润色）

Reviewer ♯2：

…

3. 需要重新设计实验或更改实验思路

在以上接受和修回情况之外，拒稿也是一种常见情况。有时候直接拒稿可能是因为语言太差，也有可能是文稿与期刊收稿方向相差甚远，或者因为期刊已经不再收录这种类型的文稿等。

有具体审稿意见的拒稿也是珍贵的经验（实例7.8）。与被接受或修回的文稿一样，这类被拒文稿也往往经由多位审稿人评审。审稿人会指出文稿存在的许多问题，甚至致命性的问题。通常这类被拒文稿在实验设计、数据分析或者数据量上存在严重缺陷。比如：文稿的立意不够新颖，研究结果没有重要意义，实验缺失关键的对照组，统计分析出错或有缺陷，虽然包含了某些有意思的数据和信息，但数据量不足以构成一篇论文等。这些拒稿意见都是非常珍贵的，对于作者提高论文质量有很大帮助。对于这类拒稿意见，作者需要重新设计实验或更改实验思路，收集足够的数据或者进行更合理的分析，相应修改后的文稿将呈现出全新的面貌。这时，作者可重新再投该期刊或者改投其他期刊。这样的修改过程一般没有时间上的限制，短则数月，长达几年。但有的作者不能或者不愿意重新设计实验或更改实验思路，可能第二天就改投其他期刊了。

实例7.8　审稿意见为拒稿

Dear Author,

Your manuscript entitled … has been reviewed for possible publication in … Unfortunately，I will have to reject this manuscript for publication.（这里是编辑的决定意见）I hope the enclosed comments are of help to you.

We thank you for your submission of this article and your interest in…，and we wish you all the best in your future endeavors.

Yours sincerely，

××××（journal manager）

Reviewers' comments：

Reviewer ♯1：

1. Why no control group? Additional control groups in all of the *in vivo* characterizations are needed.（实验设计存在问题，缺乏对照组）

2. The most critical aspect of the study that should be addressed is the lack of an adequate power analysis. Please provide statistical evidence to support the adequacy of the sample size included in the study.（数据分析、样本量存在问题）

3. During our internal evaluation of the manuscript，we found some text overlap between your submission and previously published work(s).（语句存在抄袭

问题）

…

二、如何看待修回意见中补实验的问题

1. 为什么要补实验

在上面谈到的几种审稿意见中,很多时候文稿的修改都涉及"补实验"这个问题,而这也经常是作者最为纠结的地方。补实验通常要花较长的时间和精力,或者由于条件所限,有些实验补起来非常困难。所以,许多作者在收到这样的审稿意见后都有些抗拒和抵触。在选择改投其他期刊后,发现仍然会遇到补实验的要求,兜兜转转,时间也浪费了,该补的最后还得补。如果从一开始就积极对待,及时把能补的实验补充完整,往往能提高文稿下次被接受的概率,甚至提升最终接受期刊的档次。

如何看待修回意见,关键在于作者的态度。实际上,从作者对文稿的修改程度,期刊编辑可以看出作者发表这篇文稿的诚意。坦白说,作者在审稿人面前很多时候都是处于弱势地位。尽管觉得不公平,但是面对审稿人提出的问题,作者还是应该尽自己最大努力去满足审稿人的要求。打个不太恰当的比喻,作者就好像推销员,审稿人就相当于顾客,推销员要努力把自己的产品推销给顾客。如果顾客对产品没有兴趣,根本连问都不会问。既然问了,并且还要求提供其他的证明,就说明其对产品很有兴趣。这个时候,作者如果能满足审稿人的要求,尽最大可能表现出诚意,那么,这位"顾客"就很可能会买下这个"产品"。

2. 是否补实验和如何回复要求补实验的审稿意见

审稿人要求补实验,通常是比较正面的审稿结果。一般来说,文稿送了外审,审稿人肯定了文稿的新颖性和价值,只是有些内容可能不全面或者不严谨,才会需要作者补充相关的实验结果进行验证,使文稿的实验结果更加可信。这个时候,只要作者按照审稿人的要求补充了实验结果,认真地回答了问题,基本上都会得到好结果。

在大多数情况下,审稿人对补实验的建议和要求都是比较合理和中肯的。那么,是不是所有的补实验的建议和要求都一定要满足呢？答案是不一定。作者首先要仔细分析审稿人在提出要求补实验的建议时的用词和语气。如果审稿人用"It is essential/mandatory/necessary to … ",或者"The authors must … ""I strongly recommend/suggest … ""The conclusion won't be established without evidence of … "等用语,说明审稿人要求补实验的意愿很强烈,如果不补实验很难获得审稿人支持,那么补实验就势在必行,作者应该尽最大努力补实验。如果审稿人用"The quality of the paper would be further improved if the authors … ""I would suggest … ""I am wondering whether the authors can … "等,说明审稿人要求补实验的意愿不强烈,是探讨性的,是可以商量的,这时作者就有一定的选择权了：如果能补实验,将大大提高论文被接受的可能,即使不能补实验,只要认真回复,也不太会影响论文被接受的概率。当然,作者有时很难从审稿人的意见中做出判断,因此,笔者还是建议尽量按审稿人的意见补实验。实验补完后,就要在修改稿中做相应修改,并在回复信中对审稿意见进行回复。如果作者不能补或者认为不需要补实验,也应该认真回复审稿意见。首先说明不能或无须补实验的理由,一般包括不补实验并不影响本研究的结论,或者前人研究已经阐明了相关问题,然后,在修改稿的讨论部分特别予以讨论。

有时候审稿人提出的补实验要求可能对结论没有重大影响,也许只是一时好奇,就想看

看结果;或者正好相反,他对你的研究领域感觉没有那么熟悉,可能提出了貌似"不太专业"的、需要作者进行验证和说明的疑虑,并要求补实验。这种情况下,是否可以拒绝审稿人补实验的要求呢? 答案是视情况而定。有可能作者没有意识到审稿人提到的是一个需要补实验来验证的问题,不论作者持怎样的观点,对审稿人的每一条意见一定不能避而不答。既然审稿人提出了要求,那么,也有其他的潜在读者可能会有同样的疑虑,笔者建议,对于能够在限定时间之内补充的实验还是尽量补充为宜,同时需要在回复信中对审稿意见进行回复,在修改稿中做相应修改。同时,作者应该仔细阅读自己的文稿,看看是否在某些写作上可能产生歧义和误导,以至于审稿人建议补实验。如果是,那么作者应该认真修改文稿,消除审稿人的疑虑,最好在讨论部分讨论相关问题,并在回复信中对审稿意见进行回复,说明无须补实验的理由(实例7.9)。

实例7.9　如何对待补实验(1)

审稿人的意见:

To measure apoptotic cells, the authors used TUNEL assay using ×××kit. It is difficult to distinguish TUNEL-positive (nuclei are stained in brown) and -negative (nuclei are not stained) cells in Fig. Y, mostly because they used hematoxylin for counterstaining. Please use methyl green for counterstaining as suggested in ××× protocol.(作者在进行细胞凋亡检测时使用的是 TUNEL 法的×××试剂盒,但是由于此方法采用的是苏木精染色,可能会导致结果阳性和阴性区分得不明显,建议按照×××试剂盒的推荐步骤使用甲基绿染色。)

作者疑虑:

使用×××试剂盒进行苏木精的染色已经比较成熟,也有许多其他的已发表论文使用了该方法,自己的结果看起来也能够分辨,是否有必要按此要求补实验呢?

推荐对策:

首先仔细检查自己的实验方法是否严格按照×××试剂盒的推荐步骤进行。如果是的,可以直接回复审稿人你确实按照×××试剂盒的推荐步骤进行实验,并列出采用该试剂盒已发表的论文,最好是高分期刊上的。如果发现自己确实没有按照推荐步骤进行实验,最好能够按照审稿意见补充这个实验。

3. 对于很重要但无法补充的实验怎么办

通过前面的章节,相信读者都了解了对待补实验应有的态度,下定了只要是审稿意见提出的问题都尽力去补实验的决心。但是,仍然有很多的客观因素限制了补实验的行动。如比较稀缺的样品没有了,时间来不及,或者仪器和试剂的原因导致无法完成补实验。那么,如何回复这些要求补实验的审稿意见呢?

首先,对审稿人表示感谢是十分必要的,这既是对审稿人的尊重,又可博得审稿人的好感。其次,向审稿人解释无法补实验的具体原因,并尽力通过文献表明本研究采用的实验方法也是被广泛接受的方法,其结果能够支持本研究的结论。如果是因为时间来不及,那么可以写信给杂志社申请延长修回日期。最后,根据审稿意见的具体情况对文稿做相应修改,或者提供更高质量易分辨的图片结果,或者用已发表的数据或结果从侧面或间接解释审稿意见中要求补实验的问题,并明确表示这是本研究的局限之一。虽然这样审稿人不一定会满意,但至少可以将拒稿风险降到最低。对于这类审稿意见的回复(实例7.10),请参见本章第七节小诀窍 7.10。

实例 7.10 如何对待补实验(2)

审稿人的意见:

同时有多位审稿人提出需要补充同一个实验,说明这个实验结果将会对整个文稿结论起非常重要的作用。

作者疑虑:

如果要补做的话需要很长时间,而编辑要求 4 周内返修订稿,时间不够,同时存在许多实际困难,无法补充这个实验。

推荐对策:

首先,需要在回复信中表示对于审稿意见的赞同。然后,说明无法补实验的原因。再然后,在论文的讨论部分通过引用他人已发表的结果来对这个问题进行全面的讨论和分析。最后,作者还可以在回复信中表示如果审稿人坚持认为额外的实验结果是必要的,自己会尽最大的努力去补充这个实验。

案例如下。

审稿人针对实验设计有以下补实验的建议:

(1) A dose-response and/or a time-related (with serial sacrifices) study would have better characterized the induction phenomena.

如果你不想补实验,可以这样回答:We accept your comment that a dose-response and/or a time-related (with serial sacrifices) study would have better characterized the induction phenomena. Previous studies have shown that ×××produces an induction effect on ××× in a time and dose dependent manner, the dose of ××× was recommended to be the ideal dose.(引用文献)Therefore, we used the recommended dosage to evaluate the induction effect, and observed the induction phenomena.

(2) A further immune analysis with anti-rat antibodies would undoubtedly strengthen the conclusions about the effects of ××× on ××× expression; moreover, in my experience, results of immunoblotting may change according to the origin of the used antibodies.

如果你不想补实验,可以这样回答:We agree that the results of immunoblotting may change according to the origin of the used antibodies. The antibodies used in our study (i. e. ××××) were polyclonal antibodies that cross-react with the human, rat and mouse, according to the product instruction. There are two reasons why we chose the antibodies. First, it has been reported that…(证据 1,引用文献) Second, …(证据 2,引用文献). On the other hand … The above points have been addressed in the revised manuscript.

对于审稿人提出要补充较多实验的情况,如果一个实验都不补,论文被接受的概率几乎为零,但不一定要全补。所以,作者应选择容易且关键的实验进行补充。对于确实无法补充的实验,应该有技巧地回复编辑的意见。首先是礼貌和尊重问题,编辑和审稿人花了许多时间和精力,而且给了论文修改的机会。更重要的是,虽然某些实验无法补充,但至少有很多实验已经有了改善，如果不再次提交文稿去试一试，怎么知道就一定被拒绝呢？也许，编辑心中已经接受，只是希望论文精益求精。再说一遍，"You will never know if you don't try!"。有技巧地将回复信写好，对于审稿人提出的实验如果不能补充，作者也不能回避或者视而不见，需要认真地分析无法补充的原因，再通过其他的实验结果或者已有的文献从侧面证明想要表达的观点。好的回复信会使审稿人心情愉悦，有成就感，自然会赢得他们的认可，论文也会有较大概率被接受（模板见小诀窍 7.11）。如果期刊编辑提出请作者补实验，至少会给 3 个月的期限，且许多期刊会在信中说明这点。即使时间不够，作者也可申请延长。所以，时间不够可以作为不能补实验的理由之一，但不是最佳理由。

三、补实验结果的呈现方式

1. 将实验结果整合到正文中

很多时候作者自己设计实验，认为讲述了一个完美的故事，投稿以后，审稿人还是可以在故事中找到漏洞，或者提出一些建议使故事更加完美，结果更有说服力。这时作者按照要求补实验，结果就应整合到正文中，比如作者虽然验证了一个基因的某一作用，有了 over-expression、knock-down 之类的结果，但有时审稿人还要求有 knock-in 的结果。如果有 knock-in 的结果，无疑将会使结果更加严谨，这样的结果就应该整合到原来的文稿中。

所以，审稿人认为作者的课题或者结果不够完整，不足以得到文稿中的结论，而要求补充的实验，就是对这些缺陷或者不完整的部位进行"堵漏"，其结果放到论文中可以使文稿更加充实、饱满，结论更有说服力。这些结果除了以图、表的形式插入文稿中之外，还需要对文稿的正文部分进行调整，对方法进行介绍，对结果进行阐释，并在讨论中综合讨论。将补充的结果充分地融合在修改稿中，就不需要在回复信中重复描述了。

2. 将实验结果放到附件里

除了上述的补实验外，还有一类补实验的建议虽然很好，但是对原本的论文结果没有太大的影响，可能只是为了验证一些前提，不足以作为结果放到正文中。如果是这种情况可以把结果放在补充材料中，因为正文的篇幅往往很有限，特别是高水平的期刊，很多都限制了图、表的数量。比如，作者做了一个基因超量表达对细胞某一特性的影响，审稿人提出首先需要检测这个基因超量表达对细胞生长本身有没有毒性。这确实是一个很好的建议，因为这个实验结果可以排除作者对这个基因功能的结论是基于其影响了细胞生长的这种可能性。这个时候只需要补充一个细胞的 MTT 生长实验即可。然而，这种实验结果其实对故事本身没有内容上的影响，只是相当于本应做的一个预实验。这时补充的结果就可以放在附件（支持或补充材料）中。

有些审稿人提出希望作者补实验可能只是出于好奇。比如，某一实验证明了 A 可以影响细胞内 B 蛋白的表达水平，而 B 蛋白可能和某蛋白 C 在其他方面有相互影响，审稿人可能通过自己的一些认知提出作者可以检测一下 A 是否也影响了 C 蛋白的表达水平。这个时候作者如果按照审稿人的要求完成相关实验，并发现不是审稿人设想的那样，那么就只需要将结果附在回信中，给审稿人过目就可以了。最多在讨论中加一句"A 不是通过 C 蛋白的路径影响了 B 蛋白的表达水平"，这时补充的实验结果不需要放在正文及附件中。

四、修回的时间

多长时间将补充的实验结果,以及修改稿上传回期刊是作者经常会问的问题。通常编辑会根据期刊规定和论文需要修改的程度(如需不需要补实验、补充的实验难易程度等)给作者一定的时间回复审稿人的意见和建议。短的1个月,长的达6个月,一般都在2~3个月。所以作者完全可以根据编辑和审稿人的意见来掌握上传修改稿和回复信的时间。但如果需要补实验,则要根据实验的时间来定。如果作者估计在规定的时间内实验做不完,可以申请延长时间。如果无须补实验,2周之内回答比较合适,最好不要超过2周。

值得一提的是,虽然有作者自信有能力能在2~3天高质量、周密全面地回复并提交修改稿,但还是建议作者不论是否补实验,都不要在2~3天匆忙回复期刊编辑。原因在于:①一般情况下,很多作者一时很难明白审稿人的意见,需要推敲,甚至咨询其他的专家,因此,有必要对回复信字斟句酌;②回复信一定要认真对待,写回复信并不是一件容易的事,而且为慎重起见,至少第一作者和通信作者要同时审阅并认可回复信的内容,这不是2~3天能轻易做到的;③大修的文稿,至少需要重新核实或统计数据,更何况有些需要补实验。哪怕最基本的语言校对也很难在2~3天完成。所以,必要的"冷静期"还是需要的。

第九节　修稿后的结局:编辑决定信

作者将修改后的文稿以及回复信修回给期刊编辑后,期刊编辑通常会根据具体情况重新对修改后的文稿进行评审。可能会有三种形式的再评过程,第一类是不经过原审稿人再评,直接由期刊编委确定作者的修改是否可以接受;第二类是文稿发回给原来的审稿人进行审阅,并对作者是否有按照审稿意见修改了文稿进行评审;第三类是重新选择新的审稿人对文稿进行审阅。不论是以上哪种再评过程,作者最终会收到来自期刊对于文稿的决定信,分为以下四种结局。

一、文稿被接受

拿到接受函就意味着文稿如果不出意外已经被期刊接受并准备刊登。所谓的接受函,也就是期刊编辑部发往通信作者邮箱的一封E-mail,里面会说:恭喜你,你的论文被我们期刊接受了。然后作者需要等待期刊编辑部联系办理后续事宜,包括清样校对、签署版权转让协议书或者出版协议书以及单行本征订等,小诀窍7.13展示的是接受函样本。

小诀窍7.13　接受函(acceptance letter)样本

Dear Dr. ×××,

I am pleased to inform you that I have decided to accept your above manuscript for publication in its present form.

Thank you for submitting your work to ×××(期刊名).

Your article cannot be published until the publisher has received the appropriate signed license agreement. Once your article has been received by ×××（出版商）for production，the corresponding author will receive an email from ×××'s（出版商）Author services system will ask them to log in and present them with the appropriate license for completion.

Yours sincerely，

Editor

二、再次修改

第一次修回后，作者有可能被要求进一步对文稿进行修改。此时，可能只是按照审稿人提出的建议修改几个用词，或者修改一些时态。那么这时离正式接受已经非常接近了。也有可能更换了审稿人，提出更多需要修改的意见，但是无论如何，作者碰到再次修回的情况，都应该像首次修回一样对待，认真按照审稿人提出的问题逐条回答，碰到该补实验时，仍然需要继续补充。

三、拒稿并鼓励再投

还有一种情况是作者收到拒稿并鼓励再投的回信。通常，信件中会明确指出文稿修改得如何，并指出一些问题，然后指出文稿目前的实验结果不适宜发表在该期刊上，但是建议作者完善并修改某些内容。如果作者能够进一步提升文稿质量，鼓励作者再次以新稿投稿。

在遇到这类拒稿时，作者需要摆脱沮丧情绪，认真仔细了解审稿人或者编辑意见。其实这也不完全算是坏消息，因为这说明：第一，目前的实验结果与该期刊的方向比较吻合；第二，该期刊的编辑还是比较认可实验结果的新颖性以及创新性的，可能在实验完成的质量上稍有欠缺，达不到该期刊的要求。对于这种拒稿情况需要区别对待。如果作者时间比较充裕，可以认真地按照编辑或者审稿人的意见来提升文稿质量，使实验结果更加丰满可靠，那么修改后再投这个期刊被接受的希望还是比较大的。如果确实是遇到了技术瓶颈（关键实验没有补充），或者因为时间、样本等其他原因实在没有办法完成时，作者也可以放弃再投该期刊，直接修改文稿格式后改投其他期刊。

四、拒稿并建议改投其他期刊

另一种拒稿情况是直接拒绝，并建议作者改投其他期刊。这时主要的原因可能是，虽然期刊编辑部给了作者修改的机会，但是作者修改后论文的创新性或者严谨性仍然达不到期刊要求。这时作者也不必过于灰心，每一篇论文都是作者精心准备的"产品"，作者都会认为很有意义，很具创新性，所以可能会在一定程度上高估文稿质量。

期刊拒稿并建议改投其他期刊也有两种情况，一种是建议作者转投到同一个出版社旗下的另外一份期刊，这是因为有部分出版社为了帮自己旗下的低端期刊或即将申请 SCI 的期刊打开市场争取稿源，会建议某些被拒的文稿改投自己的兄弟期刊。这时如果作者愿意的话，可以直接回复同意转投，那么，文稿就不需要像新稿一样重新提交，期刊会在作者确认同意改投后直接投到同一出版社旗下的另外一份期刊，缩短流程（实例 7.11）。当然这个时候,作者需要理性看待这种转投建议,并考虑是否愿意直接转投。如果推荐的是非 SCI 期刊,作者需要根据自身的需要拒绝或接受这个建议;如果推荐的是 SCI 期刊,这种建议还是有一定可行性的。比如投稿 *Nature* 被拒后,如果期刊编辑部有改投 *Nature* 旗下子刊的建议,那这个建议应该是值得作者考虑的。

实例 7.11　拒稿转投兄弟期刊建议

案例:

有篇文稿在投稿到一份期刊被拒稿后,出版社建议作者转投到其旗下的另外一份期刊上。由于后一份期刊与作者预期的影响因子悬殊较大,所以作者拒绝了转投的建议。在不断降低分值仍然被多份期刊拒稿后,作者终于投稿到之前建议改投的那份期刊,于是在一个月后论文就顺利被接受了。

分析:

这个案例说明,作者应该从拒稿意见中正确定位自己的文稿,仔细研究和分析期刊的拒稿意见。如果审稿的意见很尖锐,那么,这就说明文稿很可能没有达到这个档次的期刊要求。如果无法对关键性内容做调整的话,作者应该降低对文稿的预期,转投到影响因子低一些的期刊。不然,随着时间的推移,文稿的新颖性会越来越低,被拒稿的可能性也会越来越大。如果作者一开始接受了改投的建议,可能会节省很多宝贵的时间和精力。

另外一种拒稿情况是建议改投,即请作者不要再考虑重投这份期刊。如果是这种情况,作者在拿到拒稿意见后,最好先别忙着改投其他期刊。如果可以,请尽量吸取审稿意见中积极的部分,尽可能按照审稿意见修改文稿。

建议作者慎重对待拒稿意见并尽可能修改的另一个重要原因是,在有些领域,真正的小同行就只有那么几位。即使投到不同的期刊,碰到同一位审稿人的可能性也非常大。所以,尽量不要对审稿意见视而不见直接改投。如果作者本身确实条件有限,无法补实验,可以先将审稿意见里面容易解决的问题先解决掉,再转投低一档的期刊。不同档次的期刊对稿件质量的要求是不同的,虽然还是有可能遇到同一位审稿人,但低一档的期刊对文稿水平要求不是那么高,很可能会接受。所以,碰到这些拒稿的情况,作者应该重新审视自己的论文,选择合适的期刊投稿。

五、论文接受前作者主动退稿

作者主动退稿(withdrawal)是作者在文稿审稿期间,请期刊编辑部退回自己已经提交的文稿。需要说明的是,这个阶段的退稿是文稿在被期刊接受、刊登(包括在线刊登)前的退稿。此时的退稿一般不会被纳入数据库中,因而不会被搜索引擎搜索到。如果作者在文稿被接受或在线刊登时要求退回文稿,其文稿往往已经被纳入数据库,因而可以被搜索引擎搜索到,此时的退稿实际上就是撤稿(retraction)了。

绝大部分作者申请退稿是由于发现文稿数据出现失误,或者其他直接影响论文质量的一些关键性问题,或者是作者之间出现分歧意见。此时,作者应该首先向期刊编辑部/出版社致歉,然后在退稿信件中说明退稿的正当理由,让编辑信服,以免影响下一次投稿和作者的学术声誉。

有少数作者在审稿环节中,按照某期刊审稿人的意见修改后觉得文稿质量有较大的升华,于是就不想再投回该期刊,而是选择改投影响因子更高的期刊,或者嫌某期刊审稿时间过长,想改投其他审稿时间较短的期刊而选择主动退稿。这样的做法虽然不构成学术不端,但还是有悖于国际学术界都遵循的规则,同时对作者声誉还是会有一些影响的。不论是在哪个环节,如果作者以这些理由要求退稿,或者直接无理由要求撤稿,会直接导致期刊编辑部和审稿人对作者产生不好的印象。有作者曾以所谓"技术问题"从 A 期刊退稿,然后直接投到 B 期刊,却不料被 A 期刊编辑知道了,结果作者及其单位只能再三给出解释和说明。毕竟,学术圈子并不大,经常这样操作对作者是十分不利的。而且,期刊的影响因子并不是一成不变的,每年的分值都会随着科睿唯安的期刊引证报告而起伏。所以,各位作者不要被影响因子所绑架,轻易选择退稿转投。

以下展示了相关的退稿信的格式,仅供确实需要的作者参考(小诀窍 7.14)。

小诀窍 7.14　退稿信(withdrawal letter)

Dear Dr. ×××,

Re:Ms♯ ×××××(number of the manuscript,if any)- ××××(title of the article)

I am sorry to inform you that we have to withdraw the above-mentioned manuscript from consideration for publication in ××××(journal's name),for the following reasons.

1. …

2. …

Thank you very much for your consideration and time.

With kind regards,

Yours sincerely,

Dr. ×××

Corresponding author

第十节　接受后事宜

论文被接受后,论文的出版流程将进入下一阶段,出版社会联系通信作者进行接受后事宜的沟通,直接关系到文稿能否最终发表以及何时发表。所以,这个阶段也是十分重要的,但往往很容易被作者忽视。究其原因,是因为平时作者投稿、修回会很积极,及时登录邮箱或期刊主页密切关注文稿状态和进展,但是收到接受函后作者感觉松了一口气而松懈下来,不再那么紧密地关注文稿进展,这样有时候会错过一些关键邮件(尤其是当投稿邮箱不是常用邮箱时),从而造成一些不良后果。极端情况可能会导致论文被撤稿,功亏一篑。

一、清样校对和签署版权转让协议书

第九节中展示了文稿的接受函,信件中有一个段落提到了后续仍有版权问题需要作者确认。这个时候作者需要耐心等待,经常留意文稿的通信作者邮箱,看看是否收到印刷编辑寄回的清样(proofs)和版权转让协议书(copyright transfer agreement)或者出版协议书(publishing agreement)。

清样校对是论文接受后最重要的一步。到了这一阶段,一般不允许作者再对文稿进行大幅度修改,只可以更正一些不影响结果和结论的小错误,而且几乎所有的期刊在清样校对时都会请作者仔细核对作者信息和单位。有的作者由于清样校对阶段不够认真,未发现单位或作者信息中的错误,导致不能毕业或晋升(因为和单位要求的署名方式不一样),后期就会很被动。因此,一定要和单位科研处确认单位的署名方式,最好不要自行翻译。值得一提的是,如果研究有基金资助,基金号一定要核对准确。否则,论文发表后可能无法用于基金结题。

由于不同期刊发送清样的时间和步骤都不太一样,所以处理方式也不尽相同。有的期刊是由出版社来负责清样校对事宜,期刊编辑部在发送接受邮件通知作者后就会在一定时间内将文稿转到出版社(快的1~2天,慢的需要几个月),之后出版社就会与通信作者联系清样校对事宜,可能是对已经排版好了的PDF版本进行确认,也可能是请作者直接在网页上处理。

有的期刊则会由专业的语言编辑对文稿进行润色后再发给作者核对清样,有时候甚至还会有一些文稿相关的问题需要作者修改。此时,作者按要求处理即可。一般来说,这类期刊的清样时间与接受时间间隔要长一些,有的甚至长达一年。所以,这期间作者需要时刻关注通信作者邮箱。

还有一类期刊如 *PLoS One*,在文稿接受后就会直接以接受版本在线发表,但是,接受前也会让作者按照期刊要求仔细修改文稿,也就是说,在接受前有一个类似的清样校对处理过程。到了这一阶段,作者一定要记得不能随意更改关键数据,如果更改了数据是有可能导致论文被期刊编辑部撤稿的。所以,一定要记住清样校对时不能更改关键结果和结论。

清样一般不容许大幅改动,主要是核对信息和文稿的正确性。一旦发现错误也一定要提出修改,这一步一般是文稿发表前的最后一次修改。如果这时不仔细校对和修改,文稿被刊出后再发现错误,改起来就比较麻烦了。清样校对时要查看主要作者名字和单位是否写错(大部分期刊是不允许投稿后随意增减作者的),基金号是否写错,图表中的数据是否有误。有的期刊清样校对后的文稿是不允许再改动的,如果一定要再次改动就要收取费用,并且会延误出版。不论是在线清样还是 PDF 清样,一般需要尽快传回给出版社的印刷编辑。必须要注意的是,清样校对后再对文稿进行改动将会非常困难,很多情况下不能进行大修改而只能进行勘误(erratum)了。届时需要联系编辑,并准备一个勘误说明。所以,这也要求作者在清样校对这一步非常细心地校对文稿,尽可能地查出所有错误(实例7.12)。

实例 7.12　清样的疑虑

作者疑虑一:清样时可否增加作者?

推荐对策:原则上不可以。如果确实需要加,则需要明确指出增加的作者对本文的贡献,以及之前没有放到作者列表中的原因。文稿很有可能从出版社退回期刊编辑部,由期刊编辑来决定可否增加作者。

作者疑虑二:清样时可否更改图表数据?

推荐对策:如果确实是由于失误造成的错误,不影响主要结果和结论,是可以修改的。

并非所有出版社都是在论文接受后签署版权转让协议书或出版协议书的,有些期刊编辑部会要求投稿的时候签署协议(实例 7.13)。如果是论文接受后要求作者签署这个文件,作者一定要及时签署,以免耽搁了文稿接受后的处理速度。一般来说,期刊编辑部或出版社在没有收到作者签署版权转让协议书或出版协议书之前,论文是不会被发表的。通常情况下,电子版的版权转让协议书有两种确认形式:一种是在投稿的最后步骤,在网上同意版权转让即可。一旦完成后,系统就会自动给通信作者发一封确认邮件,此后不再需要进一步处理;而另一种是作者下载并打印文件,填写后再扫描上传给出版社(小诀窍 7.15)。

实例 7.13　版权转让协议书样式

ASSIGNMENT OF PUBLISHING RIGHTS

I hereby assign to ×××× the copyright in the above-specified manuscript (government authors not transferring copyright hereby assign a non-exclusive licence to publish) and any accompanying tables, illustrations, data and any other supplementary information intended for publication in all forms and all media (whether known at this time or developed at any time in the future) throughout the world, in all languages, for the full term of copyright, to take effect if and when the article is accepted for publication. If I am one of several co-authors, I hereby confirm that my co-authors authorize me to grant this licence as their agent on their behalf. For the avoidance of doubt, this assignment includes the rights to supply the article in electronic and online forms and systems.

I confirm that I have read and accept the full terms of the journal's article publishing agreement attached to this form, including my author warranties, and have reviewed the journal's policies on author rights.

Signed：_____　　Name printed：_____

Title and company (if employer representative)：_____　　Date：_____

Please return only this page completed and physically signed. You may submit by fax, postal mail, email, or upload to CATS.

THIS FORM WILL BE RETAINED BY THE PUBLISHER.

小诀窍 7.15　版权转让协议书

作者疑虑一:Name printed 是直接手写吗? 需要签中文还是英文呢?

推荐对策:是的,直接用手写可以,也可以粘贴手写签名的扫描件。一般来说签英文的名字(文稿中的作者拼音)就可以了。

作者疑虑二:这里的签名是仅通信作者还是所有作者签名?

推荐对策:通信作者签名即可。

作者疑虑三:Title and company 需要填什么? 都必须填写吗?

推荐对策:Title and company 分别填写职称和单位,职称可以选填,单位需要填写。

作者疑虑四:第一作者和通信作者单位不同,需不需要将第一作者和通信作者分开再填写该表格?或者放到一张表格上签名,然后在"Title and company"一栏写上二人的不同单位?

推荐对策:只需要通信作者签名即可。

二、版面费、彩图费

一般来说,在期刊编辑部或出版社发来清样和版权转让协议书的同一封邮件中,会告知支付版面费的标准和支付方式。虽然很多期刊是不收版面费的,但开放获取的期刊会收版面费。随着此类期刊越来越多,收版面费的期刊比例也越来越高。还有的纸质版期刊版面比较紧张,论文篇幅控制在几页以内是不收取版面费的,而超出的页面则按照一定的收费标准进行收费。通常,一些学会或研究机构主办的期刊是不收版面费的。一份期刊是否收版面费以及收费标准,可以在该期刊主页上的投稿须知中得知。也有少量收版面费的期刊在作者投稿时就会询问是否愿意在论文接受时交版面费。所以,只要作者仔细研究目标期刊的信息,就可以得知目标期刊是否收取版面费了。

另外一个涉及收取费用的是彩图费,在传统的纸质出版刊物中几乎所有期刊都收取彩图费,有的期刊既有纸质版又有电子版,只有印刷成彩色纸质版才会收取彩图费,电子版的彩图则是不收费的。

期刊收费请参见本章第一节。收费问题需要慎重对待,不能掉以轻心,因为对于需要收取费用的期刊来说,作者不缴费论文是不会发表的。有时候作者可能及时返回了清样,但是没有及时付款或彻底忘记付款,最终也是有可能导致论文被期刊编辑部撤稿的。所以,不要心存侥幸以为可以"免单",如果真的想要优惠,有以下一些值得参考的方法(小诀窍7.16)。

小诀窍7.16　关于期刊收费的实惠小技巧

假如文中共有7张彩图,每张收费在150英镑左右。如果其中有6张图可以合并成一张,这样就变成2张图了。因此,费用从1050英镑变成了300英镑。

对于一些曲线图、柱状图等,可以将彩图改成黑白图,用不同的花纹和形状将数据标识出来。

可以直接跟期刊编辑部申请减免,很多期刊是有一定的减免政策的,有些期刊甚至可以申请免除版面费。

关于付费方式,一般的个人信用卡(credit card)或者单位指定的付费方式如采购订单(purchase order)等均可用于支付相关费用。信用卡在国内外已普遍使用,非常方便、可靠,所以,不必担心资料"被盗"的情况。作者不必提供密码或信用卡安全码,在支付时提供卡主姓名(name of card holder)、卡号(account number)以及到期日(expiry date)即可。还有一些期刊在论文发表后会寄发票(invoice)给作者付费,这时作者应及时安排付费,如果出现论文已发表一直未付费的情况,出版社一定会追缴,还可能产生不良影响。轻者在后续投稿的过程中会有不良记录,影响论文的接受,重者可能导致已发表论文被撤稿。

三、单行本征订

论文接受后,通常会收到期刊编辑部关于作者是否订阅单行本(也称为抽印本,offprint

或 reprint)的问题。其实单行本是书籍出版的一种形态,是一套多本的出版品中仅包含作者论文的一本。单行本分两种:有封面的和没有封面的。有封面的单行本的封面上带有该期刊本期的封面以及该论文的题目、作者等信息。没有封面的则仅有论文本身。两种单行本纸质都比较好。

2000 年以前,很多期刊免费赠送 10～30 本单行本。即使如此,很多作者还会再订 50～100 份。因为那时网络没有现在发达,很多论文不能在网上下载(网上没有全文)。时过境迁,现在网络发达,绝大多数期刊已有全文 PDF 文档在网上刊登,下载很方便。PDF 文档与期刊纸质版上发表的几乎一模一样,得到广泛认同。所以,许多作者不再订购单行本。值得一提的是,单行本目前还是有存在的必要。首先,多数期刊并不是免费向所有读者提供全文,只有在单位或个人订购了在线期刊(online subscription)后才可下载。有些期刊则需作者选择是否免费向所有读者提供网上全文(即开放获取),如果是,则由作者付费,读者免费。许多作者会选择承担这部分的费用,因为对外开放阅读,无疑将会增加论文的引用率,扩大作者的学术声誉。其次,也有一些期刊在收取作者版面费的情况下免费向读者开放全文,不过也有很多期刊即使收了不菲的版面费,读者要下载全文仍要再次收费。最后,目前国内有些单位的行政部门要求晋升职称用的论文一定要提交刊登论文的期刊或单行本(最好有封面),或从图书馆订的纸质期刊中的论文复印件。随着 PubMed、MEDLINE 等网络数据库越来越被认可,纸质单行本订阅的情况将会进一步缩减,甚至成为历史。

综上所述,以往网络不发达,同行通过写信或寄明信片索要论文、邮寄单行本是很通行的办法。但目前向作者索要论文的已经不多,而且作者很容易从网上得到自己论文的 PDF 文档,直接 E-mail 给索要者即可。所以,面对期刊编辑部关于单行本的问题,作者是否需要单行本以及需要多少单行本要根据实际需求来决定,因为订购单行本是需要付费的。

第十一节　清样校对后事宜

一、见刊

拿到接受函以后,作者非常关心的问题就是论文何时能够见刊,何时才能够被检索到。其实,文稿接受后见刊基本是可以预料到的事情,但由于许多单位和学校以此为晋升和毕业的要求,论文何时见刊、何时被检索到显得非常重要。考虑到还有很多作者分不清楚论文的录用、见刊、被检索以及正式出版之间的区别,所以,本节将对文稿接受后的事宜进行简要介绍。

一般期刊的论文都是先在线出版的,这个结果叫见刊,是指文稿能够在网络上看到并下载到电子全文。见刊的时间主要与期刊的处理速度、出版频率和收稿量有关,一般来说几周到几个月不等。有的期刊每年只出几期,刊登论文较少,因而积压过多,有可能要到 1 年以后才能见刊。而对于没有固定出刊频率的电子刊物(比如 *PLoS One*),文稿被接受后就能迅速地被刊出。有的出版社会加快文稿处理和见刊速度,比如 Xia & He Publishing Inc.(华誉出版社)旗下的期刊,都采用收到一篇、处理一篇、见刊一篇的策略,不会等一期的论文全部处理完之后才见刊,所以,其接受的论文见刊速度很快,一般在接受后一个月以内。

作者可以从哪些渠道了解某期刊的见刊速度呢?第一个方法是在期刊主页上仔细查阅读者须知,许多期刊都注明了一般情况下文稿的见刊时间。第二个方法是从该期刊最近发表的论文信息中,察看该论文的投稿时间、修回时间和被接受的时间,估测该期刊论文的见刊时间。

二、被 PubMed 检索

论文见刊并不意味着一定能立刻被 PubMed 检索出来。PubMed 是由美国国家生物技术信息中心(National Center for Biotechnology Information,NCBI)开发的用于检索 MEDLINE、PreMEDLINE 数据库的搜索引擎。PubMed 除了可以搜索 MEDLINE、PreMEDLINE 数据库收录的论文外,还可以通过电子通信方式接收出版商提供的文献条目数据(这些数据同时向 PreMEDLINE 数据库传送,都带有"MEDLINE record in process"的说明,并标有"Record as supplied by publisher"的标识,以便系统识别。不过,有些条目由于超出了 MEDLINE 数据库的收录范围,因此将永远不会被 PreMEDLINE 或 MEDLINE 条目所收录)。一篇论文只有被 MEDLINE、PreMEDLINE 收录或在这些出版商提供的文献条目内才能够在 PubMed 上被检索到。所以,从文稿见刊,到文稿被 PubMed 收录也需要一段时间。处于这个时间段的论文,就会处于"论文见刊却不能被检索到"的状态。但一般来说这个时间比较短,作者只需要耐心等待即可。

三、正式出版

在网页上刊出电子版后不久,有些出版社会印刷纸质版。在正式纸质版发表前,读者能看到的往往是提交给编辑部的版本(Word 文档)。在校样出来后改为 PDF 文档,在 PubMed 上检索文稿显示的是"Epub ahead of print",要等到纸质版正式出版时才有具体的卷、期、页码(实例 7.14)。正式发表通常需 2~3 个月,有的长达半年。不过目前还有些期刊只有网络版,没有纸质印刷版,所以,往往只有年、月、日,没有具体的卷、期和页码。国内有的单位还不太认可这类期刊,所以投稿时要注意区别。

实例 7.14   关于网络版与纸质版

作者疑虑一:为什么出版社要在正式出版前将论文先在网上发表?

推荐对策:"Epub ahead of print"是指在正式出版前先在网上发表。期刊这么做的原因大概有以下两点。

第一,论文可以提前被读者看到,就有可能在两年之内更多地被引用,即相当于已发表(除非在正式发表前因故撤稿),这样,期刊的影响因子可以得到提高。

第二,论文一旦在网上刊登后,作者就不可以在其他期刊发表,可以避免一稿多投的情况。

作者疑虑二:文稿已经出版,是否还能够对其进行修改?

推荐对策:文稿已经出版见刊,说明论文已经定稿,后续如果发现存在一些小的错误,可以写给出版社勘误;如果存在较大的失误则可能需要撤稿。所以,作者校对清样的时候一定要仔细。

第十二节　论文发表后事宜

一、论文被索取

论文发表后,全世界的研究者都可能检索到这篇论文。如果某些研究者由于数据库的权限问题无法获取论文全文,就很可能会写信给论文的通信作者索取全文。

在网络还不发达的年代,如 20 世纪末 21 世纪初,索取全文很多时候是通过邮寄单行本进行的,通信作者会收到许许多多的"Reprint request"明信片,主要来自中欧国家,如波兰、捷克等。一般作者都会回寄单行本,一是表示友好,二是增进交流,三是增加自己论文被引用的机会。而在网络发达的今天,很多时候是通过电子邮件来进行索取。在这点上,有的作者做得更好,即使是在网络发达的现在,他们也会在用电子邮件发送 PDF 全文的同时给索取者邮寄单行本。

对于这种要求,很多作者在初次面对的时候比较迷茫,不知道是否该回信并附上全文,担心论文版权已经是出版社的,不知道私下传给其他人是否涉及违规等。其实,向通信作者索取单行本(或 PDF 全文)是很正常的。有人有这样的需求,说明这篇论文有影响力。通信作者应该提供,同时也可以与其他学者相互交流,互通信息,增进友谊。也许,这位学者在其后续的论文中会引用这篇论文,更重要的是可以提高作者的知名度。私人学术交流一般不涉及版权问题,作者可以放心地将全文提供给索取者(实例 7.15)。

实例 7.15　关于毕业论文的索取要求

作者疑虑一:对于毕业论文的索取要求是否也要答应?

推荐对策:答应将自己的毕业论文送给其他人的做法是很不谨慎的,因为毕业论文中的许多研究结果还未正式发表,很容易被人利用。建议以印数不够等原因婉拒非相关人员的要求。

作者疑虑二:自己的一篇中文论文被某核心刊物接受后,又接到该期刊的英文版期刊的通知,要求把这篇论文写成英文再次投稿到英文版期刊,这是一稿两投吗?

推荐对策:其实国内很多英文期刊就是这样发展起来的。由于是国内的新的英文期刊,国外作者并不知道,因此很多时候会缺乏稿源。通过这样的方式保证稿源,待英文期刊被 PubMed 和 SCI 数据库收录后,其稿源就会逐渐丰富起来,将不再从其中文版里挑选论文。

一般来说,在从作者那得到文稿版权后,同一家期刊以中、英文发表不涉及版权问题。

二、作者被邀稿

除了收到索取论文全文的信件以外,第一作者和通信作者还经常会收到各期刊编辑部的邀稿邮件。其实,许多期刊,尤其新创办的期刊,都在以这种方式争取稿源。被邀稿最多的体裁是写某个领域的综述,因为综述比一般的原创论著被引用的概率高,这样可以提高该期刊的影响因子。对于那些新创办的期刊而言,综述几乎是其稿件的主要来源。

一般来说,被期刊邀稿是不需要交版面费的,有些期刊甚至会向作者提供一定的稿酬。另外,相较主动投稿的综述,被邀稿的综述通常会更容易发表。所以,如果作者收到被某个期刊邀稿的信件,虽然写综述比较费时费力,但对于想在自己的科研领域、英文论文写作方面有所发展的青年科研人员,应该充分利用这个机会,不要轻易拒绝。

三、论文被检验

论文发表后会被广大的科研同行阅读,一些科研同行会对论文进行深入的解读以拓展自己未来的科研思路,在这个过程中作者既共享了科研成果,同时科研成果也得到了科研同行的审查。有一些科研同行对于已发表的结果可能有不同的声音。如果已发表的论文被PubMed 收录,并且读者拥有 PubPeer 账号,那么就可以对任何已发表的论文进行评论,评论内容包括批评、质疑、改进建议等,特别是对抄袭、剽窃、造假等学术不端问题的披露。随着 PubPeer 的影响力逐步扩大,一旦已发表的论文在该平台受到质疑,那么作者所在单位往往会即刻开展调查。尽管如此,PubPeer 上发表的内容多数是发布者本人的看法,因此大家应该更客观地看待这些评论。相比 PubPeer,与其并称为"打假双雄"的撤稿观察"Retraction Watch"更多地关注撤稿论文以及撤稿原因(PubPeer 与 Retraction Watch 的详细介绍见第九章第五节)。

本 章 小 结

论文投稿与发表是科学研究转化为成果的重要过程,此过程中的每个步骤都相当关键,环环相扣,科研人员应认真对待每个环节:精心准备投稿信,准确提供作者、单位名称及基金号,挑选合适的目标期刊,修改论文格式,认真修回和完善论文的内容和语言,及时签署版权转让协议书和支付版面费,避免学术不端导致的撤稿。如果希望自己的研究成果或者观点能够尽快被公布,并且快速曝光、增加影响力,那么发表预印本是不错的选择。对于预印本有些期刊的态度是有所保留或者明确拒绝的,所以有时候预印本可能会影响正式投稿。

在科学研究成果发表过程中,我们如果能扎实走好投稿与发表过程中的每一步,那么成功就近在眼前。

参 考 文 献

[1] 陈红云. 预印本发展现状及学术期刊的相应出版政策[J]. 科技期刊发展与导向,2018: 3-11.
[2] 陈悦,王智琦,刘则渊,等. 预印本的学术影响力研究——以 arXiv 自存档论文为例 [J]. 情报学报,2019,38(8):815-825.
[3] 中华人民共和国科学技术部. 科技部印发《关于破除科技评价中"唯论文"不良导向的若干措施(试行)》的通知[EB/OL]. (2020-02-14)[2022-04-25]. http://www. most. gov. cn/ xxgk/xinxifenlei/fdzdgknr/fgzc/gfxwj/gfxwj2020/202002/W020200716318617342543. pdf.
[4] 科睿唯安. 2021 年度《期刊引证报告》(JCR)将正式引入在线发表内容[EB/OL]. (2021-03-01)[2022-04-25]. https://solutions. clarivate. com. cn/blog/20210301/.

［5］罗娇，刘晶晶. 预印本平台著作权政策内容的构建［J］. 中国科技期刊研究，2020，31（1）：24-31.

［6］美捷登. 科技论文投稿实用技巧：目标杂志的选择及投稿注意事项［EB/OL］.（2018-05-04）［2022-04-25］. https://mp. weixin. qq. com/s/HPJhq0OCrzl5aeBkeigE1w.

［7］美捷登.“S 计划”力推：如果你还在藐视 OA 期刊你就奥特了［EB/OL］.（2018-12-26）［2022-05-07］. http://wap. sciencenet. cn/home. php? mod＝space&do＝blog&id＝1153616.

［8］美捷登. 如何避免投稿踩坑——中国科学院预警期刊分析［EB/OL］.（2021-03-01）［2022-05-07］. http://blog. sciencenet. cn/blog-475824-1274409. html.

［9］美捷登. SCI 期刊常见的投稿系统界面及特点［EB/OL］.（2021-06-07）［2022-06-01］. https://zhuanlan. zhihu. com/p/378618134.

［10］《2021 年中国科学院文献情报中心期刊分区表升级版（试行）》正式发布［EB/OL］.（2021-12-27）［2022-04-08］. https://mp. weixin. qq. com/s/lh_8z4gYFRm_bPoGDJUiew.

［11］新华社. 培育世界一流科技期刊　四部门联合发文推动科技期刊改革发展［EB/OL］.（2019-08-16）［2022-04-08］. https://baijiahao. baidu. com/s? id＝1642005498081431949&wfr＝spider&for＝pc.

［12］关于下达中国科技期刊卓越行动计划入选项目的通知［EB/OL］.（2019-11-25）［2022-04-08］. https://www. cast. org. cn/art/2019/11/25/art_458_105664. html.

［13］杨睿，王宝济.“中国科技期刊卓越行动计划”资助期刊特征分析［J］. 中国科技期刊研究，2020，31（9）：1101-1109.

［14］袁子晗，张红伟. 国内外掠夺性期刊研究现状与展望［J］. 中国科技期刊研究，2019，30（11）：1135-1141.

［15］张智雄，黄金霞，王颖，等. 国际预印本平台的主要发展态势研究［J］. 数字图书馆论坛，2017（10）：2-7.

［16］Atlas M C. Retraction policies of high-impact biomedical journals［J］. J Med Libr Assoc，2004，92（2）：242-250.

［17］Fang F C，Casadevall A. Retracted science and the retraction index［J］. Infect immun，2011，79（10）：3855-3859.

［18］Fang F C，Steen R G，Casadevall A. Misconduct accounts for the majority of retracted scientific publications［J］. Proc Nat Acad Sci U S A，2012，109（42）：17028-17033.

［19］Lee S W，Han S W，Sririyanum M，et al. Retraction. A type Ⅰ-secreted，sulfated peptide triggers XA21-mediated innate immunity［J］. Science，2013，342（6155）：191.

［20］Resnik D B，Dinse G E. Scientific retractions and corrections related to misconduct findings［J］. J Med Ethics，2013，39（1）：46-50.

［21］Resnik D B，Wager E，Kissling G E. Retraction policies of top scientific journals ranked by impact factor［J］. J Med Libr Assoc，2015，103（3）：136-139.

［22］Shamseer L，Moher D，Maduekwe O，et al. Potential predatory and legitimate biomedical journals：can you tell the difference? A cross-sectional comparison［J］. BMC Med，2017，15（1）：28.

[23] Steen R G. Retractions in the scientific literature: is the incidence of research fraud increasing? [J]. J Med Ethics, 2011, 37(4):249-253.

[24] Oransky I. Are men more likely to commit scientific fraud? [EB/OL]. (2013-02-22)[2022-04-08]. http://retractionwatch. com/2013/01/22/are-men-more-likely-to-commit-scientific-misconduct/.

本章作者:徐芳(第一节、第三至第七节)

李汝琴(第二节、第十二节)

张世炳(第八至第十一节)

本章审阅人:段柳

视频剪辑:陈康龙

本章自测题

1. 评估论文质量的要素是哪五个?

2. 发表预印本会影响正式投稿吗?

3. 如果不能凭经验找到目标期刊,可以按什么流程进行挑选?

4. 在挑选目标期刊的过程中,我们要避免哪些雷区?

5. 常见的投稿系统有什么特点?

6. 如何准备投稿信?

7. 如何推荐合适的审稿人?

8. 期刊的审稿流程一般是怎样的?

9. 文稿投稿后的结局主要有几种? 应该如何应对?

10. 文稿投稿被拒后,如何正确对待审稿人提出的详细意见?

11. 文稿投稿被拒后,还可以重投到被拒稿的期刊吗?

12. 收到杂志社的接受函后,还有哪些主要的待完成事项?

13. 为什么有的论文在期刊主页上可以查到,但是在 PubMed 中检索不出来?

第八章　科研评价体系:原则、现状与展望

本 章 要 点

1. 科研评价相关的基本概念。
2. 建立科研评价体系的原则及实践。
3. 科技发达国家的科研评价体系。
4. 中国科研评价体系的演进、现状及展望。
5. 英文科技论文及期刊的评价指标:影响因子、H 指数、CiteScore。

主 题 词

科研评价、政策、评价体系、论文、SCI、影响因子、H 指数、CiteScore

目前,我国科技发展需关注的问题可归纳如下:一对矛盾——我国的论文数、论文引用次数、专利数等在世界上名列前茅,但创新能力仍然不足;两个软肋——关键核心技术受制于人,鲜有诺贝尔奖获得者;两个偏差——价值偏差(把"帽子"和论文等手段当作目标来追求)和行为偏差(浮躁与功利倾向)。

针对科研评价制度改革,习近平总书记强调:"要改革科技评价制度,建立以科技创新质量、贡献、绩效为导向的分类评价体系,正确评价科研创新成果的科学价值、技术价值、经济价值、社会价值、文化价值。"可以说,习近平总书记的这段讲话为科研评价体系改革指明了方向,其深刻内涵就是强调科研评价要回归科学研究和技术创新的本源,要把科技人员从不合理的评价体制中解放出来。

第一节　与科研评价有关的基本概念

"科研评价"这一概念由"科研"和"评价"两个概念构成,而每一个概念都包含着一系列相关概念,两个概念组合形成了一个内容十分丰富的科研评价相关概念集合。

1. 科学

科学的定义没有唯一答案,它是随着社会和科学本身的发展而发展的,人们对它的认识不断深化,科学在不同的时期、不同的场合有不同的意义。广义的"科学"概念是一个包含科学和技术的集合,科学与技术存在着辩证统一的关系,科学产生技术,技术也产生科学,科学中有技术,技术中也有科学。而狭义的"科学"则仅指科学本身,不包括技术。在科学研究活动中科学活动仅指自然科学和社会科学的基础研究,而技术是指人类在利用和改造自然的过程中,不断积累起来并体现在生产劳动中的知识和经验。技术还包括其他与操作有关的

技能、技巧和技术设备。技术活动,在科学研究过程中一般指自然科学的应用研究和开发研究活动。

2. 科研

科研是科学研究的简称。对于科学研究,此前,美国资源委员会下了这样的定义:"科学研究是指在科学领域中开展的探索和应用活动,包括知识理论的调研和整理、实验数据的收集、数据结果的统计、图表的制作以及科研成果的编辑和分析研究等工作。"我们熟知的"研究与开发"(research and development,R&D)正是联合国教科文组织用来表示科学研究的概念。研究与开发,顾名思义,称为研究与开发活动,是指增加已有的科学知识,并予以实际应用的系统性、创造性的活动。在实际中其常常成为科学技术研究活动和科学研究活动的代名词。研究包括探求客观世界的规律与真理,如针对某个领域的科学问题进行缜密的、反复的、系统的探索与探究,通过对观察到的现象进行总结、分析,并反复探究现象背后深层次的机制,最终揭示出事物的本质。开发是通过运用已有的科学知识对基本原理和基本思想进行外沿式或进一步的发展,以达到产生一种新的理论或物质形态的目的。研究与开发也是辩证统一的关系,密不可分,也是人们不断探索、不断发现和应用新知识的动态连续的过程。因此,根据各动态阶段的特征,我们可以将研究与开发划分为以下三个不同类型:基础研究、应用研究和开发研究。

3. 科研评价

目前学术界很难给科研评价下一个明确统一的定义,因为它本身内涵丰富,内容庞杂,范围宽广,动态变化,包括以下一些概念。

(1)评价:评价主体根据既定的评价标准对评价客体做出有无价值及价值大小的判断行为。一般而言,评价工作包括以下两点:第一,在评价目标指导下,对评价客体或被评价对象进行分析,从而确定评价指标体系与相应的权重体系是否匹配;第二,对评价客体或被评价对象的相关属性进行测量评定,并将评定结果转化为评价主体或评价者的决策意志或主观效用。因此,评价是客观和主观相结合的活动过程,也是评价主体或评价者做决策的依据和基础。

(2)评估:评议和估计,常与实务(如技术工程领域与经济领域)关联,如项目评估、技术评估、价值评估与资产评估等,而在理论研究(如哲学研究),特别是方法论研究中,常使用上文讲到的评价,如综合评价、评价公式、评价指标等。

(3)评议:评价的一种重要形式,是指经过讨论而评定,如专家评议法与同行评议法就是定性评价的主要形式,即使是定量评价,其评价标准和指标体系,甚至是评价方法的选择,也需要通过同行评议来完成。

(4)评审:评议和审查,这里面包含前面讲到的评价,是根据既定的目标或标准对评审对象进行选择、比较和评价,如项目评审、课题评审和成果评审等。

(5)审查:检查核对(多针对计划、提案、著作、个人的资历等)。审查类似于评审,也是根据预定的标准或目标对审查对象进行核查,判断是否相符,其中也包含评价活动。通常用于课题和项目的检查与监督,如课题审查、项目审查与计划审查。

(6)鉴定:鉴别和评定,包括对人、事、物的优缺点进行鉴别和评定,进而辨别并确定鉴别和评定对象的优劣和真伪等。鉴定与前面讲到的评价是两个高度相关的概念,评价从本质上来看,也是鉴别人、事、物于主体是否有一定的价值和意义。鉴定内容包括成果鉴定、产品鉴定、技术鉴定与项目鉴定等。

（7）咨询：咨询与评价一样，与管理、决策存在密切的联系，是管理和决策过程不可缺少的重要环节。因此，咨询与评价存在着一定的交叉，咨询活动，特别是咨询中的政策咨询、管理咨询、科技咨询、技术咨询和工程咨询等都涉及大量论证和评价活动。从广义上说，评价本身也是咨询活动的一种重要形式。

（8）论证：论述并证明，指通过引用论据来证明论题真实性的论述过程，在由论据推导出论题时，常用论证这样的推理形式，这也是立论的基础和依据。在科学技术活动中通常指可行性论证，即对事物进行分析，弄清事物之间的因果关系。评价离不开论证，评定事物有无价值及价值的大小，必须有理有据，进行科学的论证，才能得出科学的、准确的评价。

（9）审计：审查、复核，并对过程、条件或工作完成情况与预定标准的差距做评价报告。审计涉及财务与行政管理问题以及资源的分配问题，在一定范围内，它与评价也高度相关，如财务评价、资产评估等常成为审计的代名词。

（10）监督：察看并督促。监督是一种持续的职能，主要是为了使管理部门和利益相关者及时了解计划或项目等的进展情况。其目的是使计划或项目等有效实施，提高质量，达到预定目标。广义上的评价也是一种监督行为，监督必须事先对监督对象进行评价，以便了解和认识。但两者的实现方式及在管理、决策中所起作用不同。

总之，科研评价主要是对与科学研究活动有关的人、事、物的评价，是包含定量和定性具体指标的科学严谨的综合评价，包括科学出版物（如论文、专利、著作、软件、（行业）标准、数据库等）评价（或称文献评价）、科研工作评价（包括科研计划、科研项目、科研成果、科研投入产出、科研绩效、科研能力、科研人员、科研管理以及科研政策评价等）与科研机构评价（包括大学和科研机构评价等）。

第二节　建立科研评价体系的原则及实践

在科研活动中，科技工作者的贡献主要以科研成果的形式呈现出来，科研评价是对科研成果的有效性、可靠性、科学性及其价值的评定，其目标是引导和创新，使研究接地气、数据可开放并支持原创突破性研究。

一、建立科研评价体系的通用原则

当前国与国之间的竞争越来越集中地表现为科技竞争，科学技术的发展水平已成为衡量一个国家综合实力的重要指标，科技发展已成为国家和地区经济发展的重要推动力，而科学的科研评价体系则有助于促进科技发展。因此，建立科学的科研评价体系至关重要。如何建立？要回到这个问题，我们就需要知道建立科学的科研评价体系应遵循的通用原则（图8.1）。

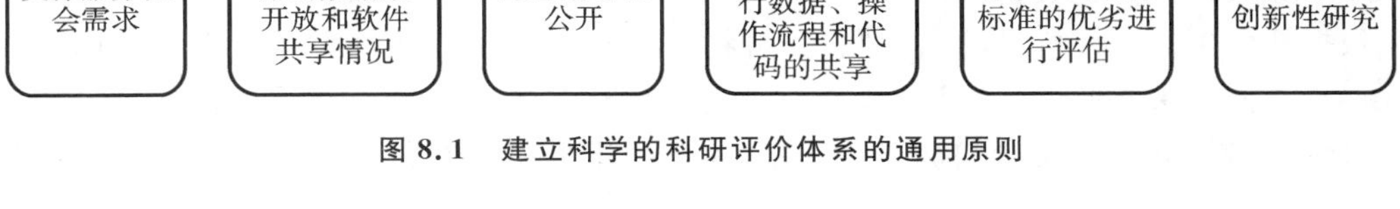

| 支撑服务社会需求 | 评估研究成果的数据集开放和软件共享情况 | 全面透明和公开 | 在开放访问数据库中进行数据、操作流程和代码的共享 | 制定新的评价标准并对现行标准的优劣进行评估 | 奖励高风险创新性研究 |

图 8.1　建立科学的科研评价体系的通用原则

223

二、建立科研评价体系的具体实践

作为一项具有科学社会价值的科技管理实践活动,科研评价的目的在于促进科学技术及相关活动的健康发展,其作用如下:通过科学、可行的方法,根据委托方明确的目的,依据既定的原则、标准和程序,对科技活动的各方面进行评审、评议、论证、评估和验收,从而明确和及时把握科技活动的成效、状态和发展趋势。

1. 实施分类评价(正确处理统一与分类的关系)

分类评价可分为广义的分类评价与狭义的分类评价。广义的分类评价是按评价活动所涉及的各要素进行分类,包括按评价主体、评价对象、评价方法、评价目的、评价时间、评价保密性、评价标准以及评价结果的表现形式分类。狭义的分类评价是首先对评价对象进行分类,然后以此为基础开展评价工作。科学合理地区分科研评价的不同类型(图 8.2),正确处理统一与分类的关系,是落实科研活动"分类评价"原则的基础。

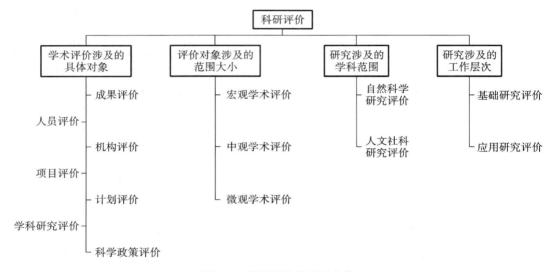

图 8.2　科研评价的不同分类

2. 实施目标引领评价(正确处理工具与目的的关系)

科研评价包括十大要素:评价主体、评价目的、评价标准、评价内容、评价指标、评价数据、评价对象、评价方法、评价过程以及评价结果(图 8.3)。这十大要素的相互关系如下:①评价主体与评价对象是评价过程中的实体性要素;②对评价主体的认识会影响对评价目的、评价需求的认识;③评价目的是主导因素,主要由评价主体中委托方的需求决定;④评价标准与评价指标是核心,是学术目的的具体化;⑤评价对象本身的客观规律性,决定评价目的的可能指向;⑥评价方法是手段,由评价方根据实际情况选定。因此,构建科研评价体系需要正确处理目的与工具的关系,以目的引领评价导向。只有正确认识学术评价的真正目的,才能做到有的放矢,使科研评价真正服务于科学研究事业的发展。

根据评价主体与评价目的利益联系,可将评价分为监测性评价和结论性评价两类。监测性评价是面向未来的前瞻性评价,是为研究机构获取潜在的更大回报提供信息。如普赖斯通过统计 SCI 作者发文量和被引总次数,为预测诺贝尔奖获得者提供了许多有价值的参

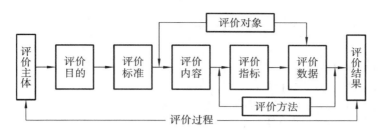

图 8.3 科研评价的十大要素

考信息。结论性评价基于历史统计的现实影响对绩效做出评判,并与其他相似的单位做比较,评价结果反映研究水平高低,并成为拨款的依据。如瑞典皇家科学院每年组织评审决定哪些科学家最终能获得诺贝尔奖,属于结论性评价。

评价目的和评价方法可以体现评价本身的价值取向。目的价值与工具价值两者不可分割,往往统一于科研评价过程中。目的价值取向侧重于引导科学研究方向,促进学科发展;工具价值取向则倾向于将科研质量评价作为奖优罚劣的手段或工具。科研评价的目的在于促进管理,产出优秀成果,引导科研人员投身科技创新,引领科技活动的发展方向。

3. 践行质量优先(正确处理数量与质量的关系)

构建科学合理的科研评价体系,就是要践行质量优先的评价方式,正确处理好质量与数量的关系,也就是说,在科研评价过程中,加强质量指标的权重,提高质量指标的地位,弱化对数量指标的要求,当然弱化并不是否认数量指标的作用,因为质量是需要建立在一定数量基础之上的。进一步讲,某些数量指标本身就包括了质量属性。比如学术期刊论文本身就是要经过同行评议后才能发表的,是具有一定质量要求的。高水平期刊,其论文录用率只有 5% 左右。近年来,为了扭转"重数量轻质量"的评价导向,中央多部委联合制定的一系列文件都对"数量与质量关系"做出了说明和要求:在《关于优化科研管理提升科研绩效若干措施的通知》中,提出要建立以创新质量和贡献为导向的绩效评价体系,并开展"唯论文、唯职称、唯学历"问题的集中清理;在《关于深化项目评审、人才评价、机构评估改革的意见》的文件中,提出要改进评价机制,减少"三评"项目数量,提高评价的质量和效率(表 8.1)。

表 8.1 代表作科研评价制度的分类、原则与指标

(《关于破除科技评价中"唯论文"不良导向的若干措施(试行)》(国科发监〔2020〕37 号))

分类	评价原则	论文数量	评价指标
基础研究类科技活动	注重评价新发现、新观点、新原理、新机制等标志性成果的质量、贡献和影响	国内科技期刊论文原则上应不少于 1/3	强化代表作同行评议,实行定量评价与定性评价相结合,重点评价其学术价值及影响、与当次科研评价的相关性以及相关人员的贡献等,不把代表作的数量多少、影响因子高低作为量化考核评价指标

续表

分类	评价原则	论文数量	评价指标
基础研究类项目(课题)	在申报书、任务书、年度报告等材料中,重点填报代表作对相关项目(课题)的支撑作用和相关性;在立项评审、综合绩效评价、随机抽查等环节,重点考核评价代表作的质量和应用情况	代表作数量原则上不超过 5 篇	
国家实验室、国家重点实验室等科学与工程研究类基地	注重评估原始创新能力、评估国际科学前沿竞争力、评估满足国家重大需求的能力	每个评价周期代表作数量原则上不超过 20 篇	
基础研究类机构	注重评估代表性成果水平、评估国际学术影响、评估在经济社会发展和国家重大需求中的贡献	每个评价周期代表作数量原则上不超过 40 篇	对论文评价实行代表作制度
自然科学奖	重点评审成果的原创性、公认度和科学价值	代表作数量原则上不超过 5 篇	
中青年科技创新领军人才	重点评价已取得核心成果的创新性和学术影响	代表作数量原则上不超过 5 篇	
重点领域创新团队	重点评价团队协作创新能力、负责人的组织协调和领导力	代表作数量原则上不超过 10 篇	

目前,国际上将"代表作评价制度"用于科研项目、科研机构的评价中,如强调质量导向评价维度的瑞典科研评价模式、采用具有质量控制功能指标的英国科研评价模式、加入了"内部质量控制"指标或"质量控制情况"指标的德国科研评价模式等。"代表作评价制度"是不以学术成果的数量、级别和形式,而以个人的代表性成果与科研机构的成绩来衡量其工作业绩的方法。评价"代表作"是以研究质量和创新价值的学术成果内容为标准。因此,以质量为导向的、同行评议与文献计量相结合的方法将成为未来科研评价的主流。

4. 实施论文适用性评价(正确处理期刊论文与评价的关系)

2012 年 12 月,在美国细胞生物学学会年会期间,与会的学者们提出了著名的"旧金山宣言"(San Francisco Declaration on Research Assessment,DORA),引发了科学界的热烈讨论。"旧金山宣言"一共列出了 18 条建议,主要面向研究人员、学术机构、研究指标提供者以及基金会,其中最重要的一条是避免简单地使用期刊影响因子去评价某篇学术论文或论文作者。与"莱顿宣言"(Leiden Manifesto for Research Metrics)(主要是对"重定量轻定性"进行纠偏)不同,"旧金山宣言"主要针对"以刊评文"的问题提出了建议(表 8.2),认为如果评价过度关注影响因子,就会导致科学家片面追逐论文发表的期刊影响因子,而不是潜心于科研创新,因为期刊影响因子的评价有效性尚缺乏足够的计量学证据,替代计量学(altmetric)的计量结果与以引文为基础的传统科研评价方法应该相互补充,将两者结合起来,进行综合评价。总之,宏观评价发挥 SCI 论文的主导作用,微观评价兼顾代表作与 SCI 论文数量。

表 8.2　"莱顿宣言"和"旧金山宣言"要点

"莱顿宣言"10 项原则	"旧金山宣言"18 条建议	
1. 定量评价应支持定性、专家评估	基本原则	1.不要使用基于期刊的指标,如期刊影响因子,作为衡量个人研究论文质量的代用指标,以评估个别科学家的贡献,或在聘用、晋升或资助决定中使用
	针对资助	2.明确用于评价基金申请者科学生产力的标准,并明确强调论文的科学内容远比出版指标或所发表期刊的地位更重要,尤其是对职业生涯早期的研究者而言
2. 根据机构、团体或研究人员的研究任务衡量绩效		3.为了研究评估的目的,除了研究出版物外,还要考虑所有研究成果(包括数据集和软件)的价值和影响,并考虑广泛的影响衡量标准,包括研究影响的定性指标,如对政策和实践的影响
3. 保护本地相关研究的卓越成果	针对机构	4. 清楚地说明用于做出聘用、任期和晋升决定的标准,明确强调,特别是对处于早期阶段的研究人员来说,论文的科学内容比出版指标或所发表期刊的地位重要得多
		5.同第 3 条
4.保持数据收集和分析过程的公开、透明和简单	针对出版商	6. 大大降低对期刊影响因子这一宣传工具的重视,最好是停止宣传影响因子或各种基于期刊的指标(如 5 年影响因子、EigenFactor、SCImago、H 指数、编辑和出版时间等),以提供更丰富的期刊绩效
		7. 提供一系列论文层面的指标,以鼓励转向基于论文科学内容的评估,而不是基于所发表期刊的出版指标
5.允许被评估者验证数据和分析		8.鼓励负责任的作者实践和提供关于每个作者具体贡献的信息
		9. 无论期刊是开放性的还是订阅性的,都要取消研究论文中参考文献列表的所有重复使用限制,并在知识共享公共领域专用的情况下提供这些文献
6. 考虑各学科领域在出版和引用方面的差异性		10.取消或减少对研究论文参考文献数量的限制,并在适当的情况下强制引用有利于综述的原始文献,并给予首次发现成果的小组以认可
		11.公开透明,提供计算所有指标的数据及方法
7.对个人研究的评价应基于其作品集的定性评价	针对提供指标的组织	12.无限次地提供数据,并在可能的情况下提供对数据的计算机访问方式
		13.明确不允许不适当的指标操作;明确什么构成不当操纵行为,以及将采取什么措施来打击这种行为
8.应避免评估指标的不当和错误		14.当使用、汇总或比较指标时,要考虑文献类型的差异(如综述与研究论文),以及不同主题研究领域的差异

227

"莱顿宣言"10项原则	"旧金山宣言"18条建议	
9. 认识到评估和指标的系统性影响		15. 当参与委员会制定有关资金、聘用、任期或晋升的决策时,应根据科学内容而非出版指标进行评估
		16. 在适当的情况下,引用原始文献而非综述,给予作者应有的认可
	针对研究人员	17. 使用一系列个人/支持性声明的论文衡量标准和指标,以作为个人发表论文和其他研究成果影响的证据
10. 定期审查和更新评估指标		18. 对不适当地依赖期刊影响因子的研究评估提出质疑,并促进和传授注重特定研究成果价值和影响的最佳做法

5. 实施综合评价（正确处理定性与定量的关系）

评价方法大致可分为指标打分、直接评估与间接评估、同行评议与引文计量、定性评价与定量评价等方法。定性评价是指同行评议制,包括现场评审法、会议评审法和通信评审法。理论上,采用双盲方式的通信评审法有效回避了人情社会关系的影响,符合评价的公正性要求。定量评价主要包括指标打分法和引文计量法。这些评价方法的优点主要表现如下:一是排除了主观因素的影响,客观性较强;二是便于不同种类、不同层次的评价对象之间进行相互比较,具有形式上的精确性和定量性。另外,由于主要是根据评价对象外在特征如期刊级别、被引次数、课题来源等进行计量评价,因此,定量评价还具有易于操作、成本较低以及便于公开等优点。在使用定量评价时,定量指标对定性评价有一定的支撑作用,但是,由于单一的定量指标用于科研评价有较大的风险与不确定性,因此使用定量评价需要有科学理性的认识。在评价实践活动中,定性评价与定量评价各有优势,应将两者结合起来,形成互补的综合评价方法。定性是定量的基础和前提,使定量评价有据可循;反过来,定量可以优化定性,使定性评价更加精准、客观。

总之,在科研评价中应充分认识评价对象的特征与规律、针对评价对象开展各类评价的目的和需求,科学选择合理的评价指标、评价程序与评价方法。对于学科评估、大学评价、地区竞争力与国家竞争力评价等宏观评价,通常可以采用定量评价;对于论文评审、项目评审、人才招聘与考核等微观评价,可以采用定性评价为主、定量评价为辅的综合评价方法。针对定量评价,国际上于2014年达成了共识,并发布了著名的"莱顿宣言"。由于它对"量化至上"的现象进行了纠正,如"定量评价应支持定性、专家评估""对个人研究的评价应基于其作品集的定性评价"。因此,"莱顿宣言"得到了科研评价界专家学者的普遍认同。"莱顿宣言"与美国、英国等欧美发达国家有关建立科研评价体系提出的方案与建议（表8.3）对新时代我国科研评价体系重构有很强的现实指导意义。

表8.3 欧美发达国家等提出的科研评价体系方案举例

被评者分类	评价方案/提出者	方案主要内容
大型工作组(多中心重大课题)的科研评价	"莱顿宣言"(Leiden Manifesto for Research Metrics)	科研评价工作应积极支持科学发展及其与社会互动,并提出10项最佳举措;应优先对科研人员进行定性评价,同时将多指标的定量评价作为支撑依据;已有几所大学表示将采用这些措施
	"旧金山宣言"(San Francisco Declaration on Research Assessment,DORA)	DORA描述了18种具体措施,以减少利益相关者(研究人员、资助者、研究机构和出版商)对期刊影响因子的依赖;建议关注科研人员科研成果的内容、代表作被引情况;使用多种指标评价其影响力
	美国国家科学院(National Academy of Sciences)	对科研人员的评价应关注其研究工作的影响力,而非其工作量
	英国卓越研究框架(research excellence framework,REF)	强调研究的影响力 Metric Tide在英国提出了20条有关科研评价的建议
小型工作组或个人的科研评价	The PQRST of appraisal and reward	PQRST科研人员评价方案包括产出率(productivity)、质量(quality)、可重复性(reproducibility)、共享(sharing)和转化(translation)
	乌特勒支科研评价系统	综合经典的文献计量学绩效指标和过程指标,后者包括学术业内的同行评估和业外的利益相关者评估
	莱顿大学科学技术研究中心(Centre for Science and Technology Studies,CSTS)	科研评价如何重塑学术知识生产实践,包括保持数据收集和分析过程的公开、透明和简单,提供全部评价指标计算中用到的数据和方法,保持公开和透明
目前期刊的科研评价	PLoS	不再宣传期刊影响因子
	BioMed Central 和 Springer Open	支持对科研成果评估方式进行改进,承诺"减少对期刊影响因子的强调,仅在期刊的指标说明中显示期刊影响因子"
	Nature	期刊能够为科研人员提供更多潜在可信的方式,科研人员能在职务职称评价中使用
	eLife	提出了超越期刊影响因子内涵的一系列指标,如社交和印刷媒体影响指数,用以完善科研人员评价

第三节　科技发达国家的科研评价体系

科技发达国家都非常重视科研评价,很早就建立了符合自己国情的科研政策、法规与制度,并在实践中不断进行改革与完善,其通过先进的科研评价体系实现了国家创新力和科研实力的持续增长。从宏观上看,这些科技发达国家的科研评价体系直接或间接地影响国家或地方政府对科研的财政支持、研究机构的学术声誉,调控科研的发展方向,并及时调整发展策略。从微观上看,其则能实现国家或地方科研资源的合理配置,促进重点或特色研究领域的优先发展,并催化科研成果的转化与社会应用。以下简要介绍当今世界上具有代表性科技发达国家的科研评价体系。

一、美国的科研评价体系

作为当今的第一科技大国,美国是较早建设并推进科研评价制度化、开展科研评价实践活动的国家之一。它在推进政府科技管理绩效评价与科技发展战略、建立和完善基于同行评议制度的科研项目资助与管理体系及财政科技预算结合等方面积累了丰富的经验,有效提高了政府科技管理的水平和效益,保障了美国科技发展目标的实现。

1. 评价机构

美国的科研评价体系的评价主体可分为三类。

(1)国会、联邦政府的科研评价机构。

(2)社会科研评价机构。

(3)学术机构。

2. 评估的法律依据

1993 年美国国会通过的《政府绩效与结果法》(GPRA)(*Government Performance and Results Act*)。

3. 科技评估的一般步骤

(1)前期论证与筹备阶段:根据被评估项目提供的资料,论证评估机构是否能够承担评估任务,最后由评估机构聘请专家、组建评估小组。

(2)基础准备阶段:评估小组设计详细的调研提纲、制订相应的评估指标、选择指标处理方法并制订具体可操作的评估方案。

(3)(数据)资料收集阶段。

(4)(数据)资料分析整理阶段。

(5)汇总与综合阶段:根据专家分析后的数据起草、讨论评估报告,并举行听证会,通过后签字生效,最后视具体情况决定是否公开发行。

4. 常用的科研评价方法

(1)文献计量分析:对论文引用情况、专利及出版物等进行技术分析。

(2)经济回报率分析:统计科学研究的经济回报率。

(3)同行评议:由联邦机构对科学研究进行事前、事中和事后评价,这也是科学共同体进行自我评价的一种方法。

(4)案例分析:对科学应用过程和重大科学事件进行分析。

(5)回顾性分析:用回顾历史的方式进行评价。

(6)指标分析:主要由某领域内的国际或国内的学术界和产业人士在定量数据和定性分析的基础上对科学研究进行客观评价。

5. 事后评估

事后评估主要是指科研项目的事后评估,是将开题时的研究预测、课题论证、研究计划的执行、研究进展及阶段性的成果或结果以及对研究项目最终的评审或验收等过程作为整体进行评估。基础研究的评估主要根据发表的论文及被同行引用情况进行评议，而应用研究则通过专利审查、合同验收或根据在实践中的使用情况给出客观评价。

二、英国的科研评价体系

英国三家高等教育基金委员会（Higher Education Funding Council for England，HEFCE；Scottish Higher Education Funding Council，SHEFC；Higher Education Funding Council for Wales，HEFCW）和北爱尔兰就业与学习部（Department of Employment and Learning，North Ireland，DELNI）从 1986 年开始每隔 3～7 年举行一次研究评估考核，其目的是评估英国高校和研究机构的研究质量，并据此划拨研究经费。英国科研评价体系经历了科研评估活动（research assessment exercise，RAE）与卓越研究框架（research excellence framework，REF）两个阶段。

1. 组织方式

英国的科研评价体系中一个重要特点就是以学科作为评价单元，而非某一研究机构。REF 对 RAE 采用的专家组分类和评价单元进行了重大改革，将 RAE 原先的 67 个评价单元通过合并精简至 36 个。这一改革措施是对缩减评价成本、减轻政府财政负担的积极应对，同时也反映了评价体系设计者对跨学科发展趋势下评价模式的积极调整。

REF 的改革还包括评价主专家组由 RAE 原先的 15 个缩减为 4 个，并将 36 个学科分类归入 4 个主专家组：A 组为生命和医学类学科，B 组为（理工）工程类学科，C 组为社科管理类学科，D 组为人文艺术类学科。这种"求同存异"的分组方式既保证了各评价单元间评价标准的统一性，又充分考虑了不同学科的差异性，也体现了跨学科研究人员的自身价值。

RAE 的突出特点是对质量的要求优于数量。例如每位专家只需要提交规定年限内最多 5 篇代表性的科研成果，不管是第几作者、第几单位的论文，都可以提交，这对于科研合作有显著促进效应。此外，RAE 还弱化了基金在科研评价中所占的权重。

RAE/REF 不是以校为单位开展的，而是以系为单位开展的。RAE 把所有研究分为152 个学科，每所大学先选择各学科中函报的研究活跃者（research-active staff）名单，每位研究活跃者均需自行维护更新在线个人数据（on-line RAE-CV）以及保证每一篇发表的论文全文都能在线查询（on-line eprint），然后就可以提交资料。评估委员对校方呈报的每一份数据，如量化资料（包括研究经费、博士研究生数等）、质化资料（每位教授最多 5 篇最佳论文）、背景数据（系所信息、研究策略）等按表 8.4 进行评级（rating）。

2. 等级

2008 年 RAE/REF 将科研能力的等级从以往的 7 级改为 5 级，分别表示为 4 星、3 星、2星、1 星、无星（未分类）（表 8.4）。REF 从研究产出的原创性、总体质量的严谨性、科研环境的可持续性与科研影响的重要性等方面，对各评价单元进行评估，并将评价结果分为上述 5个等级。

表 8.4 RAE/REF 的科研能力等级划分

等级	描述
4 星	根据其原创性、重要性和严谨性，研究水平为"世界领先"（world-leading）

等级	描述
3星	根据其原创性、重要性和严谨性,研究水平为"国际优秀"(internationally excellent)
2星	根据其原创性、重要性和严谨性,研究水平为"国际认可"(recognized internationally)
1星	根据其原创性、重要性和严谨性,研究水平为"国内认可"(recognized nationally)
未分类 (unclassified)	根据其原创性、重要性和严谨性,研究水平低于国内标准(below the standard of nationally recognized work)或没有合格的研究(not meet the published definition of research for the purposes of this assessment)

3. 指标

RAE 评价指标包括研究产出(outputs)、科研环境(environment)及同行尊重(esteem)3个方面内容,而 REF 用科研影响(impact)代替了同行尊重指标,并赋予其20%的权重。所以,目前 REF 的(通用)评价指标包括以下3个:科研影响(impact)、研究产出(outputs)与科研环境(environment)。总之,REF 沿袭了 RAE 对科研总体质量的关注,对研究产出、科研影响、科研环境3项评价指标设定不同的权重,通过合计3项评价结果权重得出总体研究质量概况(overall quality)(图8.4)。

4. 方法

REF 接纳了量化的评估方法,在评价过程中引入引用计量分析(citation analysis)与文献计量分析(bibliometrics analysis)方法,同时采用专家评估(expert review),而不是 RAE 采用的同行评议(peer review)。这一变化反映出 REF 在评价方法上定量与定性相结合的特点,也是对单独采用同行评议方式易造成公正性偏弱、主观性过强的积极应对。同时,REF 在科研论文、著作引用的量化分析方面比较谨慎,旨在避免量化评估的绝对化:首先 REF 关注科研论文、著作的被引频次,对其数据指标进行量化分析,并将分析结果提供给专家参考;其次,REF 仅将引用的量化分析作为参考而非直接的评审依据。因为新发表的论文通常存在被引频次较少、非英语语言的研究成果被引情况相对较差以及不同领域研究成果的被引情况存在较大差异等问题。

RAE/REF 大体上分为三步:①汇集每一个学科(subject area),又称成本中心(cost center)的每位合格的科研人员的科研成就;②得出每一个成本中心的科研指数(research index);③得出高校和研究机构的总科研指数。

5. 结果

科研成果(research output items)定义如下:①包含创新元素(containing an element of innovation);②为学术做出贡献(contributing to scholarship);③向公众公开(publicly accessible);④同行感兴趣并具推广性(of interest to peers and generalizable)。科研成果包括以下几种:①已发表或以任何形式公开的论文、专利、艺术品或其他成果,或未发表但已完全接受发表的论文(必须提交接受函);②其他可发表或不可发表的科研成果,如戏剧、音乐会表演、录像、计算机软件、建筑或任何有创意的可评价其学术价值的项目。根据美国卡内基基金会学术类别的更广泛定义(wider definition of scholarship by the Carnegie Foundation),科研成果分为探索(discovery)、综合(integration)、应用(application)和教学(teaching)四大类学术类别。

REF 只公布各参评单元在不同等级(4星、3星、2星、1星和无星)的分布比例(图8.4),

而不公布各参评单元的直接得分。

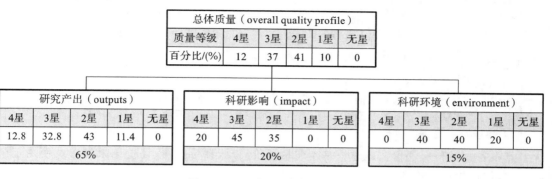

图 8.4　REF 操作指南工作样例

注：资料来源于 *Assessment framework and guidance on submissions*。

RAE/REF 的结果对大学至关重要：①高教部会据此决定科研拨款；②RAE/REF 星级越高，说明其麾下有越多的顶尖学者和科研团队，对青年科研人员和学生有更大的吸引力；③RAE 星级越高，能从企业界吸引到越多的科研项目。

RAE/REF 的优点：①每人提供近 4 年内 5 篇最佳作品，强调质量，弱化数量；②成本中心内部科研人员相互协调，不管第几作者、第几单位，均可分别提交作品，因而有助于促进各方合作；③有个别高分作品的科研人员，但如果低分作品太多了，总评结果还是会较差，因而有助于增强个人的整体学术力量；④基金权重弱化。

RAE/REF 也有其局限性，例如准备评估成本对大学来说过高，普通院校的优势学科可能因此得不到足够支持，科研力量难以进一步提高，会逐步衰退。而与之相反的是，更多资源与优势力量集中到一小部分大学，所谓"强者更强，弱者更弱"，不利于提高一般院校科研质量和水平。同时，由于只有那些有资格的研究人员参加评估，大量以固定期限合同形式雇用的全职研究人员产出的研究成果被忽略了。RAE/REF 虽然有不少缺陷，但也有借鉴RAE/REF 深入思考现行科研评价系统的意义。比如，我们现行的评估方法只承认论文，特别是 SCI 论文中的第一和（或）通信作者，不同院校之内和之间的合作受到了显著抑制，而合作能产出更高质量的研究。

三、日本的科研评价体系

日本的科研评价体系独树一帜，较为完善，也颇具成效，这也使得日本的科研水平走在世界前列，并成为科技创新强国。

1. 立法

日本的科研评价最早可追溯到 20 世纪 40 年代末，全方位科研评价系统的建立始于1995 年的《科研评价法》。之后日本就科研评价陆续颁布了宪法、基本法、政策法与机构法四个层次的多部法律，用以保障科研评价的客观公正性，从制度和机构两方面推动科学技术的快速发展。

2. 科研评价层级

日本的科研评价层次是以评价机构为主导的四级制（表 8.5），不同于欧美地区普遍流行的三级制。

表 8.5　日本以评价机构为主导的四级制评价体系

评价层级	组成	(评价)责任
1	国家政府单位和大型专业评价机构	对国家重大科研项目进行评价和分析
2	专业评价机构和地方政府相关机构	评价高等院校的科研项目与政府资助的次级科研项目
3	由相关企业创立和主导的企业评价机构	为该企业提供相关服务和分析
4	日本各研究机构内的评价机构	评价科研机构内部的科研项目

3. 科研评价实施过程

日本各大学科研评价实施过程基本包括评价启动、评价执行、评价结果发布及使用三个阶段,具体评价过程如图 8.5 所示。

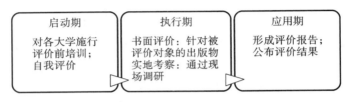

图 8.5　日本各大学科研评价的实施过程

日本各大学的科研评价结果对科研机构获得资金分配的影响较小,其原因如下:一是日本各大学的科研评价结果主要由自我评价决定;二是评价活动主要由第三方评价机构负责实施(表 8.6)。

4. 科研评价指标

日本各大学科研评价主体是文部科学省,评估主要是自我评价和第三方评估(表 8.6),相较于澳大利亚及英国,自我评价在日本各大学的科研评价模式中发挥绝对主导作用。这种以自我评价为主的评价体系使其评价成本较低,科研评价指标相对固定、变动较少。第三方评估主要依附于日本大学评价学位授予机构(National Institution for Academic Degrees and University Evaluation,NIAD-UE,2004 年成为独立法人,最初属于政府机构)。文部科学省自己不直接参与评估,而是对 NIAD-UE 授权开展评估。

表 8.6　日本各大学科研评价主体与指标

评价主体	指标
自我评价	理念目的;教育研究组织;教学指标;教职员工组织;学生服务;方法成果
第三方评估	社会联系与贡献;管理运行与财务内部监控等

四、科技发达国家科研评价体系总结

表 8.7 简单概括了各国的科研评价体系。其中,法国采用的是多层次的评估机制,而德国采用的是同行评议模式,彰显其科研诚信的境界。荷兰、丹麦和澳大利亚则采用单一模式,但荷兰的评估机构有三家,而丹麦和澳大利亚是独家评估。

表 8.7 科技发达国家科研评价体系总结

国家	评价体系概括
美国	三级评价体系:国会、联邦政府的科研评价;社会科研评价;学术机构
英国	模式:RAE(科研评估活动)/REF(卓越研究框架) 评价指标:研究产出、科研影响/同行尊重、科研环境 评价等级:5 级
日本	四级制评价体系:国家、地方政府、企业与各研究机构内部
法国	四个层次,即议会、政府、科研和高等教育机构、中介机构
德国	模式:同行评议 机构:马普学会(MPG)、莱布尼茨学会(WGL)、弗朗霍夫学会(FHG)和亥姆霍兹联合会(Helmholtz-Gemeinschaft)
荷兰	模式:标准评估协议(SEP) 机构:荷兰皇家艺术与科学学院(KNAW)、荷兰大学协会(VSNU)与荷兰科学研究组织(NOW)
丹麦	模式:书目计量研究指标(BRI)系统 机构:科学、发展和创新部
澳大利亚	模式:澳大利亚卓越研究(ERA) 机构:澳大利亚研究理事会

第四节 中国科研评价体系的演进、现状与展望

近年来,我国政府对科研的投入大幅增加,科技创新能力显著增强,在科研投入与产出呈现双增长的背景与趋势下,如何构建一个科学合理、公平高效的科研评价体系,进而引导更优化的资源配置,激发科研创新活力,提高科研产出质量,在新时代具有极其重要的意义。总的来看,我国的科研评价体系具有以下特点:一是科研评价体系具有很强的"改革"印记。科研评价体系服务于科技体制改革,其评价与完善在很大程度上反映了政府管理模式和经济发展方式的变迁;二是科研评价的基本模式还是以行政为主导,也就是说,政府的行政权力在一定程度上对科研评价具有支配作用,科研行政管理人员对科研评价过程也具有一定的影响;三是评价体系非常明显地引导着科研行为。

一、中国科研评价体系的演进

如果以 SCI 论文作为时代标签,我国的科研评价体系可分为前 SCI 时期(pre-SCI era)、SCI 时期(SCI era)以及 SCI Plus 时期(SCI Plus era)三个阶段(图 8.6)。

第一阶段,前 SCI 时期(1990 年以前):这一阶段表现为以行政评价为主导,到 1980 年相关部门推动科研评价的制度变迁,逐渐引入同行专家评审(peer expert review)制度。

第二阶段,SCI 时期(1990—2016 年):科研评价体系发展进入新阶段。以世纪之交

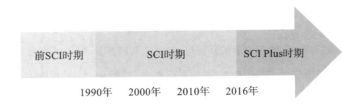

图 8.6　中国科研评价体系演变的时间轴

2000 年和新世纪 10 年为界限,又可细分为三个阶段:①1990—2000 年,以 SCI 论文数量为主要评价指标。②2000—2010 年,评价指标除了 SCI 论文数量,还加入了 SCI 期刊的影响因子(impact factor,IF);新世纪的头 10 年也是中国的高等教育、科研面临全面深化改革的时期,例如 211 大学、985 大学的设立以及国家自然科学基金项目评选,都以 SCI 论文数量和影响因子作为主要评价指标。③2010—2016 年,中国的高等教育与科研改革继续深入,双一流大学和双一流学科建设项目开始实施,对大学与学科的评价指标更加丰富,除了 SCI 论文数量、影响因子外,还包括 ESCI 论文、论文引用情况(高被引论文(highly cited articles)与高被引科学家(highly cited researchers))以及学科评价等指标。

第三阶段,SCI Plus 时期(2016 年至今):科技部、教育部等部委联合出台了一系列关于科研评价的政策文件,引入除论文数量、影响因子、引用率之外更多的科研评价方法,如科研代表作制度、"三高类"论文、同行评议等,旨在消除"唯论文"带来的论文作假等急功近利的不良影响。

与发达国家相比,我国的科研评价体系起步较晚,总体上经历了行政评议阶段、同行评议阶段以及指标量化评议等阶段,现仍处于探索发展之中。指标量化评议方式虽然在一定程度上推动了我国高校科研水平的发展,但是其暴露出重数量轻质量、"行政化"评价、轻视应用性成果等弊端,已经逐渐落后于现有的科研创新模式,亟须改善。自 1993 年以来,中央及多部委联合陆续发布了 20 余项涉及科研评价体系或制度建设的文件(表 8.8)。这些文件就科研评价的目标、要求和原则等重要问题重新进行了界定,这对于提升我国科技管理水平、优化配置科技资源、提高科技创新能力以及推动我国科研事业稳步健康发展起到了积极作用。

表 8.8　中国科研评价相关政策与制度

年份	发布机构	发布内容
1993	全国人民代表大会常务委员会	《中华人民共和国科学技术进步法》
1996	全国人民代表大会常务委员会	《中华人民共和国促进科技成果转化法》
2000	科技部	《科技评估管理暂行办法》
2001	中共中央办公厅、国务院办公厅	《关于加强专业技术人才队伍建设的若干意见》
2003	科技部	《科学技术评价办法(试行)》
2006	国务院	《实施〈国家中长期科学和技术发展规划纲要(2006—2020年)〉的若干配套政策》
2009	科技部	《科技成果评价试点暂行办法》
2011	科技部、人社部、教育部等	《国家中长期科技人才发展规划(2010—2020 年)》

续表

年份	发布机构	发布内容
2012	中共中央、国务院	《关于深化科技体制改革加快国家创新体系建设的意见》
2013	教育部	《教育部关于深化高等学校科技评价改革的意见》
2014	教育部	《高等学校科技分类评价指标体系及评价要点》
2015	中共中央办公厅、国务院办公厅	《深化科技体制改革实施方案》
2016	中共中央	《关于深化人才发展体制机制改革的意见》
2016	中共中央办公厅、国务院办公厅	《关于深化职称制度改革的意见》
2018	中共中央办公厅、国务院办公厅	《关于深化项目评审、人才评价、机构评估改革的意见》
2018	国务院	《关于优化科研管理提升科研绩效若干措施的通知》
2018	科技部、教育部、人社部、中科院、中国工程院	《关于开展清理"唯论文、唯帽子、唯职称、唯学历、唯奖项"专项行动的通知》
2019	中共中央办公厅、国务院办公厅	《关于进一步弘扬科学家精神加强作风和学风建设的意见》
2020	科技部	《关于破除科研评价中"唯论文"不良导向的若干措施（试行）》
2020	教育部、科技部	《关于规范高等学校 SCI 论文相关指标使用 树立正确评价导向的若干意见》
2021	国家发改委、科技部	《关于深入推进全面创新改革工作的通知》

二、中国科研评价体系现状分析

科研评价是一个复杂的科学系统，需要从科学、客观、公正评价的视角，建立适合新时代中国科技发展的评价体系。

习近平总书记此前曾指出，当前唯论文、唯职称、唯学历的现象仍然严重，人才评价制度不合理，并强调要改革科技评价制度，建立以科技创新质量、贡献、绩效为导向的分类评价体系。学术界对破除现有评价顽疾达成了广泛共识，但对如何构建一个科学合理、符合新时代要求的科研评价体系，还需要继续探索。

当前我国的科研评价体系与英国的 REF 有一些相似之处：首先，评价时都更加注重科学研究对社会发展的促进作用；其次，评价目的都是对各类科研机构给予总体评判，以促进各机构提高科研质量和产出；最后，评价结果都会影响财政经费拨款。

由于受行政管理的影响，实质上，我国科研评价的组织工作由科技管理部门主导，目前显示出较强的评价指标量化特点，主要关注科研产出数量。这不仅不能全面反映实际科研水平，反而还导致"应试科研""论文工厂"等科研怪象频出，催生了科技人员与相关行业的急功近利和浮躁心理。

现阶段我国的科研评价尚未形成统一的评价标准、组织和模式。例如，对科研基地、科研项目的评价，由主管立项资助的不同（行政）部门负责；对科研人员的评价则分散在各自科研单位的人事部门，涉及岗位聘任、考核、职称评审等各个环节。在评价内容上，过分强调科研项目数和论文发表数，这种"重数量、轻质量"的评价方式不利于产出有价值的创新性科研成果。此外，在科研评估过程中，投入类指标所占比重较高，导致"重申报、轻研究"的问题，也不利于重大科技创新活动的开展和高质量有价值的成果积累。

针对上述问题，国务院、科技部、教育部、国家自然科学基金委员会等行政管理部门就当前的科研评价制度与体系相继颁布了一系列政策性文件，这些政策性文件无疑将对当前及今后中国科研评价体系的不断完善产生重要影响。

以下简要介绍这些政策性文件的主要内容和精神实质。

1.《关于优化科研管理提升科研绩效若干措施的通知》

2018年由国务院印发，主要提出以下两点。

（1）准确评价科研成果的科学价值、技术价值、经济价值、文化价值、社会价值。

（2）以贡献和创新质量为导向建立绩效评价体系。

2.《关于深化项目评审、人才评价、机构评估改革的意见》

2018年由中共中央办公厅、国务院办公厅印发，主要提出以下两点。

（1）关键是改革人才评价、机构评估与科研项目评审等环节。

（2）构建诚信、规范、高效、科学的科研评价体系。

3.《关于规范高等学校SCI论文相关指标使用 树立正确评价导向的若干意见》（以下简称《意见》）

2020年2月18日由教育部、科技部联合印发，《意见》提出破除论文"SCI至上"，探索建立科学的评价体系，营造良好的创新环境。

（1）《意见》总则为以下三点：①破除科技创新出现的价值追求扭曲、学风浮夸浮躁和急功近利等问题；②探索建立科学的评价体系，营造高校良好的创新环境，加快提升教育治理体系和治理能力现代化水平；③破除过度追求SCI论文相关评价指标，如SCI论文数量、高影响因子论文、高被引论文为根本目标的异化现象。

（2）《意见》包含以下十点内容：①准确理解SCI论文及相关指标；②深刻认识论文"SCI至上"的影响；③建立健全分类评价体系；④完善学术同行评价；⑤规范各类评价活动；⑥改进学科和学校评估；⑦优化职称（职务）评聘办法；⑧扭转考核奖励功利化倾向；⑨科学设置学位授予质量标准；⑩树立正确政策导向。

（3）《意见》中关于代表作的说明：实行代表作评价制度，优化精简申报材料，不再要求填报SCI论文相关指标，重点阐述代表性成果的创新点和意义。

国家科技计划项目产生的代表作和"三类高质量论文"，发表支出可在国家科技计划项目专项资金中按规定据实列支，其他论文发表支出均不允许列支。

4.《关于破除科研评价中"唯论文"不良导向的若干措施（试行）》

2020年2月17日，科技部印发《关于破除科研评价中"唯论文"不良导向的若干措施（试行）》，该文件对我国的科研评价体系提出了全面具体的改革方案。

5.《加强"从0到1"基础研究工作方案》

2020年1月21日，科技部、国家发改委、教育部、中科院以及国家自然科学基金委员会联合印发《加强"从0到1"基础研究工作方案》，该文件提出以下几点。

（1）充分发挥基础研究对科技创新的源头供给和引领作用等7个方面的具体措施。

（2）如何解决我国基础研究缺少"从0到1"原创性成果的问题，具体包含以下3个方面内容。

①新评价：也就是怎么评人、评项目。主要有以下四点：一是以科技创新的主体的人为

本;二是要做好评价和资源分配工作,对人才、项目和研究机构要做好分类评价,遵循基础科学的发展规律;三是要重视科研诚信,对科研人员的职业道德提出了新要求;四是坚持以科学价值的重要性为判断依据。

②新项目:该文件提出要强化国家科技计划原创导向,这一导向未来能够切实落地的关键是"稳定支持"和"原创项目",其中国家自然科学基金的原创导向是重点。

③新关注:该文件提出实施青年科学家长期项目,关注青年科学家怎么选的问题。准备由一线科学家推荐支持一批 30～40 岁、具有博士学位或高级职称、热爱并有志于长期从事科学研究的优秀青年科学家。

三、中国科研评价体系展望

随着科研管理体制改革的不断深入,科研评价制度作为重要一环,其改革工作也在持续推进中。科研评价作为判断学术成果价值的重要过程,科研评价制度、维度、方法、过程应有科学化、合理化、多元化的发展趋势。

(1)在评价信息公开方面,提升评估过程和评估结果的透明度,增加信息公开度。

(2)在评估周期方面,逐步合并、精简不同部门的评估活动,避免让不同格式要求的表格与不同主管部门审批占用科研人员宝贵的科研时间和精力;此外,鉴于科研活动的不可预知性与持续性,为了减少急功近利的浮躁思想与科研投机行为,并为科研人员创造一个稳定的科研环境,评估周期不宜过短。今后将有针对性地、科学合理地设定评估周期,给研究成果培植期,给科研人员缓冲期,鼓励科研人员敢于冒险投身具有原创性、重大意义的中长期研究。

(3)在评价方法上应注意定量与定性相结合,将量化指标与同行评议、专家评审结合起来。同时,应充分考虑不同学科、不同研究领域在成果发表和引用等方面存在的差异。例如对纯理论学科与人文社科领域的评价主要采用同行评议的形式,而对自然科学领域的评价选择以同行评议为主、科学计量为辅的评价方法。

(4)将"研究成果质量"放在评价的最重要地位,限定科研人员提交成果数量,仿效欧美国家等推行代表作制度,对不同(质量等级)的科研成果赋予不同权重,鼓励高质量产出。

(5)在科研成果评价方面,鼓励和认可多元化形式的成果产出,除了学术研究论文、专利等,还承认制定发布的对社会具有积极影响和贡献的行业技术标准、科学技术推广、科学技术普及、经批示的建议咨询报告等多种形式的研究成果。重视成果的应用价值与解决生产实际问题和社会(公共)问题的能力,以此促进可转化的实用性成果产出,鼓励关注并解决"卡脖子"瓶颈问题以及社会重大、迫切需求,引导和推动我国科学研究真正朝着致力于社会进步的使命方向发展。

总之,为满足时代需要以及评价主体的期望,我国的科研评价体系在各项政策的支持下,正在越来越趋于完善。鉴于科研评价的复杂性,以及政策推进改革的重要性,从评价政策、评价主体、评价指标体系等维度研究我国科研评价制度、政策,探讨其在建立科学的科研评价体系中的地位和作用将非常重要。

第五节　英文科技论文及期刊的评价

为了考察科研人员的科学研究与学术水平,往往要对他们发表的科技论文进行评价。科技论文是科学研究非常直接的产出形式之一,是科研活动过程中形成的知识形态成果。其中,英文科技论文尤其是 SCI 论文及其所发表的期刊被当作评价科研人员科研成就的主要指标。

一、SCI/SCIE 数据库历史

在介绍 SCI/SCIE 数据库之前,有必要先介绍 Web of Science(WoS)。WoS 收录了自然科学、生物医学、工程技术等各研究领域极具影响力的学术期刊,是全球最大、覆盖学科最多的综合性学术信息资源数据库。WoS 由科学信息研究所(Institute for Scientific Information,ISI)创办。Thomson 公司于 1992 年兼并 ISI,将其打造成世界闻名的汤森路透知识产权与科技事业部(Thomson Reuters' Intellectual Property and Science Business)。2016 年 ISI 易主科睿唯安(Clarivate Analytics)。现代情报学家尤金·加菲尔德(Eugene Garfield)于 1953 年提出引文思想,并在 1955 年提出了科学引文索引的概念,1961 年创立美国"科学引文索引"(Science Citation Index,SCI)。自 1961 年成立以来,ISI 推出了一系列涵盖自然科学、社会科学和人文科学文献的最新认识和信息检索产品和服务:1964 年编制了第一个科学引文索引(SCI™)。引文索引彻底改变了信息检索。通过记录和链接作者附在其论文上的被引用的参考文献,SCI 代表了一种"思想的关联索引"。随后,ISI 在 1973 年推出了社会科学引文索引(Social Sciences Citation Index,SSCI™),于 1978 年推出了艺术与人文引文索引(Arts & Humanities Citation Index,AHCI™)。SCI/SCIE、SSCI 与 AHCI 这三大类期刊引文索引数据库,就是传统上所称的"SCI"。SCIE(Science Citation Index Expanded)是科睿唯安在原有的 SCI 文摘版源刊基础上精选了另外的部分期刊所形成的网络版。2008 年底,科睿唯安推出了两类"会议录"索引数据库,即科学技术会议录引文索引(Conference Proceedings Citation Index—Science,CPCI-S)和社会与人文科学会议录引文索引(Conference Proceedings Citation Index—Social Science & Humanities,CPCI-SSH)。2011 年,科睿唯安又推出了两类图书引文索引数据库,即科学图书引文索引(Book Citation Index—Science,BKCI-S)和社会与人文图书引文索引(Book Citation Index—Social Sciences & Humanities,BKCI-SSH)。2015 年,汤森路透进一步扩大 WoS 收录的期刊,推出了新兴资源引文索引(Emerging Sources Citation Index,ESCI),提供了在最新或新兴研究领域中学术出版和引证活动的视野,以帮助用户了解科学研究的新兴趋势。这些数据库组成了 WoS 核心引文数据库,即 WoS 核心合集(WoS core collection),涵盖了各学科领域的期刊、会议录以及图书索引。

WoS 核心合集作为全球权威的学术信息数据库,50 多年来一直遵循严格的选刊标准,遴选全球极具学术影响力的高质量期刊。

WoS 核心合集概括如下(图 8.7)。

(1) 期刊(journals):SCI/SCIE 数据库收录了 1900 年至今的涉及 178 个自然科学与应

用科学的 9614 种高质量期刊,涉及临床医学、自然科学与应用科学;SSCI 数据库收录了 1900 年至今的涉及 58 个社会科学学科的 3575 种权威学术期刊;AHCI 数据库收录了 1975 年至今覆盖 28 个人文艺术领域学科的 1848 种高影响力国际学术期刊;涵盖所有学科的 ESCI 数据库收录了 2005 年至今的 254 个学科的 8041 种国际性、高影响力的学术期刊。

（2）图书(books):BKCI 覆盖所有学科。

（3）会议录(conference proceedings):CPCI 覆盖所有学科。

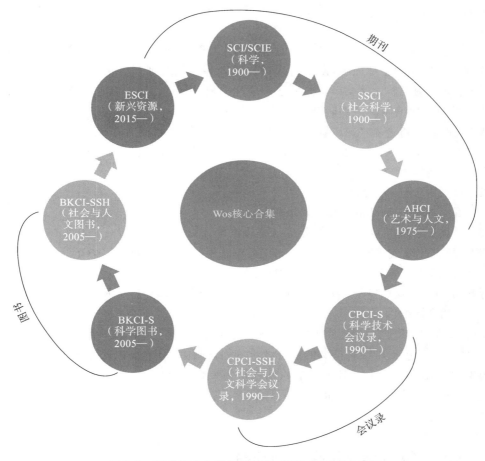

图 8.7　WoS 核心合集组成部分:期刊、图书与会议录

注:图中给出了各数据库所纳入的数据起始年份。

WoS 核心合集的期刊遴选一直是动态监测和变化的过程。比如 2015 年 12 月 27 日此数据库有 2607 种期刊,2016 年 2 月 1 日有 2859 种期刊被收录,2019 年 6 月,SCIE 期刊数据库共有 9211 种期刊,2021 年 6 月,SCIE 期刊数据库共有 12171 种期刊。各学科期刊数的多少可以反映出哪些领域比较"热门"或者具有潜力。

二、SCI、SCIE 与 ESCI

SCI 数据库以情报学家尤金·加菲尔德的引文分析理论和布拉德福(S. C. Bradford)的文献离散律理论为基础,通过统计论文的被引频次,对学术期刊和科研成果进行综合的评价研究,从而评价一个国家或地区、科研单位、个人的科研产出绩效,并可以反映其国际学术地位。SCI 数据库覆盖了自然科学、生物、医学、农业、技术、行为科学等方面的综合性刊物,尤其能反映基础科学研究的学术水平。SCI 数据库通过严格的评估程序和选刊标准筛选刊源,而且每年的数据库呈动态变化,并非固定不变,其目的是保证 SCI 数据库收录的文献能全面覆盖全世界最有影响力和最重要的科学研究成果。除了 SCI,另外还有两个主要的评估体系,美国工程索引(Engineering Index,EI)和科技会议录索引(Index to Scientific & Technical Proceedings,ISTP)。不过相比 EI 和 ISTP 而言,SCI 是目前世界上最重要的学术体系。

SCIE 是由科睿唯安创建的在 SCI 的基础上主要基于网络特征的新体系。SCIE 数据库涵盖了 SCI 数据库的全部内容,以及后来增加的内容。我们现在常说的 SCI 实际上指的是 SCIE,只是大家习惯称之为 SCI。如果把 SCI 比喻成 WoS 打江山时的"老部队",那么 SCIE 就是统治时期的新编制,"老部队"SCI 也包含在其中。

ESCI 是汤森路透在 2015 年 11 月推出的,收录的期刊涵盖了三大传统期刊数据库(SCI/SCIE、SSCI 与 AHCI)的所有领域。创建 ESCI 的目的是希望满足包括评估人、投资人以及合作伙伴在内的客户以下三个方面的需求。

(1) 收录更多已产生地区性影响力的本地期刊。

(2) 更早地推广新兴领域及其发展趋势。

(3) 提供更多期刊数据以支持分析与科研评价。

ESCI 可以比喻成 WoS 发展的另一支"新兴部队——预备役民兵",ESCI 数据库收录的期刊论文都可以在 WoS 的核心数据库中查到。ESCI 数据库对 2015 年及之后所发表的论文进行评价,但每年科睿唯安发布的"期刊引证报告"(Journal Citation Reports,JCR)中不授予 ESCI 期刊影响因子。

ESCI 数据库与三大传统期刊数据库相比较而言有以下相同点:纳入的期刊涵盖多学科、评价体系中都包括对期刊论文的系统评价和引用指数。ESCI 数据库与三大传统期刊数据库的不同点在于:ESCI 数据库收录的期刊仅需要满足 SCI 数据库收录期刊的第一级标准,也就是满足同行评议、伦理标准、发行语言为英文以及所发表论文以 PDF 或 XML 网页形式展现等最基本要求。

三、ESCI 期刊与 SCI 期刊的关系

ESCI 数据库的出现会不会降低 SCI 数据库的收录标准呢? 事实上,新的 ESCI 数据库的推出并不影响 SCI 数据库的收录标准;相反,这一新的数据库的推出使得 SCI 数据库期刊收录过程由原来的一步变为两步:第一步,所有新期刊都需要先被 ESCI 数据库收录,这也是 SCI 数据库期刊收录的第一级标准(初级标准)。第二步,被 SCI 数据库收录并获得影响因子,这需要新期刊满足 SCI 数据库期刊收录的更高标准(高级标准)。被 SCI 数据库收录的期刊并非是处于永久收录状态,如果在重新评估时,期刊不能继续保持 SCI 数据库所要求的高级标准,但符合初级标准,就会失去影响因子,降级成为 ESCI 期刊;如果连初级标准也达不到,那么就会被进一步降级为普通期刊,就是我们俗称的"被踢出 SCI 数据库"(图 8.8)。这种 SCI 数据库的动态收录过程,使得期刊收录与评价过程更趋合理,从而保证了 SCI 期刊的质量和水准。

与 SCIE 数据库一样,ESCI 亦是评价期刊质量的一种工具。它是否能够被用来评价科研机构和科研人员的科研和学术水平则取决于各科研管理部门和科研单位制定的政策与标准。随着我国对科研评价体系的日益重视,最终将逐步趋于完善,届时,发表在 ESCI 数据库期刊上的论文很可能与发表在 SCI 数据库期刊上的论文一样,只是作为评价科研人员和科研机构学术水平的指标之一,而不是唯一指标。

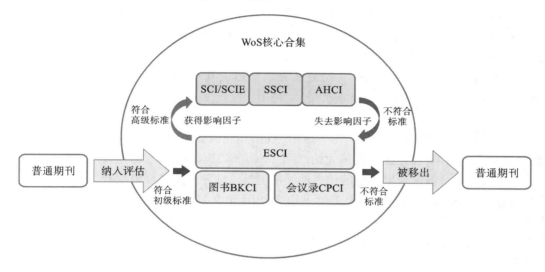

图 8.8　WoS 核心合集的期刊收录过程

注:一个期刊表现抢眼时,纳入 WoS 评估,质量符合初级标准,先被 ESCI 数据库收录;

质量符合高级标准,从 ESCI 数据库进入 SCI/SCIE 数据库,并获得影响因子。

反过来,期刊表现糟糕时,从 SCI/SCIE 数据库失去影响因子被移到 ESCI 数据库,或者直接除名。

ESCI 的推出让普通期刊在进入 SCI 数据库,或 SCI 期刊被踢出 SCI 数据库的过程中,多了一个缓冲地带或一个台阶。一方面,对未被 SCI 数据库收录的期刊而言,有鼓励和促进的作用,一旦进入了 ESCI 数据库,就会让其感觉到期刊离被 SCI 数据库收录不远了;同时,SCI 期刊即使因为种种原因没能保持 SCI 的高级标准,也还有 ESCI 数据库缓冲,不至于一下子被"扫地出门"。另一方面,由于有严格的撤回和降级机制,无论是 ESCI 数据库,还是 SCI 数据库,这些收录的期刊都受到同等的监督和惩罚。总之,ESCI 数据库的创建既给了那些具备基本标准但尚未达到 SCI 数据库收录标准的期刊肯定和认可,又在某种程度上提高了 SCI 数据库的收录标准,让期刊的收录路径及分级更趋于清晰合理。

四、SCI/SCIE 数据库功能

SCI/SCIE 数据库主要有三大功能。

1. 索引功能

SCI/SCIE 数据库推出的最初目的就是帮助科研人员获取重要的文献信息。SCI/SCIE 数据库最早是一个文摘型的数据库,目前通过引文数据与同行评议相结合的方法选择期刊,整合了很多数据资源,以帮助科研人员找到相关资料。使用回溯参考文献的方法,还可以帮助作者发现或寻找有重要影响的相关研究。同时,其可用于多种类型和用途的检索,如主题检索、跟踪检索、概念检索、特定问题检索等。目前其专利文献索引也是非常强大的,可以通过 ISI Web of Knowledge 平台进入德温特创新索引(Derwent Innovations Index,DII)了解专利信息。

2. 引文功能

利用 SCI/SCIE 数据库引文分析,可以研究科学的静态结构、动态结构和超结构,为科学计量学提供了广阔的科研平台。引文法也促进了科学史的研究。SCI/SCIE 数据库引文索引法加速了文献计量学的诞生。文献计量学是为科学的多重结构进行阐述和计量的学科。SCI/SCIE 数据库的基础是期刊文献,为文献计量学提供了肥沃的土壤,也引发了文献计量学中的一些新兴研究领域,如引证行为的影响等。其他学科的研究人员也可以利用 SCI/SCIE 数据库跟踪学术前沿,寻找进展突然加速的研究领域,总结某研究领域的发展趋势。

3. 科研管理功能

作为科研管理和评价的工具,SCI/SCIE 数据库在科研管理方面,如科研评价、科研预测、科研创新等领域,已经显示出强大的作用。SCI/SCIE 数据库已成为国际公认的反映科研机构和科研人员科学研究水平的代表性评价工具。世界上大部分国家和地区的科研人员将发表在 SCI/SCIE 数据库期刊上的学术论文(SCI 论文)的数量及其被引频次作为科学研究水平及科技实力的指标之一。某些特定学科领域的一篇或数篇论文的被引频次,能用来帮助科研人员留意或鉴别快速兴起的研究领域。此外,被引频次还可被用来预测诺贝尔奖获奖者。

SCI/SCIE 数据库的管理功能其实是引文功能的延伸,科研管理部门利用其引文功能来评价科研机构和科研人员的科研水平。与这一功能息息相关的就是影响因子。影响因子本来是用来评价期刊质量的指标,但近年来在国内被"滥用"为评价论文质量,乃至科研人员科研水平的指标。

影响因子受到很多因素的影响,比如时间因素,研究热点领域的论文出版周期快的话可以得到更多的引用。收录范围对影响因子也有影响,SCI/SCIE 数据库收录的期刊只是全世界期刊的一部分,且多为欧美国家的期刊,极少收录英语之外的其他语种。学科对影响因子也有很大影响,用影响因子来比较同一领域内的期刊是较为合理的,但不同领域的期刊的影响因子相差较大,比如骨科经典期刊 *Bone* 在 2021 年的影响因子是 4.398,而心血管科的经典期刊 *Circulation* 在 2021 年的影响因子是 29.690,所以不同领域的期刊之间是没有可比性的。有些高被引论文对该期刊的影响因子贡献很大,但并不意味着该期刊上每篇论文的被引次数都很高。在同一个期刊所发表的论文中,有的被引用上百次,有的仅仅被引用一两次,所以影响因子不能反映单篇论文的影响力,尤金·加菲尔德也警告不要用影响因子来评价单篇论文。

从影响因子及实时影响因子的计算方法来看,引用次数是非常重要的,会对期刊的影响因子产生重要影响。但引用次数还分为自引和他引(小诀窍 8.1)。

小诀窍 8.1 自引和他引

对期刊来说,A 期刊上刊登的论文引用 A 期刊以前刊登的论文,就称为自引。A 期刊上刊登的论文引用 B 期刊以前刊登的论文,就称为他引。有的期刊编辑为了提高本期刊的影响因子,会鼓励或暗示作者引用本期刊以前发表的论文。如果期刊自引率过高的话,有可能会被 SCI 数据库剔除。

对作者王某来说，如果王某自己发表的论文为 A 论文，B 论文引用了 A 论文，那么，只有在 A 论文和 B 论文没有任何相同作者的情况下，才算他引，否则就算自引。这是最严格的判断标准。有的学校只要求 A 论文和 B 论文中不同时出现王某的名字就可以算他引。

自引和他引在 WoS 数据库中可以检索出来。

自引是否等同于自吹自擂或作弊呢？他引是否越多越好呢？在计算影响因子时是否应完全剔除自引次数呢？

只要排除人为干预，期刊自引是正常现象，应顺其自然。诱导作者引用本期刊文献是不对的，将期刊自引次数完全剔除也是不合理的。我国期刊自引率一般较高，提示期刊的作者圈子相对封闭。

作者自引在一定程度上反映了科研工作的连续性和继承性，在后一论文是前一论文研究工作的延续、使用了前一论文的结论、引用了前一论文的数据的情况下，自引是正常的。挪威学者奥克斯内丝（DW Aksnes）发表于 *Tidsskr Nor Laegeforen*（2014，134(15)：1466-1470）的研究表明：挪威作者的平均自引率较高（21%），许多自引是在发表论文后的第一年内发生；这种高自引率往往伴随着较低的被引次数；另外，多名作者合著的论文自引量较大；不同学科的自引率不同。所以，正常的自引是不用故意回避的，但过高的、不恰当的自引是不可取的。高他引率表示所开展的研究工作受到关注或认可度较大。一般情况下，他引率低于 50% 说明其工作的认可度不高。

当然，SCI/SCIE 数据库也有其局限性。被引频次的含义并不简单，而且应用引文分析的技巧也会对引文分析的结果有影响。SCI/SCIE 数据库收录的期刊大多偏重基础研究，对应用技术类收录较少，造成收录学科的不均衡。

五、SCI 论文及其在中国科研评价体系中的地位

在国内，习惯将发表在被 SCI 数据库收录的期刊上的论文统称为 SCI 论文。2018 年科睿唯安发布的《全球研究报告》（*Global Research Report*）显示，中国的科研论文发表数量自 1999 年以后呈现急剧增长的趋势。到 2004 年，中国的 SCI 论文数量已跻身世界五强。

从 2012 年至 2021 年（截至 2021 年 5 月），我国科研论文发表数量呈现持续增长的趋势。SCI 数据库最新检索结果显示，近 10 年中国科研人员发表的 SCI 论文总数已累计达到 339.7 万篇。2020 年美国发表 SCI 论文 59.76 万篇，中国发表 SCI 论文 57.13 万篇，仅以微弱的差距位居第二位。截至 2021 年 5 月，我国在 2021 年被 SCI 数据库收录的论文数量已超过美国成为第一（图 8.9）。

SCI 论文作为科研评价指标的确给中国科研论文带来了实质性的变化，数量和质量都显著提高，国际学术影响力显著扩大。现在 SCI 论文已经与科研人员的学位、职称、收入密切相关。同时，申请研究基金、申请出国深造也都离不开 SCI 论文。

将 SCI 论文纳入科研评价系统的优点如下：①操作简单，不易出错；②排除人为因素的影响，公开、透明，避免评价过程中的不正之风；③短期内的确能提高研究的水平，促进科研成果发表和国际学术交流。然而，随着 SCI 论文的绝对化、唯一化，其消极影响也不可避免。这一评价系统对科研人员会产生强烈的导向作用，催生"科研热"和"SCI 论文热"，全"民"皆

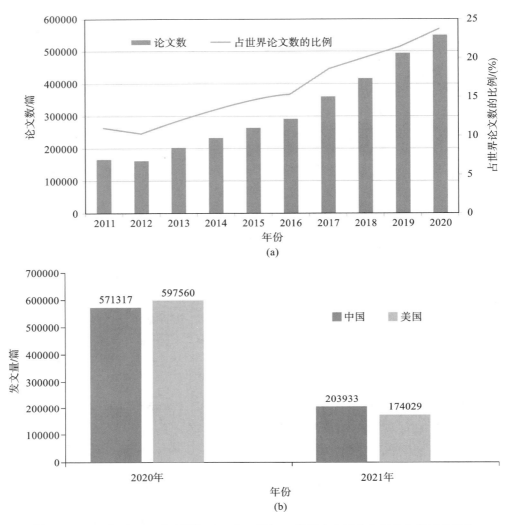

图 8.9　2012 年至 2021 年(截至 2021 年 5 月)SCI 数据库收录的中国论文数量的变化
(a)以及近两年中国与美国发文量对比(b)

注:本数据整理自 WoS 数据库。

"研",造成人力和财力资源浪费。同时,由于毕业、晋升或出国深造往往是科研人员的短期目标,很容易催生急功近利的行为,科研项目缺乏整体和长期规划,缺乏国内外合作,很多科研项目是个体或小团队单干。这都导致国内大量 SCI 论文粗制滥造,质量低劣。尤其令人担忧的是,近几年频频出现了不少学术不端行为。这主要是由于巨大的整体和个人利益,加上监管机制不健全,违规成本低,有些科研人员为图名利而铤而走险。另外由于晋升和毕业时限性和压力,论文在某一时间内必须发表在某影响因子以上的 SCI 期刊上,因此,课题只能成功不能失败,有些人就决定侥幸"赌一把"。此外,随着 SCI 论文被绝对化、唯一化,影响因子的作用也被夸大。由于不同学科期刊之间的影响因子差别很大,因此,影响因子并不能反映单篇论文的质量高低,夸大影响因子的作用不利于多学科整体发展。

　　总之,SCI 论文自引入中国后,曾经产生了积极和划时代的影响,并正在发挥重要的科研评价功能,促进了中国整体科研水平的提高和国际学术影响力的扩大。在生物医学科研评价中，SCI论文既不应该被完全摒弃，也不应该被完全依赖，应该确立SCI论文在中国科研评价体系中的恰当地位，并合理应用。

六、期刊评价指标

1. 影响因子（impact factor，IF）

影响因子是科睿唯安每年6月所发布的"期刊引证报告"（Journal Citation Reports，JCR）中用于期刊定量评价的指标。JCR在20世纪70年代被推出，历史悠久，因而被国际学术界广泛应用（特别是被国内学术界所推崇）。该指标计算基于科睿唯安所管理的WoS数据库；同时，基于影响因子及相对位置，JCR可以将各种期刊进行分区，从高到低分为Q1～Q4（每25％一个区间）。影响因子提供了一种方法，通过此方法，能够衡量期刊的质量，并赋予期刊排名的先后次序。

根据影响因子的算法（请参见第七章第一节），一种期刊的水平正是由它发表的论文所体现的，论文水平越高，对社会贡献越大，说明这篇论文价值越大，而发表这篇论文的期刊水平也越高。那么影响因子的定义正是体现了该期刊的价值。从这个角度看，影响因子的定义有其合理的因素，它通过论文引用来体现论文价值，期刊价值又由论文价值反映。

（1）影响因子的意义：JCR以其大量的期刊统计数据及计算的影响因子，使其成为一种期刊评价工具。此外，论文作者可根据期刊的影响因子排名来投稿选刊；科研机构的图书馆可根据JCR提供的数据制定合适的数据库或期刊引进政策。

（2）影响因子的局限性：①影响因子只能用于考察一种期刊的影响力。当年发布的影响因子只计算近2年的被引数据，时间太短，局限性很大，应该看5年、10年的数据分析结果，更为全面、客观、准确。②由于学科的差异，期刊影响因子的大小相差数十倍。③影响因子只能用于评价期刊的整体水平。④期刊的发行间隔、每期收录的论文篇数各有不同，导致期刊引用次数并不是绝对客观公平的。⑤存在漏引和文献作者引用的不规范、作者排序差异等问题。

因此，虽然期刊的影响因子是期刊评估非常有用的工具，但有一定的局限性，必须正确对待。

2. 谷歌学术评价系统和H指数

随着SCI论文和影响因子对科研评价的影响越来越大，围绕其的争论也越来越激烈，学术界在不断寻求新的科研评价指标。谷歌学术在2012年推出了一个期刊评价系统，即谷歌学术计量（Google Scholar metrics，用来评价各个领域期刊的影响力。该系统主要包括H指数（H-index或Hirsch index）、H核心（H-core）、H中值（H-median）、H5指数（H5-index）、H5核心（H5-core）和H5中值（H5-median）。

2005年美国加利福尼亚大学圣地亚哥分校的物理学家乔治·希尔施（Jorge Hirsch）首先提出H指数的概念，即基于论文总数及各论文被引用的次数，评价某一位学者的影响力。

在谷歌学术评价系统中，期刊在一定时间内发表的论文中，至少有h篇论文在某一特定时间内的被引频次不低于h次，而其余论文的被引频次又不高于h次时，这一值就称为期刊的H指数。例如，某期刊在某时间段共发表的8篇论文，分别被引用18、15、12、10、8、5、3和1次，有5篇论文的被引次数（18、15、12、10、8）超过5，那么该期刊的H指数就是5。H核心指该期刊最高被引用的5篇论文，如上述期刊的H核心包括分别被引用18、15、12、10和

8 次的 5 篇论文。H 中值指 H 核心中位数论文的引用次数,如上述期刊的 H 中值为 12。

相应地,H5 指数、H5 核心和 H5 中值的计算基于那些收录在谷歌学术评价系统中的期刊最近 5 年的论文数量及各论文被引用的次数。例如,假设某期刊在 2017—2021 年期间发表的 5 篇论文中,截至目前,分别在谷歌学术中被引用了 60、25、8、3 和 2 次,其中有 3 篇论文被引用了 3 次以上,而找不到 4 篇论文被引用 4 次以上,因此该期刊目前的 H5 指数就是 3。另外,还有期刊的 H5 核心集及 H5 中位数两个概念。H5 核心集,借上面这个例子来说,指的是被引用了 3 次以上的 3 篇论文;H5 中位数,指的是入选核心集论文的被引用次数的中位数,上述例子中,3 篇入选 H5 核心集论文的引用次数从大到小排列为 60、25、8,故 H5 中位数为 25。谷歌学术计量报告虽然公布各期刊的 H5 指数、H5 核心和 H5 中值,但最重要的还是 H5 指数。值得一提的是,只有那些在 5 年内发表了 100 篇以上论文并且至少有 1 个引用的期刊才会被谷歌学术数据库收录。

1) 谷歌学术 H5 指数和科睿唯安影响因子的关系

谷歌学术 H5 指数与科睿唯安影响因子之间具有一定相关性,尤其是低影响因子范围的期刊。但这个相关性对某些期刊不适用,例如,某些期刊的影响因子很高,而 H5 指数相对偏低;有的期刊则相反,H5 指数很高但影响因子却相对偏低;也有些期刊虽然影响因子不同,但是有相同或相近的 H5 指数,比如期刊 A 和期刊 B 的 H5 指数都为 50,而它们的影响因子分别为 5 和 50,相差甚远。这是由于在过去的 5 年内期刊 A 发表的论文总量远多于期刊 B 造成的。

H5 指数似乎更强调论文发表数量,论文发表数量多的期刊很占优势(图 8.10)。Top 20 期刊多数既有较高的论文发表数量,也有较高的单篇论文引用次数;这两者犹如天平的两端,像 CA：A Cancer Journal for Clinicians 这样的"牛"刊,由于论文发表数量低,其 H5 指数偏低。也有少数期刊影响因子很高,H5 指数也很高,比如 NEJM,前提是该期刊论文发表数量要足够多。

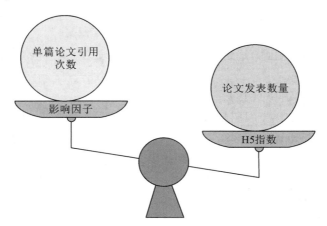

图 8.10　影响谷歌学术 H5 指数和科睿唯安影响因子平衡的两大因素

2) 谷歌学术 H5 指数的优缺点

(1) 优点:

①科睿唯安的 JCR 需要购买账号查询,而谷歌学术 H5 指数查询免费。

②H5 指数对 9 种不同语言的出版物前一百名进行评估分析,因此有广泛代表性。

③H5 指数不受有超高引用单篇论文的影响,相对比较客观。

④谷歌学术数据库收录范围非常广泛，不仅包括学术期刊，而且还收录书籍、会议论文集，以及各种预印本。

（2）缺点：

①主要评估期刊近 5 年内前 3 年所发表论文的引用情况。

②偏重年发表论文数量大的期刊。

③由于不能查看往年的 H5 指数数据，所以不能进行年度横向对比（除非有心人每年都存下当年数据）。

④谷歌学术指标数据库只提供了英文期刊各领域 Top20 期刊的信息，其余期刊信息未知。

⑤谷歌学术没有提供对各领域及学科分类的标准，也没有提供各期刊隶属的学科信息。

综上所述，谷歌学术指标具有一定的代表性和指导意义，但由于谷歌学术指标于 2012 年才开始发布，有些地方仍有待完善，比如期刊数据库收录的各项指标等，一旦修改就会影响全部数据。

3. CiteScore

CiteScore 是由 Elsevier 于 2016 年基于 Scopus 数据库提出的全新期刊评价体系。由于 Scopus 数据库涵盖了世界上范围最广的医学和科技领域的参考文献、文摘及索引，因此被各界人士认为是影响因子最有力的竞争对手。它的定义是某期刊前 3 年发表的论文在统计当年的被引用总次数除以该期刊在前 3 年内发表的论文总数（图 8.11）。它的作用是计算期刊的篇均影响力。CiteScore 的计算方法与影响因子类似，只是影响因子统计年限为 2 年，CiteScore 为 3 年。CiteScore 的计算公式中分子、分母均包括所有论文类型，而影响因子的计算公式中分子包括所有论文，但是分母不计算通讯、评论、新闻等小论文。因此，多数期刊的 CiteScore 数值相较影响因子数值会有明显下降。

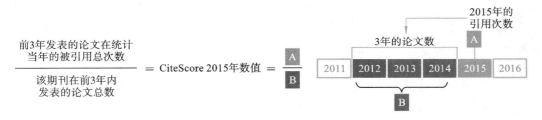

图 8.11　CiteScore 计算公式

1）CiteScore 的特点

（1）可评价的期刊数量增加。

（2）数据透明且免费使用。

（3）引用决数统计时间和覆盖面增加。

（4）对论著、综述、评论等赋予相同的权重，可能会使编辑不再重视非研究性的小论文。

（5）计算所依赖的 Scopus 数据库不一定十分全面。

（6）计算方式与影响因子类似，无法解决影响因子目前存在的问题。

2）CiteScore 的优势

（1）收录的中文期刊显著增加，涵盖的期刊数量众多。截至 2021 年有 CiteScore 的期刊数达到 22256 本，比 SCI 数据库收录的有影响因子的 11000 余种期刊多了一倍。尤为重要的是,相比 SCI 数据库中的几十种中文期刊,Scopus 数据库收录了几百种重要的中文期刊。有学者表示,这对中文期刊会是一件好事。以往很多优秀的中文期刊由于不在 SCI 数据库检索范围内,在高校职称评定时不被认可,因此优秀稿源越来越少。如果将来国内认可 CiteScore,那么对于被收录在 Scopus 数据库中的优秀的中文期刊又是一次极好的机会。

(2) 指标计算公式有所不同。与影响因子的计算某期刊连续 2 年发表的论文在第 3 年度的篇均引用次数类似,CiteScore 计算的是连续 3 年发表的论文在第 4 年度的篇均引用次数。但 CiteScore 与影响因子有一个重要的区别,后者计算时可引用内容只有论著和综述,计算公式的分母中不包括更正信息、读者来信、编辑评述和新闻等,而前者将所有类型文献都纳入被引用的内容,包括上述非研究类论文,而这些内容的引用不多,因此会拉低期刊的得分。

(3) 影响因子没有学科领域的区分,而 CiteScore 有不同领域的相对排名。大家都知道,把不同领域的论文混在一起谈影响因子,是没有什么意义的。比如数学和工程领域的期刊与化学和生物领域的期刊无法一起比较。一个影响因子最高不到 2,另一个影响因子到 10 都很正常。CiteScore 也是只有比较同一领域的期刊才有意义,对论文发表才具有专业引导作用。所以在查询网站中还有 highest CiteScore percentile 在 CiteScore 后面,这就能够看出期刊在不同领域的相对排名。

(4) CiteScore 是免费的。与影响因子只对购买者开放不同,CiteScore 对任何在线用户免费开放。任何人可以通过官网来查看期刊的 CiteScore,也可以分析期刊的引用情况。

3) CiteScore 的劣势

(1) CiteScore 将期刊评论等类型的论文赋予与论著、综述相同的权重。一些期刊编辑部或出版社为了获得更好的分数,可能会减少出版如读者来信、编辑评述、更正信息和新闻等非研究类论文。这不仅可能影响今后的期刊出版计划,还可能影响整个学术出版行业。

(2) CiteScore 对 OA 期刊的发展有促进作用。当前 OA 期刊数量急剧增加,在快速发展的同时也备受争议,虽然被 SCI 数据库收录的 OA 期刊总体上质量能得到保障,但 Scopus 数据库收录的期刊没有经过严格筛选,对某些通过非正规方法提升引用次数的期刊还不能区分。

(3) Scopus 数据库也并非十分全面,一些被 SCI 数据库收录、影响因子可能还不错的期刊却没有被收录,如中国的《科学通报》、*Bone Research* 等。

(4) CiteScore 的计算方法与影响因子的计算方法大同小异,还不能从根本上解决目前影响因子的问题与局限性。

总之,作为不同于影响因子的另一种期刊评价指标,CiteScore 虽然有一定的优势,但也有一些明显的局限性。因此,CiteScore 要取代影响因子的地位还需要较长的时间。上述期刊评价指标与其他未展开叙述的期刊评价指标总结于表 8.10。

表 8.10 10 种主要的期刊评价指标总结

序号	量化指标	推出者	数据库	优点	缺点
1	影响因子 (impact factor)	科睿唯安	基于 SCI 数据库	公式简单,有历史数据	对于大部分期刊而言,2 年的出版时间太短;分子中包含对未计入分母的论文的引用

续表

序号	量化指标	推出者	数据库	优点	缺点
2	5 年期影响因子（5-yr impact factor）	科睿唯安	基于 SCI 数据库	文献引用生命周期较长的领域（如社会科学）中的首选指标	
3	CiteScore	Elsevier（每月）	基于 Scopus 数据库	具有透明性，没有试图按论文类型分类或设限；基于更广泛的 Scopus 数据库；免费资源	对发表社论、新闻、信函等前辅文（front matter）的期刊不利
4	impact per publication，IPP	莱顿大学排名（CWTS，Leiden University）	基于 Scopus 数据库	观察周期更长；计算引用次数仅限于计入分母的论文	与影响因子一样，限定论文类型可能会造成问题
5	source-normalized impact per paper，SNIP	莱顿大学排名（CWTS，Leiden University）	基于 Scopus 数据库	能够跨领域比较期刊	标准化的评分使得指标不那么透明
6	H 指数（H-index）	理学家 Jorge Hirsch	基于 Scopus 数据库	能够衡量学术表现；不受外部影响（如其他高引用的论文）	基于学科领域；忽视作者顺序；随着作者的年龄增长、产出率提高而提高；对自引和操纵敏感，这一点在谷歌学术上尤为明显
7	H5 指数	谷歌学术	基于 Scopus 数据库	新期刊能够与老牌期刊进行比较	该指标对大刊有偏好。谷歌学术发布 H5 中位数就是为了增加公平性
8	特征因子（eigenfactor）	科睿唯安	整个引用网络（基于特征向量中心度计算分数，迭代计算引文加权重要性）	该指标能够更加真实地对科研影响进行结构性反映	计算复杂，难以检验，且其应用于大多数期刊的结果常常与计算更简便的指标（如影响因子）所得出的结果无异
9	SCImago 期刊排名（SCImago journal rank，SJR）	SCImago 研究团队	基于 Scopus 数据库	其核心概念来自谷歌的 PageRank 计算法，测量期刊的声望，并且考虑了期刊的选题和声望对其引文价值的影响，赋予高声望期刊的引用以较高的权重	

续表

序号	量化指标	推出者	数据库	优点	缺点
10	相对引用率(relative citation ratio,RCR)	美国国立卫生研究院(National Institutes of Health,NIH)	基于 NIH 的 PubMed 数据库	每篇论文都由其自身的引用网络定义,不依赖外部的领域划分	对于跨学科的引用和多学科期刊敏感。RCR 在权衡文献引用中列出的期刊时依赖于影响因子

七、其他论文作者评价指标

1. I10 指数(I10-index)

I10 指数由谷歌(Google)提出,指作者发表的、被引用 10 次以上的论文篇数。比如某人发表 20 篇论文,其中 12 篇被引用 10 次以上,那么其 I10 指数就是 12。这是反映论文引用情况的一种量化指标。

2. G 指数(G-index)

G 指数由比利时计量学专家埃格赫(Leo Egghe)于 2006 年提出,是基于论文引用的一种量化指标。G 指数的计算方法如下:①把作者发表的所有论文按照引用次数降序排列,序号为 g;②把作者所有发表论文的序号进行平方,得到 g^2;③把作者所有发表论文的引用次数进行加法,得到 ΣTC;④最后一个 ΣTC 仍大于 g^2 的序号就是 G 指数。G 指数比 H 指数和 I10 指数更能反映某研究者发表论文的整体引用情况。G 指数越大说明该学者的学术影响力越大、学术成就越高。

3. RG 分数(RG score)

RG 分数是 ResearchGate 推出的一个评价作者的指标,计算方法并不是作者发表了多少篇论文,而是作者的科研工作被同行认可的程度。RG 分数计算主要基于以下 3 个方面:①贡献:此处的贡献并不仅仅包括发表的论文,还包括在 ResearchGate 上的提问、回答,甚至上传原始数据和阴性结果都会增加 RG 分数。②交互:包括上述所提及的作者的贡献,同行对此进行的评价。如果与作者交互的人增多,RG 分数也会相应增加。③信誉:基于自我的贡献。

八、其他综合评价指标

1. Altmetric

Altmetric 是由 Jason Prime 第一次在 Twitter 上提出的。Altmetric 是一个新兴的指标,字面意思是替代指标。因为 Altmetric 追踪的是 Facebook、Twitter、微博等社交媒体对某课题的影响力,所以还被认为是"网络影响因子""社会化影响力"或者"分享因子"等。可能大家遇到过这样一种情况,有的论文发表以后,被网络新闻报道,被大家广泛转载,在 Twitter 或者 Facebook 上评论和分享;现在的大多数期刊已完成数字化,其发表的论文全文就可在其主页上下载。但是有的论文可能下载很多,但是引用很少,这种影响力如何计算?这时,影响因子和 H 指数就不能反映这些了。虽然 Altmetric 可以反映文献的热度,但是对于高热度的文献质量如何就不能保证了。通过该指标可以看到都是谁在讨论你的文献。

2. F1000

F1000(Faculty of 1000)由 Biomed Central 出版，工作人员由医学和生物学专家组成，旨在为临床医生和科研人员提供快速发现、发表和评价文献的全球最大综合服务系统。除了文献评价功能之外，F1000 还有很多功能，比如发现科学热点等。F1000 主要提供三项服务：F1000 Prime、F1000 Research 和 F1000 Workspace，并在不断发展和完善。

（1）F1000 Prime：一种在线的学术论文推荐服务，由全球 11000 多名优秀科研人员推荐世界上重要的学术论文。以前分为 F1000 Biology 和 F1000 Medicine，2010 年合并为 F1000 Prime。F1000 评价体系涵盖了 40 多个具体领域以及超过 3700 种期刊。如果论文获得 F1000 推荐，除了获得一篇阐述其重要性的评论外，还将获得一个"星级"分数。论文的"星级"分为以下几种："好"（一星）、"非常好"（二星）和"杰出"（三星）。F1000 Prime 根据综合得分对各领域发表的论文进行排名，是判断一篇论文学术影响力的重要依据，也是论文质量的衡量标准。F1000 Journal Clubs 是 F1000 Prime 不可分割的一个组成部分，它旨在鼓励和促进科学家对论文进行讨论以及分享他们的结论。对于文献评价功能，需要重点了解的是 F1000 Prime。F1000 Prime 有高水平的专家团队，包括 8 位诺贝尔奖得主、81 位英国皇家学会院士、12 位拉斯克（Lasker）奖获得者、146 位美国国家科学院院士和 104 位美国国家医学院院士等，涵盖了生物医学的各个专业。其中全体推荐（all recommendations）会遴选近期某研究领域中最有价值和意义的论文，并从创新点、方法、意义等方面进行评价。评级（ranking）会对选出的论文进一步分级，按照推荐分数和浏览量进行排序。F1000 Prime Reports 会对近期某一热门研究提供同行评议报告。F1000 Prime 的专家评价由工作人员编辑后发布，专家团队成员为入选的每篇论文写一个简短的评价，说明入选的理由并介绍论文的主要贡献，再对论文进行分级。被推荐为"杰出"的论文仅占每年论文总量的 5%。F1000 投入使用后，不到 1 年半的时间，就被 2/3 的高水平科研机构订阅。各大学和知名学者无不以自己的论文被 F1000 评价为荣。F1000 论文的数量也逐渐成为大学之间互相竞争的重要指标。

F1000 的评价权威、及时而全面，评价结果会不断更新，是影响因子的重要补充，而且不单纯依据期刊名称组织文献，而是根据文献的学科属性来重新组织文献体系，甚至可以个性化定制。F1000 可以有效节约研究者的时间，帮助研究者在浩如烟海的文献中直接找到最有影响力的文献，并了解相关的专家评价意见，有极强的临床应用性，还能提醒读者可能会遗漏的文献。

（2）F1000 Research：全球开放获取期刊，涵盖所有生命科学领域。只要论文基本的科学性以及完整性没有问题，在获得编辑部审核后，未经审稿人审稿，论文也可以马上在网站上刊发。随后，审稿人的评议意见也会与论文列在一起公开发布（包括审稿人的姓名以及评议报告）。作者可以上传论文的新版本，以回应审稿人的评议。一旦通过了同行评议，论文就会被编入 PubMed、Scopus 和其他数据库的索引。每篇论文背后的数据也会被发布，并且可以自由下载，以便审稿人和其他研究人员进行分析。

（3）F1000 Workspace：可以帮助研究者管理文献、写作论文并与其他研究者合作完成同一项目。

影响因子作为学术界评估期刊并对期刊进行排名的工具，已有 40 余年。近年来，其他基于文献引用的指标的出现，或对影响因子进行补充，或与之竞争。好的评价指标简化基础数据,结果可靠,数据透明,且不易被操纵。最重要的是,好的评价指标与其试图衡量的基础结构有着紧密的理论联系。当然,任何关于评价指标的讨论都会引起争论,如评价指标的误用、滥用,甚至对社会、文化和政治的影响。这些不同的观点很重要,因为它最终将推动期刊健康可持续发展,同时也将促进科研评价部门更加客观准确地评估科研成果,研究者更关注研究本身、开展更高水平的研究并发表更高质量的论文。

本 章 小 结

科研评价体系是一个国家学术质量和创新的保障。欧美国家及日本等科技发达国家从 20 世纪末开始逐步建立和完善了符合本国国情的科研评价体系,从分析中不难看出,完善的科研评价体系注重培养科研人员的研究热情,鼓励科研人员踏实奋进、专注研究,并尊重科学发展规律。内容全面、方式多样以及民主化决策的评价保障了学术评价的科学性和公正性,是这些国家科技领先的原因之一。结合中国科研评价体系的演进和现状,要建立科学而公正的评价体系,首先,评价标准要尊重学科发展规律,建立各专业有所区分的具体评价标准。其次,要考虑年龄、学历和职业经历等因素,设置综合全面的评价内容。再次,评价方式要具有多样性,应积极引入第三方评价,避免单纯量化考核,应该更多地以质化为主,让同行专家来评定。而对一些新兴学科,还应听取科研人员的意见,给予公正处理。最后,要对学术评价理念进行重新审视。总之,要站在文化传承的角度,用长远的眼光,在关注前沿领域的同时,注重科技创新,也不能忽视处于起步阶段的科研项目;重中之重,是要培养青年科研人员,在保护他们的创新能力、发展潜力、科研热情与积极性的同时,对青年科研人员的评价不局限于简单科研成果的事后评价。

SCI 影响因子是评价英文科技期刊的重要指标,其占主导地位的局面已持续数十年。近年来,一些替代性的评价指标如 CiteScore、H 指数等开始逐渐涌现,这些指标各有利弊,看似独立,却互相关联。SCI 影响因子用于评估期刊是非常有用的工具,但是使用必须合理。在决定投稿期刊时,不能只参考影响因子,有时学科范围较窄期刊的影响因子可能低于学科范围广泛的期刊,传统经典的高水平期刊的影响因子可能低于新办的低水平热门期刊。因此,科研人员要客观地了解期刊的水准和影响力,需要运用多种指标和方式来综合评估。本章结束前,需要强调的是,SCI 影响因子从来不是评价某篇期刊论文的唯一评价指标,更不是评价某位论文作者的唯一指标。随着改革不断进行,越来越多科学的评价方式和手段必将涌现,合理、客观、可行的科研评价体系也会在不久的将来建立起来。

参 考 文 献

[1] 李漫红. 英国大学科研评估制度变迁研究[D]. 沈阳:东北大学,2015.

[2] 武夷山. 中国科技论文统计报告 2021 新闻稿(受托发布)[EB/OL]. (2021-12-27)[2022-02-23]. https://blog.sciencenet.cn/blog-1557-1318397.html.

[3] 宋荔钦,郝少盼. "双一流"要求指导下高校科研评价体系构建策略[J]. 教育观察,2020,9(22):33-35.

[4] 周琼. 英国 RAE 科研评估制度研究[J]. 中国冶金教育,2010(3):76-92.

[5] 聂虹,魏翔,佘方. 英国、美国、日本科技成果评价比较及启示[J]. 中国矿业,2017,26(S2):45-48.

[6] 陈宁. 美国的科技评价与科研事后评价概况[J]. 全球科技经济瞭望,2007,22(12):25-

31.

［7］杨希，冯倩倩. 日本大学全球卓越中心计划的评价机制及其对我国的启示［J］. 教育探索，2015（11）：153-157.

［8］钟华，单连慧，安新颖. 日本医学科技项目评价体系分析及启示［J］. 世界科技研究与发展，2021，43（3）：375-383.

［9］张菲菲. 高校科研评价体系的国际经验及启示——基于对英、新、澳三国科研评价框架的比较［J］. 齐鲁师范学院学报，2020，35（3）：20-25.

［10］邱均平，张裕晨，周子番. 新时代我国科研评价体系重构中必须处理好八大关系［J］. 中国图书馆学报，2021，47（1）：47-60.

［11］Adams J，King C，Ma N. Global research report（China）research and collaboration in the new geography of science［M］. London：Evidence Ltd.，2009.

［12］Michels C，Fu J Y. Systematic analysis of coverage and usage of conference proceedings in Web of Science［J］. Scientometrics，2014，100（2）：307-327.

［13］Torres-Salinas D，Robinson-García N，Cabezas-Clavijo Á，et al. Analyzing the citation characteristics of books：edited books，book series and publisher types in the Book Citation Index［J］. Scientometrics，2014，98（3）：2113-2127.

［14］Aksnes D W. A macro study of self-citation［J］. Scientometrics，2003，56（2）：235-246.

［15］Orduña-Malea E，López-Cózar E D. Google Scholar Metrics evolution：an analysis according to languages［J］. Scientometrics，2014，98（3）：2353-2367.

［16］Garfield E. The evolution of the Science Citation Index［J］. Int Microbiol，2007，10（1）：65-69.

［17］Garfield E. Citation indexes for science：a new dimension in documentation through association of ideas［J］. Science，1955，122（3159）：108-111.

［18］Tomlinson S. The research assessment exercise and medical research［J］. BMJ，2000，320（7235）：636-639.

［19］WoS Release，2015［EB/OL］.（2015-02-03）［2015-10-08］. http://wokinfo. com/media/pdf/wos_release_520. pdf.

［20］Hicks D，Wouters P，Waltman L，et al. Bibliometrics：The Leiden Manifesto for Research Metrics［J］. Nature，2015，520（7548）：429-431.

本章作者：裴磊（第一节至第四节）

裴磊、张世炳（第五节）

本章审阅人：夏华向

视频剪辑：陈康龙

本章自测题

1. 什么是科研评价？科研评价有哪些分类？

2. RAE/REF 是什么？

3. "三类高质量论文"是指什么？

4. SCI 是谁创立的? 有哪些功能和局限性?

5. ESCI 数据库收录的期刊有什么特点? ESCI 与 SCIE 有什么异同?

6. 谷歌学术 H5 指数是指什么? 有什么优缺点?

7. 影响因子具有哪些特征?

8. CiteScore 是什么评价指标? CiteScore 与影响因子有什么异同?

第九章 科研伦理和学术规范:如何避免学术不端行为及其嫌疑

本章要点

1. 遵守科研伦理和学术规范是科研人员的责任。

2. 学术不端行为包括违反科研伦理和学术规范两层含义,二者所关注的点略有不同,前者注重科研行为本身,后者更关注科研人员的道德诚信。

3. 认识常见的学术不端行为的表现及其严重后果,远离学术不端行为的"高压线"。

4. 有意而为的学术不端行为必须坚决抵制,无意为之的学术不端行为或嫌疑也应尽量避免。

主 题 词

科研伦理、学术规范、学术不端行为及其嫌疑

随着科研水平和社会文化的发展,科研行为规范受到了国际社会越来越多的关注和重视。为了净化学术环境、维护学术氛围,并保证科研设计、实施、结果分析、论文发表、社会影响等各方面的科学性、严肃性,国内科研院所纷纷对科研伦理和学术规范提出了严格要求,对任何形式的学术不端行为(academic misconduct)"零容忍"。本章将从科研伦理和学术规范的角度出发,详细介绍学术不端行为的定义及表现,并强调避免学术不端行为及其嫌疑的要素,让科研人员远离学术不端行为的"高压线"。

第一节 科研伦理

一、科研伦理的内涵

科研伦理主要包括针对动物实验和临床试验(包括使用临床样本的试验)的科研伦理规范,二者要求不同,却有相似之处。

1. 动物实验

针对动物实验的科研指导规范与临床试验有所不同。19 世纪以来,以动物实验为主要研究内容的实验医学研究问世并得到广泛应用,动物权利运动也随之出现并迅速发展。英国人道主义者理查·马丁(Richard Martin)是动物保护主义的发起者和倡导者。1822 年他

促使英国通过了第一部禁止虐待动物的《马丁法案》（*Martin Act*）。1824 年，由他发起在英国成立了世界第一个动物保护组织——英国防止虐待动物协会（Royal Society for the Prevention of Cruelty to Animals，RSPCA），这是动物保护史上的一座重要里程碑。此后，欧美国家纷纷成立自己的动物保护组织。目前，为动物福利立法已经成为国际社会的共识，世界上有 100 多个国家和地区制定了比较完善的动物福利法规。我国也出台了《实验动物管理条例》《实验动物质量管理办法》《实验动物许可证管理办法（试行）》《关于善待实验动物的指导性意见》等管理法规来保障动物福利，保证动物实验符合伦理规范。

动物实验伦理的核心原则是禁止虐待实验动物，即要保证受试动物的基本生命权利。目前，动物实验主要遵循英国动物学专家罗素（William M. S. Russell）和微生物学专家伯奇（Rex L. Burch）于 1959 年在《人道主义实验技术原理》（*Principles of Humane Experimental Technique*）一书中提出的"3R"原则：替代（replacement）、减少（reduction）和优化（refinement）。替代指尽量使用没有知觉的实验材料代替活体动物；减少指尽量使用较少量的动物获取同样多的实验数据或使用一定数量的动物获得更多实验数据的科学方法；优化指在必须使用动物进行实验时，尽量通过改进条件、完善实验程序和改进实验技术，避免、减少或减轻给动物造成的疼痛和紧张不安感。

按照国家有关规定和要求，进行动物实验的单位都需要成立相对独立的"实验动物伦理委员会"（Animal Ethics Committee 或 Institutional Animal Care and Use Committee），单位和实验动物伦理委员会按国家有关管理法规和国际惯例制定《实验动物伦理审查条例》，所有动物实验方案都必须获得实验动物伦理委员会批准后才可以开展实验，并接受实验动物伦理委员会的监督检查。动物实验实施者需接受专业的操作培训，并在实验前获取动物实验从业人员资格证。

有些单位由于很少进行动物实验，暂未设立实验动物伦理委员会的，可向临近已有实验动物伦理委员会的单位申请审查，通过后方可进行实验。

2. 临床试验（包括使用临床样本的试验）

《纽伦堡法典》颁布于 1946 年，在此之前没有关于临床试验的规范和行为准则。但是，针对临床试验的道德争论从 16 世纪近代实验医学产生以来便从未停止过。最著名的正面例子是英国医生爱德华·琴纳（Edward Jenner）发明天花疫苗的过程。1796 年，琴纳医生大胆地将牛痘接种到了一名健康男孩身上，尝试让这名男孩感染天花，这次试验的成功找到了对抗天花的方法，为全世界消灭天花奠定了基础。但是，同时期更多的研究却是对人体的虐待。二战期间，有各种惨无人道的人体试验，如冰冻试验、换血试验以及各种非人道的外科手术试验等，甚至还有使用鼠疫、伤寒、霍乱、炭疽等细菌和毒气进行的活体试验。这些非人道的"研究"造成了试验对象的极度痛苦和无辜死亡，激起了全世界人民的公愤。1946 年，在德国纽伦堡组织的国际军事法庭对纳粹战犯进行了审判，其中纽伦堡军事法庭决议的一部分中涉及临床试验的十点声明构成了《纽伦堡法典》，规定了临床试验的两项基本原则：一是必须有利于社会，二是必须符合伦理道德和法律法规。这是关于临床试验的第一个国际化规范。

《纽伦堡法典》问世后被很多国家接受、试行。1964 年，在赫尔辛基举行的第 18 届世界医学协会联合大会通过了"指导医务卫生工作者从事包括以人作为受试者的生物医学研究方面的建议"（即《世界医学大会赫尔辛基宣言》，简称《赫尔辛基宣言》（*Declaration of Helsinki*））。这是关于临床试验的第二个国际化规范，也是第一份由国际医学组织和大会制定通过的关于临床试验道德规范的代表性文件。《赫尔辛基宣言》随着医学和科研伦理的发展,已经历多次修订。最新版是 2013 年在巴西第 64 届世界医学协会联合大会上修订的。

20 世纪 90 年代以来,我国政府逐步重视科研伦理规范与法规,在加速科学技术进步的同时保障受试者权益。2003 年,国家食品药品监督管理局出台了《药物临床试验质量管理规范》,科技部和卫生部联合出台了《人胚胎干细胞研究伦理指导原则》;2007 年,卫生部出台了《涉及人的生物医学研究伦理审查办法(试行)》;2012 年,中国政府网公布了《人类遗传资源管理条例(送审稿)》;2013 年,国家卫生计生委办公厅发布《涉及人体的医学科学技术研究管理办法(征求意见稿)》。尽管我国关于临床试验的制度法规制定得比较晚,但我国政府也正在为规范本国的临床试验而不断努力。

国内外针对临床试验发布了很多不同的指导规范,但概括起来,核心的是四个基本原则:尊重、有利、无伤和公正。

尊重原则是指在临床研究中必须尊重人的自主权、知情权和隐私权。其中,自主权是指受试者可以自由地选择参加和退出,科研人员可以在允许的范围内自由研究,不受单位和社会环境的影响。知情权是指受试者在参加研究之前应对研究目的、方法、过程、期限、资金来源、可能产生的利益和风险,以及受试者享有自主权等要有充分的了解。研究者应该以通俗易懂的语言向受试者提供这些信息,给受试者充分的时间决定是否参加,对无民事行为能力和限制民事行为能力人要向其监护人提供这些说明和介绍。隐私权是指受试者的所有个人信息和实验信息都要被严格保密,且妥善保存。

有利原则是指研究要有利于受试者本人,也要有利于受试者家属和社会的发展,能促进人类科学知识的增长。受试者的权益应该放在第一位,并考虑受试者家属的经济承受能力。

无伤原则,即坚持风险(伤害)最小化,主要指临床试验前必须经过动物实验,试验过程中尽量减少对受试者的身体、心理和精神造成伤害以及造成经济损失,尽量减少和避免对社会和环境造成损害。试验过程中一旦发现受试者有可能伤残或死亡,应立即终止试验并将伤害降低到最低限度。

公正原则是指公平地选取研究对象与研究人群,要有"纳入"和"排除"标准(inclusion & exclusion criteria),每个受试者都有公平地得到试验机会的权利,尤其是那些预期受益较大的试验项目。这也意味着既不能歧视特殊患者群体,又不能牺牲少数人利益。公正原则也指要合理分配受试者和研究者之间的负担和利益,不能只是受试者承担风险,研究者享受利益。

为了体现这四个原则,临床试验的研究设计(study protocol)必须通过伦理委员会(Institutional Review Board,IRB,或 Ethics Committee)的审查批准(ethics approval),在筛选或纳入受试者前必须获得受试者签署的知情同意书(informed consent form)。此外,世界卫生组织(World Health Organization,WHO)要求所有干预性临床试验均应在 WHO 国际临床试验一级注册机构注册。目前,越来越多的医学期刊只发表那些在研究前就已在临床试验注册平台上注册过的干预性临床试验结果。所以,临床试验前注册不仅是 WHO 的要求,也是发表临床试验结果的前提。

二、受试者知情同意书

根据临床试验干预方式的不同,临床试验的类别也不同,比如医疗器械临床试验、药物临床试验等,但所有临床试验都需要遵循严格的伦理要求和法律规范。我国针对临床试验出台了一系列的法律法规,比如《中华人民共和国药品管理法》《医疗器械监督管理条例》《医疗器械临床试验质量管理规范》《药物临床试验质量管理规范》等。其中,最新版的《药物临床试验质量管理规范》(2020)(Good Clinical Practice,GCP)是开展药物临床试验的最重要指南文件。GCP以保护受试者权益为基础,非常清楚地规定了参与临床试验的各个角色在试验每个阶段的职责和质量管理要求。GCP第一章第三条指出:"药物临床试验应当符合《世界医学大会赫尔辛基宣言》原则及相关伦理要求,受试者的权益和安全是考虑的首要因素,优先于对科学和社会的获益。伦理审查与知情同意是保障受试者权益的重要措施。"(小诀窍9.1)

受试者知情同意书一般包括以下方面的内容:①临床试验概况。②试验目的。③试验治疗和随机分配至各组的可能性。④受试者需要遵守的试验步骤,包括创伤性医疗操作。⑤受试者的义务。⑥临床试验所涉及试验性的内容。⑦试验可能致受试者的风险或者不便,尤其是存在影响胚胎、胎儿或者哺乳婴儿的风险时。⑧试验预期的获益,以及不能获益的可能性。⑨其他可选的药物和治疗方法,及其重要的潜在获益和风险。⑩受试者发生与试验相关的损害时,可获得的补偿以及治疗。⑪受试者参加临床试验可能获得的补偿。⑫受试者参加临床试验预期的花费。⑬受试者参加试验是自愿的,可以拒绝参加或者有权在试验任何阶段随时退出试验而不会遭到歧视或者报复,其医疗待遇与权益不会受到影响。⑭在不违反保密原则和相关法规的情况下,监查员、稽查员、伦理委员会和药品监督管理部门检查人员可以查阅受试者的原始医学记录,以核实临床试验的过程和数据。⑮受试者相关身份鉴别记录的保密事宜,不公开使用。如果发布临床试验结果,受试者的身份信息仍保密。⑯有新的可能影响受试者继续参加试验的信息时,将及时告知受试者或者其监护人。⑰当存在有关试验信息和受试者权益的问题,以及发生试验相关损害时,受试者可联系的研究者和伦理委员会及其联系方式。⑱受试者可能被终止试验的情况以及理由。⑲受试者参加试验的预期持续时间。⑳参加该试验的预计受试者人数。

小诀窍9.1　GCP规定的受试者知情同意书签署条件和要求

(1) 研究者应当使用经伦理委员会同意的最新版的知情同意书和其他提供给受试者的信息。如有必要,临床试验过程中的受试者应当再次签署知情同意书。

(2) 研究者获得可能影响受试者继续参加试验的新信息时,应当及时告知受试者或者其监护人,并做相应记录。

(3) 研究者不得采用强迫、利诱等不正当的方式影响受试者参加或者继续临床试验。

(4) 研究者或者指定研究人员应当充分告知受试者有关临床试验的所有相关事宜,包括书面信息和伦理委员会的同意意见。

(5) 知情同意书等提供给受试者的口头和书面资料应当采用通俗易懂的语言和表达方式,使受试者或者其监护人、见证人易于理解。

(6) 签署知情同意书之前,研究者或者指定研究人员应当给予受试者或者其监护人充分的时间和机会了解临床试验的详细情况,并详尽回答受试者或者其监护人提出的与临床试验相关的问题。

(7) 受试者或者其监护人,以及执行知情同意的研究者应在知情同意书上分别签字并注明日期，如非受试者本人签署，应当注明关系。

（8）若受试者或者其监护人缺乏阅读能力，应当有一位公正的见证人见证整个知情同意过程。研究者应当向受试者或其监护人、见证人详细说明知情同意书和其他文字资料的内容。如受试者或者其监护人口头同意参加试验，在有能力的情况下应当尽量签署知情同意书，见证人应在知情同意书上签字并注明日期，以证明受试者或者其监护人就知情同意书和其他文字资料得到了研究者准确的解释，并理解了相关内容，同意参加临床试验。

（9）受试者或者其监护人应当得到已签署姓名和日期的知情同意书原件或副本和其他提供给受试者的书面资料，包括更新版知情同意书原件或者副本，和其他提供给受试者的书面资料的修订文本。

（10）受试者为无民事行为能力的，应当取得其监护人的书面知情同意；受试者为限制民事行为能力人的，应当取得本人及其监护人的书面知情同意。当监护人代表受试者知情同意时，应当在受试者可理解的范围内告知受试者临床试验的相关信息，并尽量让受试者亲自签署知情同意书和注明日期。

（11）紧急情况下，参加临床试验前不能获得受试者的知情同意时，其监护人可以代表受试者知情同意，若其监护人也不在场时，受试者的入选方式应当在试验方案以及其他文件中清楚表述，并获得伦理委员会的书面同意；同时应当尽快得到受试者或者其监护人可以继续参加临床试验的知情同意。

（12）当受试者参加非治疗性临床试验，应当由受试者本人在知情同意书上签字同意和注明日期。只有符合下列条件，非治疗性临床试验可由监护人代表受试者知情同意：临床试验只能在无知情同意能力的受试者中实施；受试者的预期风险低；受试者健康的负面影响已减至最低，且法律法规不禁止该类临床试验的实施；该类受试者的入选已经得到伦理委员会审查同意。该类临床试验原则上只能在患有试验药物适用的疾病或者状况的患者中实施。在临床试验中应当严密观察受试者，若受试者出现过度痛苦或者不适的表现，应让其退出试验，并应当给予必要的处置以保证受试者安全。

（13）病史记录中应记录受试者知情同意的具体时间和人员。

（14）儿童作为受试者，应当征得其监护人的知情同意并签署知情同意书。当儿童有能力做出同意参加临床试验的决定时，还应当征得其本人同意，如果儿童受试者本人不同意参加临床试验或者中途决定退出临床试验时，即使监护人已经同意参加或者愿意继续参加，也应以儿童受试者本人的决定为准，除非在严重或危及生命疾病的治疗性临床试验中，研究者、其监护人认为儿童受试者若不参加研究其生命会受到危害，这时其监护人的同意即可使受试者继续参与研究。

三、临床样本使用规范

除了以受试者为对象的临床研究，临床上还有很多以受试者的生物样本为对象的研究，由于同样是涉及人的研究，有专门的法律规定，研究者有必要进行了解。

根据 2016 年 10 月 12 日国家卫生计生委发布的《涉及人的生物医学研究伦理审查办法》、2019 年 5 月 28 日国务院颁布的《中华人民共和国人类遗传资源管理条例》和 2020 年上海市临床研究伦理委员会发布的《人类生物样本库伦理审查范本》（以下简称《范本》），要求在尊重样本提供者的意愿、有益、不伤害和公正的原则下开展涉及临床样本的科学研究。

《范本》指出，人类生物样本库包括生物样本的采集、保存、入库、出库处理和应用等与疾病和健康相关的生物样本及其衍生物和相关的样本信息等资料。生物样本库包含国家级、省级大型生物样本库，区域生物样本库，医疗机构和高校、企业生物样本库，实验室的小型生物样本库以及储存和制备细胞和组织储存库等。各级医疗卫生机构、高校、研究机构和企业开展和收集涉及人类生物样本的医学研究时，均应该遵守上述规范。

《范本》指出，所有涉及人类生物样本的研究项目在启动之前，必须经所在单位伦理委员会或第三方伦理委员会的审查批准；只有在"已无法找到样本提供者，样本具有较大的科学意义和社会价值，且研究项目不涉及商业利益的"情况下，可以经伦理委员会审查批准后免除知情同意。同时，研究者在收集（入库）生物样本及其相关信息开展研究时，应获得样本提供者自愿签署的知情同意书；无行为能力或限制行为能力的样本提供者，由监护人或法定代理人签署知情同意书。知情同意书根据样本收集的目的明确与否来制定，可以采用机构和样本库或者针对项目发起的知情同意书模板。针对医疗机构样本库的知情同意书模板见http://www.scrcnet.org/download/eccr_34.doc；针对健康人群和研究项目的知情同意书模板见http://www.scrcnet.org/download/eccr_35.doc。

在使用生物样本及其相关信息的时候，还需要注意隐私保护、保密承诺，以及不能超过伦理审批同意的适用范围使用相关样本和信息。相关研究的伦理审批受区县级以上卫生健康委员会行政部门的监管，生物样本等人类遗传资源的采集、保藏等受省级以上科技部门的监管。

四、科研伦理报告规范

实验设计经过伦理委员会的审查后，应严格按计划开展相关实验。实验结束后，根据实验方法和数据，就可以整理研究论文了。在英文科技论文中作者是否遵循科研伦理规范，一定要做出恰当说明。针对临床试验，需要说明伦理委员会的审核情况、受试者是否签署知情同意书和是否符合《赫尔辛基宣言》，并报告临床注册号（前瞻性临床试验）；针对动物实验，只需要说明伦理委员会的审核情况和是否符合《实验动物管理条例》（实例9.1）。

实例9.1　前瞻性临床试验与动物实验的伦理说明

前瞻性临床试验

Patients

...

The protocol was approved by the Ethics Committee of the ×××× University/Hospital/Institution，and written informed consent was obtained from each subject. The study was conducted according to the *Declaration of Helsinki*. The study was registered at http://clinicaltrial.gov（NCT number）.

分析：前瞻性临床试验要完整说明本研究具备四个伦理要素，即已通过伦理委员会审查，受试者签署知情同意书，研究符合《赫尔辛基宣言》，并已申请临床试验注册号。

动物实验

Materials and Method

...

The animal experiments were approved by the Ethics Committee for Animal Use of ×××× University and performed according to the European Community guidelines for care and use of animals.

分析：动物实验要完整说明本研究具备两个伦理要素，即符合实验动物使用及管理条例和已通过伦理审查。

需要注意的是，研究者有时可以在论文中做出本研究免除伦理委员会审核，或免除受试者知情同意书的说明。但是，可否免除伦理委员会审核或受试者知情同意书应向伦理委员会咨询，研究者不能自行决定。

不同的实验设计类型或研究对象在科技论文中需要展示的伦理报告规范，见表9.1。

表9.1　不同实验设计类型/研究对象的伦理学要求

类型	实验设计/研究对象	伦理审批	临床注册	知情同意书	《赫尔辛基宣言》	动物使用规范
前瞻性	随机对照临床试验	√	√	√	√	×
	干预性试验	√	√	√	√	×
	观察性研究[a]	√	√	√	√	×
回顾性	病例对照研究[b]	√	×	√	√	×
	病例系列[b]	√	×	√	√	×
	病例报告[b]	√	×	√	√	×
基础研究	人体样本[c]	√	×	√	×	×
	动物模型研究	√	×	×	×	√
	原代细胞生物学研究[d]	√	×	—	×	—
	普通细胞生物学研究	×	×	×	×	×

注：[a]观察性研究包括前瞻性研究（比如队列研究）和回顾性研究（比如病例对照研究）。目前，前瞻性观察研究并未强制要求临床注册，但都鼓励在研究前进行临床注册。

[b]所有以人为对象的研究都需要符合《赫尔辛基宣言》，但回顾性研究在撰写论文的过程中无须特别指明。

[c]这里所说的人体样本是指医院常规收集的，包括受试者体液、皮肤、组织等，收集时尚未计划如何使用，有别于临床上主动、有计划地收集样本进行的检测和研究。

[d]原代细胞生物学研究，除了需要伦理学审核，还需要受试者知情同意书（人体对象）或符合动物使用规范（动物研究）。

说明：√ 需要；× 不需要；— 待定。

值得一提的是，科研伦理主要指研究过程本身的实验伦理，它要求我们在开展动物实验、临床试验的过程中，要充分考虑动物和受试者的权利，严格遵守伦理审批制度。对前瞻性研究要在纳入研究对象之前进行临床注册，并在参与者充分知情并签署知情同意书的情况下，才能开展临床试验。同时，我们在报道相关科学研究时，还需要遵守研究者个人的科研道德规范（表9.2）。

表 9.2 科研伦理(实验伦理)与科研道德(学术伦理)的区别

项目	科研伦理(实验伦理)	科研道德(学术伦理)
关注重点	科研行为本身的动机、行为过程、后果	科研人员的道德品质、道德修养、与机构的利益冲突及其后果
科研课题设计、申报中的问题	课题研究潜在的生态风险、人身伤害、有无研究价值	弄虚作假,违反诚实、客观等原则,骗取科研资源
科学研究过程中常见的问题	在涉及人的研究中,违反了尊重、无伤、有利和公正等伦理原则;或在科研活动中对生态环境及人群造成较大的风险或灾难	剽窃他人成果,篡改或杜撰实验数据,滥用科研经费
科研结果及运用过程中常见的问题	泄露个人或群体可识别的信息,侵犯隐私权,利益分享不公,没有按承诺保守机密	署名不当,隐瞒不利结果,一稿多投,侵犯或损害他人的著作权,有意不准确报告结果
底线的界定	严重违反了一个或多个基本伦理原则并导致恶劣的影响	背离了基本的学术规范,出现严重的学术不端行为
社会责任	保障受试者的合法权益,维护国家和集体利益	对纳税人、资助者和政府负责
建设重点	伦理审查能力建设	科研诚信建设

五、临床试验注册

临床试验是指以人为对象的前瞻性的、有意识进行干预的研究。预先将受试者或受试人群分配到接受一种或多种医疗干预,用以评价医疗干预对健康结局的影响。其中"医疗干预"包括但不限于药物、细胞或其他生物制品、外科治疗、放射治疗、医疗器械、预防保健等。临床试验注册是指在公开的临床试验注册机构,登记足以反映该试验进展有关的临床试验设计、过程和管理信息,并向公众开放,以实现临床试验设计和实施的透明化。任何人均可通过互联网免费查询和了解自己感兴趣的临床试验。

1. 为什么要进行临床试验注册?

临床试验注册是医学研究伦理的需要,是临床试验研究者的责任和义务,同时,也有助于确保临床试验受试者、科研人员、医疗卫生人员和医疗政策制定者以及公众的利益。

临床试验通常耗资巨大,一般在大型医疗企业的资助或主导下开展。由于既往的临床试验存在着大量的发表偏倚和选择性报告等现象,相关试验赞助者对公众、监管机构及他人隐瞒阴性试验结果,这些现象对医疗服务提供者与消费者都会产生负面影响。因此,2001年修订的《赫尔辛基宣言》明确要求增加临床试验的透明度:①所有研究设计都应公开和可获得。②作者和出版者在发表研究结果时,阳性结果和阴性结果都应发表或以其他方式公之于众,研究者有责任保证结果的准确性。出版物中应说明资金来源、研究机构和任何可能的利益冲突。WHO 则表示,所有试验参与者都期望他们对生物医学认识的贡献能被用于改善全社会的医疗保健。公开正在进行的和已完成的试验的信息,符合试验参与者的道德责任,并可提高公众对临床试验的信任和信心。公开在研试验或已完成试验的信息,还有助于减少不必要的重复临床试验。

临床试验对人体存在着不同程度的潜在风险,尤其是有新干预措施的临床试验。正是由于受试者的奉献,才有可能获得保护公众健康的新知识、新方法,受试者应当受到全社会的尊敬和保护。临床试验注册可确保受试者得到全社会的尊敬和保护。临床试验的受试者一旦决定接受试验,就应享有充分了解临床试验所有细节和结果的权利,包括该试验的功能和证据的强度,试验结果的真实性、应用范围和条件等。

临床试验注册对科研人员同样具有重要意义。临床试验注册可确保追踪到所有试验的结果,通过深入了解现有试验及其结果,将有助于减少不必要的重复研究。同时,准确报告设计方案、实施过程和结果测量方法,是正确评估临床试验结果真实性和证据强度的基础。通过提供正在进行的试验的信息来加强研究者间的协作,有利于所有参与试验的人员透彻了解研究设计和应该采用的研究方法及过程,从而积极配合和监督。

临床试验注册对医疗卫生人员和医疗政策制定者也颇有好处。对医疗政策制定者而言,只有在可靠证据的基础上才能对医药卫生资源的使用做出正确决策。项目管理机构可根据需要随时了解临床试验的执行情况。对医疗卫生人员而言,在应用医疗措施前和应用过程中,都必须清楚地了解这些医疗措施的应用是否有可靠的证据支持及其应用条件,才能最大限度地保证服务对象的安全,并获得最好的治疗效果。此外,公众是医疗卫生服务的消费者和临床试验结果的应用对象,任何临床试验的结果都可能被应用于公众。所以,公众有权利知道他们所使用的医疗措施是否经过严格的试验,是否有可靠的证据支持其应用。

因此,任何一个临床试验都是公众事件,而不是某些个人、药物生产者的私人事件。所以每个临床试验的结果都应该报告。2016 年 1 月,国际医学期刊编辑委员会(International Committee of Medical Journal Editors,ICMJE)对其成员期刊提出了临床试验数据共享的要求。现在,越来越多的国际医学期刊遵循这一标准,要求研究者在投稿临床试验有关论文时提供原始数据,以及在免费公共平台共享试验数据,并提供公共数据库的信息,供编辑、审稿人参考。临床试验公共管理平台已经成为临床试验透明化的重要组成部分。

2. 临床试验注册平台

WHO 国际临床试验注册平台的任务,就是保证涉及卫生保健决策的所有人员均能完整地查看研究相关资料,提高研究透明度,并最终加强科学证据的有效性和价值。该注册平台在多个国家和地区设置了一级注册机构,所有一级注册机构都符合内容、质量和有效性、可访问性、唯一标识、技术能力和管理的具体标准,也满足 ICMJE 的要求。WHO 的临床试验一级注册机构的官方网站包括 http://www. clinicaltrials. gov(美国);http://www. anzctr. org. au(澳大利亚和新西兰);http://www. controlled-trials. com(英国);http://www. chictr. org. cn(中国);http://www. umin. ac. jp/ctr/index. htm(日本)。

中国临床试验注册中心(ChiCTR)是 WHO 国际临床试验注册平台的一级注册机构,签署了《渥太华宣言》,是一个非营利的学术机构。该中心的注册程序和内容完全符合 WHO 国际临床试验注册平台和 ICMJE 的标准,可接受在中国和全世界实施的临床试验注册,公布研究设计信息、国际统一注册号的接口,审核研究设计,中心随机分配以保障注册临床试验的质量(小诀窍 9.2)。

当临床试验完成受试者纳入以后,研究执行者需及时通知 ChiCTR。同时,出于对受试者的尊重,以及避免研究者选择性报告临床数据(报告偏倚),临床试验完成后,研究者需将统计学结果填入注册表中的"统计学结果"一栏,一年后结果将予以公布。针对在其他临床试验平台已经注册的研究,可以在 ChiCTR 重新注册,比如跨国进行的多中心临床试验。为避免重复注册,例如研究者准备将同一个试验分别在多个国家的临床试验注册机构注册时,需获取国际通用识别码(universal trial number,UTN),并在注册时填入"在其他机构的注册号"栏目,进行备注和说明。此外,为了推动我国临床试验的规范化和提高质量,ChiCTR 要求研究者按照 GCP 要求制订研究计划书、病例观察表及知情同意书。凡研究计划达不到 GCP 要求的,一律不接受注册。

值得注意的是,尽管国际上要求所有临床试验应该在纳入第一例受试者之前完成临床试验注册,但 ChiCTR 是可以补注册的。补注册是指纳入第一例受试者以后进行的注册(纳入第一例受试者之前进行的注册为预注册),但要求非常严格,需要上传试验的原始数据到 ResMan 平台,并缴纳一定的费用。但是,ChiCTR 接受补注册的时间是限期开放的,自 2022 年 7 月 5 日起已暂停补注册。

小诀窍 9.2　中国临床试验注册中心(ChiCTR)注册流程

(1) 全部注册程序均为在线申报(http://www.chictr.org.cn/index.aspx)。

(2) 首先建立申请者账户:点击 ChiCTR 首页右侧"用户登录"区的"注册"。需注意不要使用身份证号码作为登录名或密码,否则会被视为无效账户。

(3) 弹出个人信息注册表,录入个人信息后点击"注册",个人账户即创建成功。

(4) 返回 ChiCTR 首页。

(5) 在"用户登录"区输入您的用户名和密码,点击"登录"进入用户页面。

(6) 点击用户页面上方的"注册新项目",在第一行的语言选择项选择"中、英文"注册(大陆和台湾均要求中英双语注册)。

(7) 将标注有红色"＊"号的栏目填完后,点击"提交"。

(8) 如一次填不完注册表内容,可分步完成:每次均需选择"未填完",并点击注册表下方的"保存"。

(9) 所有内容填完后选择"待审核"和"保存",然后点击"提交"。

(10) 在未完成审核前,申请表内容均可修改。

(11) 所有申请注册的临床试验均需提交伦理审查批件复印件(扫描后在注册表中"伦理批件"上传文件中提交)。

(12) 所有申请注册的临床试验均需提交研究计划书全文和受试者知情同意书。研究计划书和知情同意书只限于预审时了解注册研究的设计,以及该研究是否做了充分的准备,不会公开。

(13) ChiCTR 审核专家随时对完成的注册申报表进行审核。

(14) 如果资料有任何不清楚者,注册平台会通过电子邮件或电话与申请者联系,商量、讨论或要求提供更为完善的资料。

(15) 如资料合格,审核完成后自提交注册表之日起两周内获得注册号。

(16) 获得注册号后的第二周,注册试验可在 WHO 国际临床试验注册平台(WHO ICTRP)检索到。

第二节　学术不端行为

随着国家对科研的投入不断加大，我国科研论文发表数量在近十几年间增长迅猛，其中SCI论文的数量，自2009年以来，已经超越英、法、德、日四国，并且有数据显示已于2021年超过美国成为世界第一。与此同时，在单一滞后的科研评价系统下，有的科研人员开始铤而走险，各种学术不端行为时有发生。因此，学术不端行为越来越受到人们的重视。美捷登曾做过一项调查研究，并将研究结果发表在《科学工程伦理》(Science Engineering Ethics)上。该研究分析了2015年和2010年中国生物医学研究者对学术不端行为的认知，并进行了比较。结果发现：55%的受访者认为学术不端行为在中国严重或非常严重；70%的受访者觉得国家有关管理部门对学术不端行为不够重视、处罚也不够严厉；受访者认为常见的两种学术不端行为分别是不正当署名和抄袭(抄袭在2010年排在第二位，但是到2015年已排在第一位)；约有40%的受访者的已发表中英文论文存在学术不端行为；但与2010年调查结果相比，2015年调查结果显示学术不端行为非常严重和极为严重的比例均有所下降；受访者认为出现学术不端行为的主要原因是国家的科研、人事及教育管理体制，包括科研评价体系不够完善；受访者建议对这些体制进行改革以减少学术不端行为的发生。同时，他们还建议建立和加强监管防范机制来预防学术不端行为。

一、学术不端行为的定义

学术不端(academic misconduct)行为泛指任何违反科研伦理(research ethics)和学术规范(academic integrity)的行为。科研伦理是指科研人员与合作者、受试者、动物以及生态环境之间的各种伦理规范和行为准则，用以约束科学研究行为的动机、行为、过程和结果。学术规范主要针对科研人员自身的道德修养、品行和诚信，以及杜撰、抄袭、剽窃等学术不当行为产生的根源、表现、危害和相应对策。2019年5月，国家新闻出版署正式发布了行业标准《学术出版规范——期刊学术不端行为界定》(CY/T 174—2019)，首次系统定义了作者、审稿人和期刊编辑的学术不端行为。下面分别介绍作者的学术不端行为及审稿人和期刊编辑的学术不端行为。

二、作者的学术不端行为

1. 作者学术不端行为的分类及定义

为进一步加强学风建设，惩治学术不端行为，国家对各种学术不端行为进行了界定和规范。比如，中国科学院于2007年发布的《关于加强科研行为规范建设的意见》对学术不端行为就做了明确的界定，指出学术不端行为是指"研究和学术领域内的各种编造、作假、剽窃和其他违背科学共同体公认道德的行为；滥用和骗取科研资源等科研活动过程中违背社会道德的行为"，并详细列举了七条判定标准。但这个标准只界定了违反学术规范的学术不端行为，没有包含违反科研伦理的学术不端行为。《学术出版规范——期刊学术不端行为界定》将作者的学术不端行为进行了更系统的区分，包括剽窃、伪造、篡改、不当署名、一稿多投、重复发表、违背研究伦理,以及其他学术不端行为,共计8大类(表9.3)。

表 9.3　作者的学术不端行为类型与定义

类型	小类	定义
剽窃	观点剽窃	不加引注或说明地使用他人的观点,并以自己的名义发表,应界定为观点剽窃。观点剽窃的表现形式包括:①不加引注地直接使用他人已发表文献中的论点、观点、结论等。②不改变其本意地转述他人的论点、观点、结论等后不加引注地使用。③对他人的论点、观点、结论等删减部分内容后不加引注地使用。④对他人的论点、观点、结论等进行拆分或重组后不加引注地使用。⑤对他人的论点、观点、结论等增加一些内容后不加引注地使用
	数据剽窃	不加引注或说明地使用他人已发表文献中的数据,并以自己的名义发表,应界定为数据剽窃。数据剽窃的表现形式包括:①不加引注地直接使用他人已发表文献中的数据。②对他人已发表文献中的数据进行些微修改后不加引注地使用。③对他人已发表文献中的数据进行一些添加后不加引注地使用。④对他人已发表文献中的数据进行部分删减后不加引注地使用。⑤改变他人已发表文献中数据原有的排列顺序后不加引注地使用。⑥改变他人已发表文献中的数据的呈现方式后不加引注地使用,如将图表转换成文字表述,或者将文字表述转换成图表
	图片和音视频剽窃	不加引注或说明地使用他人已发表文献中的图片和音视频,并以自己的名义发表,应界定为图片和音视频剽窃。图片和音视频剽窃的表现形式包括:①不加引注或说明地直接使用他人已发表文献中的图像、音视频等资料。②对他人已发表文献中的图片和音视频进行些微修改后不加引注或说明地使用。③对他人已发表文献中的图片和音视频添加一些内容后不加引注或说明地使用。④对他人已发表文献中的图片和音视频删减部分内容后不加引注或说明地使用。⑤对他人已发表文献中的图片增强部分内容后不加引注或说明地使用。⑥对他人已发表文献中的图片弱化部分内容后不加引注或说明地使用
	研究(实验)方法剽窃	不加引注或说明地使用他人具有独创性的研究(实验)方法,并以自己的名义发表,应界定为研究(实验)方法剽窃。研究(实验)方法剽窃的表现形式包括:①不加引注或说明地直接使用他人已发表文献中具有独创性的研究(实验)方法。②修改他人已发表文献中具有独创性的研究(实验)方法的一些非核心元素后不加引注或说明地使用
	文字表述剽窃	不加引注地使用他人已发表文献中具有完整语义的文字表述,并以自己的名义发表,应界定为文字表述剽窃。文字表述剽窃的表现形式包括:①不加引注地直接使用他人已发表文献中的文字表述。②成段使用他人已发表文献中的文字表述,虽然进行了引注,但对所使用文字不加引号,或者不改变字体,或者不使用特定的排列方式显示。③多处使用某一已发表文献中的文字表述,却只在其中一处或几处进行引注。④连续使用来源于多个文献的文字表述,却只标注其中一个或几个文献来源。⑤不加引注、不改变其本意地转述他人已发表文献中的文字表述,包括概括、删减他人已发表文献中的文字,或者改变他人已发表文献中的文字表述的句式,或者用类似词语对他人已发表文献中的文字表述进行同义替换。⑥对他人已发表文献中的文字表述增加一些词句后不加引注地使用。⑦对他人已发表文献中的文字表述删减一些词句后不加引注地使用

续表

类型	小类	定义
剽窃	整体剽窃	论文的主体或论文某一部分的主体过度引用或大量引用他人已发表文献的内容,应界定为整体剽窃。整体剽窃的表现形式包括:①直接使用他人已发表文献的全部或大部分内容。②在他人已发表文献的基础上增加部分内容后以自己的名义发表,如补充一些数据,或者补充一些新的分析等。③对他人已发表文献的全部或大部分内容进行缩减后以自己的名义发表。④替换他人已发表文献中的研究对象后以自己的名义发表。⑤改变他人已发表文献的结构、段落顺序后以自己的名义发表。⑥将多篇他人已发表文献拼接成一篇论文后发表
	他人未发表成果剽窃	未经许可使用他人未发表的观点,具有独创性的研究(实验)方法,数据、图片等,或获得许可但不加以说明,应界定为他人未发表成果剽窃。他人未发表成果剽窃的表现形式包括:①未经许可使用他人已经公开但未正式发表的观点,具有独创性的研究(实验)方法,数据、图片等。②获得许可使用他人已经公开但未正式发表的观点,具有独创性的研究(实验)方法,数据、图片等,却不加引注,或者不以致谢等方式说明
伪造	伪造	伪造的表现形式包括:①编造不以实际调查或实验取得的数据、图片等。②伪造无法通过重复实验而再次取得的样品等。③编造不符合实际或无法重复验证的研究方法、结论等。④编造能为论文提供支撑的资料、注释、参考文献。⑤编造论文中相关研究的资助来源。⑥编造审稿人信息、审稿意见
篡改	篡改	篡改的表现形式包括:①使用经过擅自修改、挑选、删减、增加的原始调查记录、实验数据等,使原始调查记录、实验数据等的本意发生改变。②拼接不同图片从而构造不真实的图片。③从图片整体中去除一部分或添加一些虚构的部分,使对图片的解释发生改变。④增强、模糊、移动图片的特定部分,使对图片的解释发生改变。⑤改变所引用文献的本意,使其对己有利
不当署名	不当署名	不当署名的表现形式包括:①将对论文所涉及的研究有实质性贡献的人排除在作者名单外。②未对论文所涉及的研究有实质性贡献的人在论文中署名。③未经他人同意擅自将其列入作者名单。④作者排序与其对论文的实际贡献不符。⑤提供虚假的作者职称、单位、学历、研究经历等信息
一稿多投	一稿多投	一稿多投的表现形式包括:①将同一篇论文同时投给多个期刊。②在首次投稿的约定回复期内,将论文再次投给其他期刊。③在未接到期刊确认撤稿的正式通知前,将稿件投给其他期刊。④将只有微小差别的多篇论文,同时投给多个期刊。⑤在收到首次投稿期刊回复之前或在约定期内,对论文进行稍微修改后,投给其他期刊。⑥在不做任何说明的情况下,将自己(或自己作为作者之一)已经发表的论文,原封不动或做些微修改后再次投稿

续表

类型	小类	定义
重复发表	重复发表	重复发表的表现形式包括:①不加引注或说明,在论文中使用自己(或自己作为作者之一)已发表文献中的内容。②在不做任何说明的情况下,摘取多篇自己(或自己作为作者之一)已发表文献中的部分内容,拼接成一篇新论文后再次发表。③被允许的二次发表不说明首次发表出处。④不加引注或说明地在多篇论文中重复使用一次调查、一个实验的数据等。⑤将实质上基于同一实验或研究的论文,每次补充少量数据或资料后,多次发表方法、结论等相似或雷同的论文。⑥合作者就同一调查、实验、结果等,发表数据、方法、结论等明显相似或雷同的论文
违背研究伦理	违背研究伦理	论文涉及的研究未按规定获得伦理审批,或者超出伦理审批许可范围,或者违背研究伦理规范,应界定为违背研究伦理。违背研究伦理的表现形式包括:①论文所涉及的研究未按规定获得相应的伦理审批,或不能提供相应的审批证明。②论文所涉及的研究超出伦理审批许可的范围。③论文所涉及的研究中存在不当伤害研究参与者,虐待有生命的实验对象,违背知情同意原则等违背研究伦理的问题。④论文泄露了被试者或被调查者的隐私。⑤论文未按规定对所涉及研究中的利益冲突予以说明
其他	其他学术不端行为	①在参考文献中加入实际未参考过的文献。②将转引自其他文献的引文标注为直引,包括将引自译著的引文标注为引自原著。③未以恰当的方式,对他人提供的研究经费、实验设备、材料、数据、思路、未公开的资料等,给予说明和承认(有特殊要求的除外)。④不按约定向他人或社会泄露论文关键信息,侵犯投稿期刊的首发权。⑤未经许可,使用需要获得许可的版权文献。⑥使用多人共有版权文献时,未经所有版权者同意。⑦经许可使用他人版权文献,却不加引注,或引用文献信息不完整。⑧经许可使用他人版权文献,却超过了允许使用的范围或目的。⑨在非匿名评审程序中干扰期刊编辑、审稿专家。⑩向编辑推荐与自己有利益关系的审稿专家。⑪委托第三方机构或者与论文内容无关的他人代写、代投、代修。⑫违反保密规定发表论文

注:引自《学术出版规范——期刊学术不端行为界定》(CY/T 174—2019)。

2. 作者常见学术不端行为类型解读

(1) 剽窃:剽窃是常见的学术不端行为,指不加引用或说明地将他人的观点,已发表文献的数据、图片和音视频、文字表述,论文的全部或部分内容原封不动地或稍做改动后作为自己的论文发表,或者窃取他人未发表成果作为自己的论文发表等。以前,我们将剽窃他人发表的文字而不引用的行为称为抄袭,现在统称为剽窃。关于剽窃有一些常见的误解。比如:剽窃他人的观点、数据、图片才算剽窃,而照抄他人的语言不算剽窃;在撰写新论文时照抄自己已发表的论文不算剽窃;照抄他人的结果、讨论部分是剽窃,但是科学实验方法大多类似,所以照抄实验方法不算剽窃;只要标注了参考文献,就可以直接一字不动地照抄他人的语句,这一点在撰写综述的作者中尤其常见。实际上,以上这些看法都是错误的。不管是他人的观点,还是已发表论文的引言、实验方法、结果、图片、讨论部分,都不能直接照抄,因为这涉及侵犯版权的问题,因此抄自己的论文也算剽窃。在论文的引言或综述论文中介绍他人的成果时,也不能照抄他人论文或综述中的表述,而必须在理解原意之后用自己的语言复述。针对自然科学方面的论文,前言、讨论等部分会较多地引用他人的论文,但引用部分不宜超过本文的1/5。最好的方式是虽然引用前人的结果,但用自己的语言加以说明和讨论。现在很多期刊会通过查重软件来检查重复率，一般认为超过连续六个单词完全重复就算剽窃。针对重复率检查结果，笔者建议总的重复率控制在20%以下，单篇重复率不超过3%（具体的重复率以各学术机构规定为准），这里重复率的计算要去掉作者、单位和参考文献。

（2）伪造：在研究和学术领域编造不以实际调查或实验取得的数据，故意增强或模糊图片特定部分使其解释发生改变，在项目申请或成果申报过程中做虚假陈述、伪造邮箱操控同行评议等，都属于严重的学术不端行为。这种学术不端行为较为隐蔽，调查起来也比较困难，费时较长。比如2006年中科院上海有机化学研究所的博士黄某，被其导师举报发表在《美国化学会志》的论文涉嫌学术造假，一直到2007年，其编造数据的行为才被认定，随后论文被撤销，并且其因违反学术道德、数据造假而被撤销学位。尽管困难重重，但被曝光的论文造假事件仍不胜枚举。2020年5月，由于严重的学术不端行为（主要是捏造数据），德国的重症监护专家、麻醉学家约阿希姆·博尔特（Joachim Boldt）被杂志社撤回53篇论文，而截至2021年4月，他已有153篇论文被杂志社撤回。

（3）篡改：篡改与伪造都属于严重的学术不端行为，两者有相似之处，都是违背实验的真实情况，故意修改研究数据或证据，使其对自己有利。比如：擅自修改、挑选、删减原始调查记录、实验数据等，使原始调查记录、实验数据等的本意发生改变；拼接不同图片从而构造不真实的图片，或者从图片整体中去除一部分或添加一些虚构的部分，使对图片的解释发生改变等。

（4）不当署名：不当署名也属于学术不端行为。在学术论文上署名有多方面的意义，既表明拥有著作权和科技成果的所有权，也表明必须承担相应的责任。对研究工作没有实验、技术或智力方面贡献的人是不应该署名的。学术论文的署名，注重的是第一作者和通信作者。第一作者往往是研究设计参与者、研究方案实施者、实验执行者和论文执笔者，而通信作者则通常是课题负责人、研究资金持有人、研究设计者，对研究起指导监督作用，负责审核论文的真实性和学术性。他们对论文的贡献是最大的。同时，论文若涉嫌学术不端，或者被证实确有数据造假等学术不端行为，通信作者则应负主要责任。所以，通信作者应该在第一作者的实验过程中给予充分指导和监督。

有些作者出于对作者署名权的无知，为了增加论文被接受的可能性，署上国外合作者或根本不认识的知名专家的名字，但论文从撰写初稿到发表自始至终都未知会对方，这也是学术不端行为。如果这些专家在网上发现（比如ResearchGate这个平台就会自动提醒作者最近刊登的论文）自己"被署名"，但不愿意"被署名"的话，这篇论文必撤无疑。还有一种常见的现象，就是作者在发表论文时互相挂名，尤其是共同第一作者或共同通信作者。这些作者误以为，在彼此的论文中相互挂名是"助人为乐""互惠互利"的事情。殊不知，只要自己的名字出现在作者名单中，就随时有可能会为论文中出现的学术不端行为负责，并因此付出代价。所以，既不要出现"被署名"，也不要轻易"求署名"。

（5）一稿多投：以前我们认为，一稿多投还不算是严格意义上的学术不端行为，最多算违背国际学术界的规则，属于道德范畴。但根据最新的行业标准，一稿多投已被定义为学术不端行为之一。实际上一稿多投很容易导致论文的重复发表，所以这样定义也是有道理的。同一篇论文在正式发表前同时投给两个或两个以上的期刊，或者在未收到上一份期刊拒稿信，或从上一份期刊撤稿之前又投给其他期刊的行为均属于一稿多投。一稿多投是国际学术界之大忌，是所有期刊编辑都反对的不道德行为，因为这种行为会白白浪费编辑和审稿人的大量时间。

造成一稿多投的原因除了某些科研人员存有侥幸心理之外，还有无知和急躁。无知指的是不知一稿多投是学术界非常忌讳和不道德的事，或者不知何为"一稿多投"。急躁（自以为是）指的是审稿通常需要1~3个月，甚至更长，但有些人投稿后1个星期就开始坐立不安，要么不断催编辑，要么自以为国外期刊编辑对其论文不屑一顾而不给予回复，等不到1个月就另投其他期刊，而且还不通知已投期刊。当然，这里也有无知的成分。

一稿多投的恶果首先是作者被相关期刊打入黑名单，同时造成许多国外期刊或多或少对中国研究者及其论文产生不良印象或偏见，因而对来自中国的作者的投稿论文采取严密防范措施，甚至出现对国内真正学者不公正对待的现象。一稿多投的另一恶果就是"一稿多发"，这属于严重的学术不端行为，为国内外所有期刊所不能容忍。一稿多投造成一稿多发的原因，往往不是作者有意放任两份期刊同时接受和发表其论文，而是有些期刊在投稿阶段已要求转让版权。有些一稿多投作者同时收到多份期刊的修回通知后，就只回复影响因子较高的那份期刊，而将其他期刊作为"备胎"，想当然地认为只要自己不修回，其他期刊就不会继续处理该稿件。然而，笔者不止一次收到作者反映，除了那篇修回的期刊刊登了该作者的论文外，另外要求修回而其未回复的期刊也在没有通知该作者的情况下刊登了那篇论文。要知道，该作者在投稿时可是签过版权转让协议书的。

近期，有人在自媒体发文，认为论文发表前著作权在作者这里，作者有权处理他的论文。笔者也认为，一稿多投应属于道德范畴，不应列为学术不端行为，顶多可以称为学术不当。但是，一稿多投容易导致一稿多发的后果，一旦出现一稿多发，性质就变了，问题就严重了。再说，作者有一稿多投的权利，期刊也有拒绝一稿多投论文的权利。

（6）重复发表：重复发表是指两篇或更多具有相同的假设、研究方法、数据、论点、结论的论文同时或先后由同一作者或研究小组以同一种或不同语言发表在不同期刊上的行为，不论这些论文之间是否相互引用或有特殊说明。因此，一篇论文发表在两份或两份以上期刊上就是重复发表，是一种常见的学术不端行为。将已经发表在中文期刊上的论文翻译成其他语种后再次发表也是重复发表，除非中、外文期刊间已有约定，这种重复发表行为也属于学术不端行为。

（7）违背研究伦理：本章第一节非常详细地介绍了动物实验、临床试验过程中需要遵守的科研伦理规范，这是我们开展相关研究并进行结果发表的伦理基础和基本责任。一项研究或一篇论文没有按规定获得伦理审批，或超过伦理审批的许可范围开展研究，甚至在研究中不当伤害研究参与者、虐待实验对象和违背知情同意原则等都被认为是违背科研伦理的学术不端行为。

3. 作者其他学术不端行为解读

（1）论文买卖与操纵审稿：已经发表的论文被撤稿的现象近年来越来越多。2012年，美国学者费里斯·方（Ferris C. Fang）和卡萨德威尔（Arturo Casadevall）报道，70%以上的撤稿缘于学术不端行为，包括数据造假和论文抄袭。分析美国撤稿观察公布的大量撤稿数据，可以发现，除了伪造、剽窃等典型问题外，还出现了一些另类学术不端行为（或嫌疑）。例如，论文买卖、操纵审稿流程、未妥善保护参与者隐私、刻意引用某期刊的论文以及隐瞒利益冲突等，这些都是学术不端行为或具有学术不端行为的嫌疑，值得大家了解和规避。

论文买卖虽未被明确定义，但却是不折不扣的学术不端行为，影响极坏。2013年11月29日，*Nature* 在《新闻聚焦》（*News Focus*）栏目发表了一篇长篇报道——"中国的论文发表买卖市场"(China's Publication Bazaar)，经过 *Nature* 特约编辑 Mara Hvistendahl 及其同事5 个月的暗访调查，揭露了中国"繁荣"的论文发表"黑市"现状。以中介公司为中心，从下单定制到代写代发，这种"一站式服务"，俨然形成了一条买卖论文的产业链。据说，有公司可以根据"作者"意愿通过计算机程序自动产生"作者"需要的论文，还有些甚至直接将几年前已发表的论文转手卖给需要的"作者"。在被调查的 27 家涉嫌论文买卖的代理公司中，只有 5 家明确拒绝了代写或买卖论文署名权的要求。论文买卖是非常容易查证的学术不端行为，一旦被发现，受伤害的一定是"作者"，名利俱损。为维护良好的学术科研环境，对那些从事论文买卖、纵容学术不端行为的公司，必须予以坚决抵制。

2015 年 4 月，BMC(BioMed Central)出版社一次性撤销 41 篇来自中国的论文，引起了轩然大波，理由是这些论文的同行评议过程可能被第三方平台操纵。为此，很多作者受到了单位的严厉惩罚。实际上，对于英语非母语的作者，其论文经常被期刊要求进行语言润色或校对，此时应该照办。如果找英文论文编辑公司，一定要找质量和信誉都可靠的公司，以免出现任何学术不端行为（或嫌疑）的风险。

（2）不当图片复制：不当图片复制可能不是故意造假，但至少是对图片编辑原则理解不透彻，让一张"真实"的图片出现在了好几个本应不同的图片场景中。不当图片复制必将影响文献的质量和学术诚信。如果只是构图错误，或许可以通过修正解决，但如果是有意篡改或虚构插图，将会因为涉嫌学术不端行为而导致撤稿。比较典型的是，同一篇论文的不同Western blot 条带图用了同一个内参，甚至不同的论文中重复使用了相同的图片，这些都将导致撤稿。

2018 年，Bik EM 等发表了针对 *Molecular and Cellular Biology*（*MCB*）上的论文的图片重复性的分析研究。结果显示，2009—2016 年在 *MCB* 上发表的 960 篇论文中，59 篇（6.1%）包含不当图片复制。其中，41 篇进行了更正，5 篇撤稿，还有 13 篇未采取任何行动。不采取行动的原因包括实验室已关闭（2 篇）、沟通后解决问题（5 篇）、已经是 6 年多前发生的事件（4 篇）以及作者没有回复（2 篇）。从 2009 年到 2012 年，不当图片复制的平均百分比为 7.08%。在 2013 年杂志社引入筛选接受稿件以后，该百分比降为 3.96%，说明人为干预可以有效降低不当图片复制的出现率。为了避免图片相关的学术不端行为，如今已有越来越多的图片查重工具面世，与文本查重工具一样，相信图片查重将在学术出版流程控制中变得越来越普遍。

（3）隐私侵犯：侵犯临床研究（受试）对象（患者）的隐私或未妥善保护好临床研究（受试）对象（患者）的隐私也具有学术不端行为（或嫌疑）的性质，可能导致拒稿，甚至发表后撤稿。即使患者签署了知情同意书，同意将个人相关的数据用于研究发表，仍要避免不恰当地泄露患者的隐私，比如把 CT、B 超等检查结果作为论文图片素材发表时，应将个人信息和隐私部位裁掉（或遮蔽），比如患者的眼部细节（易于识别出患者本人）或其他隐私部位如果没有妥善保护，都有可能成为撤稿的理由。

（4）基金致谢不当或造假：很多期刊要求在致谢部分声明基金，越来越多的期刊开始设置单独的基金(funding)部分来声明。在学术界，获得基金项目是所有研究者职业生涯的关键。基金的种类和来源有很多，比如来自国家研究基金、慈善机构、各级政府管理机构、企业或工业界等。如果作者不对基金进行声明，研究者团队之外的读者是无法知道研究相关的资金来源的。恰当地致谢基金非常必要。第一，很多基金有结题要求，发表相关论文无疑是重要的结题成果。第二，致谢基金时应与基金管理机构核实，有的基金要求用特定词句来致谢。第三，致谢基金是基金管理和宣传的需要，让更多的研究者和读者知道相关基金。第四，致谢基金可以让读者知道基金的来源，规避潜在的利益冲突。第五，致谢基金是研究者的责任和义务，也是研究者感谢基金支持的重要方式。因此，很多基金要求发表资助项目相关论文时，必须致谢基金（含基金号）。如果作者故意不致谢或者不按要求致谢，那么这篇论文或出版物可能是一个"定时炸弹"，有可能导致研究机构以后不再资助研究者、论文撤稿，甚至影响到研究者的学术职业生涯等。

基金致谢并不是越多越好，研究者应该本着实事求是的做法，是哪个基金项目的资金支持了研究，就致谢对应的基金，一般同一篇论文致谢好几个同级别基金的情况是应该谨慎的，比如列出好几个国家自然科学基金项目。我们知道，基金项目的批准首先讲究研究意义和新颖性，同时批准几个相似项目的可能性较小，不过，国家级基金再被省级、地市级和企业项目资助的可能性还是存在的。研究者不能为了"朋友间"互相帮忙"结题"，就彼此在论文中致谢别人的基金，也不要让别人发论文时随便致谢自己的基金。更有甚者，单纯为了致谢基金（显得研究更有水平），将已经结题的基金用来致谢，或者将基础研究相关的基金用在临床研究中进行致谢，这些都不是正确的做法，涉嫌虚假陈述，有学术不端行为的嫌疑。

（5）不公开利益冲突：发表研究结果是为了促进相关学科的发展以及社会的进步。公众对于研究过程和数据的信任，需要建立在合理的研究设计、严格的过程执行、准确的记录撰写、规范的同行评议和编校，以及整个过程不受利益冲突（conflicts of interest）影响的基础之上。除了财务关系，雇佣关系（股东、顾问等）、专利产品、人际关系、学术竞争、意识形态，甚至宗教信仰都有可能导致利益冲突。

一般情况下，研究者的科研过程是独立完成的，不受商业利益影响和控制，这是最普遍和最容易理解的财务相关利益冲突，这时只要在利益冲突部分声明"没有利益冲突"即可。当研究对象是医药企业的产品时，发表论文时应该说明与相关企业是否存在利益往来，比如被该企业聘为顾问、讲师、技术专家，或接受过企业任何形式的基金赞助，为研究产品申请过专利等。实际上，如实陈述利益关系未必会遭到质疑，但如果做出虚假陈述，则一定会遭到诟病，甚至导致论文被撤稿。

论文发表过程也需要避免利益冲突，这个主要涉及出版机构（杂志社）的出版流程管理。一般来说，杂志社会公布自己对待利益冲突的政策。期刊编辑首先要声明利益冲突，对于认识的作者（个人情感因素可能导致出版决定偏倚），编辑要主动退出决策流程。邀请审稿人的过程中，首先请审稿人声明利益冲突，对于有利益冲突的，应立即终止审稿并换其他审稿人。很多期刊允许作者提供"不推荐"审稿人名单，其实也是为了避免学术竞争关系的利益冲突。国际医学期刊编辑委员会（ICMJE）针对利益冲突有模板下载，见 http://www.icmje.org/disclosure-of-interest/。

声明潜在利益冲突并不会影响论文的发表，读者将在了解真实的合作、竞争或其他利益关系的情况下根据客观事实对研究结果做出判断。相反，如有未披露的财务、知识产权等利益冲突，将会破坏读者的信任。如果这些信息在发表后陆续被揭露，作者和已发表论文的信誉可能会受到严重损害。

三、审稿人和期刊编辑的学术不端行为

以前，学术不端行为的讨论主要围绕作者进行，而学术不端行为既可能涉及研究者个人

（作者），又可能产生于审稿人和期刊编辑。由于本书聚焦英文论文的撰写与发表全过程，因此笔者也将简要介绍针对审稿人和期刊编辑的学术不端行为。

1. 审稿人的学术不端行为

2019 年国家新闻出版署发布的《学术出版规范——期刊学术不端行为界定》将审稿人的学术不端行为分为违背学术道德的评审、干扰评审程序、违反利益冲突规定、违反保密规定、盗用稿件内容、谋取不正当利益和其他学术不端行为七类。

审稿人是学术期刊稿件质量控制的关键环节，但如果审稿人不能履行好相应职责，则可能起到反效果。比如审稿人忽视与评审稿件和作者之间的利益冲突，对熟识作者的稿件故意写正面意见而对稿件缺陷避而不谈；或者不认真对待评审邀请，故意拖延或者不能评审却不及时拒绝；或者违反保密规定，将稿件中的信息和数据擅自公开等。更有甚者，利用审稿谋取不当利益，比如告诉作者自己是审稿人，暗示作者对自己"有所表示"，或者以此作为"人情"送给作者等。2019 年，全球最大的学术出版商爱思唯尔（Elsevier）开始关注学术论文中的不正当引用乱象。爱思唯尔发现，某些同行评议正在滥用自己的职权，提高自己论文的引用率。他们会在投稿人的审稿意见中加入一句提醒如"请参考×××文献"，而这篇文献往往是审稿人自己的论文。虽不是强迫，但一些投稿人为了提升中选率，通常选择默默采取审稿人的意见。据报道，爱思唯尔正在调查数百名科研人员，怀疑他们故意通过操控评审过程，提高与自己利益相关的论文引用数量。虽然爱思唯尔表示并不会撤回任何被强制引用各种论文的研究，这些作者不必对此负责，也不会影响研究结果，但是出版商将对审稿人的资格进行重新审查。

审稿人因为作者和投稿期刊的信任，往往最先接触到作者的研究成果，所以也不乏审稿人盗用评审稿件的恶劣情况发生。2015 年 6 月，波士顿塔夫茨大学的医学博士 Dansinger 和同事向美国期刊 *Annals of Internal Medicine*（《内科学年鉴》）提交了题为 "One-year effectiveness of the Atkins, Zone, Weight Watchers, and Ornish diets for increasing large high-density lipoprotein particle levels: a secondary analysis of a randomized trial" 的论文。在经过了外部同行评议后，期刊编辑决定拒稿，并将决议于 2015 年 7 月反馈给作者。时隔一年，2016 年 8 月，Dansinger 突然发现，同年 2 月 23 日发表在 *EXCLI Journal* 上的一篇论文几乎与他们此前递交给《内科学年鉴》的稿件如出一辙。他很快意识到，这很可能是《内科学年鉴》的审稿人剽窃了他们的稿件内容并擅自发表。于是他很快联系了期刊编辑。12 月 13 日，《内科学年鉴》同时刊出两篇论文，直指近期发生的恶性论文剽窃事件。受害者 Dansinger 直言不讳地发表了致剽窃者的信函，期刊也发表社论表明了立场。

2. 期刊编辑的学术不端行为

2019 年国家新闻出版署发布的《学术出版规范——期刊学术不端行为界定》将期刊编辑的学术不端行为分为违背学术和伦理标准提出编辑意见、违反利益冲突规定、违反保密要求、盗用稿件内容、干扰评审、谋取不正当利益和其他学术不端行为七类。

期刊编辑是学术出版的引路人和政策执行者，他们决定了期刊出版方向与刊登兴趣领域，同时也是稿件接受与否的决策者。编辑是学术出版的守护人，坚持原则、严谨公正的期刊编辑是值得所有人尊敬的。由于期刊的发展目标不同，有的编辑也可能铤而走险，做出一些具有学术不端嫌疑的事情，比如操纵影响因子，有的编辑擅自要求作者刻意引用或过度引用自己期刊的无关论文以增加该论文的引用次数（可以提升期刊的影响因子）。这种行为涉嫌造假和影响学术公平，一旦被发现，涉事期刊会被各大数据库，比如科睿唯安的 SCI 数据库警告镇压,其至直接将期刊踢出 SCI 数据库。有鉴于此,很多期刊开始检测投稿论文的自引率(投稿论文准备发表在 A 期刊,其中引用 A 期刊论文的情况被称为自引),自引较多或不合常理引用的情况都可能导致拒稿,以此来加强出版稿件的合理引用,净化学术出版环境。同时,审稿人要求作者引用自己论文的现象也逐渐被期刊编辑所关注。

期刊编辑很多时候由研究者兼任,他们也会发表自己的研究。所以,在处理稿件的时候,主动声明利益冲突,规避有利益冲突的稿件和作者对于出版公平至关重要。2020 年 11 月 10 日,加利福尼亚大学圣巴巴拉分校 Steven D. Gaines 团队在《美国国家科学院院刊》(*Proceedings of the National Academy of Sciences*, *PNAS*)上在线发表题为"A global network of marine protected areas for food"的研究论文。但是,该论文在 2021 年 10 月 7 日被撤回。主要原因是负责该论文的编辑 Jane Lubchenco 最近发表了一篇与该论文作者相关的论文,并且与 Steven D. Gaines 是姐弟关系,她还是 Steven D. Gaines 的博士生导师之一。这两种行为都被 *PNAS* 编辑政策所禁止。

有的期刊编辑其至利用出版决策权牟利。2018 年,国家核心期刊《求索》编辑室主任和编辑卖版面,并将收来的钱款多数纳入私囊,总金额近 200 万元。湖南省安化县法院以受贿罪分别判处两人缓刑,罚金 50 万元。无独有偶,核心期刊《湖南社会科学》原主编利用职务便利,帮发文中介发表论文 120 余篇,受贿 128.95 万元。他因涉嫌受贿罪,2020 年 10 月 16 日经湖南省长沙市开福区人民检察院决定,当日被长沙市公安局开福分局执行刑事拘留。有些英文期刊不进行同行评议"给钱就发",被定义为掠夺性期刊,近年来屡被诟病;此外,个别 SCI 期刊编辑也存在利用稿件决定权谋取私利的行为,这些行为一旦被发现,当事人和那些"走后门"的稿件往往难逃一劫,广大研究者应该引以为戒。

第三节　学术不端行为典型案例与后果

2004 年 2 月,韩国首尔大学教授黄禹锡研究小组宣布,他们利用体细胞核移植(somatic cell nuclear transfer, SCNT)技术完成了全球首例人类胚胎复制。2005 年 5 月,他在 *Science* 上发表论文,宣称成功利用 11 名不同疾病患者身上的体细胞克隆出早期胚胎。8 月 3 日,他因此被韩国科技部授予"最高科学家"称号,被韩国人誉为"民族英雄"。然而,同年他被人揭发数据造假,论文被撤稿。在公审中,黄禹锡承认,他的论文在遗传基因指纹分析、染色体组型、免疫适合性检测等验证阶段存在造假。2010 年 12 月,韩国首尔高等法院做出二审判决,黄禹锡因侵吞研究经费被判处有期徒刑 18 个月,缓刑 2 年。

2014 年 1 月 30 日,日本科学家小保方晴子等人在 *Nature* 上发表两篇论文,宣布他们建立了一项简单方法,可以成功培育出能分化为多种细胞的新型"万能细胞"——STAP 细胞。她因此被传媒视为首位日本女性诺贝尔奖得主的有力人选。但很快就有美国同行质疑,日本有关部门立即开展调查,4 月 1 日便确认论文存在故意造假。*Nature* 于 7 月 2 日撤销了这两篇论文。8 月 5 日,日本干细胞领域著名科学家笹井芳树(小保方晴子的导师和被疑造假论文的共同作者)在位于神户市的日本理化学研究所大楼自缢身亡,终年 52 岁。一周后,小保方晴子在美国求学时的导师,与小保方晴子并列为一篇被疑造假论文的通信作者,并在另一篇被疑造假论文上也署名的美国哈佛大学教授、麻醉学家查尔斯·瓦坎蒂宣布辞职,"休假"一年。同年 10 月,小保方晴子的博士学位被取消。

2015 年 7 月，一名旅美韩国科研人员因伪造实验数据，被美国联邦法院判刑 57 个月，3 年监外监视，罚款 720 万美元。

2018 年 10 月，哈佛医学院和布莱根妇女医院（Brigham and Women's Hospital）宣布，经过内部调查后，他们认为需要撤回 Piero Anversa 发表的 31 篇论文。这些研究出现了伪造和（或）窜改数据等造假行为，哈佛医学院已通知所有相关期刊，撤回他们的研究成果。而早在 2015 年，Anversa 在布莱根妇女医院的实验室就已经关闭。2017 年，布莱根妇女医院经调查后向司法部披露 Anversa 使用欺诈性数据获得联邦研究资金，为此布莱根妇女医院同意向联邦政府赔偿 1000 万美元，作为造假赔偿。

2020 年出现了第一篇被 *Nature* 和 *Science* 撤稿的中国作者的论文。2020 年 3 月 12 日，中国地质大学邢立达等人在 *Nature* 发表的封面论文"Hummingbird-sized dinosaur from the Cretaceous period of Myanmar"，报道了在琥珀中发现的"世界最小恐龙"。然而，论文上线不足 10 天就被国内几位古生物学研究者质疑，被认为这个所谓"世界最小恐龙"其实并不属于恐龙或鸟，而很可能是一件蜥蜴的头骨。4 个月后的 7 月 22 日，这篇论文因为证据不足而被撤稿，成为中国第一篇被 *Nature* 撤稿的论文。无独有偶，2020 年 7 月 10 日，*Science* 发表了一篇中国地质大学副研究员宋怀兵和东南大学朱斌教授的论文"Proton transport enabled by afield-induced metallic state in a semiconductor heterostructure"。论文发表后得到了国内多家媒体报道。可惜好景不长，论文发表仅 1 个月的时间，就在 PubPeer 上遭到了网友们的质疑，主要是该论文中多处图片与论文作者以往发表的论文中的图片高度相似。最终该论文由于数据错误而被撤。

不仅如此，近年来还出现了一些大规模撤稿事件。2015 年 3 月，由于涉嫌第三方伪造、干预同行评议，BMC 出版社一次性撤销了 41 篇来自中国的生物医学论文；8 月，德国施普林格出版集团撤回旗下 10 本学术期刊上发表的 64 篇论文，其中 61 篇来自中国作者；10 月，爱思唯尔出版集团撤回旗下 5 本期刊中的 9 篇论文，这 9 篇论文也全部来自中国作者。

2017 年 4 月 21 日，德国施普林格出版集团撤回 *Tumor Biology* 的 107 篇论文，其中绝大多数来自中国作者。撤稿的原因是同行评议造假。这个消息又一次在生物和医学领域掀起对学术及出版伦理道德的大讨论。同年 7 月 18 日，WoS 数据库所有者科睿唯安表示，科睿唯安期刊评审专家团队经过仔细评估，最终决定：*Tumor Biology* 由于不再满足 WoS 期刊收录的一贯而严格的标准，该刊自 2017 年 7 月起不再被 WoS 数据库旗下的 SCI 数据库收录。

2020 年 7 月 5 日，知名学术打假斗士 Elisabeth Bik 质疑了 121 篇论文的图片造假行为，时间跨度从 2017 年至 2020 年 6 月。大约 100 张图片存在"循环使用"，包括生存曲线图、菌落集群图、Western blot 图等。这 121 篇论文均来自中国学者，涉及约 50 个城市的不同单位和不同的课题组，大多数是肿瘤学，基本是非编码 RNA 研究领域。这批论文共分布在 6 个期刊上，分别为 *European Review for Medical and Pharmacological Sciences* (*ERMPS*)，*Journal of Cancer*，*Bioscience Reports*，*Oncology Letters*，*Biomedicine & Pharmacotherapy* 和 *Journal of the Balkan Union of Oncology*。其中，绝大多数论文（113/121）发表在 *ERMPS* 上。*ERMPS* 不是由传统的科学出版社出版的期刊，而是由主要隶属于意大利多所大学的编辑团队经营的独立期刊。

2021 年 1 月 20 日，英国皇家化学学会（Royal Society of Chemistry，RSC）表示，他们正在考虑撤回 68 篇可能出自"论文工厂"的论文，但当时并没有公布这 68 篇论文的详情；1 月

21日,通过自查撤稿数量增加至70篇,所有论文均出自中国,且绝大部分出自知名大学或其附属医院。这些论文的共同特点:主要是生物和医学领域,涉嫌图片复制和人为修改实验结果。

在2015年的撤稿事件中,中国医科大学率先对涉事人员进行了严肃处理,随后基金委也表示将追回涉事论文相关的基金。虽然,在这次大规模的撤稿事件中并不是所有涉事作者都受到严厉的处理,但他们在毕业、就业、晋升和(或)申请科研基金上都受到了不同程度的影响。随着国家对科研诚信的重视,社会对学术不端行为的容忍度将越来越低,有关部门一直倡导的"零容忍"将逐步实现。因此,学术不端行为一旦被认定,后果将非常严重。对于科研人员,不仅有可能名誉扫地、学位不保、科研梦破灭,甚至有可能受到法律的严惩。因此,学术不端行为是一条不可触碰的红线。

值得一提的是,并非研究数据相关的造假才需要重视,整个研究到发表过程中的所有材料都必须真实,其中任何环节的材料不实,都会被认定为造假。不久前,某期刊收到了一位作者的自由投稿。作者为了证明自己的文稿经过了编辑公司的语言润色而主动提供了一份美捷登的语言润色证明。这份证明看似很正规,但期刊编辑凭着自己的经验初步判断证明有问题,因为他对美捷登提供的正式语言润色证明比较熟悉。经过与美捷登正式的语言润色证明进行核对比较,他发现无论是格式、内容还是落款签字,都千差万别。然后,他与美捷登联系,确认这就是作者伪造的一份语言润色证明。他将这一问题反映给期刊主编。主编非常气愤地说:"连语言润色证明都造假的作者,他们的论文还可信吗?"因此期刊决定直接拒稿,并向作者提出警告。伪造的语言润色证明不仅欺骗了期刊编辑,也败坏了论文编辑公司的声誉,更违背了学术诚信原则和实事求是的科研精神。

第四节　如何避免学术不端行为及其嫌疑

如果说学术不端行为是指研究者有意或无意违反学术规范和科研伦理的行为,那么,学术不端行为的嫌疑指的是不端行为尚未被伦理委员会认定的情况。科研人员在研究中应避免学术不端行为及其嫌疑的发生。值得一提的是,不少学术不端行为嫌疑不是科研人员有意为之,而是因为缺乏对相关知识的了解,无意为之。有意而为的学术不端行为应坚决抵制,但无意造成的学术不端行为嫌疑也要尽量避免。学术不端行为及其嫌疑在课题研究、论文写作和论文发表等阶段均可能发生,并造成严重后果,应该引起足够的重视。

一、作者如何避免学术不端行为及其嫌疑

1. 实验过程

（1）长期保存实验资料和原始数据:科研人员应养成妥善保存实验资料和原始数据的好习惯,这些记录不仅是学术写作的基础,也是事实和细节的清楚来源,能在外界对自己的研究结果提出质疑时提供有力的证据。一般来说,实验资料和原始数据应至少保存十年,时间越长越好。

（2）严格遵守学术规范:国内的科研伦理教育和宣传长期以来比较薄弱,中国科研人员

对科研伦理的要求认识不足，重视不够，而如今的国内外期刊却对科研伦理规范提出了越来越严格的要求。在这样的大趋势下，科研人员必须不断学习，并在工作中加强对学术规范的理解。科研伦理的具体要求请参见本章第一节。如今，任何研究者如果违背科研伦理或者忽视伦理报告规范，将在发表论文时寸步难行，甚至发表论文以后也可能面临撤稿风险。2021 年 7 月，Waleed El-refaie 等发表在 *Archives of Gynecology and Obstetrics* 上的稿件被主编宣布撤稿，原因是作者在论文中声明但实际上却没有在研究开始前获得伦理审批和研究方案注册。尽管作者并不同意，但论文还是被撤稿。

2. 论文写作过程

（1）避免抄袭：夏华向教授曾在某论坛发帖提醒大家，避免由于"无知"而被疑为或成为"学术不端行为者"。例如，某人发现一篇最近发表的论文，与自己的研究结果相似，就立即依葫芦画瓢，照抄该文的写作格式、内容，甚至连图表、讨论和参考文献也一一照搬。但因为担心原文影响研究的新颖性，却不引用原文。实际上，这种"照抄"的论文一旦被编辑、读者或原文作者发现，后果不堪设想。夏华向教授建议，这种情况下应另立炉灶撰写论文，并在文中尤其在讨论中引用该文，指出两篇论文的不同点（强调本文的新颖之处）。千万不要低估编辑或审稿人，认为抄袭不会被发现。

此外，除了结果和讨论部分外，不要误认为抄袭前言背景和材料方法就不算抄袭。实际上，不论抄袭论文的哪个部分，都属于学术不端行为。作者应在理解原文意思后用自己的语言复述（实例 9.2）。与引用文字和结果不同，撰写综述时通常需要引用原文的图或表，此时仅引用是不够的，还必须征得原文通信作者及出版社（或其他版权持有者）的许可。夏华向教授建议，这种情况下，最好根据原图或表，重新设计自己的新图或表。

实例 9.2　论文重复率太高怎么办？

背景：有一位作者，论文投稿到某 SCI 期刊（影响因子 2 左右），期刊编辑在格式审查阶段通过查重软件检测，发现论文的重复率较高，特别是有个别句子与原文一模一样，因此退回并要求作者给一个合理解释。作者收到信之后，非常紧张，尤其在经过国内连续多次撤稿事件之后，大家对于学术不端行为或类似行为都非常敏感。实际上，作者在写作前言和讨论的时候，确实有"借鉴"别人已发表论文的部分句子，但也竭尽全力地进行了修改。论文的结果和数据绝对是真实可靠的。然而，作者最终还是决定写信向杂志社申请撤稿，殊不知这一行为极有可能被编辑当成是"心虚"的表现，编辑当即回信表示不予撤稿，作者必须提供一个解释，否则将通报作者单位对此进行调查。

分析：对于没有多少写作经验的新手来说，模仿别人的论文似乎"在所难免"。不过，作者的这种处理办法很明显不是上策。首先，作者的数据绝对真实，只是在前言和讨论部分出现了重复率较高的问题，这不是无法解释的问题。只要向编辑诚恳地解释，说明因为语言障碍，并缺乏写作经验，（承认）确实有借鉴少数句子，但也竭尽所能进行了修改，不想还是没能彻底解决抄袭的问题，对此诚恳道歉。其次，向编辑承诺将仔细修改重复部分，一定解决重复率高的问题，希望编辑再给一次机会，期刊编辑即便不同意，一般也不会穷追不舍。但作者贸然申请撤稿之后，作者不仅仍需要解释为何重复率过高的问题，还得解释为何被发现重复率高就要撤稿的问题（即解释默认的"抄袭"行为）。

建议：承认问题，承诺解决问题，并做出恰当的解释。首先解释为何会参考已发表论文句子的问题，并告知已经尽量修改，承诺将对论文重复部分彻底修改，并通过专业的

CrossCheck 等软件检查;对贸然提出撤稿的解释,也只能实话实说,主要是因为害怕和担心,希望一撤了之,本能地想逃避问题。总之,必须诚实、诚恳地面对和回复编辑的问题,用负责任的态度去解决问题。作者按照以上建议撰写回信,笔者修改如下,供大家参考。

Dear Dr. ×××,

Thank you very much for giving me the opportunity to explain the issue. I must apologize for any inconvenience that I brought to your journal since I was supposed to explain my mistake in the beginning.

To be honest, it was a great challenge and difficulty for me, as a non-native English speaker without systematic training in medical writing in English, to draft an English manuscript. Although I read some previous publications relevant to my study, and learnt from them, I was not able to incorporate the data and knowledge into my manuscript completely using my own language. I have to admit that I did copy a few sentences from the previous publication that I thought were useful in the Introduction and Discussion sections. What I should emphasize is that, all my study data and results are original and I did not copy any sentences from other publications into the Methods and Results sections.

Due to the lack of experience in submitting a manuscript to an English journal, I felt very ashamed and embarrassed when you pointed out that my manuscript had a plagiarism issue, and I just wanted to escape from this situation. When I received your second letter, I thought I must bravely face the situation and admit wrongdoing. Thank you again for encouraging me to make the confession.

Now I believe that I have learnt a lesson, and I hope you can accept my sincere apologies. Moreover, I will be most grateful if you could give me a second chance and allow me to extensively revise the manuscript, especially rewrite the Introduction and Discussion, and resubmit to your journal. I will also do my best to avoid replications by seeking assistance from a professional editing company and sending the manuscript for CrossRef checking.

I look forward to hearing from you,

Best regards,

×××

(2)恰当署名:科研人员应牢记,不为无关论文署名。有些朋友或同事出于尊重、人情或者知名度,可能会主动邀请你在其论文上署名。此时,千万不要在与自己无关的论文上署名。所谓"无功不受禄"。因为一旦论文被发现是"伪冒"产品,所有作者都会被打入黑名单,并可能引发严重后果。同时,也不要在自己的论文作者列表中轻易添加无关人员,哪怕是海内外知名学者。如果要加,该作者不仅要对论文做出应有的贡献,而且还必须同意署名。此外,研究生的劳动也不能抹杀。科研实验离不开研究生的贡献,很多时候研究生毕业时实验结果尚未完全整理和发表,等相关研究成果用于发表论文时,有些导师有意或无意地"漏署名"实验研究的主要完成人。2019 年 11 月,Kate Hutcheon 博士向 *Agronomy* 期刊举报其在澳大利亚纽卡斯尔大学的导师 Andrew L. Eamens 抄袭她的博士论文研究成果,原因是导师在 *Agronomy* 发表相关论文时没有署她的名字。2021 年 4 月,Andrew L. Eamens 向期刊提交了撤稿请求,并从纽卡斯尔大学离职。

论文写作之初就应确定好作者排名顺序。论文的作者排名顺序是根据对研究的贡献大小来确定的,但有时会因为合作者之间协商不好,导致投稿后甚至论文接受后仍存在疑问。比如笔者的一位朋友在 *Nature* 上发表了一篇论文,她本应该是共同第一作者,但另一位第一作者耍了花招,把她列为第三作者。得知消息后,她立即写信给 *Nature* 杂志社说明情况,该论文随即被撤稿。待作者们协商一致后,论文才再次被发表。此外,如果有些未被列为作者的合作者坚持认为自己也应该被列为作者的话,论文即使已经发表,也是很有可能被撤稿的。所以,最好在实验的最初阶段就确定好所有参与者的职责,并基本设定相关论文的作者排名顺序,以避免产生不愉快的结果。

（3）准确处理数据:实验数据的处理需要十分谨慎,稍不小心就会触犯"数据造假"这条"高压线"。值得注意的是,选择性报道阳性结果,或隐藏不利结果也可能形成学术不端行为或至少有学术不端行为的嫌疑。实际上,研究人员应该尽量如实地报道真实的结果,选择性报道有利结果不仅违背了科研事实,也容易对其他同行造成误导,在他人无法重复实验的情况下,也会对自己造成潜在的不利影响。

为避免论文撰写和发表过程中产生学术不端行为的嫌疑,论文的作者应严格遵守发表伦理的相关规范（小诀窍 9.3）。

小诀窍 9.3　Elsevier 关于发表伦理的指导规范

Ethics topics to consider when publishing/发表论文时应该考虑的伦理问题

Authorship of the paper/论文作者:Authorship should be limited to those who have made a significant contribution to the conception, design, execution, or interpretation of the reported study. 作者署名权仅限于那些为研究概念、设计、实践操作,或为结果解释做出贡献的人。

Originality and plagiarism/原创性及抄袭:Authors should ensure that they have written entirely original works, and if authors have used the work and/or words of others that these have been appropriately cited or quoted. 作者必须确保论文全文的原创性,如果使用了别人的结果或文字,应恰当地进行引用。

Data access and retention/数据存取与保留:Authors may be asked to provide the raw data in connection with a paper for editorial review, and should be prepared to provide public access to such data. 作者可能被要求提供论文相关的原始数据以供编辑审阅,并随时准备对外公开以上数据。

Multiple, redundant or concurrent publication/重复发表:An author should not in general publish manuscripts describing essentially the same research in more than one journal or primary publication. 作者不应该以任何形式在超过一种期刊或出版物上发表本质上一样的研究结果。

Acknowledgement of sources/资料来源鸣谢:Proper acknowledgment. 应该恰当地鸣谢。

Disclosure and conflicts of interest/披露利益冲突:All submissions must include disclosure of all relationships that could be viewed as presenting a potential conflict of interest. 所有的投稿都应该披露任何可能的潜在利益冲突。

Fundamental errors in published works/发表工作的基本错误:When an author discovers a significant error or inaccuracy in his/her published work，it is the author's obligation to promptly notify the journal editor or publisher and cooperate with the editor to retract or correct the paper. 当作者发现了任何明显的错误或已发表论文的不准确表述，作者有义务尽快通知期刊编辑或出版商，并配合编辑或出版商对论文进行撤销或纠正。

Reporting standards/报告标准：Authors of reports of original research should present an accurate account of the work performed as well as an objective discussion of its significance. 原创性论文的作者应该准确地记录工作细节，并客观地讨论其重要性。

Hazards and human or animal subjects/危险品及人类或动物受试者：Statements of compliance are required if the work involves chemicals，procedures or equipment that have any unusual hazards inherent in their use，or if it involves the use of animal or human subjects. 如果研究工作中涉及任何的危险化学品、操作过程、设备，或涉及动物或人类受试者，都必须做出符合相关规章的陈述。

Use of patient images or case details/使用患者的图像或病例细节：Studies on patients or volunteers require ethics committee approval and informed consent，which should be documented in the paper. 涉及患者或志愿者的研究需要获得伦理委员会的审核批准，以及患者或志愿者的知情同意书，以上细节必须在论文中说明。

3. 论文投稿与发表过程

（1）避免一稿多投：一稿多投目前已被定义为学术不端行为，违背了学术规范和科研伦理。为了加快文稿的发表速度，不少作者铤而走险，将一篇论文同时投给两份甚至多份期刊。有些作者以为投稿给不同出版商旗下的期刊就能最大限度地规避风险。但实际情况是，即使不同期刊的出版商不同，但同一研究领域，尤其同一研究方向的专家群却是相同的。因此，一稿多投的文稿很有可能被不同出版商旗下的相关领域期刊送给同一审稿人或者兼任 A 期刊编辑和 B 期刊审稿人的专家手上。如果投给两份期刊的文稿送到同一审稿人手中，他/她一定会把情况通报给那两份期刊。从此，这些作者会立刻进入两份期刊及两家出版商的黑名单，甚至造成更严重的后果及长期的负面影响，比如建议依托单位对作者进行调查，或限制通信作者甚至整个单位的论文对其投稿等。因此，这种貌似聪明的投机行为，可能会"聪明反被聪明误"。总之，一稿多投是国际学术界深恶痛绝的行为，作者一定不能拿自己的名誉做赌注。需要说明的是，以摘要形式在会议论文集上发表的研究通常不会影响后续全文的发表，但在投稿时需做相应的说明，并在全文的适当部分（如致谢部分）交代。如果是以短文形式在会议论文集上发表，则需格外谨慎，应向投稿期刊说明和咨询。

很多作者可能遇到过这种情况，即投稿后期刊要求大修，补实验数据，但目前经费和时间已不允许，是否可以在不与该期刊联系的情况下直接改投其他期刊呢？答案是不可以。因为这也属于一稿多投行为。正确的做法是按正常途径认真回复该期刊，解释不能补实验的客观理由，并从理论上论述不补实验也不会影响原文的结论。"死马当活马医"，或许论文在修回后被接受也说不定。如果被拒，再改投也不迟。如果决定另投他刊，建议先向修回的期刊申请退稿，并确定退稿申请被期刊接受。

（2）严格更改作者署名：在学术论文上署名是非常严格的。ICMJE 提出了 4 点要求：①实质贡献，对研究的思路或设计有重要贡献，或者为研究获取、分析或解释数据；②重要修改,起草研究论文或者对重要的知识内容进行关键性修改;③最终审批,对将要发表的版本进行最终定稿;④承诺负责,同意对研究工作全面负责,确保与论文任何部分的准确性或诚信有关的质疑得到恰当的调查和解决。只有同时满足上述4点要求的贡献者才能被署名为作者。其余不满足署名条件但是对稿件或研究做过贡献的人或者机构只能被致谢,而非列为作者。

学术期刊往往以第一次投稿的作者及其排名顺序为依据,在修回阶段,以及稿件接受后希望修改、删减、增加、调整作者排名顺序的,都必须给出合理的解释,而且多数情况下需要所有作者的签字同意后才可以。

值得一提的是,虽然稿件投稿后的作者署名不宜轻易修改,但还是要以实际贡献为主要依据,进行作者署名和排序,必要时进行修改和调整。笔者见过太多发表后因为作者署名冲突而导致的撤稿案例,有的是因为漏署名,有的是因为顺序不当,有的是因为错误署名,不管哪种情况,这对所有作者来说都是一个重大损失,并有学术不端行为的嫌疑。

4. 谨慎选择第三方服务

学术出版是全球科学进步和知识传播的重要支柱,每一名科研人员在学术生涯中几乎都会以读者、作者或编者的身份参与到学术出版活动中。伴随着科学活动的发展和信息技术的升级,与学术出版密切相关的服务行业日臻活跃和丰富。提供专业的、规范的第三方服务对科研人员的科学活动具有重要意义,反之,第三方服务机构提供的不当服务,也可能成为学术不端行为的温床,为科研人员的职业发展、全人类的科技进步、全世界的科研诚信造成极大的阻碍和严重的损失。

2020年7月,中国科学技术信息研究所与施普林格·自然发布了第一部《学术出版第三方服务的边界蓝皮书(2020年版)》(*The Blue Book of the Pitfall of Using Third Party Editing Agencies*(2020)),旨在以简捷易懂的方式为科研人员提供如何区分可接受服务与不可接受服务的详细建议,以避免受到第三方服务机构提供的不当服务,从而规避随之而来的一系列科研诚信与学术不端问题。请参见第十章第三节。

二、审稿人如何避免学术不端行为及其嫌疑

审稿人的学术不端行为主要包括违背学术道德的评审、干扰评审程序、违反利益冲突规定、违反保密规定、盗用稿件内容、谋取不正当利益,以及其他学术不端行为等。为了避免发生审稿人学术不端行为及其嫌疑,我们必须反其道而行之。

1. 遵守学术道德,客观评审

在论文评审过程中,审稿人绝不能姑息学术不端行为,对发现的稿件缺陷坚决指出;同时,严格把控稿件质量,不以作者的国籍、性别、民族等非稿件科学方面作为评价因素,而忽视稿件的原创性和科学价值,同时结合期刊发表范围提出专业的审稿意见。违反上述原则将被认定为违背学术道德的评审。

2. 维护评审公正

被邀请作为审稿人以后,应该及时、按计划完成评审任务,绝不故意拖延评审过程,更不以不正当方式影响发表决定,包括无法完成评审却不及时拒绝、未经允许直接与作者联系,或者私下联系编辑以左右发表决定等,坚决维护评审过程的公正性、学术性。违反上述原则将被认定为干扰评审程序。

3．规避利益冲突

主动声明和规避利益冲突，是审稿人评审稿件前重要的工作之一。只有在没有利益冲突的情况下，审稿人的评审意见才能被信任，稿件的科学价值才能被公正地评判。审稿人主动告知编辑部与所评审论文及其作者的利益关系，将得到编辑部的认可与尊重；反之，涉嫌不公正地评审存在利益冲突的论文，或者故意推荐与特定稿件存在利益关系的其他审稿人等，都属于审稿人违反了利益冲突规定。如此情况，轻者审稿意见将不予采信，重者被接受发表的稿件将面临撤稿。

4．严格保密

保密是审稿人的责任。审稿人评审的稿件是研究者及其团队辛勤工作的结果，审稿人给予严格的保护和公正的评审，既是对科研同行工作的尊重，也是对其他同行评议的一种回馈，这种良好的互动构建了学术交流的基础。因此，审稿人不能擅自与他人分享、使用所审稿件的内容，或者公开未发表的稿件内容或数据，这些都属于违反保密规定。

5．其他方面

审稿人擅自使用自己评审的、未发表稿件中的内容，或使用得到许可的未发表稿件中的内容却不加以引用或说明，属于盗用稿件内容的行为（类似剽窃）。更有甚者，利用评审稿件中的保密信息来获得个人或职业上的利益，或者利用评审权为自己牟利，这些行为称为谋取不正当利益。此外，审稿人发现所审论文存在研究伦理问题但不及时告知期刊，或擅自请他人代自己进行评审的行为，都属于审稿人的学术不端行为，应该引以为戒。

三、期刊编辑如何避免学术不端行为及其嫌疑

期刊编辑的学术不端行为主要包括违背学术和伦理标准提出编辑意见、干扰评审、违反利益冲突规定、违反保密要求、盗用稿件内容、谋取不正当利益，以及其他学术不端行为等。如何避免期刊编辑的学术不端行为呢？显而易见。

1．遵守科研与学术规范

作为期刊编辑，最重要的工作就是确保投稿稿件得到专业的评价与公正的对待，确保稿件报道的研究结果符合科研与学术规范。因此，期刊编辑应该基于稿件的学术性、期刊的发表宗旨、兴趣领域，以及ICMJE指南、COPE规范等出版要求进行客观评价，不以非学术标准、超出期刊范围和发表宗旨提出编辑意见，更不能无视或故意忽视期刊论文相关伦理要求等。

2．维护评审公正

期刊编辑不应该私下影响审稿人的评判，更不能无视或故意歪曲审稿人的审稿意见，从而影响稿件的修改和发表决定，这属于干扰评审的学术不端行为。

3．规避利益冲突

期刊编辑应该严格执行期刊或出版社的利益冲突政策，主动规避自己与投稿作者的利益关系；同时，在选择审稿人、学术编辑的过程中，积极避免选择或邀请与处理稿件及其作者有利益冲突的专家。这些原则将确保稿件得到公正和客观的评价，是期刊发表的稿件质量控制的基础。

4．严格保密

期刊编辑的保密职责比审稿人更广一些，编辑除了不应该擅自透露、公开或使用所编辑

的稿件内容外，还应该确保盲审（单盲或双盲审稿）的稿件作者、审稿人信息的严格保密，确保审稿过程的公正性。同时，在稿件存放规定和销毁机制上，也应该执行严格的政策以避免稿件信息外泄。

5．其他方面

期刊编辑不应该利用稿件保密信息牟利，更不能利用编辑决策权左右稿件发表决定，谋取不正当利益，或与第三方机构合作买卖期刊版面等，为自己或期刊谋取不正当利益。期刊编辑禁止盗用稿件信息，并应该采取一切措施杜绝流程相关人员盗用作者的稿件信息；期刊编辑不应未经作者许可就发表论文，或者无视稿件相关的伦理要求，随意添加与论文内容无关的期刊自引文献或要求、暗示作者非必要地引用特定文献等，这些都属于期刊编辑的学术不端行为。

四、面对学术不端行为嫌疑，如何挽救

这里提到的学术不端行为嫌疑的挽救，绝不是鼓励大家去触碰学术不端行为的红线，而是给无意为之的科研人员提供一种尽量降低学术不端行为及其嫌疑所带来的严重后果的处理建议。

大部分学术不端行为的嫌疑出现在投稿后，甚至论文被刊出后。这种情况下，首先要从自身找原因，诚恳、耐心地与期刊编辑进行交流。要做到客观诚恳，晓之以理，动之以情，让杂志社相信的确不是你有意为之，期待期刊网开一面，并会引以为戒。

曾经有一位作者，其论文本已被期刊接受，且已经到清样校对阶段，"不幸地"被杂志社发现论文的材料和方法部分与该作者之前发表的论文具有高度相似性，因而被杂志社决定撤稿。作者告诉笔者："材料和方法部分，因为是做的系列研究，加上都是自己之前写的东西，所以就（确实）直接照搬了。"了解情况后，笔者建议作者向杂志社写一封言辞恳切的申诉信，申诉理由是因为英文不是作者的母语，造成在写论文时表达方式十分有限。因为研究所用的材料和方法确实与之前的研究类似，并且没有意识到抄自己的论文也是抄袭，所以恳请杂志社能给改过的机会。杂志社也很"通情达理"，很快回信表示网开一面，并给了再修的机会。论文最终经过部分改写后顺利发表了。

在避免学术不端行为及其嫌疑这个问题上，最根本的办法还是学习和遵守相关的操作规范及准则，尽量避免因为"无意为之"而产生的嫌疑。对于有意为之的行为，所谓"若想人不知，除非己莫为"，一旦曝光，必将受到坚决抵制。总之，千万不要因贪图一时的名利，而赔上了自己的学术生涯和终生的道德名誉。（实例9.3）

实例9.3　漫长的学术不端行为（嫌疑）撤稿案例

几年前，某作者在国内某核心期刊上发表了一篇中文论文 B。后来一位美国的作者通过 PubMed 获取了 B 文的英文摘要，从中发现 B 文所述研究与其三年前发表在某英文期刊上的 A 文很相似。美国作者便请实验室的中国同事翻译了全文，最终发现 B 文的题目、摘要、图文及数据均与 A 文一致，但 B 文并未引用 A 文，因此确定该作者"抄袭"无疑。之后，美国作者联系了 B 文在香港的共同作者（他们正好是朋友），该香港共同作者随即敦促第一作者撤稿，但第一作者不愿撤，声称确实做过实验，只是所用的细胞株不一样，结果虽然相似，却是真实的；之所以没有引用 A 文，主

要是想当该研究结果的第一发现者。后来,美国作者通知了发 A 文的期刊,A 文期刊编辑与香港共同作者联系,强烈要求撤稿,否则,通知 B 文中所有作者的大学。这时,香港共同作者又面见了第一作者在内地的导师,双方均同意撤稿。然而,事情仍未结束,因为发表 B 文的国内核心期刊也不愿意撤稿,声称"史无前例"。此后,第一作者的国内导师两次亲赴北京,最后成功撤稿,但已历时 6 个月之久。

经验与教训:

(1) 投稿前一定要给所有共同作者审阅。

(2) 不可盲目照搬原文内容或图表格式。

(3) 不可为了争当"the first one to…"而无视已发表的类似论文。

(4) 引用原文是最基本的学术道德,既尊重原文作者,又保护自己。

(5) 回应投诉要及时、诚恳和有效,以避免事态进一步扩大、升级和恶化。

第五节　论文发表后撤稿

虽然只有少数论文会遭到"撤稿"的命运,但是它却是广大科研人员经常看到、听到、谈到、问到和特别关注的问题。

一、什么是撤稿?

广义的撤稿(retraction)是指文稿被期刊接受、刊登后,由期刊编辑部或作者本人对文稿进行的撤回。需要说明和强调的是,由于文稿已经被刊登或在线发表,即使撤稿,原文仍然会被检索到,并且全文仍可以被阅读,但是会被标识出"Retraction"的字样,也就是说,对于那些因为学术不端行为而被撤稿的稿件,作者希望通过撤稿而抹除"劣迹"的可能性是不存在的,如此一来,被撤的稿件也几乎不可能重新发表。请注意区分此处的撤稿与作者主动撤稿(withdrawal)。

二、国内外撤稿现状

2015 年,BMC、Springer 和 Elsevier 三家出版商撤销了来自中国作者的 111 篇论文;2018 年,哈佛医学院和布莱根妇女医院宣布撤回 31 篇论文等;2020 年 7 月,《华尔街日报》刊文揭露 121 篇来自中国的论文涉嫌图片造假行为;2021 年 1 月,英国皇家化学学会表示考虑撤回 68 篇可能出自"论文工厂"的论文等。根据撤稿观察(Retraction Watch)网站的数据,2016 年 11 月,中国作者的撤稿总数是 313 篇,仅次于美国(1065 篇);截至 2021 年 4 月,中国作者撤稿总数已高达 1.4 万篇,超过美国(4744 篇),位列世界第一。虽然近年来,中国作者的撤稿现象在国际学术界引起了轩然大波,但撤稿现象并非最近几年才出现,也并非中国独有,而是从开始有论文发表时就已经在全世界范围内存在。撤稿是学术界的常态,只是近 20 年越来越多罢了。

2004 年,美国学者阿特拉斯(Atlas)对 122 种主要的生物医学期刊进行了调查,只有 21 种期刊(占总调查期刊的 17%)在作者投稿指南中明确标识撤稿政策,62% 的期刊没有在指南中标识,但通过联系期刊编辑得知其存在撤稿政策,剩余的期刊既没有在指南中发表,也没有回应调查。该结果发表于 *Med Libr Assoc*,2004(92(2)：242-250)。2015 年,英国学者大卫·瑞思尼克(David B. Resnik)等通过解读影响因子排名前 200 的学术期刊的撤稿政策,发现在接受调查的 147 种期刊中,有 95 种期刊(65%)有撤稿政策;该结果发表于 *Med Libr Assoc*,2015(103(3)：136-139)。对比以上两项研究,可以看出这 11 年间学术期刊撤稿政策确实发生了变化,作者须知中发布撤稿政策的期刊比例从 17% 上升到了 65%,这也说明撤稿现象日益增多,期刊的撤稿机制逐渐完善。

撤稿论文的数量近年来呈现出快速增长的趋势。2011 年,美国学者斯提恩(Steen)调查分析了 742 篇被撤稿论文,发现被撤稿论文总数较过去 10 年增长了 10 倍。2011 年,美国学者费里斯·方(Ferris C. Fang)和卡萨德威尔(Arturo Casadevall)定义了"撤稿指数"的概念,即每种期刊在 2001 年至 2010 年的撤稿数量×1000/论文发表总数。通过对影响因子在 2.00~53.484 的 17 种期刊进行调查,发现撤稿指数与期刊影响因子呈正相关,影响因子越高的期刊撤稿指数也越高。究其原因,有可能是为了在更高影响因子的期刊上发表论文,作者更容易出现急功近利的现象,也有可能是影响因子更高的期刊具有更严格的审稿机制,但无论什么原因,撤稿指数与期刊影响因子存在正相关这个结果是十分明显的。相关结果发表在 *Infect Immun*,2011(79(10)：3855-3859)。

2013 年撤稿观察网发布的定期回顾论文指出,世界撤稿人物排行榜中全部上榜作者均为男性(小诀窍 9.4)。美国研究诚信办公室(U. S. Office of Research Integrity,ORI)的报告也指出,绝大部分出现学术不端行为的作者为男性,而且在生命科学职业生涯的每一个阶段,都发现存在学术不端行为的男性科研人员比例比女性科研人员比例高。这样的结论并不仅是因为有更多的男性从事生命科学领域的研究,也可能与男性更易从事冒险行为有关。不过,女性科研人员有学术不端行为的比例低,不代表不会被检出。

不论国籍,不论职称或资历,不论性别,做科研、发论文都容不得半点马虎。已发表的论文是白纸黑字的存在,任何时候都必须经得起检验,所以,科研人员应该避免任何的学术不端行为,如剽窃、伪造、篡改、重复发表等。否则,无论过多少年都有可能被后续的研究者或职业"打假者"发现和举报。所以,科研人员应该踏踏实实做研究,坦坦荡荡发论文。如果需要编辑公司的帮助,最好找信誉良好的,并且作者本人一定要对论文的学术性把关,亲自主导和参与论文撰写及投稿的全过程。

不论何种原因引起的撤稿,都会在期刊编辑部和杂志社留下记录。除了由于期刊编辑部或出版商失误导致的被动撤稿外,作者都会受到一定程度的惩罚,比如 3 年或 5 年内禁止向该期刊投稿。如果是严重的剽窃或伪造,期刊编辑部会向作者单位发出进一步调查的请求。所以,各位科研人员除了主观上不应有投机取巧、铤而走险的想法外,也要尽量避免因疏忽大意或"无知"而出现学术不端行为,从而导致论文撤稿。

小诀窍 9.4　世界撤稿人物排行榜

根据撤稿观察网站(Retraction Watch,http://retractionwatch.com/)上的统计数据,以下是截至 2021 年 8 月 9 日世界撤稿数目前十名得主。

1. Yoshitaka Fujii (total retractions：183) , Japan.

2. Joachim Boldt (156) , Germany.

3. Yoshihiro Sato (106) , Japan.

4. Jun Iwamoto（82），Japan.

5. Ali Nazari（71），Iran.

6. Diederik Stapel（58），Netherlands.

7. Yuhji Saitoh（53），Japan.

8. Adrian Maxim（48），America.

9. Chen-Yuan（Peter）Chen（43），Taiwan,China.

10. Fazlul Sarkar（41），America.

以上数据来自撤稿观察网站：http://retractionwatch. com/the-retraction-watch-leaderboard/。

三、撤稿常见原因分析

根据发起人不同，撤稿可以分为主动撤稿和被动撤稿。主动撤稿是作者方提出将已发表的论文撤稿，原因可能有很多，有可能主要出现在以上所提到的各个过程中。被动撤稿是由期刊编辑提出撤稿，撤稿原因很大一部分是存在学术不端行为。

2015 年，瑞思尼克等调查了影响因子排名前 200 的学术期刊的撤稿政策，发现在有撤稿政策的 95 种期刊中，95% 的期刊允许期刊编辑在没有得到作者认可的情况下撤稿。所以，不论是由谁发起撤稿请求，最终的决策权绝大多数在期刊编辑手中。即使作者拒绝期刊编辑提出的撤稿要求，编辑仍然可以自行撤销稿件。

出版物道德准则委员会也明确指出，存在以下情况是需要撤销稿件的。

（1）有足够的证据证明文稿的结果不可靠，或者存在学术不端行为及实验错误。

（2）结果已经在别处发表过，但并没有得到合适的授权（重复发表）。

（3）存在抄袭。

（4）不符合科研伦理要求。

所以，从上述要求来看，学术不端行为造成的撤稿比例相当高。

在前面我们提到中国作者被撤稿的论文涉及同行评议造假的情况，也就是编造推荐的审稿人的电邮地址，但该电邮地址实际上并不是该审稿人的，而是掌握在作者手中，所以最终变成自己审自己的稿件，弄虚作假，造成了大范围的撤稿。这属于严重的学术不端行为，科研人员应该警惕和避免。

2012 年，美国学者费里斯·方（Ferris C. Fang）等回顾性分析了在 PubMed 上检索到的 2047 篇撤稿的生物医学和生命科学研究型论文，发现撤稿原因中，21.3% 是由于数据错误，67.4% 是由于学术不端，包括欺诈或涉嫌欺诈（43.4%）、重复发表（14.2%）和抄袭（9.8%）。

2013 年，瑞思尼克和格雷格·丁泽（Gregg E. Dinse）通过分析 1992 年至 2011 年美国研究诚信办公室公布的官方撤稿数据，从 208 份纳入的研究中重点统计了 119 份有详细撤稿原因的研究，发现 58.8% 是由于数据错误造成的撤稿，而 41.2% 的文稿涉及科研伦理的问题。该结果发表在 *J Med Ethics*，2013(39(1)：46-50)。

除了以上提到的数据错误、涉嫌欺诈、抄袭和重复发表外，还有一些情况也会造成撤稿。比如作者署名有争议，共同作者署名先后顺序没有达成共识；有的作者在没有征得导师许可的情况下发表了论文，导师有可能要求撤稿；有的作者为了文稿更有影响力和更容易被接受，在没有征得该行业资深研究者同意的情况下，将其姓名列入作者或者通信作者，当事人发现后也可以要求撤稿。还有的情况包括没有妥善保护患者隐私，未如实汇报利益冲突，未经许可在讨论中说出与他人"就相关问题的探讨"，迫于外部（商业公司）压力主动撤稿等。

2016 年 1 月 5 日，*PLoS One* 发表一篇题为"Biomechanical characteristics of hand coordination in grasping activities of daily living"的论文，该研究选题新颖、方法可靠、结果有说服力。这本是一篇科研论文，且正文的方法和结果描述中只字未提"the Creator"这个单词。然而，作者在摘要、前言和讨论中各用了一次"the Creator"，即"the proper design by the Creator"（摘要和讨论）和"the mystery of the Creator's invention"（前言），似乎想表达"人手在日常生活中精细的抓取活动"是"the Creator"的杰作，以感叹其美妙、赞美其神奇。2 个月后，有英国专家提出"the Creator"这个术语是属于神学的，不应用在这类医学科研论文中，建议撤稿。虽然作者解释写"the Creator"的本意是指"大自然"，而不是"造物主、上帝"，但该解释没有被期刊编辑和读者接受，最后这篇论文因为用错这个单词而被撤稿。科研论文不像文学作品，应该准确、翔实地汇报和分析研究结果，不应在科研论文的任何部分抒发对研究结果及其意义的感想或感叹。当然，这篇论文的撤稿，除了作者外，审稿人和期刊编辑都难辞其咎。

表 9.4 整理了一些典型的撤稿原因，供读者查阅。

表 9.4　典型的撤稿原因

撤稿原因	典型案例文题	期刊信息
原因一：因作者署名不当导致的撤稿		
作者与非作者未达成一致导致撤稿	Antitumor activity of human γδ T cells transducted with CD8 and with T-cell receptors of tumor-specific cytotoxic T lymphocytes	*Cancer Science* 2012,103(8)，1414-1419
作者排序意见不一致导致撤稿	The effect of alendronate on the expression of osteopontin and osteoprotegerin in calcified aortic tissue of the rat	*European Journal of Pharmacology* 2012, 682(1-3)，126-130
胡乱挂名导致撤稿	Erythropoietin as a possible mechanism for the effects of intermittent hypoxia on bodyweight, serum glucose and leptin in mice	*Regulatory Peptides* 2010, 165(2-3)，168-173
使用作者或审稿人的假邮件导致撤稿	Effect of betaine on the hepatic damage from orotic acid-induced fatty liver development in rats	*Journal of Enzyme Inhibition & Medicinal Chemistry* 2011,44(1)，758-758
原因二：论文抄袭导致撤稿		
全文抄袭导致撤稿	High resolution transmission electron microscope studies of a-Si：H solar cells	*Pramana* 2007, 68(6)，995-999
部分抄袭导致撤稿	Targeting pseudoknots in H5N1 hemagglutinin using designed aptamers	*Bioinformation* 2009, 4(5)，193-196

续表

撤稿原因	典型案例文题	期刊信息
"共同作者"不当引用已发表论文导致撤稿	Biologic targeting in the treatment of inflammatory bowel diseases	*Targets & Therapy* 2009，3，77-97

原因三：重复发表导致撤稿

重复使用已发表的或收集在会议论文集中的数据或文字导致撤稿	Finite strain and deformation from a refolded region of the Dudatoli-Almora Crystalline，Kumaun Lesser Himalaya	*Journal of Asian Earth Sciences* 2004，24（1），115-125
重复使用已发表论文的图片而导致撤稿	Temporally resolved imaging on quenching and re-ignition of nanosecond underwater discharge	*Aip Advances* 2012，2（4），882

原因四：与数据不当有关的撤稿

数据造假导致撤稿	Oxidized low density lipoproteins activate CD4$^+$ cell apoptosis in patients with end-stage renal disease through Fas engagement	*Journal of the American Society of Nephrology* 2007，18(1)，331-342
实验数据差错导致撤稿	Restoration of motor control and dopaminergic activity in rats with unilateral 6 hydroxy-dopamine lesions	*Regenerative Medicine* 2011，6(3)，319-326
论文中数据不属实或错误导致撤稿	Antifibrotic effects of protocatechuic aldehyde on experimental liver fibrosis	*Pharmaceutical Biology* 2012，50(4)，413-419

原因五：未经同意，发表同事的数据（即剽窃）导致撤稿

案例	Nanoporous PtCo surface alloy architecture with enhanced properties for methanol electrooxidation	*Acs Applied Materials & Interfaces* 2012，4（3），1404-1410

原因六：作者刻意引用某一期刊的论文来增加其影响因子而导致撤稿

案例	Impacts of sensor node distributions on coverage in sensor networks	*Journal of Parallel & Distributed Computing* 2011，71(12)，1578-1591

原因七：未妥善保护参与者隐私导致撤稿

案例	Combining biofeedback and narrative exposure therapy for persistent pain and PTSD in refugees：a pilot study	*European Journal of Psychotraumatology* 2012，3(4)，342-343

原因八：图片张冠李戴而撤稿

案例	Chicken or the leg：Sigmoid colon perforation by ingested poultry fibula proximal to an occult malignancy	*International Journal of Surgery Case Reports* 2013，4(11)，945-947

撤稿原因	典型案例文题	期刊信息
原因九：作者未付版面费导致三篇论文撤稿		
案例	1. Chicken or the leg：Sigmoid colon perforation by ingested poultry fibula proximal to an occult malignancy 2. In vitro osteoinduction of human mesenchymal stem cells in biomimetic surface modified titanium alloy implants 3. A three-dimensional finite element analysis of the effects of restorative materials and post geometry on stress distribution in mandibular molar tooth restored with post-core crown	1. *International Journal of Surgery Case Reports* 2013，4(11)，945-947 2. *Dental Materials Journal* 2012，31(5)，843-850 3. *Dental Materials Journal* 2012，31(2)，171-179
原因十：杂志社或出版商原因导致的撤稿		
杂志社总主编错误地接受了本该被拒的稿件	Regression estimation with locally stationary long-memory errors	*Journal of Multivariate Analysis* 2013，116，14-24
出版商技术原因导致重复发表而撤稿	Opportunities and challenges of disease biomarkers：a new section in the journal of translational medicine	*Journal of Translational Medicine* 2012，10(1)，144

注：资料来自撤稿观察网站 http://retractionwatch.wordpress.com/。

　　需要强调的是，如果论文已经被期刊发表，但是作者自己发现了很严重的错误，或者由于某些原因实验无法重复，这时最好不要抱有幻想没有人会发现，而应该承认和直面自己的失误，鼓起勇气主动向期刊编辑部要求勘误或撤稿。这是一件值得尊敬的举措，因为这样既可以防止错误信息的传播，又可避免同行重复错误的实验（实例9.4）。

实例9.4　主动向杂志社要求撤稿

　　1995 年，Ronald 团队发现 XA21 受体蛋白使水稻抵抗白叶枯病，随后在人类、小鼠和其他动物中陆续发现了这种类似蛋白，被称为模式识别受体。而在 2009 年，该团队在细菌中发现了 Ax21 蛋白，特异性地被水稻 XA21 蛋白识别。这是作物抗病机制中的一个大成就，被发表在 *Science* 上，短短 5 年就被引用了 131 次。但是，该团队后续的研究成员无法重复这项结果，他们发现菌株在不同人员间使用时出现了标记错误，导致该论文中结论不可靠。虽然 Ronald 教授认为该论文在其他方面仍然有价值，不过为了不误导后续的研究者，她在植物免疫会议中宣布了这一情况，并主动联系 *Science*，于 2013 年 10 月撤回了这篇高引用论文。而由于这一结论不成立，Ronald 教授又回到原点，在水稻抗白叶枯病机制上继续探索。在随后的几年内，该团队在 *PLoS Pathogens*、*Molecular Plant*、*Plant Biotechnology Journal* 等刊物上陆续发表了多篇论文，继续在揭示作物抗病机制的道路上阔步前进。

　　以上案例说明，撤稿其实是学术界的常态，发现错误并勇于承认，并不会对自己的学术生涯造成影响,反而会促进自己向其他方向探索未知。所以,也不要"谈撤稿而色变",避免矫枉过正。

最后,以下有一些关于中国作者在论文投稿与发表过程中值得注意的问题,供读者参考(小诀窍9.5)。

小诀窍9.5　论文投稿与发表过程中值得注意的问题

1. 理智处理作者排名争议

Nature 上发表的某篇论文,一位作者本应是共同第一作者,但另一位第一作者耍了花招,把这位作者列为第三作者。该作者得知消息后,立即写信给 *Nature*。这篇论文当即被撤稿。待作者协商意见一致之后该论文才再次被发表。

2. 导师要参与论文投稿与发表全过程

有些研究生使用导师的电子邮箱,以导师的通信作者名义与杂志社联系,导师往往对论文审稿、修回进展一无所知。研究生经验不足,处理审稿人和编辑意见时可能会考虑不周到,待出现问题时导师再参与为时已晚,此时要么漏洞百出,要么存在造假之虞。还有些作者推荐导师本人为审稿人。这是地地道道的学术不端行为,必须杜绝。

3. 避免语句抄袭

论文写作时,不少作者错误地认为摘抄已发表论文的句子并加以引用是没有问题的。事实上这就是抄袭。即使把别人的句子修改几个词也是抄袭。正确的做法是通过汇总文献中的信息,在理解的基础上用自己的语言表述出来。

4. 谨慎对待实验数据

实验数据的处理需要十分谨慎,稍不小心就会触犯"数据造假"这条高压线。中国古有"文如其人"的说法。科研论文也能体现作者的科研态度,数据处理尤其如此。有的人保守谨慎,有的人夸大其词,有的人将未证实但自己预计会出现的数据也列入论文中。种种做法,孰是孰非,同行很容易辨别,但"掩耳盗铃"者却大有人在,一时的利益背后,可能隐藏极大的危机。

5. 及时交付版面费

论文接受后,部分期刊会让作者交付版面费。作者不要存有占便宜的想法,认为论文都发表了,版面费可以不交。其实不然,期刊会通过其标准操作流程讨回版面费,或者会认为作者违背期刊出版政策,将已发表的论文撤稿。

四、出版后评价与撤稿

1. 出版后同行评议信息平台(PubPeer)

PubPeer(https://pubpeer.com)网站由美国神经学家 Brandon Stell 创立于 2012 年,PubPeer 鼓励科研人员匿名对已经发表的论文进行同行评议。注册 PubPeer 账号需要以第一作者或通信作者发表过论文,并且论文被 PubMed 数据库收录,有了账号就可以对任何已发表的论文进行评论,评论内容可以是批评、质疑、改进建议等,特别是对抄袭、剽窃、伪造等问题的揭露。评论需经过审核后才能发布。

论文发表前的同行评议多采用单盲或者双盲的形式,相较于传统的同行评议,PubPeer

的评审内容是公开的，同时审稿人的身份也是公开的。科学始终在不断地碰撞、批评、交流、改进中获得进步。

事实上，PubPeer 更像是一个"科学打假"网站。过去几年，国际上知名的学术造假导致规模性撤稿事件，或多或少都与 PubPeer 有点关系。随着中国对学术规范和学术伦理的监管越来越严格，PubPeer 的影响力也越来越大，很多大学甚至会密切关注该网站是否公布本单位的论文被质疑，如有发现将立即发起调查。虽然 PubPeer 近年来对"科学打假"贡献很大，但是 PubPeer 上评论的内容只代表发布者本人的意见，其可信度依旧无法与学术期刊严格的同行评议流程相比较，所以大家应该更客观地看待 PubPeer。

2. 撤稿观察（Retraction Watch）

有人把 PubPeer 和撤稿观察一起称为"打假双雄"。虽然 PubPeer 关注和评论的学术论文，确实很容易被发现学术不端行为（及嫌疑），进而导致撤稿。但是撤稿观察却不会直接导致论文撤稿，而是更多地关注撤稿论文和相关的撤稿原因，以及撤稿论文背后更广泛、更系统性的问题。

撤稿观察由学者 Adam Marcus 和 Ivan Oransky 在 2010 年 8 月以博客形式创建。他们在联名发表的首篇博文中，介绍了建设撤稿观察的 4 个目的：①指出科学研究中的错误，促进及时纠错；②使论文被撤稿的信息广为人知，特别是资助方、纳税人和潜在的投资者；③利用撤稿信息为揭露造假和其他不轨行为提供线索；④对期刊纠错和质量保障方面的做法进行监督。因此，撤稿观察在促进科学共同体（包括作者、读者、研究机构、学术期刊等）自我纠错、揭露学术不端行为和避免不实研究成果对人们产生误导等方面发挥了很好的作用。撤稿观察已经成为对学术撤稿这一专题进行持续报道与分析的最重要的国际网站，其收录的撤稿信息可以在专门数据库进行访问和分析，详见 http://retractiondatabase.org。

本 章 小 结

学术不端行为是所有科研人员都不可碰触的红线，遵守科研伦理和学术规范是科研人员的责任与义务。科研过程中，不仅要严格遵守临床试验和动物实验的各项规范，还要始终避免任何形式的学术不端行为（及嫌疑）的产生。只有这样，研究成果才能得到国内外同行的广泛认可，才能避免学术不端行为（及嫌疑）对学生、导师、团队和单位带来任何不利的影响。实际上，科研人员不仅是学术不端行为被监督的对象，还应该是监管学术不端行为的主要力量。广大科研人员都有责任和义务为创建一个公平、透明、积极的学术氛围贡献自己的力量。

参 考 文 献

[1] 国家食品药品监督管理局. 药物临床试验质量管理规范［EB/OL］.（2003-08-06）［2016-03-01］. https://www.nmpa.gov.cn/xxgk/fgwj/bmgzh/20030806010101443.html.

[2] 中华人民共和国国家卫生和计划生育委员会办公厅. 涉及人体的医学科学技术研究管理办法（征求意见稿）［EB/OL］.（2013-07-12）［2016-03-05］. http://www.nhc.gov.cn/qjjys/s3581/201307/69b85521387041c2aa825347700f2fad.shtml.

[3] 中华人民共和国卫生部科技教育司. 涉及人的生物医学研究伦理审查办法（试行）［EB/OL］.（2007-03-26）［2016-03-05］. http://www.nhc.gov.cn/cms-search/xxgk/getManuscriptXxgk.htm? id=18816.

［4］国务院法制办公室. 人类遗传资源管理条例（送审稿）［EB/OL］. （2012-10-31）［2016-03-05］. http://www. gov. cn/gzdt/2012-10/31/content_2254379. htm.

［5］华中农业大学. 华中农业大学处理学术不端行为办法［EB/OL］. （2019-08-29）［2021-03-05］. http://yjs. hzau. edu. cn/info/1202/3779. htm.

［6］中华人民共和国教育部. 教育部关于严肃处理高等学校学术不端行为的通知［EB/OL］. （2009-03-19）［2016-03-05］. http://www. moe. gov. cn/srcsite/A13/moe_2557/s3103/200903/t20090319_80681. html.

［7］中华人民共和国科学技术部. 关于善待实验动物的指导性意见［EB/OL］. （2006-09-30）［2016-03-05］. http://www. most. gov. cn/xxgk/xinxifenlei/fdzdgknr/fgzc/gfxwj/gfxwj2010before/201712/t20171222_137025. html.

［8］中华人民共和国科学技术部. 国家科技计划实施中科研不端行为处理办法（试行）［EB/OL］. （2006-11-10）［2016-03-05］. http://www. most. gov. cn/xxgk/xinxifenlei/fdzdgknr/fgzc/bmgz/200811/t20081129_65718. html.

［9］中华人民共和国科学技术部. 人胚胎干细胞研究伦理指导原则［EB/OL］. （2003-12-24）［2016-03-10］. http://www. most. gov. cn/fggw/zfwj/zfwj2003/200512/t20051214_54948. html.

［10］中华人民共和国科学技术部. 实验动物许可证管理办法（试行）［EB/OL］. （2001-12-05）［2016-03-05］. http://www. most. gov. cn/xxgk/xinxifenlei/fdzdgknr/fgzc/gfxwj/gfxwj2010before/201712/t20171227_137230. html.

［11］中华人民共和国科学技术部. 实验动物质量管理办法［EB/OL］. （1997-12-11）［2016-03-05］. http://www. most. gov. cn/kjzc/gjkjzc/kjtjybz/201308/P020130823579541563126. pdf.

［12］吴泰相，李幼平，卞兆祥，等. 实施临床试验报告规范，提高临床试验透明度［J］. 中国循证医学杂志，2007,7(8)：551-554.

［13］张冉燃. 论文编辑公司：帮手还是帮作弊［J］. 瞭望，2015(45)：57.

［14］中国科学技术信息研究所. 2021 中国卓越科技论文报告［EB/OL］. （2021-12-27）［2022-01-05］. https://www. istic. ac. cn/upload/1/editor/1640768173391. pdf.

［15］中国科学院. 关于加强科研行为规范建设的意见［EB/OL］. ［2016-07-08］. http://www. genetics. cas. cn/wh/whhd/200908/t20090818_2415549. html.

［16］中国临床试验注册中心. 注册指南［EB/OL］. （2021-12-02）［2022-01-05］. http://www. chictr. org. cn/registry. aspx.

［17］Clinicaltrials. 2008：Declaration of Helsinki Revision Promotes Trial Registration and Results Dissemination［Z/OL］. ［2016-07-08］. https://www. clinicaltrials. gov/ct2/about-site/history.

［18］Fang F C，Steen R G，Casadevall A. Misconduct accounts for the majority of retracted scientific publications［J］. Proc Natl Acad Sci U S A，2012，109(42)：17028-17033.

［19］Wessel G M. Molecular reproduction and development［DB/OL］. ［2016-07-08］. http://onlinelibrary. wiley. com/journal/10. 1002/(ISSN) 1098-2795/homepage/ForAuthors. html.

［20］Hvistendahl M. China's publication bazaar［J］. Science，2013，342 (6162)：

1035-1039.

[21] Elsevier. Policies and ethics[EB/OL]. [2016-07-08]. https://www.elsevier.com/authors/journal-authors/policies-and-ethics.

[22] Retraction Watch[EB/OL]. [2016-07-08]. http://retractionwatch.com/.

[23] Russell W M S, Burch R L. The principles of humane experimental technique：is it relevant today? [J]. ATLA，1959,27(6)：913-924.

[24] WMA General Assembly. WMA declaration of Helsinki—ethical principles for medical research involving human subjects[J]. World Med J,2008,27(2)：235-237.

[25] 中华人民共和国国家药品监督管理局,中华人民共和国国家卫生健康委员会. 药物临床试验质量管理规范[EB/OL]. (2020-04-23)[2022-01-05]. http://www.gov.cn/zhengce/zhengceku/2020/04/28/content_5507145.htm.

[26] 中华人民共和国国家药品监督管理局,中华人民共和国国家卫生和计划生育委员会. 医疗器械临床试验质量管理规范[EB/OL]. (2016-03-23)[2022-01-05]. https://www.nmpa.gov.cn/ylqx/ylqxfgwj/ylqxbmgzh/20160323141701747.html.

[27] 中国科学技术信息研究所,斯普林格·自然. 学术出版第三方服务的边界蓝皮书(2020年版)[EB/OL]. (2020-10-28)[2022-01-05]. https://stm.castscs.org.cn/lpsfb/38163.jhtml.

[28] 杨开言. 学术不端之痛：审稿人恶性窃取稿件擅自发表[EB/OL]. (2016-12-14)[2022-01-05]. https://m.antpedia.com/news/1374038.html.

[29] Leading marine ecologist，now White House official，violated prominent journal's policies in handling now-retracted paper[EB/OL]. (2021-10-08) [2022-01-05]. https://retractionwatch.com/2021/10/08/leading-marine-ecologist-now-white-house-official-violated-prominent-journals-policies-in-handling-now-retracted-paper.

[30] 孙平. "撤稿观察"网站对我国科研诚信建设的启示[EB/OL]. (2016-07-01)[2022-01-05]. http://www.ircip.cn/web/993896-1050248.html? id=26645&newsid=655529.

[31] Liao Q J, Zhang Y Y, Fan Y C，et al. Perceptions of Chinese Biomedical researchers towards academic misconduct：a comparison between 2015 and 2010[J]. Sci Eng Ethics，2018,24(2)：629-645.

[32] 马建平. 终于有人喊出来：一稿多投是作者的合法权利[EB/OL]. (2021-10-21)[2022-01-05]. https://mp.weixin.qq.com/s/IfkbUgIDSdhWPqIG8uvZGQ.

[33] 国家新闻出版署.学术出版规范——期刊学术不端行为界定(CY/T 174—2019)[EB/OL]. (2019-05-29) [2022-01-05]. https://www.cdutcm.edu.cn/Upload/kjc/ContentManage/Article/File/2020/11/23/202011231026512298.pdf.

本章作者：张世炳(第一、二、四、五节)

吴敏(第三节)

本章审阅人：裴磊

视频剪辑：陈康龙

本章自测题

1. 学术不端行为包括哪两方面的内涵？遵守科研伦理有哪些要求？

2. 常见的学术不端行为表现有哪些？

3. 抄自己的论文是否算抄袭？为什么？

4. 一项研究已经在会议论文集上发表,是否还可以投稿给期刊？

5. 论文已经在中文期刊上发表,是否还能翻译成英文投稿给其他期刊？

6. 作者、审稿人和期刊编辑如何避免学术不端行为及其嫌疑？

7. 我们应该如何面对学术不端行为及其嫌疑？

第十章　医学写作、医学写者及中国英文医学论文编辑行业

本 章 要 点

1. 医学写者/编辑服务机构参与论文修改可以得到杂志社的认可。
2. 医学写者/编辑服务行业发展前景良好。
3. 正确选择编辑服务机构能对论文发表起到事半功倍的效果。

主 题 词

医学论文、医学写者、编辑协会、编辑服务行业、英文医学论文编辑、中国英文科技论文编辑

    目前,随着科技论文行业的快速发展,越来越多的期刊对收录论文的要求不断提高。科研人员在不断提升研究水平的同时,还需注重提升科技论文的写作能力。医学写者或医学撰写专员(medical writer)作为专业的科技论文编辑服务人员,具有专业的研究背景与熟练的写作技能,能够按照不同期刊的要求准备科技论文。优质的论文编辑服务机构拥有不同领域的专业编辑服务人员,能够严格把控论文服务过程,使论文修改符合学术伦理要求。正确认识和使用医学论文写作服务有助于论文快速、规范发表。

第一节　医学写作行业的发展历程和医学写者的是与非

    写作行业源自 14 世纪英国的英文科学写作(scientific writing)。17 世纪成立的伦敦皇家自然知识促进学会(Royal Society of London for Improving Natural Knowledge)专门制定了良好科学写作规范(good practice for scientific writing)。

    写作行业体现在医学领域就是医学写作(medical writing)。医学写作行业在西方国家已经完全被认可,其主要职能是为制药企业撰写在新药开发过程中的各种申报材料,以及为科研人员和机构提供论文写作指导、编辑和校对服务。医学写作是由医学写者完成相关文件与论文编辑的工作。医学写者通常都具有专业的医学背景和良好的写作技巧,且清楚地了解行业标准。医学写者通常不直接参与以上相关文件所涉及的科学研究,也未参加相关医学研究信息记载,但会与医生、科学家和其他目标专家合作,并结合自身的专业知识和熟练的语言表达技巧,将医学研究信息整理成文,便于目标受众(如患者、公众、医生或相关管理人员)理解。医学写者还需确保经他们整理的文件在内容、格式、结构及伦理上符合特

定的规则或期刊要求。在欧美,医学写作和医学写者广泛存在于制药企业,这是因为制药企业在临床试验的不同阶段均需要有专门人员来准备特定的文件,以获得市场认可。另外,许多医学研究机构也从事临床转化研究,一些医学写者凭借其专业知识,能够为这些研究机构的科研人员提供关于基金申请和出版发表的写作支持。因此,在欧美,医学写者是一个非常受人尊重且收入不菲的职业。

医学写作相应的行业协会,如世界医学编辑学会(World Association of Medical Editors,WAME)、美国医学写者协会(American Medical Writers Association,AMWA)、欧洲医学写者协会(European Medical Writers Association,EMWA)、国际医学期刊编辑委员会(International Committee of Medical Journal Editors,ICMJE)和科学编辑委员会(Councils of Science Editors,CSE)等在规定职业范围、规范行业操守中起着积极作用。根据 AMWA 制定的《医学写者对科学发表贡献的立场声明》(*Position Statement on the Contributions of Medical Writers to Scientific Publications*)以及 ICMJE 制定的《学术研究实施与报告和医学期刊编辑与发表的推荐规范》(*Recommendations for the Conduct, Reporting, Editing and Publication of Scholarly Work in Medical Journals*),作为"非作者"(non-author)的医学写者对论文的贡献包括论文撰写帮助(writing assistance)、技术编辑(technical editing)、语言编辑和校对(language editing and proofreading)等。

近年来,随着论文出版行业的火热,越来越多的医学写者被吸纳到论文出版行业中,其中一部分在企事业单位从事专职的医学写作工作,另一部分则进入论文编辑服务机构或作为自由职业者(freelancer)从事论文编辑相关的工作。医学写者的参与不仅提高了科研论文的整体质量,而且有助于加速科研成果的发表,从而促进医学科学研究的发展。然而,虽然绝大多数医学写者有生物医学研究背景,但他们并非项目的研究人员,其在论文发表过程中的角色及参与程度引起了诸多争议。在国内,医学写者的身份还存在一些"神秘性",他们在医学研究中的作用得到越来越多科研人员的认可。值得关注和庆幸的是,医学写者在医学发表中的角色已经得到权威机构的高度重视,并尝试对其进行规范和监管。2020 年 7 月,中国科学技术信息研究所(中信所)和施普林格·自然(Springer Nature)制定了《学术出版第三方服务的边界蓝皮书(2020 年版)》。该蓝皮书充分肯定了第三方服务机构可以为作者提供必要帮助,协助他们发表学术研究成果。但是,如果第三方服务机构提供不当服务,那么一系列科研诚信与学术出版道德问题将由此衍生。该蓝皮书以简洁易懂的方式为研究人员提供区分可接受与不可接受服务的详细建议,并特别关注了涉及人体受试者、组织或数据等的临床研究工作。

本章旨在通过整理目前国内外医学写者在论文出版过程中的操作情况,为读者选择医学写者的服务提供一些借鉴,帮助读者更客观地判断医学写者的作用。

一、医学论文发表的帮手

2010 年发表在 *Nature* 上的一篇题为"Publishing:a helping hand"的论文指出,当时的论文编辑服务行业在持续发展与壮大,并且许多国际期刊也鼓励有需要的作者寻求专业的论文编辑服务。这是国际顶级期刊首次公开承认医学写者在论文发表中的地位及作用。

实际上,医学写者参与论文编辑与发表在国外已有多年历史。早在 1963 年,美国学者麦克维格(Thos C McVeagh)就鼓励研究团队吸纳医学写者,并将其视为研究团队成员,其职责为协助研究结果展示,他将自己的意见发表于 *Calif Med*(1963,99:104-105)。当时医学写者的作用在美国已得到了充分认可。2001 年,有研究者在 *AMWA* 上发表了一篇题为"Attitudes toward writing and writing assistance in peer-reviewed articles"的论文,对美国 6 份高发行量的同行评议期刊中 809 名在美国从事科研工作的作者撰写论文的情况以及他们对医学写作帮助(medical writing assistance)的看法。93%的受访者表示医学写者具有优良的写作技能,58%的受访者认为医学学者拥有丰富的医学写作经验,受访者中有 60%的第一作者和 10%的末位署名作者自行撰写了全文。仅有 2%的论文对医学写者提供的帮助进行了特别致谢。79%的受访者认为医学写者的帮助应该得到认可,38%的受访者愿意接受专业医学写者提供的帮助,12%的受访者认为提供撰写指导及编辑润色等服务的医学写者应被列为作者。由此可见,医学写者在美国是被大多数作者认可的。目前,国外有大量职业者或自由职业者从事医学写作相关工作,并且这些工作与其他性质的工作一样,是受到普遍接受和尊重的。

在许多非英语母语国家,如亚洲的日本、韩国等,医学写作行业早已存在。在这些国家,医学写作行业主要为科研人员提供英文科技论文的撰写帮助、编辑和校对服务,因此习惯上被称为英文医学论文编辑行业。事实上,这一行业在这些国家日臻成熟,为科研人员发表英文科技论文发挥着积极的作用。在日本,几乎每一位主要科研者(principal investigator)或研究团队都会相对稳定地与某个英文论文编辑公司合作,从语言乃至学术专业上得到医学写者的支持。采取这种合作模式,既能让科研人员将精力集中在研究上,还能帮助提高其研究成果发表在顶尖期刊的可能性。

相对而言,英文医学写作/编辑(medical writing/editing)在国内发展较晚,国内作者对其作用和角色长期认识不足,这可能是因为国内英文科技论文写作起步较晚。国内作者在撰写中文论文时往往不会寻求专业写作帮助;而在撰写英文论文时,对于国际期刊关于非研究人员参与论文写作的要求了解不足。很多作者投稿国际期刊时被提出语言问题会感到头疼,迫切希望得到有经验人士的帮助。近年来,随着中国 SCI 论文数量的急速增加,许多作者开始了解医学写者的作用,越来越多的作者开始寻求专业的英文论文编辑服务。

语言问题是非英语母语国家的作者寻求医学写者或母语为英语人士(native English speaker)帮助的主要原因。目前,为了吸引读者和加快审稿,大多数国际期刊要求论文语言表达流畅。随着来自中国、印度及中东和南美等地论文数量的增加,许多期刊编辑开始建议非英语母语国家的作者寻求英文论文编辑服务,甚至部分出版集团建立了能为作者提供英文论文编辑服务的机构。

然而,医学写者的作用并不限于语言编辑。医学写者在从数据分析到论文发表过程的所有环节中都发挥了积极作用(https://genesisresearchservices.com/medical-writing-medical-writers/)(图 10.1)。医学写者能够极大地减轻作者在数据分析、文件准备及论文撰写与发表等各方面的负担,为作者节约大量可用于从事专业研究或临床工作的时间,同时还能加快论文准备的过程,使论文发表在对应或更高级别的期刊上。

1. 数据分析

通常来说,医学科研人员会进行数据分析并得出结论。当这些科研人员成为医学写者后,得益于他们之前的科研工作经验,他们能够充分且准确地分析复杂数据。

医学写者能够参与到数据分析的各个方面,包括数据审查、统计分析审查以及绘制规范的表格与图片。另外,医学写者还会定期与临床医生交流,以理解数据的临床意义,更好地

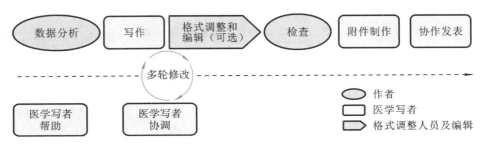

图 10.1 医学写者参与的医学论文准备过程

体现作者的研究价值。

对于难以理解、敏感或不一致的数据,医学写者会与作者进行同行讨论。医学写者尽早地参与数据分析过程,可使方法的合理性解释变得更为容易。医学写者还可以协助作者将结果转换为表格、图片,并增强结论的逻辑性。

2. 撰写文稿的大部分内容

大型医药企业在撰写临床规范文稿时,大部分内容可以由医学写者完成,包括将临床和非临床数据输入操作平台、调控顺从性、生物统计学、药代动力学、安全性、质量保证及项目管理。作者不需要自己撰写文稿,可以作为专家、顾问和评论者密切参与文稿撰写的全过程,比如与医学写者进行同行交流与讨论,及时提供所需要的信息等。因此,由医学写者撰写文稿大部分内容不仅可以在较短时间内准备较高质量文稿,而且可以为作者节约大量时间以从事临床或科研工作。

医学写者有大量的撰写文稿的经验,能够比作者更快地完成文稿。这一点非常重要,因为科技论文往往具有很强的时效性,延迟完成文稿可能会引起严重的下游后果,还可能会危害临床操作,影响向管理部门递交文件的过程。

3. 为文稿提供创造性选择

医学写者通过为文稿提供创造性选择来提高复杂文稿的可读性,帮助读者更好地理解文稿内容。这些选择包括文中的表格、列表、段落、示意图和图片,它们均具有独有的特征,使得其在不同情况下和对于特别的信息类型具有重要意义。在一些情况下,可以用易于理解且占空间更小的形式来替换冗长的文本内容或数据列表。

医学写者能创造性地选择表格和图片来展示文稿内容和数据,使用有组织、有视觉逻辑和分级结构的图表来展示相对重要的元素。有效的图表应当简洁,包含表达信息所需要的最小信息量,并且独立于文本。避免在图表中纳入与文稿内容无关的信息(即图表在格式和信息量上不必与补充图表一致)。完整的图表可以作为附件提供并在图表的脚注中引用。为避免重复,不应在文本中对图表中的数据进行重复描述。当以图表显示数据时,文本中可以引用图表,并集中描述观察现象、关联和结论。

4. 协调文稿审查过程

医学写者是协调文稿审查过程的理想人员。临床文稿通常需要接受所有功能性研究区域、相关管理部门和其他利益方的多方审查。最后由医学写者和文稿所有人对审查人员的建议进行编制、排序和分类(接受、拒绝或需要讨论)。

一般文稿准备得越充分,审查时被提出来的意见越少。针对文稿被提出来的意见,如果讨论后不予采纳,医学写者需要给出具体理由,否则文稿在下一轮审查可能会被提出相同问题。不易解决的审查意见可以在评估意见解决会议上进行讨论。医学写者可以组织和主持会议,并记录与会者的一致意见或决定,用于下一轮文稿的撰写。

5. 格式编辑

不同期刊对文稿的格式有不同的要求,而医学写者往往比作者更了解各期刊的要求。因此,他们是进行格式编辑的最适合人选。对文稿进行格式编辑可以使其更符合目标模板(如期刊要求的结构、格式、样板文稿等)、样式指南(如文本和标题样式、字体和标点符号样式等),以及发表要求(如间距、标题、符号选择、交联等)。

进行格式编辑的最佳时间是在撰写过程中,因为按照格式要求编辑文稿所花的时间与忽略它们时所花的时间一样多。早在撰写过程中就遵循目标格式要求的好处在于避免了在校正不一致过程中需要额外的格式调整步骤,并且还可以避免在从文稿中拷贝大量的内容时(例如,当同时撰写了多份文件时)将不同文稿间的不一致格式放大。

在撰写文稿过程中,医学写者会进行格式编辑以减少因为格式问题而被提出的审查意见。完成论文写作时,医学写者会进行正式内容的编辑和排版(copy editing)。不仅如此,内容编辑(如鉴别逻辑错误、交流错误等)最好由医学写者进行,因为他们理解结果、结论,以及目标受众对清晰性、精确度和透明性论述(如研究者、临床操作、研究结构审查委员会、管理策略)的具体要求。另外,最好由未参与文稿撰写的人员进行排版(针对笔误及标点符号、语法、样式错误),并与质量控制、数据审查相结合。

6. 检索参考文献

检索文献数据库、获取有效参考文献对于准备临床文稿至关重要,而获取参考文献、增加文献引用、准备参考文献列表、维持文献数据库,以及为出版社上传文献等工作都极为耗时耗力。分配这些工作会造成重复(如不同计算机上的多个数据库)、高花费(如重复购买已有的论文)、增加人员培训(恰当地获取、存储、维持和上传参考文献用于发表的过程可能非常复杂)。医学写者具有大量检索文献数据库和阅读文献的经验,能够快速发现并获取支持文稿中特定概念或观点的文献。因此,由医学写者来负责这类工作更为有效。

7. 整理文稿附件

临床文稿在投审稿过程中带有许多附件,如基金项目书、修改意见回执、病例报告表格、知情同意书、伦理审查表格、研究者信息以及统计分析方案和结果等。医学写者是鉴定、定位、存储、整理和上传这些附件的最佳人员。因为他们熟悉并了解文稿及其附件整理的全过程(如方案修改次数),并与附件所有者紧密联系,能够便利地获取附件。

8. 审查发表结果

文稿拟发表时,为确保文稿的完整性和内容的准确性,需要全面检查文稿,医学写者是最合适的人选。同时,电子文稿中的所有交联、超链接、书签和表格中的词目均需要审查以确保其准确性。

发表过程中增加的修改内容(如标题、脚注)也需要审查。这一过程是交互式的。将修改建议和意见与出版社或服务提供商交流后,医学写者可以解决相关问题。如果不能解决,医学写者可以给出合理解释。在所有的意见得到处理后,对新发表版本必须再次审查。这一过程可能需要耗费大量时间(多方来回讨论和处理相关意见)。

然而,随着医学写者深入参与论文写作,产生了有关伦理学的争议和担忧。医学写者不仅深入编辑论文,还解决实验方案的缺陷和设计问题,引起了关于作者身份和公平性的疑虑。

二、医学写者的作者资格

虽然医学写者在国内还存在着一些神秘性,但其在国外已经被普遍接受。关于医学写者的职业化也有非常具体的指南(请参见本章第二节)。除了一些传统观念仍坚持认为研究者应该自己撰写论文外,大多数作者和期刊认可医学写者在文稿准备中的作用。医学写者参与论文发表的伦理问题主要集中于署名权的争议,即医学写者在论文发表中的身份归属问题。

医学写者的身份问题最早是由代笔(ghostwriting)引出的。早期的医药企业在临床试验报道中,论文的作者一般为企业代表人,而企业代表人并不熟悉试验进程,对试验结果也不能给出充分解释;而对试验设计和实施、数据整理以及论文撰写有显著贡献的人员则未被列为作者。这一现象遭到了同行专家的批评。目前一般认为,符合作者身份的贡献者未署名,应被视为代笔,而不符合作者身份却署名的人员被视为客座作者(guest author)。这种现象不符合伦理标准,并且被大多数期刊所反对,其原因在于:①客座作者由于并非研究者而会使论文存在偏倚。当临床医生依据该论文做出治疗选择时,这种偏倚对患者是不利甚至是有害的;②客座作者不符合大多数期刊对作者资格界定的标准;③由于代笔信息未公开,许多存在代笔的文稿在期刊不知情的情况下发表,这被视为诚信缺失。

为避免代笔,是否应将医学写者列为论文作者呢? 一般认为,赋予署名权可以解决代笔的问题,具有重要的学术、社会和知识产权意义,署名权还意味着对文稿有责任和解释义务。对于署名权的界定,国际上通行的是 ICMJE 标准(http://www.icmje.org/recommendations/browse/roles-and-responsibilities/defining-the-role-of-authors-and-contributors.html),要求作者必须同时满足以下 4 个条件:①对研究的思路或设计有重要贡献,或者为研究获取、分析或解释数据;②起草研究论文或者对重要的知识内容进行关键性修改;③对将要发表的版本进行最终定稿;④同意对研究工作全面负责,确保与论文任何部分的准确性或诚信有关的质疑得到恰当的调查和解决。所有被指定为作者的人都应该满足上述 4 个条件,而所有满足以上 4 个条件者也都应该被确定为作者。未满足全部 4 个条件者应该被致谢,所有符合第 1 个条件者都应该有机会参与稿件的审阅、起草以及最终定稿。

EMWA 要求其成员在不满足目标期刊署名权标准的情况下,应拒绝被列为论文作者。EMWA 指南指出,"专业写者不应被署名为实证研究论文(primary research articles)的作者"。然而,在综述论文中,医学写者如果进行了广泛的文献检索,则有可能符合作者署名要求。只有同意承担论文重要工作的医学写者才能成为作者。显然,不能因避免代笔之嫌掩盖医学写者的贡献。

如果声明接受过医学写作帮助,作者的论文就不会被指责是代笔,亦不属于学术不端行为。相反,公开了姓名的医学写者会对其所做的工作负责。当前已有许多指南鼓励选择专业医学写者指导论文的写作,并增强透明性。

ICMJE 规定,对那些贡献不达作者署名资格者逐一致谢,或列在单个小标题(如"临床调查者"或"参与调查者")下一起致谢,应具体说明他们的贡献(如出任科学顾问、审阅研究方案并提出意见、收集资料、为研究提供病例并照顾患者、参与稿件的写作和技术编辑)。

WAME 建议期刊编辑修改其作者指南,应在致谢中提及医学写者的作用,明确医学写者的贡献是合规的(https://wame.org/ghost-writing-initiated-commercial-companies)。

CSE 也鼓励对任何写作帮助进行致谢(https://www.councilscienceeditors.org/resource-library/editorial-policies/publication-ethics/)。

出版伦理委员会(Committee on Publication Ethics，COPE)提供了期刊编辑在遇到难以解决的问题时的操作建议。COPE 建议期刊编辑鼓励作者对医学写者及其基金来源进行致谢。COPE 还指导期刊编辑如何检测贡献者是否得到了足够的公开度(https://publicationethics.org/files/how-to-identify-authorship-problems-cope-flowchart.pdf)。

最新版《医学研究报告规范 3》(Good Publication Practice，GPP3)要求得到了医学通信公司(medical communication company，等同于我国的医学写作公司)支持的医学研究(通常是提供论文写作方面的服务)，即使期刊或会议未要求，也应在论文或展示文档的致谢部分致谢医学通信公司。如果投稿要求不允许作者在文稿或文档中包含这一信息，GPP3 建议"在投稿中附一封信"说明医学写作帮助的信息。GPP3 鼓励作者使用发表清单(checklist)避免代笔。GPP3 认为如果期刊编辑要求作者完成发表清单将避免代笔嫌疑。在清单中，作者需对写作过程中得到的帮助及基金来源进行致谢与说明，并对论文的主要观点、结果和所有数据负责；同时作者需确保医学写者遵守了必要的伦理写作指南。

欧洲科学编辑协会(European Association of Science Editors，EASE)也发表了科学论文作者清单。该清单要求作者在致谢中声明医学写者的贡献。这被认为是适用于所有文稿的强制声明(https://ease.org.uk/publications/author-guidelines-authors-and-translators/)。

许多遵循 ICMJE、WAME、CSE、COPE、GPP3 和 EASE 原则的期刊鼓励作者声明医学写作帮助，且公开表明不接受代笔。

三、医学写作操作规范

医学写者在科学出版中的角色还存在争议，但已有一些良好的操作规范可以用于指导作者、医学写者和编辑。这些规范可确保包含医学写者贡献的论文透明、符合伦理并避免利益冲突。

指南或规范包括 ICMJE 推荐规范(http://www.icmje.org/recommendations/)、GPP3 和 Authors Submission Toolkit。遵循这些指南或规范可以提高医学写者参与的论文在同行评议和最终发表中的信任度。WAME 声明：期刊编辑应知晓医学写者可以作为合法的贡献者而列为作者。如果医学写者的贡献不满足署名权标准，这些贡献也必须声明，包括医学写者信息或任何相关的第三方组织。获得写作帮助而未致谢的医学论文或出版物是不可接受的。

2011 年，德国学者梅耶(Meyer)和赫兹(Holz)在论文致谢中注明该论文由医学写者提供医学写作服务，包括在作者的指导下准备初稿、编辑、检查内容和语言、调整格式、增加参考文献、准备表格和图片，以及合并作者的修改。虽然有学者对此表示疑义，认为作者并没有撰写论文，存在代笔嫌疑。但期刊编辑部最终裁定，认为梅耶和赫兹的论文不存在伦理问题，并将其视为在论文发表过程中判定作者贡献度和致谢的最佳范例(图 10.2)。

> **Acknowledgements**
>
> We acknowledge Matthew Cunningham of Alpha-Plus Medical Communications Ltd., UK, who provided medical writing services, with funding from Novartis Pharma AG, Basel, Switzerland. This service encompassed the preparation of a first draft, editing, checking content and language, formatting, referencing, preparing tables and figures, and incorporating the authors' revisions, all carried out under our direction. At all stages, we had control over the content of this manuscript, for which we have given final approval and taken full responsibility.

图 10.2　*Nature* 子刊 *Eye* 认可医学写者的贡献

第二节　医学写者及其发展前景

　　医学写者在欧美已经比较普遍,有不少专职从业人员,并衍生出许多相关的协会和组织。国际医学出版专业者协会(International Society for Medical Publication Professionals,ISMPP)指出,经过专业医学写者指导的论文更符合 CONSORT 指南,极少因学术不端行为而被撤稿。因此,有学者建议为提高国内学术论文的水平与层次,真正杜绝学术不端行为,需要逐步放宽对专业医学写者的限制,并使之逐步规范。

　　下面通过总结国外医学写者的基本情况及其职业发展前景,为国内医学研究者和英文论文编辑服务人员提供一些参考。

一、医学写者的基本情况

1. 对医学写者的需求

　　(1) 新药研发申报文件需要专业人员的帮助:对药企来说,让实验室开发的药物通过临床试验阶段和管理机构审核,最终批准上市是重大的成功。事实也确实如此,开发一种新药需要花费 15 年或更长时间,以及数亿元甚至更多资金的投入——但药企的工作并未就此结束。为了让医生在开具处方时认可该药物,药企还必须向医生进行宣传,以确保医生对该新药有足够的了解,并且在开具处方时使用这一新药,最终改善患者的健康状况。

　　为了理解新药研发的过程,首先需要了解临床研发的各个阶段。

　　① 临床前试验:在对新药进行临床试验前,必须在体外和合适的动物模型中进行严格的临床前试验,也称为非临床试验。在这一阶段获取有关药物剂量的重要药理学数据,并鉴别可能的风险和危害。这需要管理机构进行风险评估,并考虑药物进行临床试验的合理性。

　　② Ⅰ期试验:一旦允许进行临床试验,即可开始Ⅰ期试验(也称为"首次人体"研究)。Ⅰ期试验的研究对象为健康志愿者,主要研究药物的化学毒性和临床副作用。健康志愿者

接受不同剂量的药物,目的是确定药物在人体中的药代动力学特性。

③ Ⅱ期试验:在志愿者身上完成初始的安全性试验后,可以在患者中进行药物测试。Ⅱ期试验的目的是提供"概念验证"(proof of concept),评估药物的副作用和临床疗效。药物的临床疗效/风险特性会用于指导下一阶段的研发。

④ Ⅲ期试验:如果Ⅱ期试验显示药物具有良好的临床效果,且不会产生不可接受的副作用,则可以开始更大规模的Ⅲ期试验。Ⅲ期试验必须将新药与疾病当前的标准治疗进行比较(如当下无合适的活性比较物,可使用安慰剂)。Ⅲ期试验的目的是获得新药与对比药物之间的统计学差异,确定新药的治疗效果及副作用。如果新药在Ⅲ期试验确定有效,所有试验数据将由管理机构基于证据强度来决定是否批准该药物上市。

⑤ Ⅳ期试验:Ⅳ期试验通常称为上市后监测研究。Ⅲ期试验成功后,药物将会获批上市。因此,Ⅳ期试验会收集大群体信息以评估Ⅲ期试验条件下未被发现的药物新作用和副作用。

⑥ 周期管理:大多数药物会有特定期限的专利保护,在这段期限内药企需要回收开发成本并盈利。

从开始临床试验到药物产品生产,药企需要有不同专业技能的组织或机构的支持。一些机构擅长法律和管理文件,一些机构则擅长出版和医学教育,还有一些机构擅长宣传和推广。一些机构可以提供完整范围的咨询服务,如医学教育、出版相关、市场研究和广告宣传等,而一些机构则集中于较窄的领域。

医学写作公司或医学教育公司的传统职能是为药企提供材料准备服务,如用于同行评议的期刊论文、学习资源、幻灯片以及会议海报等。医学写作公司还会为药企提供专业咨询服务,给出最大化宣传可用的临床数据的建议,并制定药物营销策略。医学写作公司能够指导药企培训及告知其客户(医生、护士、医院管理人员、药学家、患者)关于使用临床和经济数据的治疗益处和风险。所有材料必须遵守最佳实践指南,如 EMWA 和 ISMPP 等团体发行的相关指南。

医学写者的工作职责是准备符合不同出版物的高质量医学论文。医学写者不一定需要有博士学位,但有博士学位者更有优势。提供医学教育、经济学和管理咨询服务的机构特别需要有博士学位甚至博士后经历的人员。

一些机构将撰写和编辑工作进行了整合。在这些机构中,医学写者不仅要能够准备原创论文,还要能够"编辑"其他写者的论文,即检查论文的科学准确性和语法错误。

(2)医学研究论文的发表需要专业人员的技能:对于医学研究人员来说,自己撰写并发表其研究成果是最为合适的,因为没有人能够比从事研究的人员本身更理解其研究和结果。然而,许多医学研究人员终其一生都未发表论文。也有一些医学研究人员有许多研究数据和病例可以发表,但最终仅发表部分,未能对医学进步发挥更多作用。

许多医学研究人员认为自己的研究不具有发表价值,导致研究数据没有以论文的形式展示。现在普遍认为,在研究结果得到发表前,研究本身是不完整的。从这个层面来说,所有的研究结果都应当被发表。许多医学研究人员,尤其是发展中国家的医学研究人员,临床工作非常繁忙,几乎没有时间撰写和发表论文。还有部分医学研究人员不知道如何挑选合适的期刊,或者不了解论文发表的整个过程。在这些情况下,专业人员的帮助非常重要。在非英语母语的国家,撰写英文医学论文更是一项十分艰巨的任务,更需要专业人员的帮助。

医学写者拥有专业的写作技能,熟悉不同期刊的发表和格式要求,并能根据目标期刊的特定格式准备文稿,熟悉伦理规范、语言和语法技巧、计算机技能、项目管理技能等。同时,各专业背景的医学写者通常具有生命科学的高级学位,且大部分是医生、护士、药师,甚至拥有博士学位。专业的医学写者能够将自己对科学的理解、卓越的写作技能及沟通能力很好地结合。因此,专业的医学写者能够将作者提供的原始材料与作者的观点整合,以符合读者需求的方式来展示。

许多审稿人和编辑会因为论文的写作格式较差、内容不恰当、逻辑不严谨,以及不当英语表达和语法错误而将很多论文返修,甚至拒稿。医学写者能够以合适的方式组织作者的想法,将句子和段落以符合逻辑的方式串联在一起。他们能用简洁、读者易于理解的语言代替医学专有术语,增加论文的可读性。专业的医学写者了解并遵从伦理,他们准备的论文会确保符合相关指南和格式要求,这会缩短审稿周期,并增加论文被接受和发表的可能性。

2. 医学写者的从业人员

医学写者是一项较为特殊的职业。从业人员主要是从事过科研和学术研究的专业人员。乐于成为专业医学写者的人员主要集中于以下 3 类人群。

(1) 在学术道路上遇到困难的科研人员。选择科研道路往往需要面对诸多困难和挑战:在获取学位前需要付出大量努力,尤其是医学研究人员,需要多年的努力工作;获得学位后还需要从事多年的研究;即使这样,职称晋升和经费申请仍然困难重重。因此部分科研人员可能会考虑离开科研岗位。但他们往往不愿放弃多年的科学知识和专业写作技能。此时,医学写者将会成为一个很具吸引力的选择。医学写作允许这些人员很好地发挥其专业和写作特长,也能满足他们的求知欲。

(2) 喜爱写作和交流的人员。相比枯燥和相对固定的科研工作,许多富有激情的人基于自身优秀的专业写作技能,可能更喜欢有挑战性的医学写者工作。科研人员的涉猎范围往往是比较窄的,研究工作也相对乏味。但医学写者无须从事科研工作,而是与大量来自不同研究领域的作者和专家交流,这会带来许多不同的工作体验。

(3) 已有多年科研从业经历,但渴望改变现有生活的人员。这类人员往往在其领域已取得一定成果,但有些人渴望突破,想尝试不同的生活和工作方式。医学写者能够为他人提供专业指导和帮助,可以成为他们今后的职业选择之一。对于一些退休医护人员而言,能够从事专业相关的医学写作工作也是不错的选择。

3. 医学写者的工作职责

(1) 帮助制药公司、医疗设备制造商和临床研究机构准备正规文件:医学写者需要与不同的技术专家合作,以收集、组织和编辑新的产品、方法和信息。医学写者需要编撰新药或治疗方法所需的所有文稿信息,以送药品监督管理部门审批。

管理部门之间可能存在很大差异。美国食品药品监督管理局(Food and Drug Administration,FDA)的指南规定,试验性新药(investigational new drug,IND)递交的文件包括以下项目:每项计划研究的方案、化学和制造信息、毒理学信息,以及其他需要的信息。除这些初步递交的文件外,FDA 还可能要求提供整个试验性新药过程中格式严密的安全性报告。

在国内,医学写者主要从事为外企撰写和编辑官方文件的相关工作。根据辉瑞(中国)研究开发有限公司在中国区的招聘信息(http://mi. baidajob. com/invite-3338317. html),医学写者的职责包括:临床研究报告(CSR)或相关文件的准备、检查和定稿;与统计学家和临床工作人员合作解释研究结果,并确保及时性和准确性;将统计表格和列表中(以及其他信息来源中)的数据整合至临床研究报告中;积极参与临床研究团队的临床研究文件制作;确保准备的所有医学写作结果符合国际人用药品注册技术协调会(ICH)和其他相关管理指南;确保文件以认可的内部方法和标准(如辉瑞全球文件格式指南)生成,做好递交准备且合适地存储于认可的文件管理系统中;确保 CSR、其他管理文件和其他医学写作文件按照要求进行质量控制;需要时为其他人员准备的文件提供完整和细致的检查或同行质量控制支持等。

(2) 帮助医疗公司制作相关教育和培训材料:教育和培训的对象包括医护人员和非医护人员。医学写者的主要作用是通过出色的教育来改善医疗实践。其主要工作内容包括如下几点。

①评估。例如工作场所评估、通过本科生和研究生医学培训设计有效性评估、临床能力评估、书面考试在医学教育中的作用评估,以及医学教育和培训方法评估。

②学习方法。例如基于问题的学习、自主学习、基于工作的学习、刺激方法、电子学习、医学相比其他如人文科学或社会科学的学习、课程设计及动机。

③教育内容。例如小组教育、如何管理大组、同侪指导、教育理论、如何报告和发展教育实践,以及如何培训初级护理和二级护理学员。

④持续专业化。例如连续的专业发展计划、反思性实践、监督、鉴定、辅导、指导、审计、多专业化、教育领导、多样化、评估和质量保证。

⑤医学教育的研究方法。例如定量和定性方法、医学教育的伦理问题、研究框架的使用和关键查询的作用。

此外,医学教育还可包括设计、讨论和实施医学教育结构的当前和未来政策;研究教育技术,申请额外的基金和初步研究;参与当前医学教育技术的质量评估,对改善措施提供批评和建议;与政府和其他管理机构合作回顾和预测未来的培训需求。

(3) 帮助科研人员准备论文、专著和综述:医学写者自己通常不会发表科学论文,他们需要与医学科研人员合作,为客户提供数据驱动的出版物和医学会议材料(演讲稿、摘要和科学海报等)。一些作者还可能需要医学写者支持其完成著作的章节和综述论文。

医学写者根据与作者的交流来准备出版物提纲和关键的信息,并提交给作者确认。经作者确认后,医学写者开始写作。医学写者需要确保写作操作符合相关伦理标准以及目标期刊的要求,完稿后需要作者最终确认。

4. 医学写者需要具备的技能

可以用一个方程式来描述医学写者(图 10.3)。

$$喜欢医学 \times 喜欢写作 = 医学写者$$

图 10.3　医学写者方程式

一般而言,合格的医学写者需要具备以下几个方面的特质,这些特质之间不存在特定的顺序关系。

(1) 有科学背景:医学写者一般都具有特定的医学研究背景,且很多有博士学位甚至博士后经历。有些情况下可能并不会强制要求医学写者具有博士学位,但基本要求是具有高等医学学位。

(2) 喜爱写作:作为一项职业素养,一般要求医学写者喜爱写作,对文稿准备工作表现出很强的兴趣,并能从论文写作中得到乐趣。

(3)注重细节:大多数医学写者给人的印象可能是"书呆子",这主要体现在对细节的较真,会对文稿中容易忽视或他人不在意的细节表现出特别的关注。

(4)良好的聆听者:尽管一些医学写者可能有很强的专业背景,对某一领域具有独特的专业见解,但在医学通信操作过程中,可能并不需要他们的意见。医学写者需要聆听客户和医学专家的意见,并针对他们的意见进行交流。

(5)优秀的研究技能:医学写者需要非常快速地学习许多新的临床领域知识。尽管从事研究领域相关的项目对医学写者来说是最为合适的,但在有些情况下,也需要进行其他领域的工作。例如,医学写者的研究领域是微生物学,但可能需要其了解精神病学方面的专业知识。医学写者在多数情况下需要研究新的领域,快速了解大量信息,并针对某些疾病进行可靠的论述。

(6)熟悉统计学:医学写者可能并非统计学专家,但能够以医生易于理解的方式来呈现数据。医学写者可能不需要进行复杂的统计分析,但必须能够基于临床数据进行论证,基本理解临床试验中使用的统计分析方法,能够快速学会不同的统计概念。

(7)坚韧的品质:从受人尊敬的科学家变成医学写作受训者,看起来像是在倒退,而且医学写者刚起步时是比较困难的。即使在努力地成为熟练的专业写者后,也并不意味着客户会接受医学写者所有的修改和建议,可能会有许多很好的修改被客户舍弃。因此,医学写者必须要能够接受打击,并且在必要时进行多轮修改。

(8)持续学习的能力:优秀的医学写者需要具备持续学习的能力。科学每时每刻都在进步,医学写者应该不断地更新自己的知识储备,使自己始终了解相关前沿领域。

二、医学写者的职业教育与发展前景

1. 医学写者的学习与教育资源

科技成果传播的最好媒介和途径是科研论文。医学写作属于技能写作,必须依靠具有科技写作能力的人才。医学写者不但要掌握扎实的基础知识、基本理论和基本技能,还要求有较强的自学能力、文字表达能力和写作能力。写作能力的训练是最重要的,需要全面和良好的学习资源。医学写者可以参考的学习和教育平台众多。比如:提供医院管理与临床研究培训、课程的国际教育机构 JAMES LIND INSTITUTE(https://www.jliedu.com/programs/detail/advanced-pg-diploma-in-scientific-writing-medical-journalism)(图 10.4);Coursera 网站上有很多"Scientific Writing"的课程(https://www.coursera.org/courses?query=scientific%20writing)(图 10.5);美捷登生物科技有限公司(简称美捷登)定期举办的线上公益讲座(https://www.medjaden.com/list-gongyijiangzuo.html)(图 10.6)和录制的视频精品课(https://www.medjaden.com/list-shipinkecheng.html)(图 10.7)。

2. 医学写者的职业类型

许多大型的医药企业会雇佣专业的医学写者来完成相应的工作,这部分人员在公司从事全职的写作工作。另外,一些医学通信或编辑公司也会有自己专职的医学写者(请参见本章第三节)。专职人员有稳定的收入来源,一般不需要自己去开拓市场和吸引客户,工作内容也相对固定。

还有另外一类人群会选择比较自由的职业类型,这部分人一般不会全职从事医学写作

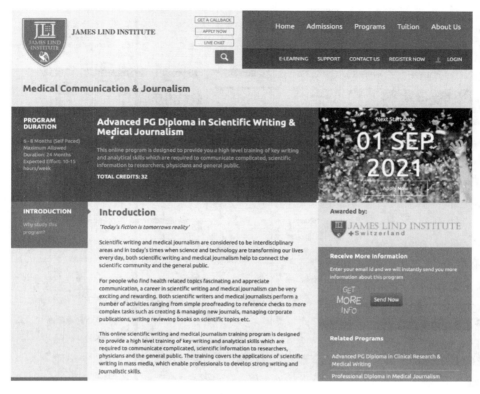

图 10.4　JAMES LIND INSTITUTE 官网首页

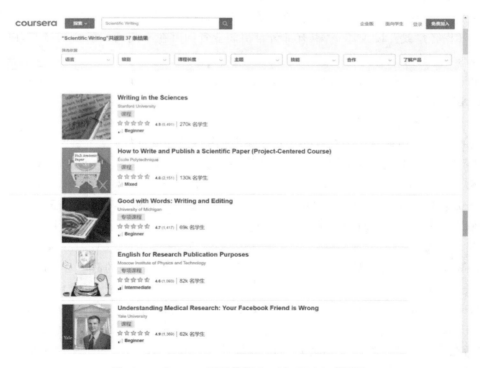

图 10.5　Coursera 网站的"Scientific Writing"课程

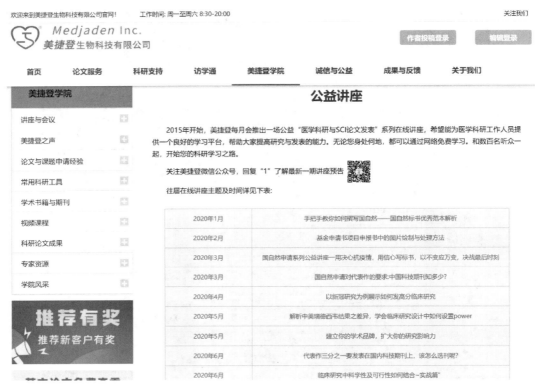

图 10.6 美捷登定期举办的线上公益讲座

的相关工作,有些人本身还会有一份稳定的工作,如医护人员或科研人员。部分自由职业者会自己寻找客户或开设工作室,也有部分自由职业者同时在不同的编辑公司挂职,以兼职形式从事医学写作相关的工作。

无论是全职还是兼职,一般不会影响其工作质量。客户对其服务进行选择的最终影响因素还是写作能力。

3. 医学写者的职业待遇

目前,国内没有调查医学写者收入的渠道和平台。国外薪资数据显示,不同机构医学写者的待遇不同,并且取决于其工作经验。美国 ZipRecruiter 公司(https://www.ziprecruiter.com/Salaries/Medical-Writer-Salary--in-New-Jersey?__cf_chl_captcha_tk__=pmd_guwy3zaIuJawYwk0zmUvXPTffQf4JGI4ek1pA8Zi6Gw-1635417071-0-gqNtZGzNAyWjcnBszQrR)的调查显示,截至 2021 年 8 月 26 日,新泽西州医学写者的平均年薪为 95870 美元,大约是每小时 46.09 美元,相当于每周 1844 美元或每月 7989 美元。Indeed 招聘网(https://www.indeed.com/career/medical-writer/salaries)的数据显示,截至 2021 年 8 月 28 日,在美国的医学写者的平均年薪为 71307 美元。

2019 年 AMWA 发布的薪酬调查结果(https://info.amwa.org/hubfs/Offers/Salary-Survey-Infographics/salary_survey_infographics_2019.pdf)显示,2018 年 845 名全职受访者(包括在美国境外工作的受访者)中,医学写者(medical writing)的年薪中位数为 107000 美元,医学编辑(medical editing)的年薪中位数为 80560 美元;同期 164 名自由职业受访者(每周 32 h 或以上,每周平均 42.5 h 付费加非付费小时)中,医学写者的年薪中位数为

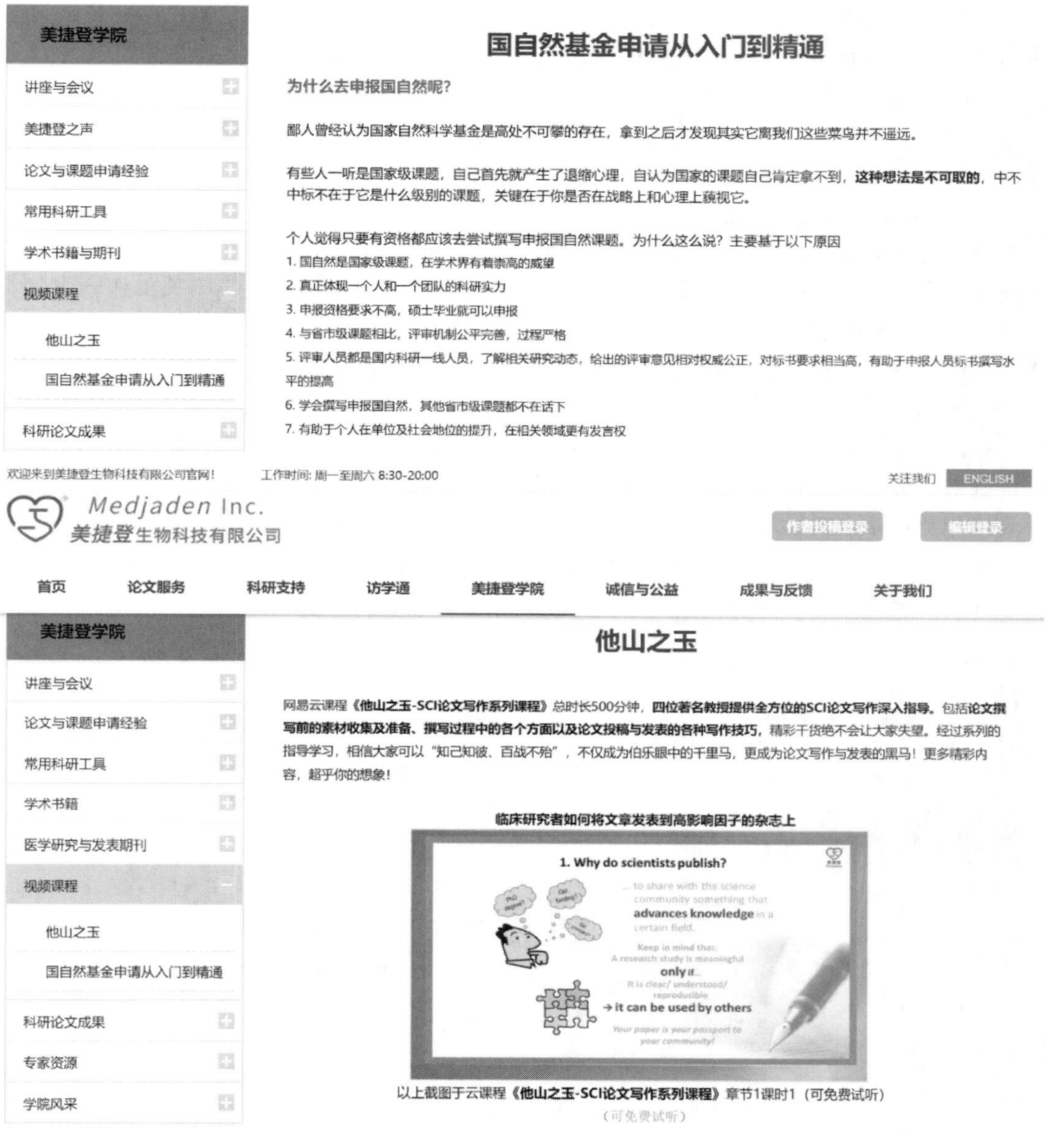

美捷登学院
讲座与会议
美捷登之声
论文与课题申请经验
常用科研工具
学术书籍与期刊
视频课程
他山之玉
国自然基金申请从入门到精通
科研论文成果
国自然基金申请从入门到精通
为什么去申报国自然呢?
鄙人曾经认为国家自然科学基金是高处不可攀的存在，拿到之后才发现其实它离我们这些菜鸟并不遥远。
有些人一听是国家级课题，自己首先就产生了退缩心理，自认为国家的课题自己肯定拿不到，这种想法是不可取的，中不中标不在于它是什么级别的课题，关键在于你是否在战略上和心理上藐视它。
个人觉得只要有资格都应该去尝试撰写申报国自然课题。为什么这么说？主要基于以下原因
1. 国自然是国家级课题，在学术界有着崇高的威望
2. 真正体现一个人和一个团队的科研实力
3. 申报资格要求不高，硕士毕业就可以申报
4. 与省市级课题相比，评审机制公平完善，过程严格
5. 评审人员都是国内科研一线人员，了解相关研究动态，给出的评审意见相对权威公正，对标书要求相当高，有助于申报人员标书撰写水平的提高
6. 学会撰写申报国自然，其他省市级课题都不在话下
7. 有助于个人在单位及社会地位的提升，在相关领域更有发言权
欢迎来到美捷登生物科技有限公司官网!
工作时间: 周一至周六 8:30-20:00
关注我们
ENGLISH
Medjaden Inc.
美捷登生物科技有限公司
作者投稿登录
编辑登录
首页
论文服务
科研支持
访学通
美捷登学院
诚信与公益
成果与反馈
关于我们
美捷登学院
讲座与会议
论文与课题申请经验
常用科研工具
学术书籍
医学研究与发表期刊
视频课程
他山之玉
国自然基金申请从入门到精通
科研论文成果
专家资源
学院风采
他山之玉
网易云课程《他山之玉-SCI论文写作系列课程》总时长500分钟，四位著名教授提供全方位的SCI论文写作深入指导。包括论文撰写前的素材收集及准备、撰写过程中的各个方面以及论文投稿与发表的各种写作技巧，精彩干货绝不会让大家失望。经过系列的指导学习，相信大家可以“知己知彼、百战不殆”，不仅成为伯乐眼中的千里马，更成为论文写作与发表的黑马！更多精彩内容，超乎你的想象！
临床研究者如何将文章发表到高影响因子的杂志上
1. Why do scientists publish?
... to share with the science community something that advances knowledge in a certain field.
Keep in mind that:
A research study is meaningful
only if...
It is clear/ understood/ reproducible
→ it can be used by others
Your paper is your passport to your community!
以上截图于云课程《他山之玉-SCI论文写作系列课程》章节1课时1（可免费试听）
（可免费试听）

图 10.7 美捷登的部分视频精品课

151000 美元，医学编辑的年薪中位数为 77500 美元。他们的收入差异影响因素包括工作年限、受教育程度、就业水平、雇主类型和工作领域等。

2017 年 EMWA 调查了其成员当前薪资水平，266 人给出可评估数据，其中包括 191 名全职医学写者（employed medical writers）和 75 名自由职业医学写者（freelance medical writers）。结果表明，全职医学写者平均年收入为 62793 欧元（中位数为 58000 欧元）；自由职业医学写者平均每小时收入为 81 欧元（中位数为 80 欧元）。全职医学写者中男性和女性的收入相当，然而对于自由职业医学写者而言，男性的平均时薪为 102 欧元，明显高于女性的 75 欧元。全职医学写者的收入主要取决于公司类型、医学写者的工作经验及培训的数

量。制药公司、合同研究组织(CRO)和医学写作公司是全职医学写者主要的三大雇主,且其收入相对其他公司也更高。对自由职业医学写者来说,收入主要取决于他们的写作经验和培训的数量。拥有 EMWA 专业发展计划证书的在职和自由职业会员的收入均高于没有 EMWA 证书的会员。有趣的是,在该调查中,专业医学写作公司雇用的医学写者的比例持续上升(2006 年为 3%,2012 年为 19%,而 2017 年为 21%),可能表明随着提供医学写作服务的公司越来越多,医学写者的就业人数和就业选择也越来越多。

4. 医学写者的就业渠道

(1) 主流招聘信息:国外医学写者的招聘信息和渠道非常多,可以在医学工作平台或自由职业平台找到相关的医学写作工作,也可以直接在医疗企业官网查找相关工作。医疗设备制造商、制药企业和生物技术公司会经常提供医学写者工作。此外,专业的写作协会、网络和组织,包括在线网站也可能会提供医学写者工作,例如 AMWA 和 EMWA 会为其会员提供很多的培训和就业信息,申请成为其会员后,即可享受相应的工作咨询服务。在领英(LinkedIn)和脸书(Facebook)上也有专门的医学写者组织发布招聘信息。在国内,主要是外资制药企业会招聘医学写者。另外,一些英文论文编辑公司或学术综合网站也会提供医学编辑相关的全职或兼职工作,有兴趣的人员可以在公司官网或科学网等网站上找到相关招聘信息。例如美捷登生物科技有限公司常年招聘医学相关编辑(https://www.medjaden.com/show-37.html)(图 10.8)。

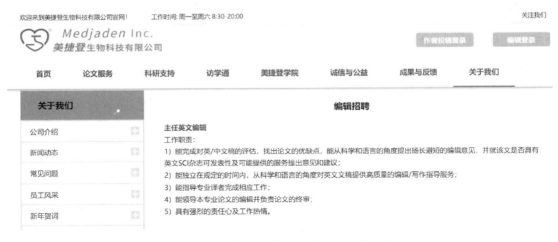

图 10.8 美捷登生物科技有限公司官网招聘信息

(2) 医学写者的从业经验分享:医药网络工作公司(Network Pharma Ltd.)在最新版的医学写者指南(http://medcommsnetworking.com/careersguide.pdf)中,分享了一些非常优秀的医学写者的经历(图 10.9)。他们大部分具有出色的医学背景,由于喜爱写作,以及对医学写作工作的热爱,最终改行进入医药公司从事专职的医学写作工作。

在企业和个人网站以及不同的社交网站上,也有许多自由职业的医学写者的经历分享(图 10.10)。他们具有优秀的写作技能,为国际上许多医药公司或科研人员提供专业服务,并帮助客户取得了很好的成果。

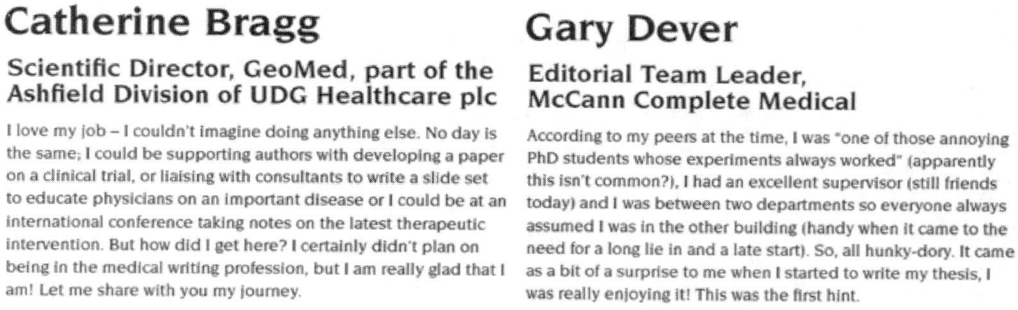

Catherine Bragg

Scientific Director, GeoMed, part of the Ashfield Division of UDG Healthcare plc

I love my job – I couldn't imagine doing anything else. No day is the same; I could be supporting authors with developing a paper on a clinical trial, or liaising with consultants to write a slide set to educate physicians on an important disease or I could be at an international conference taking notes on the latest therapeutic intervention. But how did I get here? I certainly didn't plan on being in the medical writing profession, but I am really glad that I am! Let me share with you my journey.

Gary Dever

Editorial Team Leader, McCann Complete Medical

According to my peers at the time, I was "one of those annoying PhD students whose experiments always worked" (apparently this isn't common?), I had an excellent supervisor (still friends today) and I was between two departments so everyone always assumed I was in the other building (handy when it came to the need for a long lie in and a late start). So, all hunky-dory. It came as a bit of a surprise to me when I started to write my thesis, I was really enjoying it! This was the first hint.

图 10.9　优秀的医学写者经历分享

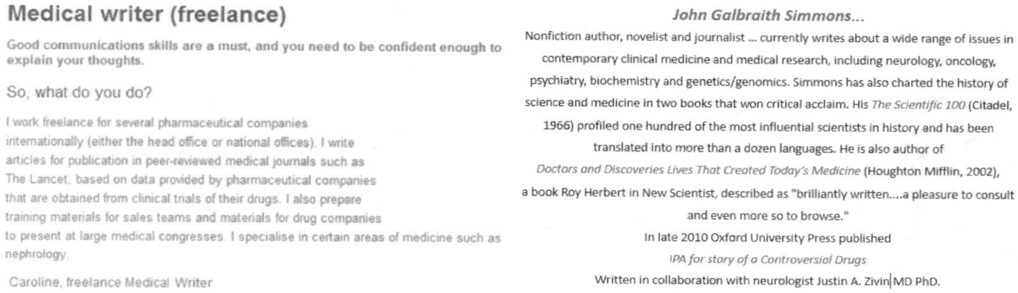

Medical writer (freelance)

Good communications skills are a must, and you need to be confident enough to explain your thoughts.

So, what do you do?

I work freelance for several pharmaceutical companies internationally (either the head office or national offices). I write articles for publication in peer-reviewed medical journals such as The Lancet, based on data provided by pharmaceutical companies that are obtained from clinical trials of their drugs. I also prepare training materials for sales teams and materials for drug companies to present at large medical congresses. I specialise in certain areas of medicine such as nephrology.

Caroline, freelance Medical Writer

John Galbraith Simmons...

Nonfiction author, novelist and journalist ... currently writes about a wide range of issues in contemporary clinical medicine and medical research, including neurology, oncology, psychiatry, biochemistry and genetics/genomics. Simmons has also charted the history of science and medicine in two books that won critical acclaim. His *The Scientific 100* (Citadel, 1966) profiled one hundred of the most influential scientists in history and has been translated into more than a dozen languages. He is also author of *Doctors and Discoveries Lives That Created Today's Medicine* (Houghton Mifflin, 2002), a book Roy Herbert in New Scientist, described as "brilliantly written....a pleasure to consult and even more so to browse." In late 2010 Oxford University Press published *IPA for story of a Controversial Drugs* Written in collaboration with neurologist Justin A. Zivin MD PhD.

图 10.10　自由职业的医学写者经历分享

第三节　中国英文医学论文编辑行业

21 世纪初，随着英文科技论文产出的增加，英文科技论文（包括医学论文）编辑行业在中国逐渐形成。本节将介绍中国英文医学论文编辑行业。相较一般的医学写作公司而言，英文医学论文编辑行业的业务范围相对较窄，主要包括英文医学论文编辑、图表编辑和数据统计分析服务。部分编辑公司还会提供论文撰写与发表相关课程。

根据夏华向教授的总结（http://blog.sciencenet.cn/blog-530435-744669.html），英文医学论文编辑公司的服务类型可以分为以下几个方面（表 10.1）。

表 10.1　英文医学论文编辑公司的服务类型

服务类型	特点及适合作者
语言校对润色服务	非英语母语国家作者的论文最常见的问题就是语言问题。因此，几乎所有的公司，尤其是出版社（集团）旗下的论文服务公司（中心）对 SCI 论文提供语言校对服务；部分公司则根据论文质量将此项服务细划为不同级别，比如标准编辑、深度编辑等
翻译及改写服务	有些作者只有中文稿件，但希望发表 SCI 论文，这就需要翻译服务。大部分国内编辑公司和少数国外编辑公司能够提供翻译服务。但大部分低收费的翻译服务是由没有生物医学背景的翻译人员完成的单纯中译英。而单纯的中译英服务很难使论文符合 SCI 期刊的发表要求。因此，有些知名公司将此类服务分成单纯翻译和"改写服务"（在原始中文文稿提供的材料、方法和结果的基础上按英文论文的写作思维和格式写成英文论文）

服务类型	特点及适合作者
论文撰写或撰写指导服务	这项服务主要适用于英文能力较差或公务繁忙的科研人员。作者需要提供明确的科研目的、思路、课题设计、原始研究数据和结果、实验方法等
图表编辑服务	对初写 SCI 论文的作者来说,选择此项服务能在和编辑互动的过程中学到不少东西。图表就好比论文的一扇"窗",只有"装饰"好了才能让论文更易读懂
格式编辑服务	少数公司会提供此项服务。公司会根据作者目标期刊的要求,有针对性地调整论文的格式,包括参考文献的格式。只有极个别公司会单独列出参考文献的编辑服务
预审稿服务	少数公司会安排论文相关研究领域的两到三位专家给出评估意见。目的是在投稿前发现论文的问题并提前解决,从而极大地提高论文的发表率
降重服务	极少数公司会根据查重结果来提供相应的论文编辑、校对服务
评审后修改稿编辑服务	无论论文投稿后的审稿结果是小修、大修还是拒稿,也不论期刊是否提供了审稿意见,部分论文编辑公司会据此帮助作者修改论文,提高论文发表的可能性

另外,为了帮助科研人员掌握英文科研论文撰写和发表技巧,一些英文论文编辑公司还会定时开设线上和线下的培训课程。

一、英文医学论文编辑公司及其作用

1. 英文医学论文编辑公司的产生

近年来,论文出版行业发展迅速。SCI 数据库统计(中国科学技术信息研究所《2021 中国卓越科技论文报告》,https://www.istic.ac.cn/upload/1/editor/1640768173391.pdf),2020 年其收录的世界科技论文总数为 233.21 万篇,比 2019 年增加了 4.1%,其中收录的中国科技论文为 55.26 万篇。各个国家投稿论文的数量在不断增加,给期刊编辑和审稿人带来了持续的压力。许多期刊编辑每天需要处理大量稿件,而且这一趋势还在上升,审稿人的审稿压力也非常大。因此,逻辑结构合理、语言表达规范的稿件更容易受到期刊编辑和审稿人的青睐。另外,随着同行评议压力的增加,期刊对论文质量的要求也在提高。

目前已有越来越多的科研人员寻求论文编辑服务。一部分作者希望在投稿前对文稿进行语言润色,另一部分作者希望能够针对如何回复和处理同行评议意见得到指导和帮助。大多数作者寻求论文编辑服务主要是为了解决语言问题,包括校正语法、拼写、标点符号和大小写错误,处理一致性、清晰度、术语使用和逻辑性问题。有些服务还会根据特定格式手册校准英式或美式英语,例如 *The Chicago Manual of Style*。大部分公司的编辑服务专门针对非英语母语国家的作者。

但是,语言润色并非所有作者寻求论文编辑服务的唯一目的。有一部分作者希望编辑能够对论文进行详细审查和修改,希望编辑能够针对研究数据给予写作指导。另一部分作者则寻求更为深入的科学检查以校正实验方案、方法和其他问题。

虽然无法统计使用论文编辑服务的具体数据,但提供论文编辑服务的编辑公司数量在不断增加。科学发表竞争的增加是推动编辑公司发展的一大因素。另外,随着论文编辑服务中可能出现的一些伦理问题,作者在寻求服务的过程中也需要基于目标期刊的要求,来确保论文编辑服务的合理性和可接受性。从这个角度来说，规范化运营的编辑公司更易得到作者和期刊的青睐。目前，越来越多的期刊在处理稿件，特别是非英语母语国家作者的稿件时会推荐本期刊认可的编辑公司（虽然其中也难免存在一些利益关系，但至少作者在寻求这些编辑公司服务时，不需要担心伦理学方面的问题）。例如 Nature 出版集团（Nature Publishing Group，NPG）就具有一项称为 Nature 出版集团语言编辑（Nature Publishing Group language editing，NPGLE）的服务。此外，许多大型出版集团也有自己的语言服务，如爱思唯尔集团的语言服务（Elsevier language services）、Kowsar 集团的英文编辑服务（Kowsar Engligh editing service）和 Wiley 集团的英文语言编辑服务（Wiley English language editing services）。

编辑行业的火爆也促进了编辑公司对客户的竞争。相较自由职业的医学写者只能提供少量的编辑服务，编辑公司能够招募大量各个研究领域的专业人员，且运营规范。编辑公司能够为不同需求的作者提供一站式服务（例如寻求语言编辑服务的作者在有统计咨询服务要求时无须额外求助其他专业人员），使稿件处理时间缩短，作者服务体验感增加。此外，随着不同编辑公司对编辑业务的竞争，其服务质量也在不断提升。

2. 英文医学论文编辑公司现状

笔者查阅资料了解到，提供第三方论文编辑服务的公司数量很多，但质量良莠不齐。其中市场推广活跃且口碑较好的公司不超过三十家，但差评较多且信誉存在问题的公司至少有上百家。

不同英文论文编辑公司的服务内容和收费标准有所不同。服务内容主要包括 SCI 论文评估、修改、翻译、写作指导、图片编辑和数据统计分析等。收费标准主要有两种计费模式，国外编辑公司大多以工作时间计费，而国内编辑公司则大多根据论文字数收费。

不同英文论文编辑公司都会拥有自己的编辑资源，这也是影响论文修改质量的最重要因素。例如美捷登生物科技有限公司的编辑专业涉及内科学、外科学、肿瘤学、免疫学、流行病学、病理学、细胞分子生物学、遗传学、药学、植物学、动物学、有机化学等众多领域，能够为不同专业的作者提供专业的学术建议和写作指导。

3. 英文医学论文编辑公司的作用及规范

编辑公司不仅能为作者发表论文提供诸多帮助，还可以与科研机构和单位进行合作，为合作单位的科研出谋划策，提供课题设计和基金申请等方面的咨询，为其科研水平和论文质量提供有力保障。另外，有些编辑公司还会经常为合作单位（科室或课题组）或个人举办各种形式的论文撰写与发表的学术活动，如培训班、讲座、研讨会等。

由华誉出版社（Xia & He Publishing Inc.）等主办、美捷登生物科技有限公司（*Medjaden* Inc.）承办的第一届（2015 年）、第二届（2018 年）和第三届（2021 年）国际医学研究与发表高峰论坛（ISMRP, http://www.mrpcenter.com/ismrp/）本着"做真实研究、出创新成果、发高质文章、办优秀期刊"的理念，旨在提高中国医学研究人员医学研究与发表技能，推进中国科技期刊的国际化进程。国际医学研究与发表高峰论坛特邀中国工程院院士李兆申教授、中国工程院院士沈洪兵教授、华中科技大学同济医学院院长陈建国教授、华誉出版社总主编兼美捷登生物科技有限公司创始人夏华向教授、*Journal of American Medical Association*（*JAMA*）前副主编 Edward H. Livingston 教授、*New England Journal of Medicine* 首位中国编委照日格图教授、*GUT* 期刊主编 Emad El-Omar 教授，以及海内外众多演讲嘉宾（按姓名首字母顺序，排名不分先后），包括 *Angiogenesis* 主编 Arjan Griffioen 教授、Accdon-LetPub 学术交流与合作部资深经理 Clark T. Holdsworth 博士、*Journal of*

Clinical and Translational Hepatology 总主编 George Yung-hsing Wu 教授、国际出版伦理委员会（COPE）理事 Jason Hu 老师、*Journal of Neurosurgical Anesthesiology* 编委会成员兼 Editage（意得辑）医学编辑 Matthew Kirkman 博士、*Science Advances* 前执行总编兼 *CABI Agriculture & Bioscience* 主编 Philippa J. Benson 教授、南京医科大学附属无锡人民医院消化内科主治医师安芳梅老师、大连医科大学实验动物中心比较医学教研室陈大朋教授、台湾台中荣民总医院医学研究部研究员兼干细胞中心主任陈甫州教授、辽宁医学院附属第一医院科研部陈明子老师、海军军医大学第一附属医院（上海长海医院）消化内科副主任杜奕奇教授、首都医科大学附属北京友谊医院普外科主任医师郭伟教授、华誉出版社总经理何华女士、广东药科大学附属第一医院党委书记何兴祥教授、华中科技大学同济医学院副院长胡华成教授、陆军军医大学第一附属医院烧伤科主治医师江旭品教授、首都医科大学附属北京中医医院消化科副主任医师李博教授、九泰药械总经理李强老师、吉林大学白求恩第一医院院长刘彬教授、中国医科大学附属盛京医院乳腺外科主任刘彩刚教授、华中科技大学同济医学院海外校友总会副主席刘实教授、中南大学湘雅医院泌尿外科刘苏来教授、首都医科大学附属北京朝阳医院药事部副研究员吕亚丽博士、*Journal of Clinical and Translational Hepatology* 总主编任红教授、华中科技大学同济医学院海外校友总会理事沈世乾教授、美国路易斯安那州立大学医学院滕嘉敏教授、上海交通大学医学院附属仁济医院肿瘤科副主任涂水平教授、华中科技大学同济医学院海外校友总会前主席汪尔佳教授、*Journal of Interventional Gastroenterology* 及 *Molecular Therapy—Methods & Clinical Development* 副主编王冰教授、空军军医大学唐都医院放射科副主任王文教授、华中科技大学同济医学院公共卫生学院流行病与卫生统计学系主任魏晟教授、青岛市市立医院感染性疾病科主任辛永宁教授、华中科技大学同济医学院公共卫生学院副院长徐顺清教授、重庆医科大学公共卫生与管理学院徐祥龙老师、北京中文出版传媒融合创新发展联盟理事长颜帅博士、西京消化病医院院士秘书杨志平博士、华中科技大学同济医学院公共卫生学院流行病与卫生统计教研室副主任尹平教授、*Current Medical Science* 前编辑部主任余超虹教授、武汉大学中南医院循证与转化医学中心副主任曾宪涛教授、无锡市人民医院消化科主任占强教授、*Journal of Clinical and Translational Hepatology* 副总编辑张大志教授、长青藤医学编辑创始人张科宏教授、*Current Cancer Drug Targets* 主编 Ruiwen Zhang 教授、*Current Medical Science* 执行主编张孝平教授、万方医学网创始人兼总经理张秀梅女士、《浙江大学学报（英文版）》前总编张月红教授、四川大学华西药学院张媛媛副教授、广州市妇女儿童医疗中心赵柏松教授、《NEJM 医学前沿》副主编赵剑飞博士、江苏省科技期刊学会理事长郑晓南老师、天津安定医院主任医师禚传君教授等，分享了他们在医学研究与发表领域的经验和心得。值得一提的是，2021 年 11 月 27 日举办的"第三届国际医学研究与发表高峰论坛"吸引了超 4 万人次在线参会，新华社报道（https://xhpfmapi.xinhuaxmt.com/vh512/share/10432009）的文章浏览量超过 70 万次，直播回放参见 https://live.dxy.cn/front/live/DC202110270293278/#。业界专家和医学工作者相互学习、相互交流、相互协作，搭建了一个高水平、高规格的沟通平台。该平台能够拓宽学术视野，提升医学研究与发表水平，共同探讨如何打造中国具有国际影响力的学术期刊。这对于推动中国医学研究与发表及建设中国高影响力期刊具有重要意义。

然而，随着越来越多的论文编辑公司加入编辑服务行业，少数"无良"公司为了追求眼前的短暂利益，不惜成为学术不端行为的推手。多年来，在报道的论文造假甚至论文买卖的案例中，一些论文编辑公司确实或多或少参与其中。

这些公司有的"帮助"客户在既无论文原稿,又无研究数据的情况下,捏造数据,编造论文,从而牟取高额利润;有的根据客户的"主意"和"想法",搜集材料、编造或剽窃数据;有的在客户有论文原稿的情况下,提示、启发、怂恿客户对科研数据"夸张化"处理,甚至亲自操刀篡改数据,从而使论文发表到更高影响因子的期刊上。也有的昧着良心成为某些人的洗钱工具,将科研经费变相地转到论文编辑公司,再变现成为私人财产,从而成为科研腐败的"帮凶"。更令人发指的是,它们利用作者的信任,肆意贩卖作者的论文,使原创作者投诉无门。

如何杜绝种种学术不端行为及乱象? 一方面,作者自己要擦亮眼睛,把握好论文发表的科研伦理规范;另一方面,编辑公司作为学术科研的间接参与者和论文发表的直接参与者,也应当严格自律,坚守道德底线,严格要求编辑人员,并提醒作者严格遵守期刊的伦理要求。

夏华向教授在 2015 年举办的"第一届国际医学研究与发表高峰论坛暨第十九期同济医学论坛"上宣布中国英文科技论文编辑联盟(Alliance for Scientific Editingin China,ASEC,http://www.asec.org.cn/)正式成立,并宣读了《关于制订〈中国英文科技编辑行业规范〉的倡议书》(附录 D,http://www.asec.org.cn/file/4-SPEESAinChinal.pdf)。这是英文科技论文编辑行业在中国首次提出职业规范化的倡议,得到了多家业内同行的积极响应。该联盟旨在促进中国英文科技论文编辑行业的健康发展,加强行业自律和监督,切实提供高质量服务,使中国科研成果走向世界,并最大限度地预防和避免任何形式的学术不端行为。

2016 年 8 月,该联盟正式制定了《中国英文科技编辑行业规范》,又称为《论文服务提供商道德规范最佳实践指南》(附录 E,http://www.asec.org.cn/file/3-ASEC-GoodEditingPractice.pdf),进一步明确了如何在编辑过程中防止和杜绝各类学术不端行为。ASEC 成立以来,秉承其宗旨积极参与国内外学术活动,正在为促进和净化国内科研发表发挥作用。

研究人员在使用学术出版第三方服务时,《学术出版第三方服务的边界蓝皮书(2020 年版)》给出了如何区分可接受服务与不可接受服务的指导意见,帮助研究人员通过第三方服务提高学术论文发表效率,同时也避免因接受不当服务而发生科研诚信与学术出版道德问题。该蓝皮书给出了第三方服务机构的定义和原则(表 10.2),明确了关于学术出版第三方服务可接受和不可接受的服务(表 10.3),再次确认了第三方服务在学术出版中的作用。

表 10.2 《学术出版第三方服务的边界蓝皮书(2020 年版)》中第三方服务机构的定义和原则

定义	第三方服务机构是指除研究人员和期刊以外、独立于出版机构或学术机构的商业和非商业机构或个人。 第三方服务是第三方服务机构为研究人员开展研究、撰写报告、出版和/或传播研究成果提供的服务。通常研究人员需要为这些服务付费。 在某些情况下,第三方服务机构可能与出版机构合作或专门为出版机构工作。出版机构也可能提供类似于第三方服务机构的服务。 第三方服务机构提供的服务范围广泛,常见的服务内容包括以下几种。 (1) 校对。 (2) 语言文字润色,纠正语法和拼写错误。 (3) 创建和调整图表。 (4) 就稿件的科学或学术内容提供建议*。 (5) 帮助收集数据。 (6) 帮助研究人员选择最适合投稿的期刊。 (7) 帮助研究人员回复同行评议意见。 (8) 帮助研究人员以海报形式展示他们的研究。 * 某些第三方服务机构雇用具有特定学术领域专业知识的人员,为研究人员的数据解释提供建议

原则	第三方服务机构应本着"诚信、透明、善意"的原则,发挥专业化优势,为研究人员提供正规的服务。 (1) 诚信原则。 诚信原则是第三方服务机构应遵循的最基本要求。第三方服务机构应时刻保持良好的诚信意识,并认真践行出版伦理,不提供、不促成、不参与学术不端行为。学术不端行为包括但不限于抄袭、不当署名、捏造或篡改数据、伪造审稿人信息、重复发表、一稿多投等。 (2) 透明原则。 第三方服务机构应提供全透明服务,在其官网上公开透明地列出具体的服务内容及其详细说明、报价等,确保所提供的服务公开、透明,研究人员可方便快捷地获取所需信息。作者应在论文中合理披露使用第三方服务的情况。 (3) 善意原则。 第三方服务机构应秉持善意原则,在合理的限度内为研究人员开展研究、撰写报告,为其出版研究成果提供帮助,在明知或应知某些行为违反出版伦理、构成学术不端时应当拒绝提供服务

表 10.3 关于学术出版第三方服务可接受和不可接受的服务汇总

第三方服务	可接受的服务	不可接受的服务
专业研究服务	研究人员自己的部分研究方案中,需要使用某些专业设备,而研究人员无法自己收集数据,因而需委托第三方服务机构。如果是以这种方式收集数据,研究人员必须在稿件的方法和致谢部分予以说明	提供由研究人员自己就可以进行的实验或收集的数据;提议提供或收集研究人员并不了解来源的数据
数据保管和仓储	保管研究人员的原始数据,就在何处共享/存放其原始数据提供建议,并在数据仓储过程中提供管理帮助	提议提供"假数据"(例如,为符合期刊的数据仓储要求)作为其部分研究方案
科学编辑/投稿前同行评议	由具有该领域专业知识的编辑向作者就如何提升稿件的科学质量方面提供建议	提议为研究人员撰写稿件或提供放入稿件中的"数据";试图得出研究数据不支持的结论,或隐匿不利数据
剽窃检查	通过剽窃检测软件,检查稿件中可能存在无意间复制文本的地方,或需要为复制材料添加引用说明的地方	协助研究人员规避剽窃检测软件的检测,避免检查出剽窃之处
统计服务	提供使用适当统计分析的建议; 对研究人员的数据进行统计分析; 为结果解释提供建议。 应在研究人员的稿件中确认统计人员的贡献(例如,选择正确的分析形式和/或进行分析)	提供非研究人员自己收集的数据和/或现成的统计分析和结果(由于设备等原因研究人员自身无法进行实验和收集数据的情况除外)。 试图操纵数据或分析以提供数据不支持的所需结果。 试图隐匿不利数据

续表

第三方服务	可接受的服务	不可接受的服务
英语和校对	检查拼写、标点和语法;检查印刷错误;检查是否正确使用专业术语	提议为作者撰写稿件或提供预先写好的稿件
按照投稿指南调整稿件、图表格式	核对所选期刊的格式要求,并重新调整稿件(包括图表)格式以符合要求。该服务可能包括减少稿件的字数	提供并非根据研究人员自己数据创建的稿件或图表
期刊选择	为稿件建议最合适的期刊	保证稿件在某一期刊上发表,特别是要求收费
编辑同行评议回复	校对、润色作者对同行评议意见的逐点回复。 协助回复同行评议意见	无需作者参与,代表作者对同行评议意见逐点撰写回复。 提议接管稿件同行评议的全过程
寻找同行评议人和/或管理同行评议	要求研究人员推荐有资格对其工作进行同行评议的专家	没有经过研究人员同意,直接推荐人员对研究人员的工作进行同行评议。 提议接管稿件同行评议的全过程
翻译服务	将稿件翻译成英语,以便在国际期刊上发表。 如果已发表了非英语原文,则应告知该期刊稿件是译文,并明确引用原文	将已在非英文期刊上发表的稿件翻译成英语后向英文期刊投稿,但未告知该英文期刊原文已发表和/或未明确引用原文
准备海报	根据研究人员收集的数据制作会议展示海报	提供现成的海报,或为海报提供非研究人员收集的数据作为部分研究结果
宣传研究工作	制作研究人员本人研究工作的视频摘要或海报,供研究人员用于推广自己的工作	提供不代表研究人员本人研究工作的宣传材料

此外,部分编辑公司还会为优秀的青年科研人员提供论文发表、学术会议以及科研基金等方面的资助。例如,美捷登生物科技有限公司就有专门为青年科研人员提供资助的青年科学家研究基金(图 10.11)、论文写作与发表基金和学术会议基金。

二、如何选择英文医学论文编辑公司

论文编辑服务的用户量日渐增长,虽然没有具体的统计数字,但从市场上不断涌现新的论文编辑公司可以看出,其数量在持续增加。不仅如此,论文编辑的需求还在稳步上升,论文编辑公司的数量也在增加。科研论文发表领域愈发激烈的竞争是推动需求上升的主要因素。来自中国、印度、中东和南美等新兴科研"重镇"的论文越来越多,这使得被评审的论文总数大幅增加,被拒稿的论文数量也相应增加。这意味着期刊编辑会越来越频繁地向母语为非英语的作者推荐论文编辑服务。这类服务通常包括校正语法、拼写、标点、论文的连贯性和易读性、大小写、术语和逻辑表达等(图 10.12)。有些公司还提供英式或美式英语的用法修正,并修改论文以使其符合特定要求。

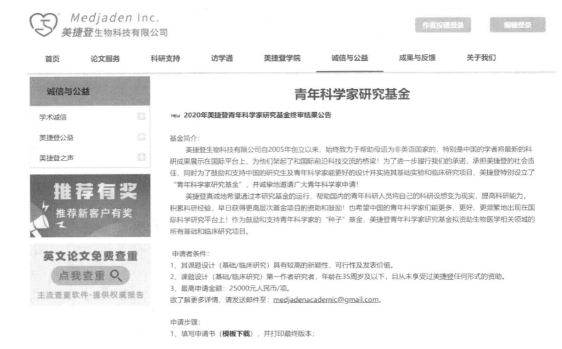

图 10.11 美捷登生物科技有限公司青年科学家研究基金

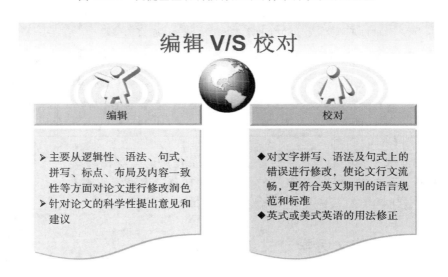

图 10.12 专业的论文编辑服务

　　面对越来越多的论文编辑公司，经常有作者反映他们被一些不正规的论文编辑或润色公司欺骗。这些公司提供的论文修改服务让他们感到非常失望与气愤。一直以来，网上有一些提供论文编辑、润色或校对服务的公司，打着正规公司的旗号（图 10.13），欺骗寻求论文编辑服务的作者，谋取不正当利益。这既损害了整个论文编辑、润色与校对行业的声誉，也让许多论文作者失去了对正规论文编辑公司的信任。

　　当作者有论文编辑服务需求时，在互联网上可以检索到非常多的编辑公司和团体，这些

搜索　美捷登　　　　　　　　　　　　　　×　　搜索　　时间：

网页　资讯　问答　视频　图片　良医　地图　百科　文库　采购　软件　翻译

为您推荐 | ☑ 反馈　美捷登官网　　美捷登生物科技　　美捷登投稿系统　　美捷登登录

美捷登母语润色全程服务至发表,可提供试润色服务

美捷登专业英语母语全程润色服务,欧美学术同行及编辑团队238个学科细分消除语言障碍,美捷登更有开学钜惠和首单优惠双重折扣!
www.e█████.... - 2021-11-08 广告

科研学者翻译就选美捷登　一次性达到期刊发表要求

担心中式英文被期刊审稿人诟病?时间紧迫无暇在文章语言上绞尽脑汁?
美捷登专业翻译润色,一次性跨关语言障碍,助力成功发表!
www.e█████.... - 2021-11-08 广告

专业：　SCI 论文润色　　　SCI 论文翻译　　　SCI 发表服务

安全：　英语母语润色　　　翻译润色服务　　　约定时限发表

快捷：　新用户 9折起　　　送18%预存款　　　不发表退全款

🈯 关于美捷登,为您推荐更多优质结果>>
关于美捷登,已经为您筛选出更多优质商家信息。360搜索,so靠谱。国内安全的搜索引擎为您提供海量相关信息,助您安心上网。
█████.... - 2021-11-08

美捷登官网,medjaden,美捷登medjaden官网,论文润色,论文润... 官网
美捷登是一家在正式注册,以提供生物医学SCI论文服务为主要业务的公司。公司始终秉承"您不放弃,我们决不放弃"的服务理念,为一万多篇生物医学论文提供...
优研智达-访学通
www.medjaden.com - 快照

近期发表论文　文章　美捷登
经美捷登服务,近期已被杂志社接受的部分文章如下。我们谨向以下所有论文的作者道贺。 注:所有影响因子以发表当年为准。 公司地址:武汉市江岸区中山大道岳飞街21号金源...
www.medjaden.com/list-jinqifabiaolunwen.html - 快照

图 10.13　通过某搜索引擎搜索"美捷登",排名靠前的几个网站均打着"美捷登"的旗号进行宣传,而真正的"美捷登"官网则排到了第四位

公司或团体的信誉和服务质量难以简单甄别,尤其不少公司被曝光存在学术不端或者不符合伦理的操作,导致很多作者难以选择。2010 年 *Nature* 发表的"Publishing：a helping hand"一文就此给出了一些建议。

（1）选择专注于学术编辑且具有训练有素的专业领域编辑的公司。

（2）对于网站上客户评价均为匿名或没有工作单位的公司需保持警惕。

（3）对于本土为非英语国家的英文编辑公司需要保持警惕。

（4）要求编辑公司提供大约 500 字的编辑样本。

（5）寻找具有在线投稿系统(其中用户需要注册、生成账号并上传文稿)的公司。这类公司更可能具有高水平的安全性。

（6）不要仅仅基于价格来选择编辑公司。需要考虑质量、方便性和编辑时间。

（7）选择能够提供诸如格式调整、期刊推荐或者翻译服务的公司。

（8）选择具有明确隐私政策，要求其编辑签订保密协议的公司。

同时，夏华向教授提出以下几条建议，以判断论文编辑公司的良莠。

（1）从公司历史背景来判断。公司由谁主办？历史背景如何？有些论文编辑公司的创始人自己就是资深的科研人员，有多年海外求学背景或工作经验，英文水平高，发表过不少高影响因子的 SCI 论文，在学术上有很深的造诣。他们能够"感同身受"地体会到中国科研人员在论文发表过程中遇到的困难及需求，并有能力亲自给予及时、恰当的帮助和指导。他们的名字就是公司的活招牌。这类公司的学术与商业相辅相成，能够在发展公司的同时，尽一己之力促进中国的科研发展。

（2）从公司信誉口碑来判断。俗话说："金牌银牌，不如品牌；金杯银杯，不如口碑。"首先需要从可信赖的渠道获取可靠的编辑公司信息。多数著名期刊出版集团网站的稿约须知中，一般会推荐一些期刊比较认可的正规编辑公司。

（3）在知名科研学术论坛上咨询，或通过百度等查询某编辑公司的信息，包括学术水平、信誉、服务项目、收费标准以及客户对公司的评价等。作者可以根据这些信息决定是否选择该公司。

（4）仔细研究所要选择的论文编辑公司网站，通过查看服务类型和宣传内容能大致看出是否为正规公司。比如，有些公司大包大揽，承诺论文一定在某时间内、某影响因子的期刊上发表，这明显就是虚假信息，却能误导相当一部分作者，以为该公司与 SCI 期刊有合作关系，让一些想走捷径的作者上当受骗。还有些公司网站上有论文"转让"的信息，一看就知道这是从事"论文买卖"的公司。更有些公司根本就没有网站，全靠功能强大的群发电子邮件"忽悠"作者。

（5）正规论文编辑公司源于对其服务的论文质量的自信和责任担当，敢于在发表论文中接受致谢。所以，判断论文编辑公司是否合法以及能否提供高质量服务的一个可靠方法是搜索以往客户的服务评价或致谢。正规公司的官方网页都会提供以往客户的实名信息以及对公司服务的评价。此外，作者也可以通过百度和 PubMed 等检索是否有致谢该公司的论文，这也可以成为判断一家公司是否正规的依据之一（图 10.14）。不正规的论文编辑公司，特别是那些虚假或诈骗性的论文编辑网站，不太可能发布真实的客户信息与评价，更不会有论文致谢。

（6）评估编辑的背景和经验。正规论文编辑公司通常会显示编辑的姓名和资质（图 10.15）。作者可以通过查看编辑的资历和既往的服务做出初步的判断。如果公司网站没有列出任何编辑信息，那么就需要格外注意。如果对某个公司编辑的资质或经验有疑问，不妨发送一封电子邮件给公司的客服。毕竟，良好的客户服务也是一家正规公司的标志。

（7）如果身边有发表 SCI 论文经历的老师、同学、同事、亲友，他们都是很好的参谋。因为他们可能接触过论文编辑公司，对不同公司或多或少有所了解，甚至有过深刻的经历。

此外，笔者根据多年的从业经验，建议读者在选择论文编辑公司时除考虑上述因素，尤其是公司的名声（以避免不必要的伦理纠纷）外，还可以在论文服务过程中从以下几个方面进一步考查和评价。

（1）服务质量：寻求论文服务的最终目的是发表论文，而论文服务的质量是影响发表的重要因素之一。对论文编辑公司而言，影响服务质量最重要的因素是编辑的水平。读者在选择论文编辑公司时，可以多查看该公司是否拥有自己领域的专家，可以询问编辑的专业背景，尽可能多地了解编辑的研究方向和专业水平。

（2）工作效率：很多作者在接受论文修改服务过程中比较看重公司的服务效率。一方

we thank medjaden   百度一下

Q 网页   资讯   视频   图片   知道   文库   贴吧   地图   采购   更多

时间不限▾   所有网页和文件▾   站点内检索▾   ∧收起工具

Elevated Levels of Cerebrospinal Fluid and Plasma Inte...

2013年7月18日 (2) The authors thank Medjaden Bioscience Limited for
assisting in the preparation of this paper. References T. Ho and J. Griffin
, "Guillain-Barré syndrome," Current ...

www.hindawi.com/journals/mi/20... ◎ 百度快照 - 翻译此页

Intracranial hemangiopericytoma A case report and revi...

2017年2月12日 Although radiologicsigns intracranialrecur- rence extracranialmetastasis have ap
peared date,long-term follow-up necessary.ACKNOWLEDGEMENT We thank Me...

豆丁网 ◎ 百度快照

Simultaneous osseous metaplasia nodules of the submuco...

2016年4月22日 Acknowledgements We thank Medjaden Bioscience Limited providingmedical wri
ting services. Author details Pathology,Women's Hospital, School Medicine,...

豆丁网 ◎ 百度快照

Endoscopic submucosal dissection combined with orally ...

2016年6月21日 Disclosure authorsdeclare interestconcerning article.Acknowledgments We thank
Medjaden Bioscience Limited manuscript.References Significantdeposition...

豆丁网 ◎ 百度快照

BMC Surg

Authors' contributions   Go to: ☑

SJ, CG, YK, and JT designed and performed the study. SJ drafted the manuscript.
BZ, JX and ZX collected the data, and performed the statistical analysis. All authors
have read and agreed to the final manuscript. The authors read and approved the
final manuscript.

Funding   Go to: ☑

This work was supported by the Medjaden Academy & ResearchFoundation for
Young Scientists (Grant no. MJA20180926), and the National Nature Science
Foundation of China (NSFC) (Grant no. 81560403). The funding bodies had no role
in the design of the study, the collection, analysis, or interpretation of the data, or
writing the manuscript.

图 10.14   通过百度和 PubMed 搜索到致谢美捷登的信息

面是因为论文发表有时效性;另一方面,大多数作者的科研工作比较忙,没有时间和精力与编辑公司多次往返文稿。因此,在选择论文编辑公司时,作者可以多了解公司的工作流程,尽量选择流程最为优化的公司。

(3)服务态度:论文编辑公司的客户体验也是作者需要考虑的一大因素。论文编辑公司的服务态度决定了其与作者的沟通效率。良好的服务态度能够增强沟通的效果,从而节省论文修改的时间。笔者建议,在选择论文编辑公司前,作者可以多与论文编辑公司的工作人员联系,以感受他们的服务态度。

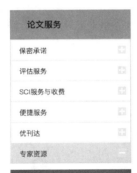

图 10.15　美捷登官方网站"论文服务"板块可以清楚地查看各领域的专家资源(编辑)信息

(4)服务费用:作者选择论文服务时要符合自己的预算。但也要注意,不要贪小便宜,尤其要警惕服务费用明显低于市场价格的公司(查询论文编辑公司官方网站,可了解论文服务的标准与费用)。如果论文服务费用低得离谱,那么论文很有可能是由没有资历或质量差、费用低的编辑来提供服务。

(5)服务流程和保密政策:可以从公司的服务流程和政策中了解以下信息。

①谁接手您的稿件?

②编辑是否签署保密协议,同意绝不与任何人分享您的文件?

③任何经手稿件的员工也要签署保密协议。

④服务完成后公司会返还给您所有文件,稿件在公司的修改痕迹将被删除或永久保密。

(6)支付方式:需要考虑论文编辑公司财务部门是否使用安全、信誉良好的支付渠道,比如信用卡、支付宝或者微信。支付不仅要方便,还要安全可靠。

总之,正规的论文编辑公司需要具备以下特点。

(1)高质量的编辑与合理的价格。

(2)高效且合规的修改时长。

(3)校对和修订遵循准确、自然、流畅和地道的原则。

(4)编辑资质信息公开。

(5)绝对保密与安全保证。

(6)便捷安全的支付方式。

尽管仍然有相当多的不正规,甚至诈骗或虚假的论文编辑公司存在,但也有很多信誉良好且有担当的正规公司,如美捷登生物科技有限公司。作为 ASEC 的理事长单位,也是国际出版伦理委员会(COPE)的会员(https://publicationethics.org/members/medjaden-bioscience-ltd),美捷登生物科技有限公司始终在捍卫编辑行业的纯洁性和专业性。综合考虑上述几个因素,识别正规可靠的论文编辑公司,可避免受劣质的编辑或润色服务欺骗。

三、如何与论文编辑公司有效合作

为了加快修改进度和提升服务质量,作者需要与论文编辑公司有效合作。笔者建议,在选定论文编辑公司后,作者可以从以下几个方面来要求和督促论文编辑公司。

1. 判定服务类型

判定服务类型其实就是明确作者自身需求，并与论文编辑公司统一对此需求的理解。一般论文编辑公司为了更好地为作者提供文稿服务，需要预先对文稿服务类型做出判断。作者将文稿送至公司时，可以要求公司对文稿质量做出初步判断，并确定合适的服务类型。例如，如果文稿质量比较好，只是需要简单的校对，则作者只需要求公司提供简单的语言润色服务即可。但如果文稿除语言问题外，逻辑结构也需要调整，则作者可要求论文编辑公司提供更为深入的修改服务。另外，如果作者对文稿的整体质量没有把握，可以要求论文编辑公司先针对文稿提供快速的评估服务，作者再根据评估意见确定合适的服务类型。

在实际操作中，负责任的论文编辑公司接到作者来稿时，会安排专业编辑对文稿进行评估，判断文稿可能存在的问题，并针对这些问题为作者提供相应的修改建议和推荐合适的服务类型。作者在接受专业论文编辑公司的服务时，可以较为准确地选择文稿服务类型，且文稿质量也更容易得到提高。

2. 明确分工与职能

论文修改服务实际上是作者和编辑协作的过程。因此，在服务过程中明确相互的工作和责任，将有利于提高修改效率。作者是论文研究内容的实际操作者和论文研究数据的最终责任人，因此，编辑的任何修改都需要得到作者的最终确认，这也是判断论文编辑公司是否正规及其专业程度的标准之一。另外，一些论文编辑公司为作者提供图片编辑和数据统计服务，但必须基于论文的原始数据，且必须由作者积极参与和确认。许多作者错误地认为付费给论文编辑公司购买论文编辑服务，论文编辑公司应该一次性修改好论文，而不应该要求其提交更多方法细节或补充重要实验结果。如果完全交由论文编辑公司完成论文修稿的所有过程，不仅会出现论文不能反映作者真实想法的情况，更会产生学术不端行为或嫌疑。毕竟，如果论文中出现任何失误，作者要为之承担责任并付出代价。所以，作者与论文编辑公司的良性沟通非常重要，这也是论文编辑公司专业性的表现。

论文编辑公司需要对作者的论文负责。一方面，要将服务的文稿提交给相应专业方向的编辑进行服务，另一方面，还要对编辑的修改质量进行严格把关。修改质量的把关可以基于服务前的评估意见判断，应尽可能解决文稿中存在的写作问题。同时，对于实验设计上的问题，也尽可能给作者提供改善建议。对于修改过程中作者提出的问题，也应尽可能协作解决。

3. 默契沟通

论文编辑公司和作者的目的是一致的，都希望论文尽善尽美、尽快发表。由于论文的专业性，编辑与作者应该进行有效的沟通，尽可能准确地理解和表达作者的实验设计和写作思路，清晰地表述作者的意图。

在修改论文时，水平较高的专业编辑一般能够较为精准地把握作者的写作思路，并按照作者的原有意图准确修改文稿。但也有一些情况，由于作者写作语言和表述逻辑存在问题，编辑并不能完全理解作者的写作意图，这时就需要编辑及时与作者沟通，避免无效修改甚至是错误修改。

本 章 小 结

总之，医学写者和论文编辑公司在医学研究与论文发表过程中可以发挥积极的推动作用。目前其作用在国内受到"不良第三方机构"操纵的学术不端行为的滋扰。但如果作者在寻求帮助时能够仔细甄别和慎重操作,选择资质优良、信誉可靠、拥有合格医学写者和编辑的论文编辑公司,那么,就能够产生事半功倍的效果。同时,当前论文出版行业已经较为成熟,正规的期刊都有自己的伦理标准和要求,只要作者与论文编辑公司的合作符合规范,一般不会出现伦理或学术不端行为等方面的问题。

参 考 文 献

［1］ Barron J P. The uniform requirements for manuscripts submitted to biomedical journals recommended by the International Committee of Medical Journal Editors[J]. Chest, 2006, 129(4):1098-1099.

［2］ Chipperfield L, Citrome L, Clark J, et al. Authors'submission toolkit: a practical guide to getting your research published[J]. Curr Med Res Opin, 2010, 26(8): 1967-1982.

［3］ Das N, Das S. Hiring a professional medical writer: is it equivalent to ghostwriting? [J]. Biochemia Med(Zagreb), 2014, 24(1): 19-24.

［4］ Gøtzsche P C, Kassirer J P, Woolley K L, et al. What should be done to tackle ghostwriting in the medical literature? [J]. PLoS Med, 2009, 6(2):e23.

［5］ Graf C, Battisti W P, Bridges D, et al. Good publication practice for communicating company-sponsored medical research: the GPP2 guidelines[J]. BMJ, 2009, 339: b4330.

［6］ Jacobs A, Wager E. European Medical Writers Association(EMWA) guidelines on the role of medical writers in developing peer-reviewed publications[J]. Curr Med Res Opin, 2005, 21(2): 317-321.

［7］ Pearson G S. Updates from the Committee on Publication Ethics (COPE) [J]. J Am Psychiatr Nurses Assoc, 2017, 23(6):384.

［8］ Kaplan K. Publishing: a helping hand[J]. Nature, 2010, 468(7324): 721-723.

［9］ Lotery A J. Authorship and the role of medical writers[J]. Eye, 2012, 26(1): 1.

［10］ McVeagh T C. Medical authors and professional writers[J]. Calif Med, 1963, 99(2): 104-105.

［11］ Meyer C H, Holz F G. Preclinical aspects of anti-VEGF agents for the treatment of wet AMD: ranibizumab and bevacizumab[J]. Eye, 2011, 25(6): 661-672.

［12］ Ohwovoriole A E. Writing biomedical manuscripts part Ⅱ: standard elements and common errors[J]. West Afr J Med, 2011, 30(6): 389-399.

［13］ Vallance J H. Comment on 'Preclinical aspects of anti-VEGF agents for the treatment of wet AMD: ranibizumab and bevacizumab'[J]. Eye(Lond), 2012, 26(1): 167; author reply, 167-168; discussion, 168.

［14］ How to avoid fake or low-quality proofreading services[EB/OL]. (2022-03-05). https://wordvice.com/topic/how-to-avoid-sites-offering-fake-or-low-quality-proofreading-services/.

［15］ Woolley K L, Lew R A, Stretton S, et al. Lack of involvement of medical writers and the pharmaceutical industry in publications retracted for misconduct: a systematic, controlled, retrospective study[J]. Curr Med Res Opin, 2011, 27(6): 1175-1182.

［16］ Wyness T, McGhee C N, Patel D V. Manuscript rejection in ophthalmology and visual science journals：identifying and avoiding the common pitfalls［J］. Clin Exp Ophthalmol，2009，37(9)：864-867.

［17］Dressler A，Klapproth J F，Rossi A. Results of the 2017 EMWA salary survey［J］. Medical Writing，2018，27(1)：43-50.

本章作者：陈康艳、代梨梨
本章审阅人：夏华向
视频剪辑：陈康龙

本章自测题

1. 什么是医学写者(medical writer)？其操作是否符合科研伦理与学术规范？
2. 医学写者有什么作用？如何成为医学写者？
3. 对文稿修改感兴趣的专业人员如何寻找医学写作的工作？
4. 找论文编辑公司修改论文是否符合规定？如何正确选择论文编辑公司？

第十一章 青年科研人员职业发展的实用建议

本 章 要 点

1. 如何建立良好的导师与研究生关系？
2. 如何培养自己的英文论文撰写与发表能力？
3. 如何选择学术会议及在学术会议上做报告？
4. 如何成为期刊审稿人及审稿要点有哪些？
5. 如何成为期刊编委或青年编委？
6. 如何建立并扩大自己的学术影响力？

主 题 词

导师、同行评议、审稿人、学术会议、壁报、口头报告、论文写作

研究生在导师的指导下攻读硕士或博士学位，研究生完成研究工作，撰写成文投稿后，会经过同行评议。同行评议有什么作用呢？导师和研究生在医学科研论文撰写与发表中各自应发挥什么样的作用？如何建立良好的导师和研究生关系呢？青年科研人员如何成为审稿人和期刊编委？审稿有哪些要点和方法？青年编委有哪些职责？如何逐渐成长为好导师？本章将一一讲解。

在科研人员的职业发展生涯中，需要建立并不断扩大自己的学术影响力，具体有什么方法呢？参加学术会议是一个非常重要的方法。参加学术会议并做壁报或口头报告，可以帮助青年科研人员了解前沿知识、拓展思维、建立合作、扩大学术影响力等。本章将讨论选择、参加学术会议，投摘要、做壁报及口头报告的要点和注意事项。青年科研人员需要不断提高自己撰写和发表英文科研论文的能力，本章也将讨论如何培养科研论文写作能力。

第一节 如何建立良好的导师与研究生关系

一、导师和研究生在科研论文撰写与发表中的责任和作用

导师是研究生科研生涯初期的领路人，需要指导研究生选定题目、设计实验、撰写论文、挑选期刊，并在研究生开展实验、撰写论文遇到困难时给予指导、帮助和支持。如果聚焦到

科研论文撰写与发表这个过程,导师发挥如下重要作用:第一,导师是指导者。尽管大多数导师可能没有时间如研究生希望的那样提供细致入微的指导和帮助,但还是能从选题方向、论文结构、选择期刊等大的方面提供指导。不论研究生认为导师的意见是对还是错,导师的意见总是值得仔细考虑的。姑且不论导师的学术水平,仅仅是导师在学术圈多年的经验,就足以让研究生仔细考虑导师的意见了。第二,导师是决定者。实验数据是否具有科学性和新颖性,是否需要进一步实验验证,导师拥有决定权。哪些数据可以组合在一起撰写成一篇论文,论文适合投稿到哪个期刊,研究生和导师很可能有不同意见。研究生往往希望能尽快发表一篇论文,保证自己按时毕业,然后再做些数据出来,发表第二篇论文,锦上添花。但是导师经常要求多积累些数据、多重复几次之后,能发表一篇影响力较大的高分论文。这样安排,实验流程会很长,遇到的困难和挫折会更多,研究生在毕业要求的压力下往往会筋疲力尽,并对导师心生不满,为未来的沟通不畅甚至冲突埋下隐患。如何投稿选刊,研究生和导师也经常有不同意见。研究生往往着眼于期刊的难易程度、审稿速度等,而导师往往更关心期刊的影响因子、圈内的影响力等。在多次投稿被拒的情况下,研究生会感到非常沮丧,和导师的沟通会变得更加困难。但是,无论如何,导师都是做最后决定的人。第三,导师是负责者。为什么导师是负责者呢?仅仅因为他是导师吗?并非如此。首先,导师申请了科研项目并获得资助,必须根据计划完成科研项目并发表论文。项目管理者和资助者会对项目的完成质量进行考核,而论文的数量和质量是项目完成质量的重要考核指标,考核结果直接影响导师未来获得资助的可能性。其次,如果论文涉嫌学术不端行为,作为通信作者的导师必须以自己的学术声誉为之承担责任。而研究生一般最多是第一作者,不会担任通信作者。所以,导师承担的责任远远大于研究生。

　　既然导师是指导者、决定者和负责者,那研究生在论文撰写与发表过程中扮演什么角色呢?研究生也有三个角色。第一,研究生是执行者。研究生在导师的指导下,要充分发挥自己的主观能动性,完成实验,整理数据,撰写论文和投稿信,根据审稿人的要求补实验,并回答审稿人提问等,这是研究生成长的必经过程,从中培养自己开展项目、撰写和发表论文的能力,为今后自己独立开展科研并成长为主要研究者打下基础。第二,研究生是管理者。可能很多研究生会觉得奇怪,自己只是一个研究生,又不是主任、院长,何谈管理者?这里说的管理者,指的是研究生是自己这个项目或这篇论文的管理者。以一篇论文为例,操作实验、分析结果、撰写论文、回答审稿人问题、发表等一系列过程不可能靠自己一个人完成,需要导师、实验室其他老师、实验室其他同学的积极参与和配合。研究生必须要充分意识到发表这篇论文是自己的事,并尽心尽力,调动多方面资源为论文服务,在整个过程中注意进度安排,才能取得良好的结果。如果研究生认为发表论文是导师的事,等着导师催促才进行下一步,遇到任何问题都直接交给导师,而自己完全不思考,那么,不仅无法发表好论文,更无法提高自己的科研能力。第三,研究生是研究项目完成和论文发表最关键的因素。研究生是掌握研究项目第一手资料的人,对该研究不仅有理性理解,还有感性认识。导师一般很忙,阅读的文献也大多是本领域内或相关领域的进展,对于项目具体实验细节把控不够。而研究生通常只负责1~2个项目,有足够的时间检索和阅读文献。可以说,研究生对本项目具体相关文献的了解是最多的,对该项目的具体相关领域进展的认识是最多的,对实验方法的了解也是最多的,对实验结果更是最清楚的。如果把确定写作方向、选目标期刊等都交给导师,自己只是听命行事,完全没有自己的想法和建议,或者不能与导师有效沟通,那么很可能得不到好的结果,自己也难以成长。论文是科研领域的硬通货,如果论文发表得不好,对研究生未来的科研生涯发展会产生不好的影响。因此,虽然导师是决定者,但是研究生也有提出建议的权利和责任,必须要充分发挥主观能动性,根据自己对该项目的了解,积极主动提出建议,并向导师详细解释,争取导师接受自己的建议(实例 11.1)。导师也可以通过研究生的汇报和建议,结合自己丰富的研究经验来决定和调整研究项目的策略和计划。正所谓教学相长,研究生是最关键的因素,一定要充分发挥主观能动性。

实例 11.1　研究生和导师对论文写作有不同看法的实例

这是一个来自某论坛的实例(http://www.dxy.cn/bbs/topic/25895182?onlyHost=1):某篇论文被多份期刊拒稿(甚至 3 分多的期刊也拒稿了),后来在修改时,第一作者与其直接指导教师的意见不一致。直接指导教师认为应该这样写:"Epigenetic repression of B-cell specific genes reveals ID2 as tumor suppressor in Burkitt lymphoma. Short title: ID2 is a tumor suppressor in Burkitt lymphoma."而第一作者认为:一个基因在肿瘤中没有突变、甲基化,LOH 表达不比正常细胞低,凭什么说它是抑癌基因?难道就凭它可以抑制肿瘤细胞系生长?但是说不定它还可以抑制正常细胞生长?所以应该这样写:"Decitabine represses translocated MYC oncogene in Burkitt lymphoma. Running title: Decitabine represses MYC in Burkitt lymphoma."第一作者想"推销"的一个理念是,肿瘤细胞一般还是部分保存其起源的正常细胞的表型,而 decitabine 和 ID2 等可以抑制 B 细胞淋巴瘤的 B 淋巴细胞表型,从而抑制肿瘤生长,所以肿瘤的 B 淋巴细胞表型对肿瘤细胞的生存是至关重要的,干预这一点可以治疗肿瘤。后来按照第一作者的写法投了出去,得到了修回的机会,证明审稿人可能还是觉得这一点比较吸引人。该文后来被 *Journal of Pathology*(IF$_{2020}$ 7.996)接受。

研究生作为论文的第一作者,一定要充分发挥主观能动性,始终记得自己才是最了解自己的研究和论文的人,对导师不能等、靠、拖,否则对自己的论文发表有百害而无一利。

二、如何做一名好研究生

既然论文发表是导师和研究生共同努力的结果,那么我们要如何做一名好研究生呢?首先,研究生还是学生,作为学生,其最重要的任务就是要好好学习,向导师学习,保质保量地完成导师布置的科研任务,从科研实践中培养自己的能力。研究生不同于本科生,科研训练是研究生学习阶段最重要的部分。科研训练培养研究生的文献检索及阅读能力、实验技能、科学思维、学术写作能力,也能培养研究生独立思考问题和解决问题的能力。科研项目推进中少不了互相合作,因此也能培养研究生的团队协作精神。

在研究生学习阶段,甚至在研究生的整个科研生涯中,研究生与导师之间的关系都非常重要。如果一名研究生树立为自己的未来负责的心态,积极主动地学习实验技能、阅读文献、开展科研协作等,高质量推进科研项目,努力提高自己的科研素养,当然会进步很快,前途无量。对于这样的学生,导师当然非常乐意带教培养,希望和研究生一起探索学科前沿。在这个过程中,如果研究生思维活跃,有时候甚至会启发导师,碰撞出新的火花。知名生物学家、首都医科大学校长饶毅教授在其曾经的学生——中国科学院动物研究所研究员周传去世时专门写文悼念,第一句话就是"周传虽然曾经是我的研究生,但他当时就指导过我"。周传是饶毅教授还没有全职回国时招收的研究生,在没有导师监督的情况下,通过饶毅教授远程指导,独立完成了两篇原创论著。他直接说服饶毅教授用果蝇探究社会行为,建立这一研究方向,此方向发展为饶毅教授后来近十年的研究内容之一。饶毅教授给周传写的推荐信满满都是表扬,"在没有导师在的情况下,只有高度独立,特别有创造性、自律性的学生才能成功",也直言"经历了周传这样的学生,才坚定了我全职回国的信心"。饶毅教授对周传的描述,恰恰是一名好研究生应具有的特质:高度独立,特别有创造性、自律性。

三、如何做一位好导师

"在任何学科领域,是否有一个好导师将决定学生的研究生涯初期的成败。"(实例11.2)

实例11.2　*Nature* 杰出导师奖

Nature 在 2005 年创立了杰出导师奖(*Nature* Awards for Mentoring in Science),以表彰在指导研究生方面卓有成效的导师。该奖项为强调导师启发学生(年轻科学家)的重要性而设,每年集中在一个国家或地区。2005 年在英国,2006 年在英国及澳大利亚,2007 年在南非,2008 年在德国,2009 年在日本,2010 年在加拿大,2011 年在法国,2012 年在北欧,2013 年在意大利,2014 年在爱尔兰及北爱尔兰。2015 年,在中国,由九位专家组成的评审团从提名人中选出了五名获奖者。*Nature* 杰出导师奖在中国北方和南方各设立一个终身成就奖和一个事业中期奖。中国医学科学院院长曹雪涛与北京大学现代农学院院长邓兴旺共同获得中国北方终身成就奖,南京大学分析科学研究所和化学生物学研究所所长陈洪渊获得中国南方终身成就奖,清华大学生命科学学院院长施一公获中国北方事业中期奖,武汉大学生命科学学院院长兼科研与研究生副校长舒红兵获得中国南方事业中期奖。2015 年 12 月 16 日,*Nature* 网站发表了一篇题为"Stewards of China's future"(《中国未来的管理者》)的文章,聚焦这五位中国杰出的导师,介绍了他们在指导学生中的宝贵理念和经验。

Nature 在 2007 年曾发文"*Nature's* Guide for Mentors"(《*Nature* 导师指南》),总结了杰出导师奖获奖者的共同点。他们的学生这样评价获奖的杰出导师们——"终身的导师"。这些导师与自己指导过的学生保持长期的联系,了解他们的进展,随时把自己认为可能有用的东西告诉他们,把他们当成自己扩展版的家人来对待。这些杰出导师都具有以下这些人格特质。

第一,热情(enthusiasm)。不仅对学术有热情,尤为重要的是,对研究生的课题和对自己的课题一样充满热情!

第二,敏感(sensitivity)。当研究生有一些不同寻常的表现或项目迟迟没有进展时,背后必定有原因。好导师应对此极其敏感,及时发现、聆听,并给予支持。导师对研究生的需求也要十分敏感。这些需求并不局限于学术方面,比如工作与家庭生活间的平衡等,好导师也会根据自己的人生经验给予建议。

第三,理解人与人之间的差异(appreciating individual differences)。每个研究生的工作方式和动机可能都不一样,所以需要导师区别对待,针对每个人不同的特点和理想给予不同的支持。

第四,尊重(respect)。研究生经常被视为劳动力而非合作者,如果他们感觉到不受尊重,就难以愉快地进行科研。

第五,无私(unselfishness)。有的导师热衷于使用自己对指导的研究生所做的贡献提升自己的知名度和地位,但即使 idea 是导师的,为什么就不能让研究生站在闪光灯下呢?

第六，乐于支持他人而不仅是自己的研究生（support for other than one's own）。好的导师不仅愿意支持自己组内的研究生，如果其他组的研究生向他请教，他也很愿意帮助。

该文还给出了 10 条建议，帮助导师成长为好导师。①为研究生敞开知识之门（availability: the open door）：随时给研究生提供支持和帮助。②善于鼓励、乐观向上（inspiration, optimism）：鼓舞、激发研究生的创新意识和树立研究生乐观向上的精神。③学会平衡（balancing direction and self-direction）：把握指导研究生的平衡点，既要放手让研究生去探索、创新，又要在必要时给予研究生关键性的指导，可谓"放手不放眼"。④要有提问和倾听的艺术（the art of questioning and listening）：有技巧地用问题激发研究生的科研热情和兴趣，并仔细倾听他们的想法。⑤博学虚心（being widely read and widely receptive）：博学多识，心怀若谷，为研究生做出榜样，为研究生打响课题的"第一枪"。⑥科研和生活两不误（life after science）：教导研究生既会做研究又会享受人生。⑦多多庆祝（celebration）：庆祝研究生的每一次进步和成果。⑧建立小组（building communities）：建立研究团体或小组，为研究生探讨科研学术问题、增进人际关系提供良好的氛围和环境。⑨注意技能培养（skill development）：注重研究生的基本技能培养，包括培养和锻炼研究生的批判性思维（criticism）、学术论文写作（writing）以及做学术报告（oral presentation）的能力。⑩重视学术圈（networking）：积极引荐研究生进入国际学术圈，包括向熟识同行推荐研究生，送研究生出国学习，为研究生职业生涯出谋划策。

2005 年 *Nature* 发表的另一篇论文"Learning to mentor"还对如何指导博士后给出了建议。基本步骤如下：把握可以获得的机会；与博士后讨论这些机会；评审个人发展计划；定期回顾进展；有必要的话，帮助博士后修改个人发展计划。这篇论文还提供了一些有用的链接，以方便有兴趣者找更多有用的资料。此外，有些大学也发布了自己的指南，比如布朗大学的研究生及博士后指导者指南（Brown University graduate student and postdoctoral appointee advising guidelines）等。

下面介绍一位好导师。本书主编夏华向教授的硕士研究生导师、华中科技大学同济医学院附属协和医院（以下简称武汉协和医院）的张锦坤教授就具备上述六大人格特质，是一位非常优秀的导师。张教授对科研充满激情并具有高度的敏锐性。夏教授关于幽门螺杆菌的研究生课题就是张教授提出的。当时，全世界首篇幽门螺杆菌论文发表不到 3 年，国内只有上海和广州有学者开展幽门螺杆菌的初步研究。张教授极力说服夏教授选择了这个研究方向。事实证明这个选题非常正确，不仅为武汉协和医院带来了荣誉，也改变了夏教授的人生。张教授从不与研究生争名夺利，总是竭力将他的研究生推荐给国内外学术界。夏教授在硕士研究生期间发表了 4 篇原创论文和 3 篇综述，并因成功分离培养幽门螺杆菌，证实幽门螺杆菌感染与胃炎、消化性溃疡的关系，以及在国内首创快速尿素酶试验，得到了湖北省、武汉市科学技术进步奖三等奖和武汉市发明奖二等奖。这些成果都离不开张教授全方位的指导和无私的帮助和支持，但第一作者或第一完成人都是夏教授的名字。在 1988 年 4 月 29日发表在《同济医大报》上一篇题为《忘不了啊，导师情——献给我的导师——张锦坤教授》的文章中，夏教授深情地写道："啊，导师，您教我怎样挖坑、植树，怎样浇水、施肥，怎样剪枝、嫁接。树长高了，长粗了，桃子熟了，沉甸甸压弯了枝头。您又将我抱起，让我摘取了劳动果实，尝到了桃子的甜蜜。啊，导师，您牵着我的手，一步一步走向那高高的领奖台。当走到最后一级台阶时，您停了下来，将我抱到领奖台上，您却甘愿站在下面，为的却不是荣誉，而是担心我会从领奖台摔下。"尤其让夏教授难忘的是，在夏教授的第一篇论文《幽门弯曲菌伴同性胃炎消化性溃疡的病理改变》初稿完成后,张教授让夏教授到他家去修改。他们从下午 2 点一直改到近 6 点,张教授逐字逐句教夏教授如何抓住论文主题和创新重点,如何前后呼应,如何扬长避短,如何点到为止。而当夏教授提出该研究内容比较单薄、结果不多,是否值得发表时,张教授说了一句极具指导意义的话:"很多研究都只有一个目的,解决一个问题,提出一个观点,所谓一点之见,即可成文!"这句话被夏教授牢牢记在心头,并将之作为指引他后来研究与论文发表的灯塔。有了"一点之见,即可成文"这盏指路明灯,夏教授后来在顺境和逆境中都产出了大量科研成果。1995 年 4 月,张教授因突发心脏病与世长辞,享年 62 岁。夏教授在悼念张教授的文章中写道:"是张教授给了我打开科研之门的钥匙,是张教授培养了我科研的头脑,也是张教授给予了我生活上无微不至的关怀和帮助。"

四、研究生如何向不同风格的导师学习

每位导师有不同的个性、背景、经历和目标,当然也就风格各异。如果遇到的是一位能手把手指导和帮助研究生的导师,当然是非常幸运的。但是,应如何对待这份幸运呢? 首先,请珍惜导师的付出。在导师手把手教过你之后,尽量早点记录下导师的教导和自己的心得,努力吃透导师的教导,并自己做好接下来的工作。同样的事尽量只让导师教一次,同样的错只让导师指出一次。否则,同样的事让导师反复教,同样的错让导师反复提,只怕再有耐心的导师也会感叹"朽木不可雕也"。其次,请尽量主动。有一个事事教导帮助的导师固然是一件幸事,但是这样也很容易有一个弊病,就是研究生会很依赖导师,逐渐变得不愿自己主动思考、主动学习了,出现任何问题,都等导师想办法解决。久而久之,导师会浪费许多宝贵时间,研究生也难以在科研中得到锻炼和成长。所以,研究生一定要尽量主动,主动学习与课题相关的知识,遇到问题时主动想办法解决。比如,期刊要求有图像摘要,研究生不知道这是什么,这时不应该直接把要求转给导师,请导师准备图像摘要,而是自己先去查找关于图像摘要的知识和例子,试着为论文准备一个甚至几个图像摘要,然后请导师提意见或者选择最好的。再比如,收到期刊审稿意见后,并不是直接请导师回答,而是自己先试着阅读审稿意见并撰写回复信,或分析审稿人的每一个建议背后的意图,并考虑如何回答。请导师看看自己的想法是否正确,再根据导师的意见修改回复信。这样,研究生就能把握住机会,快速提高自己的科研能力。

也有许多导师并不能"手把手"教研究生。很多时候导师自己的工作已经非常繁忙,不能及时对研究生在论文撰写与发表上给予充分的指导和帮助。如果遇到一个非常繁忙而根本没有时间帮研究生修改论文、选择目标期刊,却又不断催促研究生快点发论文的导师,又该怎么办呢? 甚至,遇到一个非常繁忙,与自己的研究生只能每半年见面一次的导师,该怎么办呢? 这时候,怨天尤人是无济于事的,羡慕别的同学的导师更是没用。首先,要充分发挥自己的主观能动性。研究生不同于本科生,更不同于高中生,培养自己主动学习、独立学习的能力十分重要。在知识爆炸的今天,需要科研人员保持终身学习的态度。研究生可以上网,在可靠的平台寻找论文撰写与发表的相关学习资料,参加相关培训班,努力提高自己的论文写作能力;或者向本课题组的其他老师请教,向师兄、师姐请教,向其他前辈请教;或者请导师介绍他认识的其他有经验的老师提供帮助。如能做到以上几点,研究生必能学到很多东西并能达到发表论文的目的! 其次,要尊重导师作为决定者和负责者的身份。在研究是否可以发表、对数据的解读、讨论部分的撰写方向、拟投稿的期刊、回复修回的意见等

这些很重要的节点上,一定要请导师看自己的论文,并给出建议,在获得导师的同意(最好是书面的)后,才能继续下一个步骤,万万不可绕开导师。在导师指导下,利用导师的实验室资源或经费,做导师的课题、子课题或导师布置的题目,却在导师不知情的情况下,不经导师允许,或不署导师姓名,就自行投稿发表论文,是极端错误和不负责任的做法。论文发表之后可以被检索到,想要瞒天过海是根本不可能的。更不可以在导师不知情的情况下,署导师名字为通信作者,自己虚假注册导师邮箱去投稿发表论文,这属于学术不端行为。导师作为通信作者,一定要全部看过论文内容并同意发表,否则即为学术不端。即使论文发表,如果导师在上述方面有任何不同意见,作为通信作者,导师是有权要求撤稿的。值得一提的是,研究生毕业后,如果使用研究生期间的数据撰写论文和投稿,也需要获得导师的许可。到其他科研单位实验室访问的学生或学者也应同样处理,尤其是在国外实验室访问的学者,未经国外实验室主要研究者(principle investigator,PI)的允许,发表在国外实验室的工作,会被视为侵犯知识产权,是严重的学术不端行为。正常情况下,导师应了解研究生在自己指导期间所做的工作,并安排保存论文相关的全部原始材料,学生应与导师充分交流并完善论文工作,发表论文时导师是否署名或署第几名,可视导师是否有实质性贡献而定。中国学者喻海良教授的一篇博客文章《他的论文被这样撤稿》(http://blog.sciencenet.cn/blog-117889-722991.html),就曾经介绍过澳大利亚悉尼一位知名教授的某博士后不经实验室 PI 同意,私自发表论文,并将合作导师列为作者之一。后来论文被接受,需要签版权转让协议书时,他才告知澳大利亚合作导师。合作导师不但没有赞扬和感谢他,反而批评了他的行为。不久之后,这位博士后发现该论文已经被撤稿了。

第二节 英文医学论文撰写与发表能力的培养

一、入门

很多研究生或刚起步的青年科研人员需要培养撰写英文医学论文的能力,但是现在国内大多数大学或科研院所没有开设专门的课程。导师一般都太忙,即使自己很了解如何撰写英文医学论文,也没有时间仔细修改学生的论文初稿,更不用说手把手教学生撰写英文医学论文。这时,就只能发挥主观能动性了。以下都是入门的好方法。

(1) 参加系统化的培训。目前国内有不少关于英文医学论文写作的培训班或线上课程。注意考察授课教师的资质和经验,这对是否能真正学到东西至关重要。课程内容设置合理的培训班,能够系统性地讲授英文医学论文写作的相关知识,这要比碎片化的学习效果好得多。碎片化的学习是指今天看到一条短文谈英文论文摘要如何写,明天看到一条短文谈审稿人的意见如何回复。碎片化学习的知识缺乏系统性。所以,要注意培训班的内容设置是否具有系统性。另外,还需要考虑互动性,是否可以提问,是否可以就自己感兴趣的点与教师沟通讨论,这对于自己能否真正学到东西非常重要。单向的教师讲授,学生听讲,这种学习效果要比互动式的教学差很多。所以,要注意考虑培训班是否有问答和互动环节,以及是否提供培训后的支持。

(2) 看书,在网上检索学习资料,如学习微信短文中的知识、博客中的知识等。现在已经有不少关于英文医学论文撰写及发表的书籍，网上也有不少相关的视频。通常来说，书籍的系统性比较好，而视频除非做成完整的系列，否则系统性较差。有些学界大咖会在自己的博客中传授论文写作知识，但这些通常都是一个一个的知识点，需要后期自己进行整理。

（3）从文献中学习。要想学习撰写英文医学论文，首先就要阅读大量的英文医学论文。请注意，一定要是大量的，然后对其中一些典型的例子进行分析，总结客观规律，比如，论文每一部分的结构如何细化，怎么写统计分析方法，怎么写伦理要求，怎么设计图表，怎么写图表说明，怎么写结果部分的小标题，怎么写讨论，等等。

把以上三者结合起来，基本就可以学到撰写与发表英文医学论文的基础理论了。但是，这只是理论，一定要实践，这是最重要的一环。

（4）亲自撰写英文医学论文。学会再多的理论知识，如果缺乏实践，都只是纸上谈兵。所以，一定要练习，努力把自己的实验结果写成论文并发表出来。在这个过程中会遇到很多问题，就算了解了再多的理论知识，在实践面前，也还会不断遇到问题。只要不气馁，坚持下去，就一定可以掌握撰写和发表英文医学论文的技能。

（5）在实践中遇到问题的时候该怎么办呢？可以有多种方法。比如有针对性地查书或者找相关视频，请教自己的导师或师兄、师姐，请教培训班的教师，请教其他专家，甚至利用好审稿人的意见，向审稿人学习。

当成功发表两篇英文医学论文之后，就可以默认自己入门了。

二、提高

入门不是结束，只是开始。不同影响力的期刊，对写作水平也有不同的要求。当读的论文比较多之后，就会发现影响力高的期刊中写作水平高的论文占的比例较大，而影响力低的期刊中，写作水平高的论文占的比例较小。所以在不断提高自己的科研能力的同时，也需要不断提高自己的英文医学论文写作能力。

不同的研究类型已经有不同的报告规范可以参考，比如随机对照临床试验应遵循CONSORT指南、观察性研究应遵循STROBE指南等（请参见第六章）。文稿类型也很多，除了常见的论著，还有综述、病例报告、读者来信（letter to the editor）、社论（editorial）等。在科研人员的职业生涯中，总会接触到新的文稿类型（请参见第五章）。所以，对于英文医学论文的撰写和发表，千万不能满足于入门，而是要不断学习、不断深入和不断提高。

提高的方式别无他法，学习、阅读、分析、总结、实践，反复循环。在入门之后，可以帮助自己提高的，主要就是追求卓越的心和坚持不懈的努力。现代科技的发展何止一日千里！对学术的追求永无止境，对科研论文撰写与发表的追求，一样永无止境！另外，多与相关专家比如期刊编辑、主编、副主编等交流，可以帮助自己从其他的角度看待论文撰写与发表相关问题，从而得到不少启发。

在欧美许多国家，很多主要研究者本身就是英文医学论文撰写和发表的高手。国内近10年来也不乏擅长英文医学论文撰写和发表的高端医学科研人员。相信经过系统的理论学习和长期不懈的实践，青年科研人员一定能够驾轻就熟、游刃有余地撰写与发表英文医学论文！

第三节　如何选择学术会议并做会议报告

一、为什么要参加学术会议？

在有的人看来，参加国内外学术会议并没有什么大用，反而还要花费时间和金钱，有的人干脆把参加学术会议视为旅游的好机会，草草听过几个报告之后就外出游玩。实际上，学术会议能使任何水平的研究者有所收获，不管是研究生、起步不久的青年科研人员，还是知名科学家。如果妥当安排、抓住机遇，学术会议，尤其是国际学术会议能对个人的职业发展和整个单位的学科建设都起到非常好的促进作用，甚至带来举足轻重、改变命运的结果。

许多极具创新性的研究成果的首秀都是在学术会议上。参与大型研究项目的研究者通常会在学术会议上首先展示他们的部分前期研究成果，其完整研究论文则往往需要迟一段时间才发表在学术期刊上。因此，参加学术会议就可以更早了解相关领域的研究进展，对自己的科研方向和内容会有新的启发，从而及时进行相应的调整。

作为知名学者，学术会议则是其回馈科研同行的好机会。可以利用学术会议教育、帮助新人，对某些里程碑式的发现进行回顾，并提供自己的独特经验，报告自己团队的研究成果，回馈学术界，帮助中青年科研人员成长。2020年2月23日，科技部印发《关于破除科技评价中"唯论文"不良导向的若干措施（试行）》，明确要求破除"唯论文"不良导向，论文评价实行代表作制度，鼓励发表"三类高质量论文"。"三类高质量论文"指的是在业界公认的国际顶级或重要科技期刊上发表的论文、在具有国际影响力的国内科技期刊上发表的论文、在国内外顶级学术会议上进行报告的论文。因此，在国内外顶级学术会议上做报告的重要性就不言而喻了。

需要考虑学科建设和团队发展方向的知名专家或系主任，可以通过参加学术会议了解领域内的发展方向和热点，也可以利用学术会议推广自己的学术理念，争取更多的专业人士的支持。学术会议也是为自己的部门招募优秀科研人员的好机会，有的学术会议甚至设有正式的招聘地点。学术会议还是为自己的部门拓展与其他科研机构合作关系的大好时机。当然，学术会议也是与老朋友、老同学、老同事恢复联系的好机会。

对中青年科研人员而言，参加学术会议可以了解最新的技术和理念，掌握学科的发展前沿；可以展示自己的研究成果，与领军人物和同行交流，建立和扩大自己的学术影响力；还可以与导师、老同事恢复联系，寻找新的就业机会，或者找到对自己的研究领域感兴趣的研究生。

对研究生或刚起步的科研人员来说，参加学术会议会是非常难忘的经历。参加学术会议有助于对自己所从事的职业和未来的发展方向有更清晰的了解。学术会议的主办方一般都非常欢迎研究生参会，因为他们是学术界的未来。研究生不仅可以较低的注册费参会，还能得到很多学习资料。研究生还可以从学术会议上学到新的理念和技术，拓宽学术视野，对推进自己的课题有莫大帮助。研究生还可以在学术会议上与该领域的领军人物和知名学者进行交流，建立联系，这可能有助于他们在毕业之后谋得一个好职位。比如，2011年，潘晓林、杨桢和王传芳博士获得了美捷登青年科学家学术会议基金，参加了在爱尔兰举行的第二十四届国际螺杆菌及相关细菌在慢性消化炎症及胃癌的作用研讨会。他们在会议期间见到了因发现幽门螺杆菌在胃炎和消化性溃疡中的作用而于 2005 年获得诺贝尔生理学或医学奖的巴里·马歇尔（Barry Marshall）教授，并与他建立了联系。目前他们都找到了心仪的工作单位。据夏华向教授透露，他在澳大利亚的工作就是在 1994 年英国胃肠病学会（British Society of Gastroenterology，BSG）上与知名澳大利亚胃肠病学专家尼古拉斯·J. 塔利（Nicholas J. Talley）教授见面时敲定的。这次见面改变了他的整个科研生涯（请参见第二章）。

　　所以，学术会议在科研人员的学术生涯发展中占据非常重要的地位，不仅要积极参与，更要充分珍惜利用机会。

二、选择学术会议并做好参会准备

　　当今学术会议的数量已经非常庞大，且日益增加，每个学术会议都有自己的特点，也会给参会者带来不同的利益。通常会议的日程不会很早发布，无法很早就详细了解某学术会议的演讲嘉宾和演讲题目，但是可以仔细了解该学术会议的历史和举办方，这些信息能用来预判其号召力和可信度；仔细了解该学术会议往期包含哪些板块，以及各板块包含哪些内容及演讲嘉宾，对各板块和演讲嘉宾及题目做出预测，以判断这个学术会议是否符合自己的兴趣，如果参加该学术会议，大概会有多少收获。问问自己：参会者会对自己的展示感兴趣吗？该学术会议与自己的研究方向是否吻合？该学术会议对于自己的职业发展有多少促进作用？在提交摘要的截止日期之前来得及完成研究及准备摘要吗？此外，也可以联系导师或其他前辈，听听他们对某学术会议的评价。

　　许多大型学术会议参会人员上万，日程安排复杂，对时间和精力的消耗都非常大。而且学术会议时间有限，每个人都很忙，所以，当确定要参加某一学术会议之后，就要提前做好计划和准备。在学术会议上先做什么，再做什么，哪些应该优先，重点是什么，这一切都取决于参会目的，如果同时有几个目的，就应该按优先级排出顺序，然后根据目的决定主要参加哪些环节，哪些是必选，哪些是备选，需要与哪些人进行沟通，哪些人需要提前预约。如果自己的目的是去求职，还需要提前到达，并与用人单位预约好谈话时间。

　　相比参会人数上万的大型学术会议，小型学术会议往往更加聚焦，来参加的人都是小同行，交流氛围更轻松，可能会给科研人员带来更大的收获。

三、向学术会议提交摘要

　　很多参会者会向学术会议提交摘要，希望会被接受，无论是做壁报展示（poster presentation）还是口头报告（又称口头汇报或口头发言（oral presentation））。会议主办方会以什么标准来选择摘要，或以什么标准对摘要进行排序呢？接受摘要，刊发论文集，选择其中一部分做壁报展示或口头报告，是为了保证会议的质量，所以一定要有选择标准。目前已经有很多研究在评估摘要的选择标准，但遗憾的是并未达成共识。不同评审人员的选择标准差异很大。皇家澳大利亚和新西兰放射医师学院年度科学会议（Annual Scientific Meeting of the Royal Australian and New Zealand College of Radiologists，RANZCR ASM）的主办方发展了一套有文献支持的选择方法，采用所有投到 RANZCR ASM 的申请口头报告的摘要,由三位审稿人组成学术评审委员会,摘要去掉作者和单位信息后接受评审。评审标准包括以下五点:①研究的重要性;②研究的新颖性;③研究设计;④对该领域的学术贡献;⑤激起讨论的可能性。每一点被从0(不好)到5(杰出)打分。每一点的权重都一样。每位审稿人最多给25分。每份摘要最多获得75分。研究结果表明,该方法效果很好。由此可以了解到,会议主办方在选择会议摘要时主要考虑这五个方面,那么撰写时当然就要注意这五个方面。

参加学术会议是为了分享新知识和进行学术交流,所以向学术会议提交摘要的首要问题,就是选一个值得展示、能引起参会者兴趣的话题。会议主办方通常会收到很多摘要,所以必须要把最激动人心和最引人注目的摘要展示出来,并让人一眼看到,否则就可能埋没在一大堆摘要中。对于临床医生,除了原始研究之外,展示病例也是可以的。但是展示的病例必须能让人学到东西,并且有可以"带回家的信息"(take-home message)。如果想展示一个原始研究,那么,这个研究也要有可以"带回家的信息",并且越新颖越有意义越好。这才是需要和参会者分享的东西,也才是参会者真正感兴趣的东西。

向学术会议投稿不同于向期刊投稿,会议摘要的格式尽管与原创论著的摘要格式很相似,也分为题目、作者及单位、目的、方法、结果、结论,但是与正式发表的期刊论文的摘要还是有较大不同(小诀窍11.1)。

小诀窍 11.1　会议摘要与期刊论文摘要的区别

(1) 会议摘要一般字数可以更多些。期刊论文摘要一般要求在250字以内,最多不超过300字,而会议摘要可以有500字,有的会议放宽到600字甚至更多。

(2) 会议摘要可以包括参考文献,而期刊论文摘要是没有参考文献的。会议摘要尽管允许包含参考文献,但一般也以不超过5个为宜。

(3) 会议摘要可以包含图表,以便更准确、充分地介绍自己的研究,而期刊论文摘要是不包含图表的。但是会议摘要对图表的个数也有严格的限制,通常为1个图或表,有的可以放宽到2个。

(4) 会议摘要因为字数更多,通常可以包含更多的缩写。

(5) 被PubMed收录的期刊上的论文摘要,可以在PubMed上检索到,也可以被撤回。会议摘要尽管会被会议举办方集结,可能作为刊物的增刊等形式发表,但是通常在PubMed上检索不到,网络上也不一定能检索到,当然也不能被撤回。但是,在期刊增刊上发表的国际重要会议的摘要及其引用次数,可以在Web of Science平台查到。

(6) 原则上,某一会议上已经展示过的摘要可以再次向更高级别的会议投稿,但不应在只调整语言而不增加内容的情况下,投给另一个同级别的会议或更低级别的会议。比如,某研究摘要已在某地区性会议上展示,后来再投全国性或国际性会议是可以的。但之后再投给另外一个全国性会议,就不妥当了,即使另外的那个全国性会议有不同的主办方或参会者。如果已经把全文投稿给期刊了,还能不能投摘要去参会呢？答案是肯定的,但要确保摘要投稿时间早于全文被期刊接受的时间。当然,在某会议上展示一个复杂的临床研究的设计,之后在另一会议上展示研究结果,或者在某会议上展示某研究的初步结果,之后在另一个会议上展示其完整结果,这都是可以的。

写会议摘要并不会比写全文容易,用 500 字加 1 个图表描述清楚一项研究,比用 3000 字加 5 个图表描述清楚一项研究要困难得多,尤其是对初学者而言。在撰写会议摘要前,一定要仔细阅读会议主办方给出的详细指南和例文。其余撰写摘要的细节在此不赘述,请参见第五章第一节。会议摘要的写作方法和思路与写期刊论文摘要一样,只是把握以上区别,把研究中最重要的图表展示出来(记得要有图表说明)。另外,关于会议摘要,有以下建议。

(1)如果使用药物,应使用它们的药品名,除非该特殊品牌的使用是研究中很关键的一个方面,否则不应使用商品名。

(2)确保遵守会议主办方对摘要的要求,如字体、字号、行距、字数、图表中的字体字号等。在写摘要前要仔细阅读会议主办方的要求,在准备提交之前,再次对照会议主办方的要求核对一次自己的摘要,不仅要确保符合要求,还要确保没有拼写、语法等错误。作者因为太熟悉该摘要,很难发现其中的错误,所以最好请其他的共同作者,或以前没有读过该摘要的人来检查、定稿。

目前,摘要在写好后一般都是通过网络投给会议组委会。有的会议会要求在提交摘要时选择领域或分会场。在投稿时参与者要确保为自己的摘要选择最合适的领域或分会场,这样,不仅有合适的专家评审其摘要,增大其被接受概率,而且其摘要能准确地展示给合适的目标受众,从而产生最大的学术影响力。

四、会议摘要展示

目前,向某学术会议提交的摘要被选为壁报展示或口头报告展示,是很多人能得到单位资助参会的唯一方法。另外,会议摘要通常会比正式全文更早发出来,能使自己的成果更早地向同行传播。在学术会议上通过壁报展示或口头报告与他人讨论自己的研究,也可以获得对于数据解读的不少启发,或有助于发现更多的问题,对于最后撰写论文有很大帮助。

准备壁报展示和口头报告有以下技巧。

1. 壁报展示

壁报展示是很好的宣传自己的机会,可以为刚走上科研之路的青年科研人员建立声望、拓展合作机会、促进晋升、找到未来的雇主。获得壁报展示的机会,可以帮助青年科研人员申请参加会议的资助,对于后期写作和发表论文也有很大帮助。因此,在重要的学术会议上进行壁报展示的丰富记录对于青年科研人员是非常重要的。

壁报通常都用 PowerPoint 来做,以便于印刷。根据会议要求设置好页面尺寸,就可以在一页 PowerPoint 上做出壁报了。可以询问所在的单位,是否有正在使用或推荐使用的壁报模板。如果没有,可以从导师或其他实验室同事处得到已经被接受的壁报作为样本来参考,网上也有不少壁报可供参考,F1000 Research(请参见第八章第五节)中有很多优秀的壁报资源可供下载学习。随着科技的进步,多媒体在壁报的展示中也被利用了起来,让壁报可以更丰富多彩。因为现场会有几十个甚至几百个壁报展示,所以必须努力让自己的壁报更清晰、更有吸引力。关于如何做好壁报,有以下几点建议。

(1)建议不要直接在 PowerPoint 上做壁报,先准备一个 Word 版本,把文字部分都放上去,检查确认无误后再在 PowerPoint 上制作壁报。

(2)壁报不同于会议摘要,里面包含的字数会更多些。一般包含标题(title)、作者(author)、单位(affiliation)、背景(background)、目的(aim)、方法(methods—patients, intervention，primary outcome，secondary outcomes，etc.）、结果（results，把最主要的结果用吸引眼球的图表展示出来）、结论（conclusion）和参考文献（references）。

（3）不要只着眼于用文字描述，要善用图表。图表才是让自己的壁报从一大堆壁报中脱颖而出的最关键因素。高品质的、能引起人好奇心的图表才是好图表。一项针对肿瘤学家的调查表明，简洁清晰的风格能吸引更多的读者。视觉效果比内容更有影响力，更有助于吸引关注。

（4）设计排版时不能只考虑到美观，各种颜色随意使用。用不同的颜色，不仅是为了让壁报更好看，更是为了突出重点，所以，自己要先明确哪些是重点，再设计排版让读者也明确这些重点。排版不要太拥挤或太复杂，适当留出空白，会在视觉上增强壁报的吸引力。

（5）善用信息科技，让壁报活起来。用电子显示屏展示的壁报上还可以附上超链接，比如链接到自己单位的网页、自己引用的论文，甚至还可以链接到一段影像，让读者获得更丰富的支持信息和更佳的阅读体验，从而加深印象。自己博客、微信的二维码也可以考虑放在壁报上。

（6）会议报到之后，即可去规定位置张贴壁报。请注意，不要贴完就了事，再也不去看一眼。壁报是帮助作者进行学术交流的有效工具。在壁报展示期间，请站在自己的壁报旁边。如果有相关论文，也可以打印好，和自己的名片钉在一起，有感兴趣的参会者与自己讨论的时候，可以给他们看论文，开拓合作机会。

如果摘要被接受作为壁报展示，但后来因为某些原因不能参会，那要么请参会的同事或同行帮忙展示，要么致信主办方申请撤销。有的壁报作者突然不能参会，既不通知主办方，也不请人展示壁报，这就不太好。据统计，有大约 22％的壁报没有展出。会议主办方会查看哪些壁报没有展出，为了降低不展出的壁报所占的比例，以后这个作者在下一届会议再投稿时，主办方很可能就不会接受了。笔者就有位朋友，投稿给某国际学术会议时被告知，因上一次会议其被接受的壁报没有去展示，此次投稿不予受理。如果真的无法参会，又想用壁报展示自己的研究的话，可以考虑数字壁报或在线会议的方式。

2. 口头报告

摘要被接受作为口头报告就更加值得庆祝了，因为这种机会比壁报展示的机会更稀有。口头报告通常有 8～10 min 的时间，之后可能会有一个简短的问答环节，一般 2～3 min。会议主办方会选择大会参加者更感兴趣的摘要作为口头报告。如果摘要被接受作为口头报告，就要尽快开始准备，10 min 的报告会比 30 min 或 1 h 的报告更难准备。关于如何做好口头报告，有以下几点建议。

（1）在准备口头报告前首先要了解听众。听众大多是什么学历和背景，研究方向如何，这样才能了解听众可能会对什么内容感兴趣，如何开场才能吸引听众的注意。

（2）一次口头报告其实就是讲一个故事，应该有故事的起因（introduction）、经过（methods & results）和结局（conclusions）。可以从引用他人的文献谈起，准确地说出目前尚未解决的问题，介绍为什么要进行本研究，然后用一波又一波动人心弦的数据，让整个故事高潮迭起。不要太纠缠于细节，因为时间有限，而且一般的细节容易使听众注意力分散。最后，干净利落地结束，把可以"带回家的信息"强调出来就可以了。

（3）幻灯片很重要，是口头报告的重要助手。幻灯片的原则和壁报原则类似，用图表说话，尤其是抓人眼球的图，大多数参会者对复杂的表格中的数字和一长段话都没什么耐心。所以，建议每页幻灯片上文字尽量少，多使用图表加上短语和数字。颜色、版式、字体、字号等都要注意,视觉效果非常重要。最好事先了解报告时用的报告厅有多大,可以容纳多少听众,从投影屏到最后一排听众有多远,这样才能确定恰当的字号,以便最后一排的参会者也能看清楚。

（4）幻灯片做完之后需要试讲。为了呈现较好的报告效果,需要反复练习。没有经验的研究者,可以把自己要说的话都写出来,反复熟悉,直到自己可以自然流畅地讲出来,而不是背出来。如果想要效果最好,可以将自己的口头报告全部录下来,反复听,帮助自己发现以前没有注意到的问题,然后不断改进。再录,再听,再改。

（5）报告前一天要睡好,以便报告当天能精神充足。提前到达报告厅,拷贝幻灯片,调试电脑及投影,熟悉激光笔的操作。熟悉环境也有助于减缓压力。去会场时要多带几个保存了自己幻灯片的 U 盘,在自己邮箱中也保存一份以防万一。

（6）现场做口头报告时,要放松,这样声音才不会颤抖,表现才会自如。如果真的很紧张,可以深呼吸。保持自信,面带笑容很重要,可以拉近与听众的距离。控制呼吸的速度,就能控制自己的情绪。

（7）现场做口头报告时,要注意控制声音。嗓音是天生的,但音调、语速、音量是可以控制的。太高亢或尖厉的声音容易引起听众反感,太低沉的声音容易让人听不清。语速太快容易让人难以跟上,语速太慢,又很难在有限时间内讲完,而且听众容易走神。总的来说,降低音调,扩大音量,保持合适的语速,能够达到最好的效果。

（8）现场做口头报告时,请注意控制节奏。节奏太快,听众跟不上;节奏太慢,听众容易走神。所以,在报告时,要注意观察台下听众的反应,尤其是他们的眼神,要与听众有眼神交流,这样可以知道自己的节奏是否合适,也可以抓住听众的注意力。

（9）确保不要对着幻灯片上的文字逐字逐句念出来。这种行为会让听众走神。

（10）守时非常重要,不要试图拖延,这样会延误问答环节,也表明自己是一个不成功的演讲者,会给人留下不好的印象。而且会议的安排环环相扣,擅自超时会影响会议下一步的安排。

（11）好的报告才能激起问题,所以不要因为有人提问而紧张。如果刚好被问到了自己很了解的问题,那么可以稍详细地回答。如果被问到了自己只懂一部分的问题,也可以坦率地说明,并且根据自己的经验回答。对于自己完全不懂的问题,就说自己不懂,是完全可以的。

五、会议摘要正式发表状况

会议摘要只是展示研究工作的一个过渡阶段,最终还是要争取用全文的形式在同行评议的期刊上发表出来的,但并不是所有的会议摘要最后都能发表。

《BMC 医学研究方法学》(*BMC Medical Research Methodology*)在 2003 年发表的一项系统综述发现,14945 份投往 43 个会议的摘要中,只有 46％被接受了。从 1957 年至 1998 年的 234 个生物医学会议上的 19123 份摘要,1 年后发表的有 12％,2 年后发表的有 27％,3 年后发表的有 37％,4 年后发表的有 41％,最终只有 45％的摘要以全文的形式被发表出来。与此同时,被学术会议拒稿的摘要中,最终只有大约 27％会以全文的形式被发表出来。

姑息医学大会(Palliative Care Congress, PCC)和欧洲姑息治疗协会(European Association for Palliative Care, EAPC)世界大会是两个著名的国际会议。研究者分析了

EAPC世界大会2005年接受的661份摘要的后期发表情况。661份摘要中排除了123份受邀的论文后,总共140份进行了口头报告的摘要和298份进行了壁报展示的摘要被纳入了研究。研究者在2011年用PubMed/MEDLINE检索其后期发表情况。结果表明,共有230份(43％)摘要后期以全文的形式正式发表在同行评议的期刊上。大概20％的摘要在会后6个月内发表,25％的摘要在会后1年内发表,39％的摘要在会后3年内发表。口头报告的摘要的发表率比壁报展示的摘要的发表率高,这是因为会议主办方通常在评估过程中会选分数高的摘要作为口头报告。

JAMA在1998年发表的一项随访5年的研究表明,在投给学术会议但最终未发表的266份摘要中,223份(84％)返回了调查问卷,其中只有44份(20％)曾经把摘要撰写成全文并投稿给同行评议期刊。是否投稿与摘要质量、是否为阳性结果、样本量、创新性等研究的具体特征不相关,但摘要被学术会议接受的作者投稿的比例确实比摘要被拒绝的作者投稿的比例高。这可能是因为被会议拒绝接受的摘要,其作者一般对该研究撰写成文后被期刊接受的概率也较为悲观。2012年发表的一项对美国足部及关节外科医生联合会年度学术会议(Annual Scientific Conference of the American College of Foot and Ankle Surgeons)中的825份壁报的研究表明,只有198份(24％)壁报最终以期刊论文的形式发表出来。

所以,有研究者建议,对壁报采取更严格的选择标准,以提高其最终通过期刊的同行评议而发表出来的概率。此外,还有很多因素会影响展示的研究最后能否发表,以及发表的期刊的影响因子高低,比如不同主题的分会场的壁报最终的发表概率相差很大。多元回归分析结果表明,有两个因素可以预测最后的发表情况,一个是干预性研究的发表概率大于观察性研究,另一个是附属单位为大学比非大学的发表概率高。这可能是因为大学的研究者更重视发表论文。

六、参加学术会议的注意事项

如果尽早注册,或是学生,注册费通常会比较低,可以尽量节省参会费用。如果能受邀作为讲者,通常都是不必付注册费的。到达会议地点并注册后,就可以领到会议材料,包括论文集。仔细阅读会议材料,根据目的,标记出自己最感兴趣的部分和次要感兴趣的部分,然后决定参加哪些题材的讲座或大会发言。

在会议开始的当天早上,请一定佩戴参会证,并提前到达会议厅。参会证是已经注册并可以参会的标志,为了配合会议组织者的工作,请在会议期间持续佩戴参会证。如果参会证上有名字及单位,那就更应该佩戴,这可以帮助别人认识自己、记住自己,并有助于与人沟通。参会证的系带一般比较长,最好将参会证的系带在脖子后面绑住一节,使参会证位于自己胸口较高的位置,方便其他参会者在交谈时了解自己的姓名和单位。

选择合适的座位,不要坐在已经放有名牌的座位上(这些是预留的座位)。如果到得很早,那么坐在某一排最靠边的一个座位并不好,这会麻烦太多人从自己面前挤过去,尽量往里坐,方便后来者。也不要用包包或衣服帮同事占位子,这样不礼貌。

在会议进行期间,要将手机调至静音或震动,不要有声音干扰其他听众。如果对讲者的报告内容有不同意见,可以在问答环节提问,不要在报告中途打断讲者并提问。有的讲者声称可以在演讲过程中随时打断并提问，但是现场还有其他参会者，其他参会者怀着对预定题目的兴趣来参加，如果最终只解决了自己的问题，致使其他参会者没有听到自己想听的内容，这样是不合适的。如果想拍照，可以看看会议方是否设置了禁止拍照的提示，如果没有，那么可以拍照，但确保不要使用闪光灯，以免打扰到讲者或其他参会者。

　　通常，学术会议，尤其国际会议，每一个讲座或大会发言后会给听众一定时间提问。以往中国参会者一般都很"害羞"，在国际会议上很少提问。但这一现象随着国内研究生学术和英文水平的提高而有所改变。作为听众，对于自己感兴趣的题目，可以先简要检索相关内容，并准备好自己的问题。会议的时间很紧张，不要向演讲嘉宾或发言人问太大且不易回答的问题，也不要问仅仅通过文献检索就能解决的简单问题。在问答环节，如果有问题，请举手示意，并用尊重的态度与讲者平等交流，就事论事，避免人身攻击。一切不尊重他人的行为最终只能暴露出自己的素质低下。不要自己独霸整个提问阶段，适当留些提问机会给别的听众。有些问题可以留到茶歇或会后与演讲嘉宾或发言人私下讨论。

　　除了会议演讲之外，壁报展示是非常重要的一部分，千万不要忽视。很多人会趁着午餐期间看各种壁报，从中了解最新的进展。壁报大多是学生做的，一般都比较初步，但有些内容和思路可能比大会报告更新颖、更前沿，仔细阅读可以从中获得不少启发。感兴趣的可以拍照，并与站在壁报旁边的作者沟通。

　　对于自己打算结识的讲者或参与者，要提前熟悉其简历、研究方向（善用 PubMed 等）、演讲题目及内容。对于特别值得自己重视和关注的演讲嘉宾，可以提前准备自己想问的问题，并写下来。如果想引起别人的关注，准备好一张名片和自己的简历将是不错的选择。有机会跟"大牛"合影将受益终身。夏华向教授常常后悔当初没有与巴里·马歇尔（Barry Marshall）和其他"权威"合影，尽管有很多机会。

　　在茶歇期间，通常会提供各种饮品及点心。非茶歇时间，请不要去取饮品或点心。茶歇时间开始后，也不要在茶歇处挤作一团抢东西，应排队。茶歇的时候注意不要把饮品倒在桌子上或滴在地板上，不要把点心的碎屑或水果皮掉在地上，请珍惜清洁工人的劳动成果。如果会议提供的是自助餐，那么取自助餐的时候一定要排队。还要注意，一般自助餐的每一道菜边上会放一个专用的勺子或夹子，不要用这一道菜的夹子去夹另外一道菜。比如有可能这一道菜是小炒肉，而另一道菜是炒鸡杂，那么夹小炒肉的夹子上会沾着猪油，如果再去夹炒鸡杂，那么炒鸡杂里会混着猪油，不吃猪肉的人就连炒鸡杂也不能吃了。

　　值得一提的是，国内外重大学术会议会吸引大型企业参展。这些企业会提供许多免费赠品。在拿取这些赠品时要按参展商的要求，不要随意多拿，更不要哄抢。

　　如果参加学术会议之后，能够报告自己参加学术会议的收获和成果，抓住机会拓展对外合作，机构管理者会乐于看到这样的回报，并继续资助成员参加学术会议。这能避免许多科研机构因迫于经济压力而削减参加学术会议预算的情况发生。

　　总之，明确参会目的，提前做好准备，并抱着尊重、沟通和学习的心态参会，就能使我们带着最大的收获回家，一起带回来的还有因为热切的学术讨论而激起的热情。回来后记得总结，并向导师或院系领导汇报自己的收获。如果有后续合作等事宜，那么还应继续跟进。

　　参会之后最重要的是赶快把自己的会议摘要写成论文发表！

第四节　如何成为审稿人及审稿要点

一、同行评议简介

同行评议（peer review）是目前绝大多数学术期刊所采用的制度，即将作者的学术著作或计划请同一领域的多位专家进行评审，以协助编辑判断录取与否。这些专家称为评审专家或审稿人（reviewer，又称 referee）。许多基金资助机构也采用同行评议的方法来决定是否资助某一项目。由于审稿人通常都是该领域内的专家，同行评议被视为学术研究和创立可靠学识的关键。值得一提的是，多位审稿人对同一文稿的评价可能不一致，所以期刊编辑或副主编并不会直接根据某一位审稿人的意见而做出决定，而是综合多位审稿人的意见，以及自己的专业判断，来做出最后的决定。

同行评议提出的有建设性的意见能提高文稿的准确性，提高其质量和透明度。如果没有同行评议，一些不可靠或质量低下的研究可能会被发表，从而危害或误导其他科研人员。同行评议还能提高研究的科学性和重要性。经同行评议的期刊、图书或基金更加可靠，因为其中的研究已经被同行检查过。大部分 SCI 期刊是同行评议期刊。中国的国家自然科学基金也采用同行评议制度。

2014 年在法国里昂举行的欧洲脊柱讨论会（EuroSpine Conference）开设了一个关于如何审稿的培训，《欧洲脊柱杂志》（*European Spine Journal*）主编罗伯特·冈兹伯格博士（Dr. Robert Gunzburg）提供的数据表明，被某一期刊拒稿后再次投稿发表到其他期刊上的论文（得到了前一次投稿期刊的同行评议意见）的引用次数要多于第一次投稿就被接受的论文。这说明同行评议、拒稿和修回的过程确实可以帮助提高文稿质量。

同行评议也有其局限性。首先，审稿人大多是义务评审（少部分有付费或象征性付费），大多数时候也不会致谢或公布其姓名，所以，部分科研人员不愿意为之花费太多时间和精力。即使接受评审任务，也可能是走马观花，导致评估意见不完全、潦草，甚至出现错误（尽管这种情况很少见，但偶有报道）。其次，绝大多数同行评议是"单盲"的，即作者名字公开，而审稿人名字不公开。因此，有的审稿人会对影响其自身研究的文稿或不喜欢的作者做出不够客观公正的评价。当然，这种情况一旦被发现，对审稿人的学术声誉会造成很大的损害，所以并不常见。为避免这种情况的发生，有些期刊尝试采用"双盲"同行评议机制，即在送给审稿人的文稿中屏蔽作者信息，但效果和意义有多大尚不清楚，因为在文稿的前言和参考文献中或多或少会透露作者的前期工作，不难推测出作者身份。与此同时，也有些期刊为了避免审稿人的匿名性带来的潜在危害，已经采取了彻底公开审稿人和审稿流程的做法，比如《世界胃肠病学杂志》（*World Journal of Gastroenterology*），这样审稿人在审稿时会更加认真，做出更加客观谨慎的评价。

同行评议不仅是科学出版中的一个环节，更贯穿于科学出版的整个流程，充分发挥其促进学术交流的作用。在同行评议制度建立之前，科技论文是先由期刊发表之后，再由学者们发表意见的。而目前，有一些出版商又做出了变革。*Philica* 是一份在线学术期刊，论文投稿后会立即发表在网上，并允许公众评议这些论文。这属于先发表，后公开评审，采用这种形式可以发表更多的论文，并促进学术讨论。《大气化学与物理》(*Atmospheric Chemistry and Physics*，ACP)首先将来稿进行快速同行评议，通过后就很快发表在"大气化学与物理讨论"(Atmospheric Chemistry and Physics Discussions，ACPD)网站上，接受公众的互动式讨论，匿名评论和作者答复都可发表在该网站上。如果论文通过互动式讨论仍被接受，就可以在 ACP 上发表了。ACP 和 ACPD 拥有各自独立的 ISSN 号，信息都会永久保存并可被引用。

为了应对不断增加的稿件量且同时保持严格的同行评议质量标准，Frontiers 系列期刊在 2018 年推出了同行评议工具 AIRA，通过使用人工智能协助审稿人和编辑提高效率。AIRA 基于 Frontiers 10 年来的同行评议经验，使用内部自定义算法，并且使用 iThenticate (CrossRef 和 iParadigms 共同开发的一款验证出版文档原创性的工具)和 Ada(一款文字检查工具)，致力于质量控制和评审员识别，能分析稿件质量，提供建议和识别潜在审稿人，为编辑、审稿人和内部团队提供支持，并持续学习而不断优化。

二、我也能做审稿人吗

做研究的目的就是将研究结果发表出来，与人分享，被人评价并广泛传播。所以，科研人员不仅要学会撰写学术论文以传播自己的科研成果，同时也要分享，并学会评估和传播他人的科研成果。也就是说，科研人员不仅要做研究，也要学习做审稿人。

很多青年科研人员会觉得，自己只是一个青年科研人员，科研经验和论文写作经验并不很丰富，名气也不大，怎么能当审稿人呢？他们常陷入以下误区。

误区一：我没有审稿经验，不能做一个称职的审稿人。不要认为只有资深专家才能提供高质量的审稿意见。*Nature* 的一位高级编辑曾经说过："博士后是最好的审稿人，因为他们正处于他们研究领域的顶点，非常熟悉相关文献，又没有被卷入任何学术政治，所以会勇敢地说实话。"2010 年 *International Journal of Exercise Science* 上发表的一项研究也表明，博士研究生给出的审稿意见与高级别审稿人给出的审稿意见一样严格。经验固然重要，但是对科研的热爱和认真负责的态度可以弥补经验的不足。

误区二：我不擅长批评他人的工作，当不好审稿人。这个态度其实有助于青年科研人员成为一名优秀的审稿人。审稿并不意味着批评，审稿是要提出意见和建议，尤其是建设性的意见和建议，而非破坏性的，即提供建议，以帮助作者提高其研究内容或文稿写作质量。在审稿时，文稿的优点和缺点都要考虑，而非仅仅是批评。作为审稿人，需要提供反馈和建议如何处理文稿。当然，最后的决定是编辑基于两位甚至多位审稿人的意见而做出的。

误区三：必须要完全理解整个研究才能做审稿人。其实大可不必。某一位审稿人对于要评估的这项研究中的某些方面可能并不擅长，但大多数研究是需要来自不同领域的两到三位审稿人来点评的，每位审稿人评估自己擅长的部分就可以。有临床背景的专家可以评估患者的治疗方面，做基础研究的专家可以评估基础研究的方法部分，统计学专家可以对其统计分析方法进行评估。有的青年科研人员认为，如果推荐编辑拒稿，就不用再次花费时间评估该文稿，这可以节省自己的时间。其实不然，即使一位审稿人推荐了拒稿，编辑和其他审稿人也会看到该文稿中未被注意到的价值，并给作者修回的机会。这种情况下，这位青年科研人员还是会收到再评的邀请。更重要的是，评估修回稿不应仅仅被视为责任，更是一个机会，青年科研人员可以从中看到作者是如何回应自己的意见的，自己的意见又是如何帮助作者改进文稿。这是非常有意义的。

误区四:只有作者才能从同行评议中受益。事实上,审稿人也能从中获益。比如,审稿人可以看到最新的、可能很有价值的研究结果,还可以从他人的错误中学习。有的期刊允许审稿人看到该文稿的其他审稿人的意见,这样还可以从其他审稿人的意见中学习如何提高自己的写作技巧,如何回复审稿人意见,更可以帮助自己从审稿人和编辑的角度思考。此外,成为审稿人也是成为期刊编委会成员的一条必经之路。

误区五:万一自己没有发现一些重要的问题,致使一篇低质量的文稿发表了,岂不丢脸?即使已经发表的论文,依然可以从中找到一些小错误或需要改进之处,所以某些问题直到发表也未被发现的现象可能会经常发生。但是在发表过程中,除了自己,还有其他的审稿人、编辑、副主编和主编。一个人不可能把某文稿的方方面面都看得清清楚楚,所以通常需要不止一位审稿人。只要态度认真负责,为文稿花足够多的时间,尽自己的全力,就是称职的审稿人。

误区六:我认识作者,应该不能审稿。有时候收到了审稿邀请,而作者恰恰是我们认识的。但这并不意味着应该拒绝审稿邀请,或不能评审该稿件。尽管可能会感觉别扭,但是我们恰恰可能是最适合评审该稿件的人。如果我们能对该稿件做一个公平、全面的评价,那么就审吧。但是,如果过去两年内我们和作者有共同署名的论文、共同开展的项目,或者我们也准备写一篇类似的论文,或者我们对作者有偏见,那么我们和作者就有利益冲突,就一定要向期刊编辑如实、充分报告,剩下的就交给期刊编辑决定。

同行评议在学术论文的发表过程中发挥关键性的作用。赠人玫瑰,手有余香。担任审稿人,既可做出贡献,又可从中获益,是青年科研人员科研生涯中的重要经历。

三、如何成为审稿人

作为刚起步的青年科研人员,其学术影响力小,怎样才能成为审稿人呢?

第一,发表高质量的论文非常重要。当编辑为某文稿寻找潜在审稿人的时候,经常会在该文稿引用的参考文献的作者中选。所以,论文被引用的次数越多,作者收到的审稿邀请通常就越多。

第二,做好简历,列出自己发表的、被他人多次引用的论文,用邮件向期刊编辑自荐。在学术会议上碰到期刊编辑时,千万不要错过,给他们名片或一张小纸条,告诉他们自己很愿意为他们的期刊审稿。同时列出自己发表过的论文和自己的研究领域,让期刊编辑更了解自己。

第三,作为共同审稿人,帮助同事、导师、合作者等审稿。如果编辑认可共同审稿,可以帮助同事、导师、合作者等做一些文献检索的工作,或提出新的观点,然后就有可能被列为共同审稿人而推荐给期刊,以后可能就会收到该期刊的审稿邀请。

第四,请导师、合作者等推荐。有时研究者收到审稿申请时,发现自己并不擅长,但是却知道某一研究者正好是该领域的,就会向期刊编辑推荐其作为审稿人,一般期刊编辑都会接受推荐,转而把稿件发给那位研究者。所以,请同行推荐也是一个有效的方法。

第五,利用网上资源。目前国际学术期刊的发展非常迅速,每年都有很多新期刊问世,对审稿人的需求越来越大。在互联网上用"审稿人"(reviewer)搜索,会发现不少出版社在招募审稿人。只需要将自己的简历发送过去,不久就能得到审稿邀请。尽管这些期刊暂时并不知名,但是只要出版社或期刊编辑部认真努力,几年之后也很有可能被 PMC 收录。在此过程中也可以积累更多审稿经验。比如,华誉出版社目前有 6 种同行评议期刊,《临床与转化肝脏病学杂志》(*Journal of Clinical and Translational Hepatology*,JCTH)、《医学探索研究与假说》(*Exploratory Research and Hypothesis in Medicine*,ERHM),《药理学探索研究杂志》(*Journal of Exploratory Research in Pharmacology*,JERP)、《临床与转化病理学杂志》(*Journal of Clinical and Translational Pathology*,JCTP)、《癌症筛查与预防》(*Cancer Screening & Prevention*,CSP)、《未来整合医学》(*Future Integrative Medicine*,FIM)。JCTH 已顺利被 PubMed 和 SCI 数据库收录,2021 年获得第一个影响因子 4.108。这些期刊都欢迎青年科研人员自荐为审稿人。

收到审稿邀请后,一定要立刻查看摘要,并回复是否接受邀请。如果因为某些原因不能审稿,也要尽快反馈给编辑,方便编辑另选审稿人,而不是不理不睬,毫无反馈。当然,目前许多期刊会给邀请的审稿人一定时间回复是否接受审稿邀请。如果接受邀请,就一定要按照期刊要求(时间要求和内容要求,有的期刊还会对文稿领域有要求)认真审稿。期刊处理文稿的速度,是否能够按时回复作者,关系到期刊的声誉。审稿人是否按时和认真完成审稿,关系到审稿人的声誉。如果某位审稿人太拖延,或者敷衍了事,那么该期刊以后很可能就不会再给他发送审稿邀请了。除了审稿所需的时间之外,期刊也很关注审稿意见的质量。很多期刊会对审稿人意见的质量进行评估,所以要多花些时间评审,多用心,尽量提高审稿意见的水平,这样才会在有多名审稿人待选的情况下得到编辑青睐!尽管有多种稿件处理系统,但是大多数稿件处理系统允许编辑在后台看到某位审稿人审稿的数量、是否及时完成等信息,这些信息在编辑邀请审稿人时都会纳入考虑范围,所以一定要认真对待每一次审稿。

四、审稿要点

很多专家并未学习过如何审稿,完全是从自己的经验出发或从别人对自己的论文评审意见中学习,对文稿的创新性、可靠性、与期刊的符合程度等做出判断。到底应该如何审稿呢?照日格图教授在"第一届国际医学研究与发表高峰论坛暨第十九期同济医学论坛"(the First International Summit on Medical Research and Publication & the 19th Tongji Medical Forum)上曾经提出,应该创立"审稿学"(reviewology)这门学科,广大与会专家纷纷赞同。学术界的很多前辈也给出了如何审稿的建议。

审稿要遵循审稿伦理。审稿人和作者都有责任声明经济的和非经济的利益冲突(请参见上述"误区六")。如果确实有利益冲突,应向编辑报告详细情况后拒绝担任审稿人。编辑会判断该利益冲突的严重程度,从而采取恰当的行动。

要抱着审慎的态度来评审文稿,即使是来自"大牛"团队的文稿,也不能抱着崇拜的心情阅读。如果是临床试验论文,先阅读题目和摘要,以便了解该研究的全貌。然后,建议参照如下顺序审阅:主要目的,主要终点的定义(把它与知名期刊中的类似研究的主要终点进行比较),统计分析方法,患者的纳入标准和排除标准。如果是基础研究论文,可以按照如下顺序审阅:主要目的、研究设计(先看模型、分组、检测指标)。然后稍事休息,再来看看整个研究的全貌。能清楚看出研究者在做什么吗?是什么类型的研究?数据是否前后一致?再次评估研究设计部分,看研究背景、目的和研究设计是否合乎逻辑,研究结果是否合理及有意义,是否能够支持研究结论,研究结论的意义何在。

审稿人需要告诉编辑该文稿是否可以发表,告诉作者如何改进文稿。审稿人要清楚地指出文稿的长处和短处。审稿人经常会犯两种错误,第一种是要求作者做更多的实验或补充更多的数据。这种要求不宜轻易提出,除非对结论至关重要,否则只会增加作者的负担。审稿人要记住,作者提交的文稿反映的是已经完成的工作。如果文稿的结论不能被现有的数据所支持,审稿人当然应该建议编辑拒稿。第二种是未能充分考虑到文稿中的研究内容是否与其所写的研究目的一致,以及是否与期刊的要求一致。审稿人应该了解期刊的要求,熟读该期刊的作者指南,熟悉其中比如字数、插图数等的限制,以及期刊的目的与范围,才能真正帮助期刊做出适合的决定。开始审稿时要带着乐观的心态。有的审稿人在审稿时是在努力找理由拒稿,但好的审稿人"找茬"的目的不在拒稿,而是帮作者完善其研究。即使不能接受,也会帮助作者改进其文稿,最好在正面反馈和批评性建议间取得一个平衡。最好的审稿意见会在提供批评性建议的同时,附上具体的推荐解决方法。审稿意见应该是机智的、建设性的和专业的。以下几种说法是不恰当的,比如"who cares""this sentence makes no sense""I disagree with this statement""this is bad"等。至少应换种方式,以免作者因为感觉受到伤害而忽略了审稿意见中有价值的部分。最后,如果再次审阅修回稿,请抑制住自己提出更多评审意见的冲动。评审意见应该在第一次全部提出,作者在努力回应所有审稿意见之后,却收到更多的审稿意见,会变得很沮丧。这也会让作者和编辑认为第一次评审不认真(小诀窍11.2)。所以,请在第一次审稿时花费足够多的时间,充分提出审稿意见,不要留到修回的时候。

小诀窍11.2 哪些因素影响审稿质量?

1998年在 *JAMA* 上发表的题为"What makes a good reviewer and a good review for a general medical journal"的论文,报告了 *BMJ* 的编辑曾经开展的一项研究。该研究的目的是确定提供高质量审稿意见的审稿人具有哪些特征,并描述什么样的审稿意见是高质量的审稿意见,以及审稿所花费的平均时间。研究者收集了1997年1月至7月投稿给 *BMJ* 的420篇文稿的审稿意见和审稿人花费的时间,请两位编辑和文稿的通信作者基于一个包含七个要点的审稿质量评估表独立评估审稿意见的质量。这个质量评价工具包含审稿人对研究问题的重要性、创新性、研究方法的长处和缺点的评价,对文稿展示(写作、组织、图片等)与研究结果的解读,审稿人是否提供了有建设性的评审意见和评审意见是否有事实支持。结果表明,在16项被统计的特征中,只有年龄和是否受过流行病学或统计学方面的培训与审稿质量相关。审稿人越年轻,审稿质量越高。审稿人是否接受过流行病学或统计学方面的培训,也与审稿质量呈正相关。审稿花费的时间并不与审稿质量呈正相关,相反,呈现非线性的关系:审稿时间在3 h以内时,审稿花费的时间越长,审稿质量越高。考虑到 *BMJ* 的审稿人水平,青年科研人员可以考虑在3 h的基础上再延长一定时间。

青年科研人员如何提高自己的审稿能力呢?认真分析审稿人对自己论文的审稿意见,参加实验室的文献讨论,听听大家对论文都是从哪些角度进行评价的;联系自己的同事和前辈,学习审稿的知识和技巧;比较文稿在评估前、修回后和最后发表出来的不同版本,看一篇文稿是如何逐渐改进并最终发表的,积累心得。这些都是很有用的方式。相信通过不断的学习和积累,青年科研人员可以提供质量越来越高的审稿意见!

第五节　如何成为期刊编委(含青年编委)及编委职责

学术期刊的编辑委员会(editorial board)是期刊质量控制体系的重要组成部分,一般由主编(editor-in-chief)、副主编(associate editor 或 deputy editor),及编委会委员(editorial board member)组成,不同期刊在角色设置上有所不同。进入专业领域内的期刊编委会对科研人员来说是一种学术认可,履行编委职责的过程也有助于及时了解领域内学术前沿及期刊出版知识,同时也为构建健康的学术共同体贡献了自己的力量。因而不少科研人员把进入期刊编委会当成一项荣誉。加入期刊编委会,有时对于职业晋升也有帮助。那么如何才能成为一名期刊编委呢?

一、如何成为期刊主编

主编是期刊的学术核心,是期刊质量控制体系的最终决策者。主编对期刊发展起着至关重要的作用,一般由期刊主办单位和编辑部在创刊之前主动邀请加入,数量上一位到多位不等。主编往往具有深厚的学术积累,在学科领域中有较强的影响力,并且对创办或运营期刊有浓厚兴趣,愿意为之投入大量时间和精力。期刊后期也可根据需要和主编个人意愿新增或更换主编,一般也是由现任主编或编辑部主动邀请,极少数情况下我们会在社交媒体或相关博客平台上看到招聘主编的消息。当然,如果确实对办刊有热情并且自身学术优势明显,也可以尝试向期刊毛遂自荐;或者根据自身的专业领域,主动筹备创办一本新刊,并提名自己为期刊主编或共同主编,合作的出版社会根据相应标准来判断主编资历和筹备期刊的发展潜力,并决定是否与之合作。

不同期刊主编的职责不同,以华誉出版社旗下英文期刊为例,所有期刊均实行主编负责制,即主编对期刊质量全权负责,每篇稿件经过同行评议后,由主编最后决定接受或拒稿;同时主编也参与编委会管理、组稿、申请数据库、制定和完善期刊政策、期刊推广等各方面工作。

二、如何成为副主编和编委

副主编和编委一般由主编提名、编辑部邀请、编委推荐等,也可以自主申请。学术期刊的副主编和编委数量原则上没有限制,由期刊视情况而定。主编和编辑部会考核候选人的学历、资历、发文记录、为期刊做贡献的意愿等。以华誉出版社旗下 SCIE 期刊 *Journal of Clinical and Translational Hepatology*(*JCTH*,IF_{2020} 4.108)为例,2021 年其编委会成员的入选条件:①博士学历(PhD 或 MD);②职称助理教授(assistant professor)及以上或同类职称;③以第一或通信作者身份发表肝病领域 SCI 论文(论著或综述)10 篇及以上,其中 IF ≥10 至少 1 篇或 IF≥5 至少 3 篇,H 指数(Web of Science)在 10 以上,且近两年发表 6 篇及以上同行评议论文;④愿意履行编委职责(包括审稿、组稿等)。副主编要求职称助理教授及以上,且 H 指数在 25 以上,原则上从编委中晋升。对编委资历的要求一般会随着期刊水平提升而变化。

不同期刊对副主编和编委的职责要求不尽相同。以 *JCTH* 为例,编委职责:①向期刊投稿及组稿;②审稿;③作为学术编辑处理稿件;④提供学术前沿热点供组稿;⑤推荐编委和审稿人;⑥宣传推广;⑦以客座编辑或客座主编身份组织特刊。副主编在编委职责的基础上,还将参与稿件决策过程。

有些期刊出版特刊时,特刊往往由客座编辑或客座主编组稿。客座编辑或客座主编主要来自副主编,也有期刊聘请编委甚至青年编委担任客座编辑或客座主编。

期刊副主编和编委的任期从 1 年到几年不等,到期后根据期刊和专家双方意愿可续任或离任。期刊一般会对副主编和编委在任期内的实际表现进行考核,作为是否续任或提升/降级的重要依据。期刊都想找到真正愿意为期刊服务的副主编和编委,因此进入编委会以后,我们应该积极履行自己的职责。

三、如何成为青年编委

除编委会以外,有些期刊单独设置了青年编委会,为青年科研人员搭建一个学习、提高的学术交流平台,并为期刊编委会培养后备力量。加入青年编委会可能是青年科研人员加入期刊编委会最容易的方式。从担任青年编委开始,青年科研人员将逐步学习和参与期刊的编委工作。

现在越来越多的期刊发布青年编委招募启示,接受自主申请,也会鼓励编委会成员推荐青年编委。青年编委招募标准相较编委要低不少,一般达到博士学历,发表过相关领域 SCI 论文即可,当然不同的期刊可能会有一些附加条件,比如主持过重要基金项目、有出国交流经验等优先。

青年编委职责相较编委也会简单些,比如 *JCTH* 的青年编委职责:①投稿和组稿;②审稿;③宣传推广,期刊会邀请青年编委积极参与期刊的学术推广。青年编委任期 1~2 年,期刊将对青年编委任期内的表现进行考核,结果将影响到能否续任及晋升。

综上,期刊希望找到愿意投入精力和时间为期刊服务的领域内专家加入编委会(含青年编委会),编委希望期刊的发展能带给自己学术上的成长、荣誉和成就感。科研人员如果希望加入期刊编委会,除了加强自身的学术积累外,应该做好为期刊投入精力和时间的准备,比如向期刊投稿,为期刊审稿、约稿,积极推广期刊等,在此基础上,向期刊提出申请。

第六节　如何建立并扩大学术影响力

学术影响力有不同的维度,既可以是一个组织(比如某大学或研究所)的,也可以是一个学术期刊的,还可以是一位研究者的、一项研究成果的,或者一篇论文的。科研人员的学术影响力扩大,对申请基金资助、发表论文、受邀撰文或者成为期刊编委都有很大帮助。通过扩大自己的学术影响力,科研人员可以更好地传播自己的学术理念,更广泛地与同行交流,从而进一步提升自己的学术水平。

学术成果的形式是多种多样的,学术工作的影响力也是多样的,因此学术影响力的评价指标也是多样的,没有一种单一指标能充分体现其多样性,文献计量学等评估方法也存在一定的局限性。评价一篇论文的指标有引用频次、ESI 高被引论文和热点论文、F1000 推荐论文等。评价科研人员的指标有发文量、被引频次、高被引论文数、高被引学者称号、H 指数、综合指数等。

对于科研人员来说,其学术影响力与自己的研究成果、自己发表的论文的学术影响力密切相关。因此,本节对建立并扩大自己的学术影响力的多种方法进行了相关综述,不再区分哪些措施是针对扩大研究成果的影响力,哪些措施是针对扩大研究者的影响力以及哪些措施是针对扩大论文的影响力。

发表论文是建立和扩大学术影响力的好办法。除了众所周知的论著之外,适时整理自己的学术思想和理念,撰写综述,宣传自己的学术理念也是科研人员应该做的。如果有非常新颖的想法和初步结果,也可以用快报(letter)的形式报告出来,幽门螺杆菌的首次报道就是以快报的形式发表的。如果阅读了期刊上最新的论文之后有一些感想,并且自己的想法有一些数据支持,也可以写成社论(editorial)向杂志社投稿。如果自己在领域内有一些创新性的方法,也可以撰写成方法学的论文与同行分享,有一些方法学期刊专门发表研究方法和技术,比如 *Journal of Visualized Experiments* 是一个同行评议、开放获取的在线期刊,专门发表实验视频,囊括了生物学中的基本操作,神经生物学、发育生物学、细胞生物学、植物生物学、微生物学、免疫学的基本和最新的实验技术。如果有一些新颖的科学假说,但是囿于实验条件短期内难以验证的,可以先撰写成文,有不少期刊介绍这类科学假说。比如华誉出版社旗下的 *Exploratory Research and Hypothesis in Medicine* 就接受科学假说类文稿。

在领域内有了一定积累之后,就可以考虑撰写专著了。专著与论文不同,系统性更强,信息量更丰富。也可以邀请合作者贡献章节,自己作为编者及作者,最终合作产出一本专著。这样的专著因为纳入了多位学者的思考和经验,会更受欢迎,产生更大的学术影响力。

参加学术会议也是扩大学术影响力的好方法。如果能做口头报告,当然是效果最好的。除此之外,做壁报展示,甚至不做报告只是参会,也可以认识领域内的"牛人",与讲者交流自己的课题,向期刊编辑自荐为审稿人,多种方式都有助于扩大自己的学术影响力。

加入期刊担任编委或青年编委也是很好的方法。现在很多期刊在招募青年编委,青年编委的主要职责有组稿、组特刊、审稿、宣传推广等。青年编委的贡献大,就有可能晋升为编委。参加编委会或者青年编委会可以认识全世界的小同行,也可以更方便地与其他编委交流。如果能和学术大咖一起作为客座编辑组特刊,而期刊又会大力宣传特刊,那么在期刊宣传特刊的同时科研人员也能在一定程度上提升自己的学术影响力。

青年科研人员应尽早加入学术团体,定期参加该学术团体组织的学术活动,如学术年会等。参加学术会议的重要性在此不必重复,在学术团体中的任职能切实扩大自己的学术影响力,也是衡量科研人员学术影响力的指标之一。

多开展科普活动不仅能扩大学术影响力,还能为社会做贡献。可以利用社交媒体,撰写和发布科普文章,利用实验室开展科普活动,给大众开展科普讲座等,用自己的学识回馈社会。

科研人员要扩大自己的学术影响力,最重要的是要有宣传意识,不能抱着"酒香不怕巷子深"的老观点,自己的学术理念、成果都要经过宣传才能为人所知。论文发表之后,宣传才刚刚开始。现在很多期刊为了扩大学术影响力,会把发表的论文做成微信推文进行宣传推广,作为作者,当然要转发这些微信推文,最好在自己的学术主页(如单位建立的个人页面或自己建立的实验室网站)上进行宣传,方便同行了解自己的工作。如果在组特刊,当然也要放到自己的学术主页上,并且通过微信等渠道宣传。

当然，我们不能舍本逐末，学术影响力来源于学术本身。只要踏踏实实地做好学术，追求卓越，自身的学术影响力就一定会水涨船高。相反，如果想通过歪门邪道来扩大学术影响力，无源之水、无本之木又岂能长久。

本 章 小 结

本章从如何建立良好的导师与研究生关系、如何培养英文医学论文撰些与发表能力入手，重点介绍了青年科研人员如何从研究生逐步成长为学术期刊审稿人、青年编委、编委、副主编、主编，直至成为优秀导师的过程，以及在此过程中如何参与学术会议，如何建立并扩大自己的学术影响力，最终成为一名优秀的科研人员。

参 考 文 献

[1] Chopra V，Arora V M，Saint S. Will you be my mentor? —Four archetypes to help mentees succeed in academic medicine[J]. JAMA Intern Med，2018，178（2）：175-176.

[2] Clynes M，Corbett A，Overbaugh J. Why we need good mentoring[J]. Nat Rev Cancer，2019，19(9)：489-493.

[3] 饶毅. 悼念周传：指导过老师的学生[EB/OL]. (2022-02-20)[2022-03-05]. https://mp. weixin. qq. com/s/EZbEuL7YjUcwgwVhZY3oWA.

[4] Lee A，Denis C，Campbell P. Nature's guide for mentors [J]. Nature，2007，447 (7146)：791-797.

[5] Gewin V. Learning to mentor[J]. Nature，2005，436(7049)：436-437.

[6] 夏华向. 忘不了啊，导师情　献给我的导师——张锦坤教授[J]. 同济医大报，1988-04-29(3).

[7] 夏华向. 精心培植，桃李满园：记同济医科大学附属协和医院张锦坤教授[J]. 广州医药，1989(5)：53-54.

[8] Rich S，Diaconescu A O，Griffiths J D，et al. Ten simple rules for creating a brand-new virtual academic meeting（even amid a pandemic)[J]. PLoS Comput Biol，2020，16 (12)：e1008485.

[9] Singh M K. Preparing and presenting effective abstracts and posters in psychiatry[J]. Acad Psychiatry，2014，38(6)：709-715.

[10] Tibon R，Open Science Committee C，Henson R. Title TBA：revising the abstract submission process [J]. Trends Cogn Sci，2018，22(4)：271-274.

[11] Hanchanale S，Kerr M，Ashwood P，et al. Conference presentation in palliative medicine：predictors of subsequent publication[J]. BMJ Support Palliat Care，2018，8(1)：73-77.

[12] Abicht B P，Donnenwerth M P，Borkosky S L，et al. Publication rates of poster presentations at the American College of Foot and Ankle Surgeons annual scientific conference between 1999 and 2008[J]. J Foot Ankle Surg，2012，51(1)：45-49.

[13] Gallo S A，Thompson L A，Schmaling K B，et al. The participation and motivations

of grant peer reviewers：a comprehensive survey［J］. Sci Eng Ethics，2020，26（2）：761-782.

[14] Navalta J W，Lyons T S. Student peer review decisions on submitted manuscripts are as stringent as faculty peer reviewers[J]. Adv Physiol Educ，2010，34（4）：170-173.

[15] Edwards K L，Schizas C，Mannion A F，et al. How to be a good reviewer[J]. Eur Spine J，2015，24（1）：1-2.

[16] Glonti K，Boutron I，Moher D，et al. Journal editors' perspectives on the roles and tasks of peer reviewers in biomedical journals：a qualitative study[J]. BMJ Open，2019，9（11）：e033421.

[17] Ralph A，Petticrew M，Hutchings A. Editor and peer review financial conflict of interest policies in public health journals[J]. Eur J Public Health，2020，30（6）：1230-1232.

[18] Hamilton D G，Fraser H，Hoekstra R，et al. Journal policies and editors' opinions on peer review[J]. Elife，2020，9：e62529.

[19] Sonig A，Shallwani H，Levy B R，et al. Academic impact and rankings of neuroendovascular fellowship programs across the United States[J]. J Neurosurg，2017，127（5）：1181-1189.

[20] Wong K，Piraquive J，Levi J R. Social media presence of otolaryngology journals：the past，present，and future[J]. Laryngoscope，2018，128（2）：363-368.

本章作者：张媛媛（第一至四节、第六节）

董小婉（第五节）

本章审阅人：夏华向

视频剪辑：陈康龙

本章自测题

1. 导师和研究生在论文撰写和发表过程中分别扮演什么角色？

2. 《Nature 导师指南》中指出好导师具有哪些人格特质？

3. 会议摘要与期刊论文摘要有什么区别？

4. 青年科研人员如何培养自己的英文医学论文撰写与发表的能力？

附　录

附录A　医学英语论文撰写常用语法规则

表 A.1　医学英语常见复数名词组成

变形规则	示例		中文
	单数	复数	
一般变化规则			
通常在单数名词后加 s	hazard	hazards	危害
	language	languages	语言
	matter	matters	物质
以 f 或 fe 结尾的单词，去掉 f 或 fe 加 ves	loaf	loaves	（面包的）条/只
	wife	wives	妻子
	wolf	wolves	狼
以 o、ch、s、sh、ss 或 x 结尾的单词，在词尾加 es	box	boxes	盒子
	gas	gases	气体
	kiss	kisses	吻
	speech	speeches	演讲
	tomato	tomatoes	西红柿
	wish	wishes	愿望
以 o 结尾的外来词或缩写词，直接加 s	dynamo	dynamos	发电机
	kilo	kilos	千克
	piano	pianos	钢琴
以 y 结尾，但 y 前为辅音的单词，先把 y 去掉再加 ies	baby	babies	婴儿
	country	countries	国家
	fly	flies	苍蝇
以 y 结尾，但 y 前为元音的单词，直接加 s	day	days	天
	donkey	donkeys	驴子
	guy	guys	家伙

354

续表

变形规则	示例		中文
	单数	复数	
医学专业词汇变化规则			
以 a 结尾的单词,直接加 e	bursa	bursae	囊,黏液囊
	pleura	pleurae	胸膜
	vena	venae	脉,静脉
	verruca	verrucae	疣,赘肉
	vertebra	vertebrae	脊椎,脊骨
以 ax 结尾的单词,去掉 x 加 ces	thorax	thoraces	胸
以 cyx 结尾的单词,去掉 x 加 ges	coccyx	coccyges	尾骨
以 ex 结尾的单词,去掉 ex 加 ices	apex	apices	顶点,尖端
	index	indices	索引,指示
以 is 结尾的单词,去掉 is 变为 es	anastomosis	anastomoses	吻合,接合
	arthrosis	arthroses	关节,关节病
	diagnosis	diagnoses	诊断
	metastasis	metastases	转移
	pubis	pubes	耻骨
以 itis 结尾的单词,去掉 is 加 ides	arthritis	arthritides	关节炎
以 ix 结尾的单词,去掉 ix 加 ices	appendix	appendices	阑尾
	fornix	fornices	穹窿,穹
	varix	varices	静脉曲张
以 ma 结尾的单词,去掉 ma 加 mata 或 mas	condyloma	condylomata/condylomas	湿疣
	sarcoma	sarcomata/sarcomas	肉瘤
以 nx 结尾的单词,去掉 x 加 ges	larynx	larynges	喉
	phalanx	phalanges	趾骨
以 on 结尾的单词,去掉 on 加 a	criterion	criteria	标准,准则
	ganglion	ganglia	神经节
	phenomenon	phenomena	现象
	spermatozoon	spermatozoa	精子
以 um 结尾的单词,去掉 um 加 a	atrium	atria	心房
	bacterium	bacteria	细菌
	endocardium	endocardia	心内膜
	ovum	ova	卵子,卵细胞

续表

变形规则	示例		中文
	单数	复数	
	bacillus	bacilli	杆菌
以 us 结尾的单词，去掉 us 加 i	bronchus	bronchi	支气管
	digitus	digiti	指，趾
	esophagus	esophagi	食管
	fungus	fungi	真菌，霉菌
	nucleus	nuclei	核，细胞核
	thrombus	thrombi	血栓
特殊变化	femur	femurs/femora	股骨
	foramen	foramina	孔，小孔
	iris	iris/irises/irides	虹膜
常见的不规则变化			
改变单数名词中的元音字母	foot	feet	英尺，脚
	goose	geese	鹅
	louse	lice	虱子
	mouse	mice	老鼠
	man	men	男人
	tooth	teeth	牙齿
	woman	women	女人
在词尾加 en 或 ren	child	children	儿童
	ox	oxen	公牛
单复数同形	Chinese	Chinese	中国人
	deer	deer	鹿
	fish	fish	鱼
	sheep	sheep	羊

表 A.2　常用不规则英语动词表

动词原形	一般过去式	过去分词
A		
abide	abode/abided	abode/abided
arise	arose	arisen
awake	awoke/awaked	awoken/awaked
B		
be	were/was	been
bear	bore	born/borne
beat	beat	beat/beaten

动词原形	一般过去式	过去分词
become	became	become
begin	began	begun
bend	bent	bent
bet	bet/betted	bet/betted
bid	bade/bid	bidden/bid
bind	bound	bound
bite	bit	bitten/bit
bleed	bled	bled
bless	blessed/blest	blessed/blest
blow	blew	blown
break	broke	broken
breed	bred	bred
bring	brought	brought
broadcast	broadcast/broadcasted	broadcast/broadcasted
browbeat	browbeat	browbeaten
build	built	built
burn	burnt/burned	burnt/burned
burst	burst	burst
buy	bought	bought
C		
cast	cast	cast
catch	caught	caught
choose	chose	chosen
cleave	cleaved/cleft/clove	cleaved/cleft
cling	clung	clung
clothe	clothed/clad	clothed/clad
come	came	come
cost	cost	cost
creep	crept	crept
cut	cut	cut
D		
dare	dared/durst	dared/durst
deal	dealt	dealt
die	died	died
dig	dug	dug

动词原形	一般过去式	过去分词
dispread	dispread	dispread
do/does	did	done
draw	drew	drawn
dream	dreamed/dreamt	dreamed/dreamt
drink	drank	drunk
drive	drove	driven
dwell	dwelt/dwelled	dwelt/dwelled
E		
eat	ate	eaten
F		
fall	fell	fallen
feed	fed	fed
feel	felt	felt
fight	fought	fought
find	found	found
fit	fit	fit
flee	fled	fled
fling	flung	flung
fly	flew	flown
forbid	forbade	forbidden
forecast	forecast/forecasted	forecast/forecasted
forego	forewent	foregone
foreknow	foreknew	foreknown
forerun	foreran	forerun
foresee	foresaw	foreseen
foreshow	foreshowed	foreshown
foretell	foretold	foretold
forget	forgot	forgotten
forgive	forgave	forgiven
forsake	forsook	forsaken
forswear	forswore	forsworn
freeze	froze	frozen
G		
get	got	got/gotten
gild	gilded/gilt	gilded

动词原形	一般过去式	过去分词
gird	girded/girt	girded/girt
give	gave	given
go	went	gone
grave	graved	graven/graved
grind	ground	ground
grow	grew	grown
H		
hang	hung	hung
have	had	had
hear	heard	heard
heave	heaved/hove	heaved/hove
hew	hewed	hewed/hewn
hide	hid	hidden/hid
hit	hit	hit
hold	held	held
hurt	hurt	hurt
I		
inbreed	inbred	inbred
inlay	inlaid	inlaid
input	input/inputted	input/inputted
interbreed	interbred	interbred
interweave	interweave	interweave
K		
keep	kept	kept
kneel	knelt/kneeled	knelt/kneeled
knit	knitted/knit	knitted/knit
know	knew	known
L		
lade	laded	laded/laden
lay	laid	laid
lead	led	led
lean	leaned/leant	leaned/leant
leap	leapt/leaped	leapt/leaped
learn	learnt/learned	learnt/learned
leave	left	left

续表

动词原形	一般过去式	过去分词
lend	lent	lent
let	let	let
lie	lay	lain
lie (not tell the truth)	lied	lied
light	lit/lighted	lit/lighted
lose	lost	lost
M		
make	made	made
mean	meant	meant
meet	met	met
melt	melted	melted/molten
misdeal	misdealt	misdealt
misgive	misgave	misgiven
mislay	mislaid	mislaid
mislead	misled	misled
mistake	mistook	mistaken
misunderstand	misunderstood	misunderstood
mow	mowed	mowed/mown
O		
offset	offset	offset
outbreed	outbred	outbred
outdo	outdid	outdone
outfight	outfought	outfought
outgo	outwent	outgone
outgrow	outgrew	outgrown
outlay	outlaid	outlaid
outride	outrode	outridden
outrun	outran	outrun
outshine	outshone	outshone
outshoot	outshot	outshot
outspread	outspread	outspread
outthrow	outthrew	outthrown
outthrust	outthrust	outthrust
outwear	outwore	outworn
overbear	overbore	overborne

续表

动词原形	一般过去式	过去分词
overbid	overbid	overbidden/overbid
overblow	overblew	overblown
overbreed	overbred	overbred
overbuild	overbuilt	overbuilt
overcast	overcast	overcast
overcome	overcame	overcome
overdo	overdid	overdone
overdraw	overdrew	overdrawn
overdrive	overdrove	overdriven
overeat	overate	overeaten
overfeed	overfed	overfed
overfly	overflew	overflown
overgrow	overgrew	overgrown
overhang	overhung	overhung
overhear	overheard	overheard
overlade	overladed	overladed/overladen
overlay	overlaid	overlaid
overleap	overleapt/overleaped	overleapt/overleaped
overlie	overlay	overlain
overpay	overpaid	overpaid
override	overrode	overridden
overrun	overran	overrun
oversee	oversaw	overseen
oversell	oversold	oversold
overset	overset	overset
oversew	oversewed	oversewed/oversewn
overshoot	overshot	overshot
oversleep	overslept	overslept
overspread	overspread	overspread
overtake	overtook	overtaken
overthrow	overthrew	overthrown
overwind	overwound	overwound
overwrite	overwrote	overwritten
P		
partake	partook	partaken

动词原形	一般过去式	过去分词
pay	paid	paid
prove	proved	proved/proven
put	put	put
Q		
quit	quitted/quit	quitted/quit
R		
read	read	read
reave	reft	reft
rebuild	rebuilt	rebuilt
recast	recast	recast
relay	relaid	relaid
rend	rent	rent
repay	repaid	repaid
reset	reset	reset
ride	rode	ridden
ring	rang	rung
rise	rose	risen
run	ran	run
S		
say	said	said
see	saw	seen
seek	sought	sought
sell	sold	sold
send	sent	sent
set	set	set
sew	sewed	sewn/sewed
shake	shook	shaken
shave	shaved	shaved/shaven
shear	sheared	shorn/sheared
shed	shed	shed
shine	shone/shined	shone/shined
shoot	shot	shot
show	showed	shown/showed
shred	shredded/shred	shredded/shred
shrink	shrank/shrunk	shrunk/shrunken

动词原形	一般过去式	过去分词
shrive	shrove/shrived	shriven/shrived
shut	shut	shut
sing	sang	sung
sink	sank/sunk	sunk
sit	sat	sat
slay	slew	slain
sleep	slept	slept
slide	slid	slid/slidden
sling	slung	slung
slink	slunk	slunk
slit	slit	slit
smell	smelt/smelled	smelt/smelled
smite	smote	smitten/smote
sow	sowed	sown/sowed
speak	spoke	spoken
speed	sped/speeded	sped/speeded
spell	spelt/spelled	spelt/spelled
spend	spent	spent
spill	spilt/spilled	spilt/spilled
spin	spun	spun
spit	spat/spit	spat/spit
split	split	split
spoil	spoilt/spoiled	spoilt/spoiled
spread	spread	spread
spring	sprang/sprung	sprung
stand	stood	stood
stave	staved/stove	staved/stove
steal	stole	stolen
stick	stuck	stuck
sting	stung	stung
stink	stank/stunk	stunk
strew	strewed	strewn/strewed
stride	strode	stridden
strike	struck	struck/stricken
string	strung	strung

续表

动词原形	一般过去式	过去分词
strive	strove/strived	striven/strived
swear	swore	sworn
sweat	sweat/sweated	sweat/sweated
sweep	swept	swept
swell	swelled	swollen/swelled
swim	swam	swum
swing	swung	swung
T		
take	took	taken
teach	taught	taught
tear	tore	torn
tell	told	told
think	thought	thought
thrive	throve/thrived	thriven/thrived
throw	threw	thrown
thrust	thrust	thrust
tread	trod	trodden/trod
U		
unbend	unbent	unbent
unbind	unbound	unbound
unbuild	unbuilt	unbuilt
undercut	undercut	undercut
underdo	underdid	underdone
underfeed	underfed	underfed
undergo	underwent	undergone
underlay	underlaid	underlaid
underlet	underlet	underlet
underlie	underlay	underlain
underpay	underpaid	underpaid
underrun	underran	underrun
undersell	undersold	undersold
underset	underset	underset
undershoot	undershot	undershot
understand	understood	understood
undertake	undertook	undertaken

动词原形	一般过去式	过去分词
underwrite	underwrote	underwritten
undo	undid	undone
undraw	undrew	undrawn
unfreeze	unfroze	unfrozen
ungird	ungirded/ungirt	ungirded/ungirt
unhang	unhung	unhung
unknit	unknitted/unknit	unknitted/unknit
unlade	unladed	unladed/unladen
unlay	unlaid	unlaid
unlearn	unlearnt/unlearned	unlearnt/unlearned
unmake	unmade	unmade
unreeve	unrove/unreeved	unrove/unreeved
unsay	unsaid	unsaid
unset	unset	unset
unsling	unslung	unslung
unspeak	unspoke	unspoken
unstick	unstuck	unstuck
unstring	unstrung	unstrung
unswear	unswore	unsworn
unteach	untaught	untaught
unthink	unthought	unthought
untread	untrod	untrodden/untrod
unweave	unwove	unwoven
unwind	unwound	unwound
upbuild	upbuilt	upbuilt
upcast	upcast	upcast
uphold	upheld	upheld
uppercut	uppercut	uppercut
uprise	uprose	uprisen
upset	upset	upset
upsweep	upswept	upswept
upswing	upswung	upswung
W		
wake	waked/woke	waked/woken/woke
waylay	waylaid	waylaid

续表

动词原形	一般过去式	过去分词
wear	wore	worn
weave	wove	woven
wed	wedded/wed	wedded/wed
weep	wept	wept
weigh	weighed	weighed
wet	wetted/wet	wetted/wet
win	won	won
wind	winded/wound	winded/wound
wit	wist	wist
withdraw	withdrew	withdrawn
withhold	withheld	withheld
withstand	withstood	withstood
wring	wrung	wrung
write	wrote	written

表 A.3　医学英语常见前缀

前缀	含义	示例	释义
a-, an-	not，without 无，非，否定，离开	abacterial anaerobe anemia	非细菌性的 厌氧菌 贫血（无血之意）
ab-	away from 去，离开，除	abapical abnormal absent	离尖的，离心尖的（尖以外的，心尖外的） 不正常的（即背离正常的） 缺席的，缺乏的
ad-, an-	adherence，near， toward 邻近，向上，附着	adaxial adjoin adrenal annexa	近轴的 靠近，邻接 肾上腺 附件
ante-	before 前，向前	antedate anterior	先于，早于 前面的
ant-, anti-	against 对抗，取消， 抑制，解除	antacid antibiotic antibody antipyretic	制酸剂 抗生素 抗体 解热剂

前缀	含义	示例	释义
bi- （diplo-, amb-, amphi-）	two 二,双	ambilateral	两侧的
		amphibia	两栖类
		biacuminate	有二尖端的
		bicavity	双腔
		diplobacillus	双杆菌
		diploblastic	双胚层的
cirum-	round, about 周围,环绕	circumference	周长
		circumfluence	周流,环流
		circumpolar	在两极周围的
		circumstance	环境
col-, com-, con-, cor-	with, together 共同,表加强或引申 意义	collaboration	协作,合作
		community	社区,共同体
		comrade	同志；战友
		concolorous	同色的
		consolidate	巩固,加强
		correspond	符合,相应,通信
contra-, contro-, counter-	against, opposite 反对,相反	contradict	反驳,相矛盾
		contraposition	对照,针对
		controversy	争论,辩论
		counterattack	反攻,反击
		countercurrent	逆流
		countermove	反向运动
de-	from, down from 向下,减少,降低,除 去,否定,离开,解 除,脱去等	deacidification	去酸作用
		deactivation	去活化
		deacylase	脱酰基酶
dif-, dis-	asunder, apart 否定,分开,相反	diffluence	分流
		diffuse	散开,散布
		dislike	不喜欢
		discolor	(使)褪色
		dissemination	散布,传播
		divorce	离婚
dys-	bad, difficult, painful 不良,恶,困难	dysfunction	功能失调
		dyspepsia	消化不良
		dysphagia	吞咽困难
		dysphonia	发音困难

前缀	含义	示例	释义
e-, ef-, ex-	out, out of 出，外，除去	effluence	流出
		effoliation	落叶
		eject	投出，掷出
		emigrate	移居国外
		exclude	排外，排斥
		export	出口，输出
endo-	within, inside 内	endogen	内生植物
		endolymph	内淋巴
		endoparasite	体内寄生虫
		endoscopy	内镜检查术
epi-	upon, at, in addition to 在……上，在……周围，在……后面	epidemic	流行性的（epi＋dem 人＋ic→在人周围的）
		epigenetic	表观遗传学的（epi＋genetic 基因的→在基因周围的）
		epigram	警句，格言（epi＋gram 写→写在上面的话）
extra-, extro-	outside 以外，超过	extracurriculum	课外的
		extraordinary	格外的
		extrocontrol	外控
		extrovert	外向者
fore-	before, in front 前，先，预先	forehead	前额
		foresee	预见，先见
		foretell	预言
em-, en-, im-, in-	into, in, to, on 置于……之中，登上……，使上……，表强调	embay	使（船）入湾
		embus	装入车中，上车
		enclose	围入，关进
		enplane	上飞机
		impose	强加，征收
		insert	插入
hemi-	half 半，偏	hemisection	对切
		hemispasm	偏侧痉挛
		hemisphere	半球
hyper-	above, beyond, excessive 过多，超过，重，过度等	hyperalimentosis	营养过度病
		hypercardiotrophia	心肌肥大
		hyperchloride	过氯化物
		hypertension	高血压
		hyperthyroidism	甲状腺功能亢进症

前缀	含义	示例	释义
hypo-	beneath, below, deficient 少,小,不足	hypoacidity	胃酸过少,酸过少
		hypoactivity	活动减退
		hypoadrinalemia	血白蛋白减少
il-, im-, in-, ir-, un-	not 非,无,不	illegal	不合法的
		illegible	难辨认的
		illogical	不合逻辑的
		imperforation	无孔
		impermeability	非渗透性
		impossible	不可能的
		inability	无能力
		inactive	无活性的
		ineligible	无入选资格的
		irrational	不合理的
		irregular	不规则的
		irresponsible	不负责任的
		unavoidable	不可避免的
		unsuccessful	不成功的
		unsure	不确定的
inter-	between, among 在……之间,……际	intercontinental	洲际的
		interlay	置于其间
		international	国际的
intra-, intro-	within 在内、内部,入内	intraparty	党内的
		intrapersonal	个人内心的
		introduce	引入,介绍
		introflection	向内弯曲
mis-	wrong 误,错、恶,不	misconduct	不端行为
		misdoing	恶行,坏事
		misuse	误用,滥用
non-	not 非,无,不	nonacid	非酸性的
		nonallergic	非变态性的
over-	beyond, in excess 过度	overcorrection	矫正过度
		overgrowth	生长过度
par-, para-	around, near 类似,旁,靠近	paracentral	靠近中心的
		paramilitary	准军事性的

前缀	含义	示例	释义
per-	through，thoroughly 贯穿，通，透，遍，自始至终	perfect	完美的
		pernoctation	彻夜不眠（noct 夜）
		perspective	透视的（spect 看）
peri-	around 周围，外层，靠近	pericentral	中心周围的
		perinatal	围产期的
		peripheral	周围的，外周的
post-	after 后	postmenopausal	绝经后的
		postoperative	手术后的
		posttreatment	治疗后的
pre-	in front，before 前，预先	precancerous	癌前的
		preclinical	临床前期的，潜伏期的
		precondition	前提
pro-	before，in place of 向前，在前	progress	向前进，进步
		prospect	向前看，展望
re-	again 再，重复，重新	rebirth	再生，新生
		reinfection	再感染
retro-	backward 向后，回，反	retrograde	后退，倒退
		retrospective	回顾性的
se-，sed-	apart，aside，without 离开，分开	seclude	使退隐
		seduce	引诱，拐骗
		separate	分开，（使）分离
semi-	half 半	semiconductor	半导体
		semimonthly	半月刊
sub-，suc-，suf-，sug-，sup-，sur-，sus-	under，below，beneath 下，次，亚	subabdominal	腹下的
		subcutaneous	皮下的
		subgroup	亚组
		succumb	屈服，被压垮
		suffuse	弥漫于
		suggest	建议，暗示
		supplement	补充，增刊
		suppress	镇压，压住
		surrogate	替代者

前缀	含义	示例	释义
super-，supra-	above，beyond，over 超，上，过度	supersaturate	过度饱和
		superstructure	上层建筑
		supraclavicular	锁骨上的
		suprasternal	胸骨上的
		supraventricular	室上的
sym-，syn-	union，togetherness 共同，相同	symbiosis	共栖
		symptom	症状
		synergistic	协同作用的
		synthesis	合成
trans-	across，through，change 穿过，横过，改变	transatlantic	横跨大西洋的
		transgenic	转基因的
tri-	three 三	triacetate	三乙酸盐
		triad	三联征
under-	under，insufficient 下，不足，少	underdeveloped	不发达的
		underground	地下的
uni-	one 单，一	uniform	一致的
		unisex	单性的，男女不分的
		univariate	单变量的

附表 A.4　医学英语常见后缀

后缀	含义	示例	释义
一般英语常用后缀			
-able，-ible	capable of being 可能的，可以的	available	可用的，可得到的
		irreversible	不可逆的
-ence	action，quality，condition 表示性质和动作	difference	不同
		interference	干扰，干预
		virulence	毒力，毒性
-al，-ial	belonging to 表示有……的属性	facial	脸部的
		regional	局部的
-ian	belonging to 表示有……属性的人	historian	历史学家
		physician	医生，内科医生
-ant，-ent	one who，that which 具有……性质的，……者	participant	参与者
		consistent	一致的
		persistent	持久的，坚持的
		student	学生

后缀	含义	示例	释义
-ary	connected with, condition 表示与……有关的	ordinary	平常的,通常的
		pituitary	脑垂体的
		voluntary	自愿的
-ate	office, function of, condition 表示给予某种性质的,用于外来词构成动词	animate	有生命的
		determinate	确定的,决定的
		deviate	背离,偏离
		operate	操作,手术
-dom	condition, state 表示身份、地位、职务、界、领域等	freedom	自由
		kingdom	王国
		officialdom	政界
		newspaperdom	新闻界
-ful	full of 加在名词之后,表示充满……	cheerful	快乐的
		merciful	仁慈的
		shameful	可耻的
-fic, -fy	make 表示使成为……,产生……的	colorific	产生颜色的
		honorific	尊敬的
		beautify	美化
		simplify	使简化
-hood	state 表示身份、资格、时间	childhood	童年时代
		likelihood	可能性
		neighborhood	邻里
-ion, -sion, -tion, -ation, -ization	state, action, result 附在动词后面,构成名词	action	行动,起作用
		attention	注意力
		caution	警告
		creation	创造
		stabilization	稳定
		tension	张力,拉力
-ism	state 表示制度、主义及现象等的抽象名词	autism	孤独性
		mechanism	机理,机制
		socialism	社会主义
-ist	connected with, skilled in 表示……家、……主义者	biologist	生物学家
		pathologist	病理学家
		specialist	内科医生

后缀	含义	示例	释义
-ity, -ty	state，condition 表示性质、状态、情况	gravity	重力,严重性
		similarity	类似,相似
		property	性质
-ive	having the nature of 表示……性质的	congestive	充血性的
		invasive	侵入性的
		sensitive	灵敏的
-ize	to make, give, resemble 表示……化	depolarize	去极化
		neutralize	中和
		standardize	标准化
-less	without 表示没有……的	fruitless	无效的,无益的
		lifeless	无生命的
		useless	无用的
-ly	makes adverbs from adjective 表示形容词构成的副词	concurrently	同时地
		exclusively	专用地,唯一地
		widely	广泛地
-ment	action, the result of action 表示动作、行为或具体事物	experiment	实验
		instrument	仪器,器械
		measurement	测量,量度
		treatment	治疗
-ness	state, condition 表示性质、状态、情况	coldness	寒冷
		hardness	坚硬
		tenderness	触痛
-ary, -ory	pertaining to, of the nature of 表示……性质的、属于……的	biliary	胆道的
		urinary	泌尿的,尿的
		accessory	附属的,附加的
		circulatory	循环的
		sensory	感觉的
-ous, -ose	full of 表示具有……的、充满……的	bellicose	好战的
		verbose	啰唆的,冗长的
		continuous	连续的
		dangerous	危险的
		mucous	黏液的
-er, -ier, -or	doer，agent 表示……人、……物	beginner	初学者,创始人
		carrier	携带者
		inhibitor	抑制物

续表

后缀	含义	示例	释义
-tude	state, condition 表示性质、状态、程度	attitude	态度
		certitude	确定性
		magnitude	大小,量级
-ure	act, process, state 表示行为结果、状态	curvature	弯曲
		failure	失败,衰竭
		pressure	压力
-ward	direction 表示方向	backward(s)	向后
		upward(s)	向上

外科手术相关的常见后缀

后缀	含义	示例	释义
-centesis	puncture to withdraw fluid 穿刺	abdominocentesis	腹腔穿刺术
		arthrocentesis	关节穿刺术
		peritoneocentesis	腹腔穿刺术
-ectomy	surgical removal 切除	cystectomy	胆囊切除术
		gastrectomy	胃切除术
-desis	binding, fixation 固定,缝合	arthrodesis	关节固定术
		tenodesis	肌腱固定术
-orrhaphy	suturing, process of suturing 缝合	blepharorrhaphy	眼睑缝合术
		nephrorrhaphy	肾缝合术
-ostomy, -otomy	surgically create an opening, cutting into 造口术,切开	cystostomy	膀胱造口(导尿)术
		laryngotomy	喉切开术
		vesicostomy	膀胱造口术
-pexy	surgical fixation 固定	hepatopexy	肝固定术
		nephropexy	肾固定术
-plasty	surgical repair 修复术、整形术	dermatoplasty	皮肤成形术
		homoplasty	同种移植术
-scopy	viewing 检查	cystoscopy	膀胱镜检查
		urethroscopy	尿道镜检查
-tripsy	surgical crushing 破碎手术	lithotripsy	碎石术
		neurotripsy	神经研碎术

临床诊断相关的常见后缀

后缀	含义	示例	释义
-coele(英), -cele(美)	hernia, protrusion 瘤,疝,突出	cystocele	膀胱突出
		lactocele	乳腺囊肿
-aemia(英), -emia(美)	blood 血	hypoglycemia	低血糖
		lipidemia	脂血症

后缀	含义	示例	释义
-ectasis	dilatation，expansion 扩张，膨胀	cholangiectasis	胆管扩张症
		lymphadenectasis	淋巴结肿大
-iasis	condition of 病，病态	acariasis	疥虫病
		amebiasis	阿米巴病，变形虫病
-itis	inflammation 炎，炎症	arthritis	关节炎
		rhinitis	鼻炎
-malacia	softening 软化	bronchomalacia	支气管软化
		craniomalacia	颅骨软化
-megaly	enlargement 增大	cardiomegaly	心肌肥大
		splenomegaly	脾肿大
-oma	tumour（英）， tumor（美）瘤	adenoma	腺瘤
		carcinoma	癌
-orrhexis	rupture 破裂	hysterorrhexis	子宫破裂
		karyorrhexis	核碎裂
-osis	condition，disease 病	cyanosis	发绀
		hidrosis	多汗症
-pathy	disease 疾病	dermatopathy	皮肤病
		myopathy	肌病

症状相关的后缀

-algia	pain 痛	cephalgia	头痛
		gastralgia	胃痛
-dynia	pain 痛	acrodynia	肢体痛
		cardiodynia	心痛，胸痛
-ectopia	displacement 异位	瞳孔异位	corectopia
-genic	producing 致……的	carcinogenic	致癌的
		cardiogenic	心源性的
-oid	like 类……，像……	adenoid	腺状的
		lipoid	类脂
-ptosis	drooping 下垂/脱垂	hysteroptosis	子宫下垂
		proctoptosis	脱肛，直肠脱垂
-rrhoea（英） -rrhea（美）	discharge，flow 流出	diarrhea	腹泻
		rhinorrhea	鼻液溢，流鼻涕
-stenosis	narrowing 狭窄	angiostenosis	血管狭窄
		bronchiostenosis	支气管狭窄

续表

后缀	含义	示例	释义
-spasm	involuntary contraction 痉挛	cheirospasm	手痉挛

附录 B　美捷登信件模板及实例

投稿信（cover letter）

(Please delete the annotations in italic in the parentheses)

Editorial Office，
××××××× *(address of the editorial office)*

　　　　　　　　March 21，2022 *(for an American journal)*
　　　　　　　　21 March 2022 *(for a British or European journal)*

Dear editor，
We would like to submit an original (or a review) article entitled "××××" *(title of the article)* for consideration for publication in ×××× *(name of the journal)*.

(You may use one paragraph to summarize the significance or merits of the present study here)

This article has not been published elsewhere in whole or in part. All authors have read and approved the content, and agree to submit for consideration for publication in the journal. There are no any ethical/legal conflicts involved in the article.

This manuscript has been edited and proofread by a professional editing service, *Medjaden* Inc.

Your consideration for this manuscript is highly appreciated.

Looking forward to hearing from you soon.

With kind regards，

Yours sincerely，

×××× *(name of the corresponding author)*

Professor of ×××××(*department of the corresponding author*)
Telephone：×××××
E-mail：××××
Corresponding author

催稿信（reminder letter）

（Please delete the annotations in italic in the parentheses）

Dear Dr. or Prof. ××××(*family name of the editor or editor-in-chief who issued the decision letter*)，

Re：Ms# ××××（*number of the manuscript if any*）-"××××"（*title of the article*）

The abovementioned manuscript has been submitted（*or resubmitted*）for over ×（3 *for submission*, 2 *for resubmission*）months, but I have not heard of any decision from the journal.

I will be most grateful if you could let me know the current status of the manuscript.

Please also advise if you need any additional information for the manuscript.

Thank you very much for your consideration, and look forward to hearing from you soon.

With kind regards，

Yours sincerely，

××××（*name of the corresponding author*）
Professor of ×××××(*department of the corresponding author*)
Telephone：×××××
E-mail：××××
Corresponding author

回复信（reply/response letter）

（Please delete the annotations in italic in the parentheses）

Dear Dr. or Prof. ××××(*family name of the editor or editor-in-chief who issued the decision letter*），

Thank you very much for your letter and advice. We have revised the manuscript, and would like to resubmit it for your consideration. We have addressed the comments raised by the reviewers, and the amendments are highlighted in red in the revised manuscript. Point-by-point responses to the reviewers' comments are listed below this letter.

The revised manuscript has been edited and proofread by a professional editing service, *Medjaden* Inc.

We hope that the revised version of the manuscript is now acceptable for publication in your journal.

I look forward to hearing from you soon.

With best wishes,

Yours sincerely,

×××× (*name of the corresponding author*)
Professor of ××××× (*department of the corresponding author*)
Telephone：×××××
E-mail：×××××
Corresponding author

Replies to reviewers
First of all, we would like to express our sincere thanks to the reviewers for the constructive and positive comments.

Replies to reviewer 1

Major comments
1. ××××××
Answer：××××××

2. ××××××
Answer：××××××

…

Additional minor comments：

1. ××××××
Answer：××××××

2. ××××××
Answer：××××××

...

Replies to reviewer 2
（同上）

申诉信（appeal letter）

（Please delete the annotations in italic in the parentheses）

Dear Dr. or Prof. ×××× *（family name of the editor or editor-in-chief who issued the decision letter）*，

Thank you for your efficient work in processing our manuscript entitled "××××" *（title of the article）* (manuscript No. ：××××).

After we have carefully read the comments of the reviewers，we realize that the major merits of our work were not fully identified or recognized by the reviewers，mainly due to our unclear descriptions in the original manuscript. *（If one or more reviewers pointed out the merits of the study，but criticized the language and presentation of the manuscript，then you should state that：After we have carefully read the comments of the reviewers，we realize that although the reviewers identified or recognized the major merits of our work，our manuscript was poorly prepared，which，we believe，can be improved by a native speaker or a professional editing company.）*

Here we would emphasize that the most notable merits of our manuscript include：
1)
2)
3)
...

We thank the reviewers for their critical and constructive comments and suggestions. Enclosed below this letter are our point-by-point responses to the comments. In addition，we have extensively revised the manuscript in response to the comments，and the amendments are highlighted in red in the revised manuscript.

The revised manuscript has been edited and proofread by a professional editing service，*Medjaden* Inc.

We will be most grateful if you could offer us a second opportunity (*or an additional opportunity if the rejected manuscript is already a revised one*).

Looking forward to hearing from you soon.

With kind regards，

Yours sincerely，

××××（*name of the corresponding author*）
Professor of ×××××（*department of the corresponding author*）
Telephone：×××××
E-mail：×××××
Corresponding author

Replies to reviewers

We would like to express our sincere thanks to the reviewers for the critical，constructive and positive comments and suggestions.

Replies to reviewer 1
××××（*point-by-point responses to the comments of reviewer* 1）.

Replies to reviewer 2
××××（*point-by-point responses to the comments of reviewer* 2）.

延时修回申请信（request for extension of the deadline）

（*Please delete the annotations in italic in the parentheses*）

Dear Dr. or Prof. ××××（*family name of the editor or editor-in-chief who issued the decision letter*），

I am writing you regarding our submitted article entitled "×××××"（*title of the article*）（manuscript No.：××××），which is currently under revision.

Due to my business trip and an annual leave afterwards，I did not read the messages from your editorial office on time (*or you may have other reasons that may delay the revision process, and you should make a statement accordingly*).

Since major revisions are needed for our manuscript, I am afraid that we are not able to resubmit the revised version of the manuscript by the deadline (*the date of the current deadline*).

Therefore, I will be most grateful if you could extend the deadline, preferably, for 2 weeks (*or any duration you wish to extend, but better less than 1 month if possible*), so that we can revise the manuscript more appropriately.

Thank you in advance for your understanding and kind assistance, and look forward to receiving your advice soon.

With kind regards,

Yours sincerely,

××× × (*name of the corresponding author*)
Professor of ××× × × (*department of the corresponding author*)
Telephone: ××× × ×
E-mail: ××× × ×
Corresponding author

作者顺序更改信(author change request letter)

(*Please delete the annotations in italic in the parentheses*)

Dear Dr. or Prof. ××× × (*family name of the editor or editor-in-chief who issued the decision letter*),

Re: Ms# ××× × (*number of the manuscript if any*) - ××× × (*title of the article*)

I am writing you to make a change in the order of the authors. We wish to place Dr. ××× in the second place (*or wherever you wish*). All others have agreed with this change.

We hope that this change is acceptable. However, please advise if you have any questions about this change.

Thank you very much for your consideration.

With kind regards,

Yours sincerely,

××××（*name of the corresponding author*）
Professor of ×××××（*department of the corresponding author*）
Telephone：×××××
E-mail：×××××
Corresponding author

费用减免申请信（concession request letter）

（Please delete the annotations in italic in the parentheses）

Dear Dr. or Prof. ××××（*family name of the editor or editor-in-chief who issued the decision letter*），

Re：Ms＃ ××××（*number of the manuscript if any*）- ××××（*title of the article*）

I am very pleased that our paper has been accepted for publication in ×××（*name of the journal*）.

We notice that there is a charge for the publication of the manuscript（*or for printing the color figures, or whatever you are charged*）. The publication fees（*or costs for printing the color figures, or whatever you are charged*）appear too expensive for us at the moment. Although this project was supported by a grant from ××××, the total amount of the grant was RMB××××（about ＄××××），with which we just managed to conduct and complete our experiments, and thus we do not have enough funding to pay for the publication fees（*or for printing the color figures, or whatever you are charged*）.

Therefore, I am writing you to explore the possibility that the publication fees（*or for printing the color figures, or whatever you are charged*）could be reduced or even waived. However, if you cannot offer us such a concession, we will make our every effort to make the payment of the publication fees（*or for printing the color figures, or whatever you are charged*）as the publication of this paper in your journal is very important for us.

Thank you very much for your consideration, and look forward to hearing from you soon.

With kind regards,

Yours sincerely,

×××× (*name of the corresponding author*)
Professor of ××××× (*department of the corresponding author*)
Telephone：×××××
E-mail：×××××
Corresponding author

撤稿申请信(withdrawal request letter)

(Please delete the annotations in italic in the parentheses)

Dear Dr. or Prof. ×××× (*family name of the editor or editor-in-chief who issued the decision letter*)，

Re：Ms# ×××× (*number of the manuscript if any*) - ×××× (*title of the article*)

I am writing you to inform you that we have to withdraw the abovementioned manuscript for further consideration for publication in ×××× (*journal's name*), due to a technical reason (*or whatever reason that is convincing*).

I apologize for any inconvenience caused by the withdrawal of this article.

Once again, thank you very much for your consideration and time.

With kind regards,

Yours sincerely,

×××× (*name of the corresponding author*)
Professor of ××××× (*department of the corresponding author*)
Telephone：×××××
E-mail：×××××
Corresponding author

给论文作者的全文索取信(reprint request letter to author)

(Please delete the annotations in italic in the parentheses)

Dear Dr. or Prof. ××××(*family name of the editor or editor-in-chief who issued the decision letter*),

I am very interested in reading your article published in ××××(*name of the journal*)(*the full citation copied from PubMed or other data source*).

However, our library does not subscribe to the journal. Therefore, I am writing to you to request if you could send me the reprint in pdf, or a copy of the article by email, or by postal mail. I will also be grateful if you could send all your articles relevant to the topic (*add this sentence only if you really need*).

Thank you very much in advance.

With kind regards,

Yours sincerely,

××××(*name of the corresponding author*)
Professor of ×××××(*department of the corresponding author*)
Telephone：×××××
E-mail：×××××
Corresponding author

作者职责、版权转让及利益冲突声明样本(examples for authors responsibility and copyright transfer, declaration of conflict of interest)

例一 *Journal of Clinical Gastroenterology*

扫码看全文

例二　*Cancer*

扫码看全文

例三　*Gastroenterology*

扫码看全文

例四　*Alimentary Pharmacology & Therapeutics*

扫码看全文

例五　*Drug Safety*

扫码看全文

校样及单行本订单样本(examples for proofs and reprint order form)

例一　*Alimentary Pharmacology & Therapeutics*

扫码看全文

例二　*Cancer*

扫码看全文

附录C 夏华向教授回复信、申诉信修改范文8例

例一 回复编辑

论文原始题目:Pharmacokinetic and pharmacodynamic studies on the antivirus effects of A(一种中草药)against virus B(一种病毒)

所投期刊:*Life Sciences*

文稿状态:大修(major revision)

本次修回后结果:又经过一次小修后被接受

编辑信内容(有删节)

Dear Mr. ×××,

Your manuscript has been examined by the editors and qualified referee(s). We think the manuscript has merit but requires revision before we can accept it for publication in the journal. Careful consideration must be given to the points raised in the reviewer comments, which are enclosed below.

If you choose to submit a revision of your manuscript, please incorporate responses to the reviewer comments into the revised paper. A complete rebuttal with no manuscript alterations is usually considered inadequate and may result in lengthy re-review procedures.

A letter detailing your revisions point-by-point must accompany the resubmission.

You will be requested to upload this Response to Reviewers as a separate file in the Attach Files area.

We ask that you resubmit your manuscript within 45 days. After this time, your file will be placed on inactive status and a further submission will be considered a new manuscript.

To submit a revision, go to http://ees. elsevier. com/lfs/ and log in as an Author.

You will see a menu item called Submission Needing Revision. You will find your submission record there.

Yours sincerely,

Joseph J. Bahl, PhD

Editor

Life Sciences

Format suggestion: Please access the Guide to Authors at our website to check the format of your article. Pay particular attention to our References style.

Editor's notes and suggestions

1. Title: Rewrite the title to read more smoothly in contemporary English:

"Pharmacokinetic and pharmacodynamic studies of the antiviral effects of A against virus B".

2. Abstract：Rewrite the abstract to read more smoothly.

3. The authors should check to be sure that the terms blood samples，plasma and serum are always used appropriately throughout the abstract and text.

4. Introduction：Some sentences can be made less passive. Example 1st paragraph.

5. The authors should check the entire manuscript for spelling errors (example given： In your text "alkaloid" is incorrectly spelled "alklaoid").

6. The authors should read the guidelines to the authors and not include the first name of the authors being cited in the text. In the reference section the first name should be abbreviated as shown in the guideline to authors (thus the earlier text reference should be (Liu et al.，2003) and the remaining one should be (Chen et al.，2002)).

7. Rather than redrawing the figure the authors may choose to amend the wording of the statistical analysis section to state that the result of tables are means $\pm$ SEM and for figures are $\pm$ SD.

8. Reviewer ♯1 comment number 8 and reviewer ♯2 comment 3 might be satisfied by inclusion of a representative photo of cells and heart showing CPE. Remember：Most readers of the journal have never seen what you are trying to describe.

Because I think that you can deal with all of the points raised. I am hoping to see a revised manuscript that you have carefully checked for errors. If you have questions or do not know how to respond to any of the points raised，please contact me at bahl@u. arizona. edu.

作者原答

Dear Dr. Bahl，

I'm（注：正式信函不要简写）very appreciate（注：不适合作为给编辑回信的开始，同时有语法错误）for your comments and suggestions.

I（注：实际上是学生做的）have conducted *in vivo* antivirus experiments again（注：要表明是应审稿人或编辑建议而做）. Mice were sacrificed on 15 days and 30 days after infection. The death rate，heart weight to body weight ratio（HW/BW），virus titers and pathologic slices（注：用词错误）were calculated（注：用词不当）. Production of mRNA of IL-10，IFN-γ and TNF-α were（注：语法错误）measured by RT-PCR.

I have revised this manuscript and especially paid much attention to your comments and suggestions. I would like to re-submit it to LIFE SCIENCE. Title of manuscript has been changed to "The antivirus effects of A against virus B and its pharmacokinetic behavior in SD rats serum" to make it more clear and smooth.

Answers to Reviewers' questions were as follows.（注：可附在给编辑的回复信后）

Editor's notes and suggestions：

1. Title：Rewrite the title to read more smoothly in contemporary English.

Answer：I have rewrite the title to "×××××" to make it more clear and smooth.

（注：多处语法错误）

2. Abstract：Rewrite the abstract to read more smoothly.

Answer：I have revise the abstract carefully to make it more smooth and informative.（注：语法错误）

3. The authors should check to be sure that the terms blood samples，plasma and serum are always used appropriately throughout the abstract and text.

Answer：I have paid attention to this question and it is clearer.（注：不具体）

4. Introduction：Some sentences can be made less passive.

Answer：I have revise the whole paper to make sentences less passive and obtained help of my colleague proficient in English.（注：语法错误，句子不通顺）

5. The authors should check the entire manuscript for spelling errors.

Answer：I'm very sorry to give you so much trouble for those spelling errors.（注：不必道歉，按建议修改即可）I have carefully corrected them.

6. The authors should read the guidelines to the authors and not include the first name of the authors being cited in the text. In the reference section the first name should be abbreviated as shown in the guideline to authors (thus the earlier text reference should be (Liu et al.，2003) and the remaining one should be (Chen et al.，2002)).

Answer：I changed the style of references.

7. Rather than redrawing figure the authors may choose to amend the wording of the statistical analysis section to state that the result of tables are means $\pm$ SEM and for figures are $\pm$ SD.

Answer：（注：作者请编辑公司帮回答）

8. Reviewer ♯1 comment number 8 and reviewer ♯2 comment 3 might be satisfied by inclusion of a representative photo of cells and heart showing CPE. Remember：Most readers of the journal have never seen what you are trying to describe.

Answer：Thank you for your suggestions. I have supplemented pictures of cardiac pathologic slices in the paper (Fig. 2).

I have to apologize for giving you so much trouble because of those misspelling and confusing statements.（注：一般不是延误或人为失误，不必轻易道歉，按建议修改即可）Your comments and suggestions really helped me a lot. I have put great efforts to this review. I wish it can be satisfactory.

If there's(注：正式信函不要简写)any information I can provide，please don't hesitate to contact me.

Thank you again for your time and patience. Look forward to hear(注:语法错误)from you.

Yours sincerely，

××××　××××（通信作者名）

建议修改稿

Dear Dr. Bahl，

Thank you very much for your comments and suggestions.

As suggested，we have conducted *in vivo* antivirus experiments. Mice were sacrificed 15 or 30 days after infection with virus B，as planned. Mortality，heart weight to body weight ratio（HW/BW），virus titers and pathologic scores were determined. In addition，mRNA expression of IL-10，IFN-γ and TNF-α were measured by RT-PCR.

We have revised the manuscript，according to the comments and suggestions of reviewers and editor，and responded，point-by-point，to the comments as listed below. Since the manuscript has been extensively revised throughout the text，we feel it is better not to highlight the amendments in the revised manuscript.（正常情况最好标明修改处）

The revised manuscript has been edited and proofread by *Medjaden* Inc.，a medical editing company in Wuhan，Hubei.

I would like to resubmit this revised manuscript to *Life Sciences*，and hope that it is acceptable for publication in the journal.

Looking forward to hearing from you soon.

With kindest regards，

Yours sincerely，

××××　××××（通信作者名）

Editor's notes and suggestions

1. Title：Rewrite the title to read more smoothly in contemporary English.

Answer：We have rewritten the title to "×××××" to make it clearer and read more smoothly.

2. Abstract：Rewrite the abstract to read more smoothly.

Answer：We have rewritten the abstract to make it more informative and read more smoothly.

3. The authors should check to be sure that the terms blood samples，plasma and serum are always used appropriately throughout the abstract and text.

Answer：We have paid attention to this important issue，and the terms are now used appropriately throughout the abstract and text in the revised manuscript.

4. Introduction：Some sentences can be made less passive.

Answer：We have revised the whole manuscript to make sentences less passive with the help of the editing company.

5. The authors should check the entire manuscript for spelling errors.

Answer：The entire manuscript has been checked by us as well as the editing company to correct spelling errors.

6. The authors should read the guidelines to the authors and not include the first name of the authors being cited in the text. In the reference section the first name should be abbreviated as shown in the guideline to authors (thus the earlier text reference should be (Liu et al.，2003) and the remaining one should be (Chen et al.，2002)).

Answer：We have changed the style of references according to the journal.

7. Rather than redrawing figure the authors may choose to ament the wording of the statistical analysis section to state that the result of tables are means ±SEM and for figures are ±SD.

Answer：Standard deviation (SD) has been used throughout the text，and shown in the Figs. 3 and 4 in the revised manuscript.

8. Reviewer ♯1 comment number 8 and reviewer ♯ 2 comment 3 might be satisfied by inclusion of a representative photo of cells and heart showing CPE. Remember：Most readers of the journal have never seen what you are trying to describe.

Answer：Thank you very much for your instructive suggestion. We have added pictures of cardiac pathologic changes in the revised manuscript (Fig. 2).

例二　回复审稿人
论文原始题目：Clinical implications of ××××(一种病理指标)in × cancer
所投期刊：*BMC Cancer*
文稿状态：拒稿再投(reject and resubmit)
本次修回后结果：接受(同时编辑在接受信中提出课题是否得到伦理委员会同意的问题，作者随后在文稿适当地方添加了有关陈述)

审稿人意见(有删节)
Reviewer's report
Major compulsory revisions (that the author must respond to before a decision on publication can be reached)

1. ×××××(略).

2. ×××××(略).

3. ×××××(略).

4. The clinicopathological parameters examined are reported in Table 1. Among the

primary tumor characteristics, the authors consider the diameter, but ignore T stage. Consequently, the T parameter is not considered in the multivariate analysis. In other studies, T stage has emerged as an independent factor. The authors should therefore state the reason for their unusual choice. Nor is the number of metastatic nodes reported in this table. Moreover, for tumor differentiation, the authors distinguish between two groups (differentiated *vs.* undifferentiated), instead of between the usual 3 categories (G1, G2 and G3). I have never heard of the histological classification used by the authors (massive, next and diffuse). They might therefore state their reasons for choosing it, providing a reference, if available.

对第 4 条必答意见,作者原答

T stage is considered in the multivariate analysis, and some modification has been made in tumor differentiation and histological classification.

建议改答

We accept your thoughtful and professional comment and suggestion. (表明你对审稿人的欣赏和赞同) In the revised version of the manuscript, T stage has been added in the multivariate analysis, and the description of tumor differentiation and histological classification has been modified; the histological classification in the original manuscript has been replaced by the generally accepted classification (page 6, line 15; Table 4). (同意审稿人的建议,并根据其建议进行修改,同时指出在何处做了修改。)

加注

作者原回答与修改后的回答并无本质差别,正文中的修改也是一样的。但作者原回答会给审稿人"不太乐意"或"轻描淡写"的印象。因为审稿人花了 122 个单词来就此问题发表建议,而作者只用了 20 个。

修改后的回答,相信一开始就赢得审稿人的好感。你的回答不仅是给审稿人看的,期刊编辑也会看(至少审稿人会这么认为)。所以,审稿人会有种满足感(国外审稿人没有酬劳,得到作者和编辑的认可是他们审稿最主要的目的)。他们提的建议得到认可(当然,这里审稿人的建议的确是正确合理的),而且作者还按其建议对论文进行修改,相信绝大多数审稿人是不会(不好意思)再拒绝修改稿的(所谓伸手不打笑面人)。当然,这篇论文起死回生、二审通过审稿关,关键是期刊编辑手下留情,给了作者再投的机会。

有时,审稿人的建议得到作者认可,但作者无法按建议修改,尤其是补做实验。这种情况将在后面举例说明。

例三　回复审稿人

论文原始题目:Misdiagnosis of A(一种先天性疾病) as B tumor:a case report

所投期刊:*Neuro-Ophthalmology*

文稿状态:大修

本次修回后结果:再大修后接受

Reviewer 2's report

1. The authors try to caution eye specialists and neurosurgeons not to do major orbital

surgery on children without doing a dilated fundus examination with an indirect ophthalmoscope. In their case，once the correct diagnosis was made，by properly examining the eye，surgery was not necessary. A thorough pre-operative examination of the eye should be a automatic prerequisite to orbital surgery for poor vision，so I do not think their paper presents a unique idea.

作者原答

Answer：Although correct diagnosis can be made by thorough examinations，doctors are often misleaded by a "wrong" chief complaint.（wrong 可能表示主诉症状本身误导，也可能表示患者说错，也可能是收诊医生记录错误）. In our case，the retinal specialist who made a misdiagnosis at first（at first 用词不当），was misleaded by "blurred vision in the left eye over a month" and did not pay enough attention to differentiate a congenital disease from "tumor".（需说明两者关联）In（On）the other hand，it is also the result of too many patients we have to manage per working day（most large hospital（hospitals）in China is（are）on this occasion）and doctors in outpatient clinic have not much time to perform thorough ophthalmic examination.（不应太绝对）So，the clinical misdiagnosis is not complete occasional event. We could learn a lot from this case.

建议改答

Answer：We agree with you that correct diagnosis can be made by proper and thorough examinations.（首先肯定审稿人的观点）However，doctors are often misled by an "atypical"（比 wrong 要具体且客观）chief complaint，especially when there are too many patients in an outpatients department，such as in a Chinese ophthalmic hospital.（这句点出误诊原因，下面再逐一解释）On one hand，both the retinal specialist and orbital specialist who made the initial misdiagnosis were misled by the symptom of "blurred vision in the left eye over a month"，which is characteristic of an "acquired disease"，and thus they did not pay enough attention to differentiate a congenital disease from a "tumor".（指出没有想到先天性疾病的原因 1）On the other hand，like most large hospitals in China，each doctor in the Outpatient Department has to manage up to ✕（number）patients each working day，and thus some may have little time to follow the "good clinical practice" and perform thorough ophthalmic examinations.（误诊原因 2）Consequently，the misdiagnosis inevitably occurred. This case report presents the lesion and reiterates the importance of thorough ophthalmic examinations prior to any surgery.（这句表明为什么该病例报告值得发表）

2. They have an interesting case，and a case report reviewing the subject might be of value，but I think they may have to be satisfied that they practiced good medicine and saved a child from an unnecessary operation，but that it did not merit publication.

作者原答

Answer：The initially misdiagnosis was made by our two specialists（one is a retinal specialist and the other orbital）.（词句的意义不明）Moreover，the reasons for the misdiagnosis have been discussed in our case report，which would be useful for other doctors, especially for residents to avoid the same mistake. （说服力比较弱）And（正规书信和论文不宜用 and 开句）we believe our radiology images in our case will contribute to a better understanding of this condition. （说服力比较弱）

建议改答

Answer：We did feel relieved and satisfied when the unnecessary surgery was avoided. （正面回应审稿人的肯定意见）However, the fact that initial misdiagnosis was made by two experienced but busy specialists （one is a retinal specialist and the other orbital） cannot be ignored in our clinical practice. （表明我们不能因为我们避免了不必要的手术而自满）We feel that it would be beneficial to report the case and share our experience or lesion with other doctors, in order to avoid or minimize the same mistake. （因此，我们希望发表该病例报告已警示同行）In addition, we believe that the radiology images from our unique case will contribute to a better understanding of this congenital disease. （虽不重要，但也许编辑喜欢）

加注

1. 该文的特点是一位审稿人觉得本病例报告不值得发表，但编辑愿意给作者辩驳（rebuttal）的机会。其实，该审稿人的评语总体来讲是不错的。但令人不解的是，每条评语最后一句得出与前面截然不同的结论。可能他/她并不是"大牛"，不太能掌握病例报告发表的标准。

2. 作者的回答总体还是非常好的，只是语气稍欠委婉，理据说服力需进一步加强。

例四　回复审稿人

论文题目：Systematic analysis of microRNA involved in resistance of gastric cancer cell to the chemotherapeutic drug

所投期刊：*Cancer Letter*

文稿状态：大修（major revision）

本次修回后结果：再次大修后被接受

审稿人内容（有删节）

2. In Figure 4B, the authors showed growth inhibition in response to treatment with a MAPK inhibitor in SGC7901/VCR cells. What is the effect of the MAPK inhibitor on cell growth in parental SGC7901 cells? The authors should add this experiment in Figure 4B.

Moreover, if the authors say that microRNAs and the MAPK pathway are involved in resistance to chemotherapy, the effect of the MAPK inhibitor on expression of microRNAs （miR-34a, miR-148a, miR-21, let-7i, etc. ） and their targets （E2F3, PXP, K-RAS, PTEN, etc. ） should be analyzed in SGC7901/VCR cells.

作者原答

Answer：As suggested, we have detected the effect of the MAPK inhibitor on cell growth in parental SGC7901 cells and the results have been added in our manuscript.

As for the relationship between the microRNAs, MAPK pathway and the drug resistance, our results showed a group of microRNAs may be involved in drug resistance and pathway mapping of their targets gene indicated that MAPK pathway was related to the drug resistance. The precise effect of the MAPK inhibitor on expression of microRNAs and their targets was under investigation.

建议改答

Answer：Thank you for your valuable suggestion.（感谢之类的词语必要时一定要用，但要避免滥用，不要每段或每个回复点都用，尤其是像"Thank you for your comment/suggestion"这样的泛泛之词）Accordingly，we have conducted an additional experiment on the effect of the MAPK inhibitor on cell growth in parental SGC7901 cells and the results have been added in the revised manuscript.（强调补了一项实验，因为下面要求的实验不打算补）

In the present study，××××（What results? 与下面的"pathway mapping of their targets gene"对应）suggest that a group of microRNAs may be involved in the drug resistance，and the pathway mapping of their targets gene indicates that the MAPK pathway is also involved in the drug resistance. Thus，we said that "microRNAs and the MAPK pathway are involved in resistance to chemotherapy" in the previous version. We understand your point，and agree with you that the effect of the MAPK inhibitor on expression of microRNAs should be analyzed in SGC7901/VCR cells to determine whether they are dependently or separately involved in the resistance to chemotherapy. We believe that the regulatory relationship between microRNAs and the MAPK pathway in resistance to chemotherapy is a very important topic. Thus，we would like to carry out a separate but more extensive study on this topic.（如果说 under investigation，也许审稿人会要求提供初步结果。但换一种说法，即作者同意审稿人的意见，并认为需做独立的、更深入的研究。这样可能避免补实验。的确，作者认为所要求补的实验有点脱离该论文的主题，但这点不便跟审稿人争论）Accordingly，we have modified the sentence to address the important point.（实验不打算补了，但对审稿人的意见不能无动于衷）However，if you feels that it is essential to add this result in this manuscript，we would be willing to carry out the additional experiments.（有些审稿人很固执，所以要给他、给自己留有余地。这里我用了"would"，而不是"will"，间接表明其实还是不愿意的）

加注

该文作者咨询如何回答审稿人这个意见时，夏华向教授的答复如下。

首先，分析一下为什么审稿人会提出这个问题。从审稿人提出的"if the authors say that microRNAs and the MAPK pathway are involved in resistance to chemotherapy"，我判断很可能你在讨论中指出"microRNAs and the MAPK pathway are involved in resistance to chemotherapy"，但审稿人认为，你的实验结果不足以支持上述论断，因而提出这一问题。

然后来讨论一下如何回答这一问题。我认为回答和解决这个问题有两种方法。

1. 如果作者坚信"microRNAs and the MAPK pathway are involved in resistance to chemotherapy"，那么就需按审稿人的建议补实验。除了时间、精力和金钱外，还要面临实验结果与预期结果不符的风险。同时正如作者所言，"感觉再做这个实验的目的貌似与我原来的研究目的相背离"。

2. 完全放弃或部分放弃"microRNAs and the MAPK pathway are involved in resistance

to chemotherapy"观点。可以完全删掉这句话或这个暂不成立的观点,或者用间接、委婉的语气来阐述这一"假设",最好有文献支持。

何去何从,由作者定夺。但就这篇论文而言,如果作者尽量回答了所有审稿人的其他问题,即使不补该项实验,我想被接受的可能性也相当大。更何况作者根据审稿人的建议已经补了一项实验。

这里,我想进一步强调的是,在英文医学论文中,作者在讨论中尽量不要夸大、延伸该研究结果应该得出的理论价值和应用意义。应该"就事论事",避免"言多必失",否则会"诱导"审稿人提出更难回答,甚至需要补实验才能回答的问题。

例五 回复审稿人

论文题目:A (a chemical substance) inhibits oxidative stress induced adhesion between endothelial cells and monocytes via NF-κB

所投期刊:*European Journal of Pharmacology*

文稿状态:大修

本次修回后结果:又被要求调整论文格式,然后才被接受

审稿人内容(有删节)

Comment 3:The last sentence at p. 10 "The inhibition mechanism involved the downregulation of NF-κB" is not supported by direct evidence, but by indirect evidence at the most (see above).

作者原答

Answer: We agree with the reviewer's point. The experiment about the effect of A on the hydrogen-peroxide induced expression of NF-κB has been performed again (重复还是附加? 要写清楚), and the result showed that A indeed down-regulated the expression of NF-κB in hydrogen-peroxide induced vascular endothelial cells. So we do not revise the last sentence "The inhibition mechanism involved the downregulation of NF-κB". (最后一句与第一句矛盾。既然同意审稿人的观点,就应该做相应的修改。显然,作者并不太认可审稿人的观点,且有重复或附加实验支持。但即便如此,重复或附加实验也不能给出直接证据,所以,不可太绝对。其实,审稿人已经很明确但比较委婉地提出他/她的观点。那么,作者也应做相应让步。这样,审稿人才愿意接受。)

建议改答

Answer: The experiment determining the effect of A on the hydrogen-peroxide induced expression of NF-κB has been performed again(重复还是附加? 要写清楚), and it was shown that A indeed down-regulated the expression of NF-κB in hydrogen-peroxide induced vascular endothelial cells. Nevertheless, we accept your suggestion and have revised the last sentence slightly as "The inhibition mechanism is most likely to involve the downregulation of NF-κB".

加注

1. 坦率地说,审稿人的意见本身有问题。这里只是说"The inhibition mechanism involved the downregulation of NF-κB",并没有说"直接"。而且在我看来"The inhibition mechanism involved the downregulation of NF-κB"(我会用"Downregulation of NF-κB has

involved in the inhibition mechanism")比"The inhibition mechanism is most likely to involve the downregulation of NF-κB"更恰当。但为了这无关痛痒的一句话得罪审稿人不值得。所以,建议删掉第一句,稍微修改最后一句。非原则性问题,该让步时且让步。其实,第二句都多余。一句 We accept your suggestion and have revised the last sentence slightly as "The inhibition mechanism is most likely to involve the downregulation of NF-κB"已足够回答整个问题。

2. 有些作者在回答审稿人的问题时,不是直截了当,一语中的,而是转弯抹角,顾左右而言他,加些不大相干的数据、参考文献,甚至图表等。结果,论文3000字,回复信3500字,弄得审稿人晕头转向。本人的回复信极少超过1000字(这也是为什么我给大家免费友情修改回复信的原则是,回复信回复部分不超过1000字)。所以,我一向提倡,回答审稿人意见既要直接、准确、完整地解释和说明(即一针见血),又要点到为止(right to the point)。千万不要添油加醋,以免节外生枝,给审稿人抓住原审稿意见之外的"把柄"。所以,回复信内容并非多多益善,否则,有可能无意制造新的疑问,也就是上面说的"言多必失"。

3. 我认为,文稿大幅修改的地方应体现在修改稿中,而不是在回复信中(我强烈建议不要将修改稿中的大段修改内容在回复信中重复,否则,会增加很多不必要的工作量)。但是,是否在文稿中按审稿人的意见做了相应动作(修改、增加或删减等)(action in response to reviewer's comment)必须在回复信中有所体现。

例六 回复审稿人

论文题目:Dynamic changes of territories 17 and 18 during VIRUS A (modified)-infection of human lymphocytes

所投期刊:*DNA and Cell Biology*

文稿状态:大修

本次修回后结果:拒稿,后被 *Current Molecular Biology Reports* 接受

审稿人1内容(有删节)

2. According to my opinion, when the authors want to suggest that VIRUS A-dependent repositioning of HSA 17 (or other regions) might be involved in expression regulation of chromatin, they should provide expression profiles for VIRUS A virus. Transcription maps for e. g. , HSA 17 would be also useful (see Goetze et al. , 2007). Note: There are commercial possibilities on how to get transcription profiles in your samples. VIRUS A expression could be also studied by FISH (see http://www.springerlink. com/content/h6q55355q85p4222/). This will be a very nice evidence of VIRUS A infection and virus location. When authors do not decide to get expression profile, the results have to be discussing at only structural level.

作者原答

Thank you for your careful review and valuable suggestions.

In this study, we addressed the problem that dynamic reposition of specific chromosomes in VIRUS A infection. (语法有问题) It (It 所指不明) reflected an impact of VIRUS A infection on highly ordered interphase nuclear architecture. Whether repositioning of HSA 17 involved in expression regulation of chromatin or not，which is a problem that we are highly concerned.（语法有问题）Your comments are helpful，expression profiles for VIRUS A and Transcription maps for HSA 17 have also been considered in our study.（语法有问题，且句子含义不明）However，we can not perform them at present for several（事实上只有两个）limits：firstly，a causal link between chromatin mobility and gene expression remains to be firmly established［1］. Many human gene clusters or locus move towards nuclear center for high-level expression ［2-4］，whereas contrary movement towards the nuclear periphery was required for transcriptional activation for other genes according to previous reports［5,6］. Other studies indicated that repositioning of genetic regions are independent of transcriptional activities［7,8］. Studies on single genes involved in gene reposition and transcription suggested uncertain relationships. The whole chromosomal repositioning in VIRUS A infection is accompanied by gross modifications in nuclear architecture，involving activation or silencing of specific gene sets at appropriate time in whole genome. We can not sure how much the expression profiles for VIRUS A virus or transcription maps for HSA 17 verified our dynamic behavior in CT 17.（语法有问题，且句子含义不明）Secondly，shortage of found（拼写错误？），for example，expression chips for VIRUS A will no less than 100 thousands for 5 stages in infection.（语法有问题，且句子含义不明）For difficulties above all，we only report our preliminary experiments at present. Finally（下面所述不是 limitation），I have revised this manuscript and especially paid much attention to your comments and suggestions. We discussed our results only in the structural level，and many previous studies also reported and discussed their observation in the structural level ［7, 9-12 also cited in the manuscript］.（少量语法问题）The expression profile that is identified to be suitable to verify our observation will be conducted in further work.（审稿人并没有强调补实验，故不必画蛇添足）Thank you for you kindly suggestions！（语法问题，不必太多"Thank you"，惊叹号要慎用）

We have also learned（有点 Chingish）the paper downloaded from the web site provided by you（http：//www. springerlink. com/content/h6q55355q85p4222/）. The author provided a 2D-FISH method for visualization of viral nucleotide sequences and expression patterns in the infected interphase nuclei. The method should be applied in further 3D-FISH to study VIRUS A expression.

建议改答

Thank you for your careful review and valuable suggestions.

In this study，we addressed the problem on the dynamic reposition of specific chromosomes in VIRUS A infection. It（It 所指不明，建议修改）reflects the impact of VIRUS A infection on highly ordered interphase nuclear architecture. Whether or not repositioning of HSA 17 is involved in expression regulation of chromatin is a problem that we are highly concerned with. Your comments are helpful. The expression profiles for VIRUS A and transcription maps for HSA 17 were initially considered in our study. However，we cannot perform the experiments at present due to the following limitations.

Firstly, a causal link between chromatin mobility and gene expression remains to be firmly established [1]. Many human gene clusters or loci move towards the nuclear center for a high-level expression [2-4], whereas the contrary movement towards the nuclear periphery is required for transcriptional activation for other genes according to previous reports [5,6]. Other studies have indicated that the repositioning of genetic regions is independent of transcriptional activities [7,8]. Studies on single genes involved in gene reposition and transcription have suggested uncertain relationships. The whole chromosomal repositioning in VIRUS A infection is accompanied by gross modifications in the nuclear architecture, involving activation or silencing of specific gene sets at an appropriate time in whole genome. We are not sure how much the expression profiles for VIRUS A or transcription maps for HSA 17 verified our dynamic behavior in CT 17(句子含义不明,建议修改). Secondly, shortage of fund, for example, the expression chips for VIRUS A will cost no less than 100 thousands for 5 stages in infection (语法有问题及句子含义不明,建议修改). Due to the above difficulties, we only report our preliminary experiments at present. Nevertheless, we have revised this manuscript and especially paid much attention to your comments and suggestions. We have now discussed our results only at the structural level in the revised manuscript, and cited a few relevant previous studies that also reported and discussed their observation at the structural level [7, 9-12].

We have also downloaded and read the paper you recommended (http://www.springerlink.com/content/h6q55355q85p4222/). The author provided a 2D-FISH method for visualization of viral nucleotide sequences and expression patterns in the infected interphase nuclei. We believe that 3D-FISH method should be applied in the future study on VIRUS A expression.

加注

1. 这篇论文的修稿有些代表性,那就是有些审稿人建议拒稿,而编辑"惜稿",愿意给作者机会。这点在以前谈过。

2. 这篇论文还有个特点,就是审稿人在审稿意见中建议补实验,但作者根本无法补做,所以只好尽力用理论描述加文献支持来回复审稿人。是否奏效,真的只能"听天由命"。可谓"尽人事,听天命"!

附夏华向教授与本文作者的通信记录:

夏华向教授第一封 Email
Dear Dr. ×××,
Thanks for your message.

I read the comments. Although I am not the expert in your research area, and I haven't had a chance to read your full manuscript, I would like to make a few comments on your situation.

1. Obviously, the reviewer 1 is very nice and gave many constructive comments on how to improve your study and presentation of your manuscript. The reviewer 2 obviously

doesn't like your paper（not the idea of study）. But he/she also provided some useful comments which will help improve your paper.

2. Fortunately，the editor decided to give you an opportunity to revise your paper. My own experience tells me that over 50% of papers that are rejected by a reviewer but given a chance to revise are accepted eventually，especially after the authors have carefully responded to the comments. Therefore，I would encourage you to do your best to revise the paper.

3. When you have done so，you may consider sending your paper to us，…

4. If you don't wish to send your paper to us，…

Best wishes，

Harry

夏华向教授第二封 Email

Dear Dr. ×××，

I read your paper again，with some comments.

I understand that you cannot do any further experiments. Therefore，you have to "听天由命".

Honestly，I am not sure of the fate of your revised manuscript since I am not an expert in your area. Based on your reply letter，I would assume that there are also many language problems in your manuscript，in addition to failure to perform any required experiments.

However，if you are confident，then you may resubmit the revised manuscript as it is now. I wish to know the outcome.

Let me know if you have any questions，

Good luck！

Harry

本文作者的 Email

尊敬的夏老师：

我非常非常感谢您的无私帮助，改得很细致，很好。我的文章就是我自己写的，的确很差。我是这么想的，如果内容没有问题的话，期刊想要的时候还会给我修改语言的机会，到时候我再想办法修改一下。我对这个文章很没有信心，反正我老板就是死活不补实验，经费也不够。听天由命吧。无论有怎样的结果，我都会及时通报给您的。

再一次感谢您的帮助！占用了您的宝贵时间。

例七　申诉信

论文题目：The inhibition of ×××× prevents angiotensin Ⅱ induced cardiomyocytes hypertrophic response：involvement of the RhoA/Rho kinase pathway

所投期刊：*Biochemical Pharmacology*

文稿状态：拒稿（尽管一审稿人明确建议接受，编辑却直接拒稿）

申诉结果：申诉不成功（论文后被 *FEBS Letters* 接受）

编辑信内容(有删节)

Your submission has been reviewed by our editorial consultants. While they felt this study addresses an issue of topical interest, the priority score assigned to this work was not sufficient for publication in *Biochemical Pharmacology*. Find appended the reviewers' comments and suggestions.

Thank you for giving us the opportunity to consider this work. Although the outcome was not favorable, I trust that you will find the referees' suggestions of value as you continue your research in this area.

Sincerely,

Giora Z. Feuerstein, M. D. , M. Sc. , F. A. H. A.

Editor, *Biochemical Pharmacology*

审稿人意见(有删略)

Reviewer 1:

The study investigates… The authors demonstrated that (1)… (2)… and (3)… The proposed pathways were tested with interventions at each of the different stages and supported by the findings of this study. In addition to measuring markers of hypertrophy, the authors also demonstrated… This is an interesting study and should be published.

Reviewer 2:

This study uses a well established model of… in which… Using a range of pharmacological tools the authors confirm the role of…

Specific comments

1. The concentration of 1 μmol/L Ang II, although used in the *in vitro* assays is on the high side, can the authors repeat their experiments with a range of concentrations of Ang II?

2. The authors should also perform dose response experiments for the other inhibitors in the study (××××, ×××× etc.).

3. The images in Figure 3A are very poor and it is unclear what they are representing.

4. Have the authors compared the responses of their neonatal cardiomyocytes to adult cardiomyocytes as Ang II signalling to mediate hypertrophic responses can differ between the two lineages? This would be valuable data more relevant to the *in vivo* setting in hypertrophy in adults as opposed to cardiac growth in the developing neonate.

5. The cell surface area data would be better represented for interpretation as actual values rather than percentage of control values.

6. The manuscript needs some careful proofreading.

作者申诉信原文(原信写得不错,仅有少许语法错误)

Dear editor:

Thank you very much for your letter. After having carefully read your letter and the reviewers' comments, I feel confused as there is positive comment from reviewer one, and the reviewer two appears to suggest revising the version. You say the priority score of this article was not high enough to justify publication in your journal. We understand that the misunderstanding might be caused by the unclear description in our manuscript, but we believe that the results are of merit and the paper is potentially publishable in the journal. Thus, we would ask you to re-consider our research and give us a second opportunity.

作者申诉信建议修改文

Dear Dr. Feuerstein,（在已知编辑姓氏和职称时不要再泛称 editor,以示尊重）

Thank you very much for your letter. We would also like to thank the reviewer 1 for the very positive and encouraging comments and the reviewer 2 for the critical but constructive comments.（尤其要提到审稿人和他们的肯定评语和建议）

After having carefully read your letter and the reviewers' comments, we（用 we 而不是 I,表示不是作者一个人,而是所有作者）feel a little bit confused as your decision appears not to be consistent with the recommendation of reviewer 1 and comments raised by the two reviewers（we understand that reviewer 2 suggests revision of the manuscript）. （confused 是因为决定与审稿意见不符,不是因为审稿人的肯定意见）

We acknowledge that the overall priority score assigned to our work may not be sufficient, in the present form, for publication in your journal. （不要挑战编辑的 statement）However, we believe that our work is of merit and can be further improved by incorporating and implementing the comments of the reviewers, especially reviewer 2. （这里可能没有 misunderstanding,但我们需要站在编辑角度来猜测,论文目前的版本可能不宜发表,但相信论文有价值,在按照审稿人意见修改后质量将有大的提高）Also, we will send the manuscript to a native speaker for language proofreading before resubmission.

Therefore, we would be most grateful if you could re-consider our work and give us a second opportunity. （同样的意思,用 we would be most grateful if you could 要客气、委婉些,因为我们在求他们）

Looking forward to hearing from you,

With kind regards,

Yours sincerely,

Authors' names and affiliations

加注

1.该文的特点是两位审稿人中,一位除了给予肯定评语外,没有提出任何实质性的意见,并直接建议接受。另一位在肯定论文之外提出许多颇有建设性,但很有挑战性的修改建议。然而,编辑认为 while they felt this study addresses an issue of topical interest, the priority score assigned to this work was not sufficient for publication in *Biochemical Pharmacology*. 所以,作者认为有必要申诉(appeal)。

2.在看了审稿人意见和编辑决定信后,本人认为申诉有必要,不会损失什么(nothing to lose),但成功的机会不大(希望我的判断有误)。首先,第一审稿人建议接受,但除了总结论文的结果和结论外,没有提出任何有价值的实质意见,因而他/她的建议缺乏说服力。第二审稿人的几条意见比较 critical。我想他/她的初衷应该是想让论文修改后更完美。编辑一定是出于某种没有明说的理由直接"毙"了该文。

3. 我对申诉信心不足的另一个原因还在于,即使这次申诉成功,补实验、修改论文将是很大的工程。除非作者有足够的时间和经费。还有,谁也不能保证补实验的结果是预期的结果。

4. 另外,作者应该在提交申诉信的同时,提交对审稿人意见的点对点回复,以及按审稿人意见修改的修改稿,为申诉成功加分。但作者可能由于时间或其他原因没有这样去做。

5. 综上所述,我建议在申诉的同时,积极按第二审稿人的建议修稿,随时准备投另一期刊(我本人坚决反对一稿多投)。

事实上,这篇论文申诉没有成功,但后来被当时影响因子为 3.519 的 *FEBS Letters* 接受。

例八　申诉信
论文原始题目:Prophylactic NSAIDs use in post-ERCP pancreatitis
所投期刊:*Gut*
文稿状态:拒稿
申诉结果:申诉成功,直接接受

编辑信内容(有删节)
GUT/2008/156323
Prophylactic NSAIDs use in post-ERCP pancreatitis
Authors' names (略)
Dear ×××,

Thank you for submitting this manuscript to *Gut*, which was discussed at the last editorial committee meeting. We are sorry to say that we are unable to accept it for publication, as it did not achieve a high enough priority score to enable it to be published in *Gut*. We favor letters which add new data and did not feel that you letter did this sufficiently.

Please remember that *Gut* receives about eight times as many manuscripts as we are able to publish, therefore, regrettably it follows that many perfectly adequate papers must be rejected. This decision must be based not only on quality, but also timeliness and priority against other subject areas.

For more details, please go to: http://submit-gut. bmj. com.

Enter you Author Area and click on the "Manuscripts with decisions" queue.

We are sorry to disappoint you on this occasion.

With kind regards.

Professor Robin Spiller

Handling Editor

Professor Robin Spiller

Editor

作者申诉信原文：

Dear editors,

Thanks for your kindly help in our previous manuscripts (GUT/2008/156323 and GUT/2008/156711).

The decision of the editorial board was a little disappointed to me. We had discussed the topic again and rewrote the manuscript according to the suggestions of the editorial board. We also invited our friend Harry Hua-Xiang Xia for insightful editing the paper.

Although Elmunzer et al. concluded that rectal administration of NSAIDs is effective in preventing PEP (these results are of significant clinical implications), several issues remain unsolved. For example, do risk factors influence the prophylactic effect? So, we performed a complimentary meta-analysis based on the methodology and the source articles identical to those used by Elmunzer et al. Also, it must emphasize that there were several limitations of both meta-analysis, including small sample sizes (for both subjects and studies), inconsistent definition of PEP, and less representative populations.

We believe the issues raised will improve the quality of the meta-analysis. Thanks for your reconsideration.

On behalf of my co-authors, I am submitting the enclosed material "Rectal administration of NSAIDs in the prevention of post-ERCP pancreatitis: a complimentary meta-analysis" for possible publication in *Gut*. I have read most of the papers that the journal had published and I believe our research to be in accordance with the style of the JOURNAL.

We have reviewed the final version of the manuscript and approved it for publication. To the best of our knowledge and belief, this manuscript neither has been published in whole or in part nor is it being considered for publication elsewhere.

We state that there is no conflict of interest and ethical adherence in this study.

Best regards,

Authors' names and affiliations（略）

作者申诉信建议修改文：

Dear Professor Spiller,（在已知编辑姓氏和职称时不要再泛称 editor，以示尊重）

Thank you for your letter regarding our previous submission of letter to editor (GUT/2008/156323).（事实上，编辑并没有帮助，而是回复）

The decision made by the editorial board might be because that we did not make it clear that the letter supports the overall conclusion of Elmunzer et al., but provides additional analysis and points out the weaknesses of the meta-analysis. We further discussed the topic again and have modified the Letter according to your letters. In addition, we also invited Dr. Harry Hua-Xiang Xia, who is an internationally recognized gastroenterologist, to join the authorship team, making comments and editing the manuscript.（这一段非常重要。陈述失望心情于事无补。相反，应说

明由作者引起的可能导致论文被拒的原因(很多作者论文被拒后归咎于审稿人或编辑不理解论文的价值),并再次强调论文的价值所在。加我为作者也许对该文被接受有一定作用,但关键还是在于强调该文本身的价值)

We believe that the Letter is publishable for the following reasons. First, although Elmunzer et al. concluded that rectal administration of NSAIDs is effective in preventing PEP, which is of significant clinical implications, several issues remain unsolved. For example, do risk factors influence the prophylactic effect of NSAIDs? So, we performed a complimentary meta-analysis using the methodology and the source articles identical to those used by Elmunzer et al. We further revealed that administration of NSAIDs was associated with decreased incidence of PEP in patients with low (RR=0.29, 95%CI: 0.12-0.71, P=0.006) and high risks (RR=0.40, 95%CI: 0.23-0.72, P = 0.002). Second, there were several limitations of the meta-analysis originated from the source articles. These include small sample sizes (for both subjects and studies), inconsistent definition of PEP, and less representative populations. These limitations should be more clearly acknowledged in the paper by Elmunzer et al. (这一段是核心。能否说服编辑在此一搏。原信缺乏数据,而且稍欠层次和说服力)

Therefore, we wish to resubmit the further revised version for your reconsideration. (原信有三段与本申诉无关,建议删掉)

With best regards,

Yours sincerely,

Authors' names and affiliations (略)

加注

1. 该文的特点是编辑委员会觉得本信稿(letter to editor)不值得发表,并说明了原因,即稿源太多(8倍),本文无新意。但作者坚持认为该信稿有新意,故决定申诉(appeal)。

2. 在看了该信稿并与作者交流后,我认为值得申诉, 提出以下建议。

(1) Reiterate the importance of the topic, and praise the article. Then, raise the issues you want to address.

(2) Present your results for the sub-groups (low *vs.* high risk population, three *vs.* four folds, indomethacin *vs.* diclofenac, Iran *vs.* other two countries, etc.), which were obtained from the meta-analysis methodology identical to the one by the authors.

(3) Describe the limitations of the meta-analysis such as small sample size (both subjects and studies), definition of pancreatitis, only three countries, etc.

(4) Finalize title and conclusion after the text.

3. 作者接受我的建议,并一起讨论修改原文及申诉信。该信稿很快被接受(并成为作者特殊的结婚礼物)。

4. 论文写作与发表只有一般规则,没有绝对定律。只要你坚信是有价值的东西(实验结果或心灵火花),都有发表的潜力,关键在于如何准确地将有价值的东西表达出来。

5. 对待拒稿,要有良好心态。多多检讨课题设计和论文写作中的问题,而不是抱怨审稿人或编辑没有认真阅读你的论文。遇到审稿人对论文有误解时,我常用的一句话是"We are sorry that we did not make it clear.",或 "We are sorry for the misunderstanding due to unclear

descriptions in our previous manuscript. ",而不是"The reviewer doesn't understand…"或"The reviewer is wrong…",等等。在我的回复信中,审稿人从来都没有"错"。

附录 D 关于制订《中国英文科技编辑行业规范》的倡议书

近 20 年,随着中国科学研究飞速发展,科研成果在不断增加,发表在英文学术期刊上的科研论文在质和量上都有实质突破。这些成就主要归功于良好的科研环境和广大科研人员的刻苦和勤奋,同时也得益于逐步发展和成熟的英文科技论文编辑行业。

英文学术期刊是国际学术交流的平台,成果往往只有发表在英文学术期刊上才能得到国际学术界的认可。然而,很多中国科研人员限于英语写作能力,无力将其科研成果发表在英文学术期刊上,他们必须借助母语为英文的、具备专业知识和学术水平的专家,或拥有强大专家库的英文科技编辑公司(以下简称编辑公司)的支持。

目前,在中国有注册和未注册的编辑公司上千家,他们的服务理念、形式和内容迥异,服务质量良莠不齐。有些编辑公司鱼目混珠,完全以欺骗为手段,以牟取暴利为目的。更有部分论文编辑公司违反科研伦理和学术规范,放任、怂恿甚至参与和操纵学术不端行为,不仅严重影响了英文科技论文编辑行业的声誉,更严重损害了中国科研人员在国际上的信誉和在英文学术期刊上发表论文的公平性。

"人无诚信不立,业无诚信不兴,国无诚信不强。"为了促进中国英文科技编辑行业的健康发展,加强行业自律和监督,以切实为中国科研成果走向世界提供高质量的论文语言服务,预防和避免任何形式的学术不端行为,我们现宣布成立中国英文科技论文编辑联盟(Alliance for Scientific Editing in China,ASEC),并正式倡议,制订和执行《中国英文科技编辑行业规范》(以下简称本规范)。所有正式在中国注册的编辑公司均可申请加入 ASEC,并由其负责人签署本规范。签署本规范的编辑公司必须将本规范纳入公司的政策和实际操作流程并严格执行。

本规范包括,但不限于以下原则。

第一,作者必须对论文学术内容负全责:根据国际医学期刊编辑委员会(ICMJE)标准,论文的学术内容必须是作者的研究成果,因此,必须由作者确认。

第二,只由培训合格的编辑处理文稿。

第三,不得篡改作者提供的科研数据或为作者伪造实验数据。

第四,坚决拒绝作者提出的任何违反科研伦理和学术规范的要求,并说明学术不端可能给作者科研和学术生涯造成的永久影响。

第五,不得向作者提供虚假或虚构的同行评议专家信息。

第六,不得从事任何形式的科研论文买卖行为。

第七,不得直接或间接参与国家有关部门和科研单位所禁止的各类学术不端行为。

第八,严格保密作者提供的任何个人信息与文稿信息以及与作者的任何沟通。

第九,如作者在论文中对编辑公司在文稿撰写过程中给予帮助的致谢,应欣然接受,并视之为对研究内容和文稿质量的高度信心。

第十,签署本规范是一种信任和荣誉,更是一种责任和承诺。所有签署本规范的编辑公司必须遵守本规范。违者将从 ASEC 除名。

这份倡议书在 2015 年 10 月 17—18 日举行的"第一届国际医学研究与发表高峰论坛"公布。签署本规范的编辑公司名单将公示在 ASEC 官方网站和《医学研究与发表》期刊上。

各编辑公司签名领导（签名略）：

蔡莉琴，意得辑（Editage）中国区营运总监

Lindsey Gendall，Accdon-LetPub LLC 执行编辑

Sharad Mittal，英论阁（Crimson Interactive Pvt Ltd.）首席执行官

Benjamin Shaw（本杰明），理文编辑（Edanz China）首席运营官兼中国区总监

夏华向，美捷登生物科技有限公司（*Medjaden* Inc.）主席

张科宏，长青藤编辑中国区编辑部执行总裁

2015 年 10 月 18 日

Proposal on the establishment of standards for editing English scientific articles in China

October 18，2015

The rapid development of scientific research in China over the past decades has resulted in increasing outputs， as reflected by substantial breakthroughs， both quantitatively and qualitatively，in the publications of scientific articles in English journals. These achievements are largely owing to continuously increasing investment and improved research environment in China，and the hard and diligent work of researchers across the country. In addition，the gradual development of a mature scientific editing industry has contributed to the achievements.

Indeed，English scientific journals are the major platform for international academic communication and most research results can only be recognized internationally once they have been published in English scientific journals. However，many Chinese researchers are not able to publish their research in English journals due to their limited English writing capacity，and can successfully do so only with the help of a native English speaker who has a similar scientific background， or a professional editing company with a strong and compressive team of editors.

Currently there are up to one thousand editing companies providing services to Chinese researchers. These myriad services differ in their missions and visions，service styles and content，and more importantly，their service quality. Some companies are mainly or even solely driven by profit and thus may take whatever measures to achieve that goal，including fraudulent and unethical activities. Even worse，a few companies tolerate，encourage or even participate in academic misconduct，which not only significantly affects the reputation of the scientific editing industry，but also severely damages the credibility of Chinese researchers and increases the difficulty for Chinese researchers to publish in English scientific journals.

To facilitate the heathy development, self-discipline and monitoring of the scientific editing industry in China, and further provide high-quality editing services for Chinese researchers, with particular attention to the prevention of any form of academic misconduct, we hereby announce that we voluntarily form a self-discipline body, named Alliance for Scientific Editing in China (ASEC). We also officially propose the establishment and execution of the Standardized Practice for Editing English Scientific Articles (SPEESA) in China. All editing companies registered in China are eligible for joining the ASEC, and the SPEESA must be signed by company leadership. All signatory companies must strictly follow the SPEESA by putting in place policies and practices, which include but are not limited to the following principles:

1. Authors hold full responsibility for the accuracy of an article's scientific content; thus, the contribution of the article's scientific content must be solely the work of the authors (as defined by international standards such as ICMJE definitions on the role of authors and contributors). Further, it is the role of authors to finalize and confirm the scientific content of articles prior to submission and for any revisions made during peer review.

2. Services must provide editing by qualified editors who have received appropriate training, including that on ethics policies.

3. Services must not falsify or fabricate research data provided by the authors, or gather data for authors.

4. Services must publicly display their ethics policies, and must decline any request from authors that would breach research ethics and academic integrity, with explanation to the authors on the potential life-long implications of the misconducts on the authors' research and academic career.

5. Services must not provide false information on potential peer reviewers; nor help authors manipulate the peer review system.

6. Services must not participate in any form of research article trading.

7. Services must not participate in any misconducts prohibited by Chinese authorities and institutions.

8. Services must keep confidential any personal and content information provided by authors, and all communications with authors.

9. Services must accept acknowledgement for editing if authors wish to, thus indicating language quality of the manuscript.

10. Signing of the ASEC is based on an honor system that brings with it an obligation to carry out its principles in good faith and with due diligence. All signatory companies must obey the SPEESA, and any companies that breach it shall be expelled from the ASEC.

This proposal was announced at the First Summit on Medical Research and Publication held on October 17-18, 2015. All signing companies will be listed at the ASEC's official website and the magazine *Medical Research and Publication*.

Signed by company leadership（signatures were omitted）：
Liqin Cai，COO of Editage（China）
Lindsey Gendall，managing editor of Accdon-LetPub LLC
Sharad Mittal，CEO of Crimson Interactive Pvt Ltd.
Benjamin Shaw，COO & China director of Liwen Bianji（Edanz China）
Harry Hua-Xiang Xia，president of *Medjaden* Inc.
Kehong Zhang，CEO of the Ivy Editing（China）

附录 E　中国英文科技编辑行业规范

（《论文服务提供商道德规范最佳实践指南》）

1　导言

1.1　目的

本指南可供论文服务提供商用作本行业伦理道德的最佳实践性文件，无论由其提供的服务是否收费以及如何收费。论文服务是指在投稿和稿件发表过程中为稿件撰写所提供的任何第三方协助。此类服务可能包括投稿前稿件审读、推荐期刊和审稿人、同行评议、技术性问题的修改、排版以及语言和图表润色（润色工作可在投稿前、根据审稿意见修稿或稿件接受后开展）。

1.2　受众

目前已经有了针对作者（如《医学研究报告规范 3》（Good Publication Practice，GPP3)[1]）和针对期刊编辑、审稿人和读者（即由出版伦理委员会（Committee on Publication Ethics，COPE）公布的道德规范[2]）的伦理道德指南。部分指南也涵盖了专业性医学论文写作服务机构的角色（例如，由欧洲医学写者协会（European Medical Writers Association，EMWA)[3] 提供的服务）。然而，迄今尚未专门针对普通的论文服务提供商制订伦理道德准则。本指南主要面向为作者提供咨询并提高论文质量的商业公司，但也可供出版社（出版社可推荐或组织投稿前的作者服务、在稿件接受后实施社内文本/图表润色，或外包此类工作）、机构（机构可开展内部服务或使用/推荐供应商）、内部的编辑和作者/发表支持专业人员以及自雇人员使用。本指南也可供作者在遴选论文服务机构时使用。

本最佳实践指南由中国英文科技论文编辑联盟（Alliance for Scientific Editing in China，ASEC）制定。ASEC 成立于 2015 年 10 月，系由在中国开展业务的一批知名论文服务机构组成的自律性行业协会[4]。虽然本指南主要供在中国开展业务的论文服务提供商使用，但同样适用于世界其他国家和地区。

2 论文服务提供商的基本责任

论文服务提供商应做到以下几点。

2.1 在网站清晰展示其伦理准则

论文服务提供商应在其网站上,设置专门的网页,使用其服务对象的语言明确阐明其遵循的出版伦理制度和程序,相关链接应出现在首页和宣传材料上。

论文服务提供商应熟知研究和发表伦理道德的定义和基本问题(例如:COPE 列举的定义和问题)。如条件适宜,应采纳 COPE 的指南/流程图[5]。此外,应遵循任何现行的国家法律、法规、研究/出版伦理准则和作者服务道德准则。

2.2 明确界定所提供的服务以及从业人员的资质

论文服务提供商必须明确向客户阐明其服务和流程表(如适用,应包括价格和计费/支付系统),且不得向其保证在使用此类服务后即可在任一指定的期刊中发表其论文。论文服务提供商必须在其宣传材料中做到诚信宣传,包括其员工/代表的资质、技巧、能力和其他信息。提供此类服务的员工必须在服务方面以及在研究和出版伦理方面均接受过充分培训。

出现在论文服务提供商的网站或宣传材料上的任何推荐或引言均应该是真实的,并且在获得准许后方可使用。论文服务提供商与任何特定的机构、期刊、出版商或其他合作方之间存在的关系应予以说明。在论文服务提供商的网站和宣传材料上必须提供该公司的注册地址和联系信息。

2.3 基于业内认可的准则开展服务

论文服务提供商应坚守权威机构(COPE、世界医学编辑学会、欧洲医学写者协会、欧洲科学编辑协会和美国医学写者协会)发布的获得广泛认可的准则。论文服务提供商的员工/代表通常并不收集或分析数据,也不针对某一项目提供主要的知识性内容,且不能对稿件承担全部责任;因此,他们并不具备作者资格(例如,国际医学期刊编辑委员会规定的作者署名标准[6])。在这些情况下,论文服务提供商的员工/代表不得提议、同意或坚持将自己列为作者。如果可能的话,论文服务提供商的员工/代表的姓名以及雇主/机构(如适宜的话,也可包括赞助方)的名称可出现在"致谢"部分,以申明其在文章润色中发挥的作用。

论文服务提供商的员工/代表(包括审稿人)不得剽窃或分享任何已提交的材料,也不得从任何已提交的材料中寻求获得任何个人的或商业的利益。在接手某一项目时,员工/代表应申明是否存在任何利益冲突;如果确实存在利益冲突或其本人的学术专业领域并不适合该项目,员工/代表应主动退出该项目。论文服务提供商可建议作者增加一些缺失的参考文献(因文本重复或因某些事实或概念并非受众普遍知晓的知识),但不得添加、建议或坚持加入作者系其本人的无关引文。

任何关于审稿人的建议必须包括审稿人正确的姓名、资质和联系方式。在提供任何同行评议(审稿)时,必须做到公平、诚实、真实。如论文服务提供商提供的服务也包括期刊选择,仅应向作者推荐合法期刊;应提醒作者访问 ThinkCheckSubmit.org。

2.4 在任何时候都应为客户保守秘密

论文服务提供商及其员工必须确保客户的详细资料、材料和通信内容的保密性和安全性。不过,在政府有关部门和期刊编辑对可能存在的学术不端行为展开调查时,论文服务提供商及其员工应与其密切合作,并依法披露必要的信息。论文服务提供商应在其网站,使用目标受众的语言,向其阐明此项政策。

2.5 在网站明确显示投诉制度

论文服务提供商应使用目标受众的语言,在其网站阐明投诉受理程序。

3 论文服务提供商涉及的具体伦理问题

论文服务提供商应做到以下几点。

3.1 确保作者知晓其责任

作者在检查其稿件的准确性和内容时,应遵守研究和发表相关的伦理准则,并应确保论文内容不具有攻击性,不构成诽谤、欺诈或误导,且不得含有非法内容。论文服务提供商应告知其这一点,并要求其认真复核并认同稿件的最终版本。论文服务提供商不得协助作者编造、篡改或抄袭作品,违反任何研究或出版伦理,或从事任何不端行为,包括操纵作者署名或审稿进程。

如论文服务提供商提供的服务系科学性编辑(scientific editing)(或称实质性编辑、开发性润色、全面编辑、结构性润色或技术性润色),论文服务提供商仍应提醒作者:作者对其稿件内容的科学性承担最终责任。除语言润色之外的建议应以"批注"的形式提供,而不应出现在正文中,因存在因此而改变科学性内容的风险。如有必要,可以"批注"的形式询问作者是否某项润色内容会改变作者原意。

论文服务提供商应关注针对作者职责的国际、国家级指南以及由出版社、期刊或会议公布的相关指南,并应向作者或客户提供相应指导。例如,出版社或期刊可能会要求仅由一名指定的作者(通常是通信作者)在线提交稿件,并在附信(或在线表格)中做出伦理道德方面的声明。

3.2 建议客户重视与其稿件相关的伦理问题

论文服务提供商不承担筛查不端行为(如图像处理、图像或文本剽窃,或数据篡改和编造)的任务。如果论文服务提供商怀疑某篇稿件存在研究或出版伦理方面的疏失(如可能缺乏伦理委员会审查、未经临床试验注册、未获参与者同意或涉嫌存在剽窃或数据篡改和编造),就应通过一定方式(如在"批注"中)提醒客户注意这些问题。不过,如果潜在的问题对稿件整体构成了影响(如涉嫌重复发表或大幅剽窃),则应尽快告知客户。

如果客户是作者本人,应告知其此类潜在问题的性质和严重程度。如果客户系一家期刊、出版社或机构,也应告知其此类潜在问题的性质和严重程度。

3.3 指导作者提供缺失或不完整的信息

论文服务提供商如发现存在缺失的信息(如方法不够详尽导致其他科研人员无法重复该研究,缺乏图表、补充文件以及关于资助和利益冲突的声明(关于透明度的声明)),应通过一定方式(如在"批注"中)提醒客户。部分研究的报告方式在 Equator 网络数据库[6]中已有相关指南(例如,涉及人类或动物的研究均有相关指南)。应向客户告知此类指南的标题并提供链接。应明确告知作者:务必如实提供任何缺失的信息。

3.4 妥善处理文本抄袭问题

如果论文服务提供商怀疑稿件中的多个句子与已发表的某篇作品(可由他人撰写,也可由作者本人撰写)高度重复,应高亮显示这些内容;如果稿件已进入润色阶段,这些内容应保持不变。如果论文服务提供商怀疑某一句子的部分内容与已发表的某篇作品(可由他人撰写,也可由作者本人撰写)重复,应高亮显示这一部分,且不予润色;该句子的其他部分可进行语法方面的润色,但不进行改述。在这两种情况下,应通过一定方式(如在"批注"中)提醒客户,并要求其检查是否其他部分也存在重复现象,改写所有存在重复的部分或直接提供引文,增加缺失的引文,并重新提交稿件。

虽然论文服务提供商并不承担常规筛查文本抄袭的责任,但此项工作也可作为一项单独的服务提供。然而,应指导作者改写存在抄袭现象的文本,并提供完整、准确的引文,并邀请其重新提交稿件。

3.5 妥善处理潜在的版权问题和其他问题

如果论文服务提供商怀疑稿件中使用了某一既往已发表过的图(表),但未经版权持有者许可;此时,应高亮显示这些图表及正文内相关内容,且不予润色。应提醒作者注意这一问题,并要求其增加缺失的引文;同时,寻求获得版权许可,并在图注(表注)或脚注中注明。如果任一文本或图表需要修改,可以在"批注"中提供语法润色方面的建议。

有时,在根据审稿意见修改稿件或提供相关指导时,审稿人或编辑可能会坚持要求增加一些不相关的或不必要的引文(引文作者系审稿人或编辑本人,或原载于目标期刊);此时,论文服务提供商可提醒客户并提供相应的建议。

4 指南的批准

本最佳实践指南由 ASEC 起草、审读和批准。自 2016 年 5 月至 9 月,指南草案分发给 ASEC 成员单位以及其他论文发表和润色专业人员,并经其修改。ASEC 成员单位目前包括 Accdon-LetPub LLC、Crimson Interactive Pvt Ltd.、意得辑(Editage (China))、理文编辑(Edanz China)、美捷登生物科技有限公司(*Medjaden* Inc.)和长青藤编辑(Ivy Editing)。

5 参考文献

[1] Battisti W P, Wager E, Baltzer L, Bridges D, Cairns A, Carswell C I, et al. Good Publication Practice for Communicating Company-Sponsored Medical Research: GPP3. Ann Intern Med. 2015; 163: 461-464. doi: 10. 7326/M15-0288. Available from http://annals. org/article. aspx? articleid=2424869 [accessed 26 August 2016].

[2] Committee on Publication Ethics (COPE) website. http://publicationethics. org/ [accessed 26 August 2016].

[3] European Medical Writers Association (EMWA) website. http://www. emwa. org/ [accessed 26 August 2016].

[4] Proposal on the establishment of standards for editing English scientific articles in China. 18 October 2015. http://www. mrpcenter. com/mrp/1-3/read/1-3-26. html [accessed 26 August 2016].

[5] Committee on Publication Ethics (COPE) resources webpage. http://publicationethics. org/ resources [accessed 26 August 2016].

[6] Enhancing the Quality and Transparency of Health Research (EQUATOR) Network website. http://www. equator-network. org/ [accessed 26 August 2016].

Best Practice Guidelines on Ethics for Author and Publication Support Service Providers

1　Introduction

1.1　Purpose

These guidelines serve as a reference for best practices related to ethics for author and publication support service providers, regardless of whether or how the services are charged for. Author and publication support services refer to any thirdparty assistance that takes place during the preparation of an academic manuscript for journal submission and publication. Such services may include pre-submission manuscript review, journal and peer reviewer recommendations, peer review, scientific editing, formatting, and language and artwork editing (which could be done before submission, during revisions in response to peer review comments, or after acceptance).

1.2　Audience

Ethics guidelines are already available for authors (for example, the *Good Publication Practice* 3 guidelines[1]) and for journal editors, peer reviewers, and readers (namely, those published by the Committee on Publication Ethics (COPE)[2]). Some guidelines cover the roles of professional medical writing services (for example, those of the European Medical Writers Association[3]). However, there are currently no ethics guidelines dedicated to general author and publication support service providers. These guidelines are primarily intended for commercial companies that advise authors and improve journal manuscripts, but they can also be used by publishers (who may recommend or organize pre-submission author services, perform in-house post-acceptance text/artwork editing, or outsource such activities), institutions (which may have in-house services or use/recommend vendors), in-house editorial and author/publication support professionals, and self-employed individuals. They may also be useful for authors when seeking publication support services.

These best practice guidelines were prepared by the Alliance for Scientific Editing in China (ASEC), which was established in October 2015 as a self-regulating association of reputable author services in China[4]. Although the guidelines are intended primarily for use by author and publication support service providers in China, they can also be applied elsewhere.

2 General responsibilities of author and publication support service providers

Author and publication support service providers must do the following.

2.1 Clearly display their code of ethics on their website

Author and publication support service providers should have a webpage detailing their publication ethics policies and procedures in the language of the intended audience, and a link to that page should appear on the homepage and in marketing materials. Service providers should be familiar with definitions and general issues in research and publication ethics, as outlined by COPE. When applicable, COPE guidelines/flowcharts[5] should be used. In addition, any existing national laws, regulations, research/publication ethics guidelines, and author service ethics guidelines should be followed.

2.2 Clearly define the services offered and the credentials of people performing those services

Service providers must clearly explain their services and schedules (and, if applicable, prices and billing/payment system) to clients and should not guarantee that the use of their services leads to automatic publication in any named journal.

Service providers must be honest in their marketing materials, including the qualifications, skills, expertise, and other details of their staff/representatives. Staff who provide services should be adequately trained in those services and in research and publication ethics.

Any endorsements or testimonials on a service provider's website or marketing materials should be genuine and used with permission. Relationships with any named institutions, journals, publishers, or other partners should be explained. A registered company address and contact details must be clearly stated on the company website and in marketing materials.

2.3 Perform services within industry-accepted guidelines

Service providers should adhere to prevailing guidelines of respected associations such as COPE, World Association of Medical Editors, European Medical Writers Association, European Association of Science Editors, and American Medical Writers Association. Staff/representatives of a publication support service provider usually do not collect or analyze data or provide the main intellectual content of a project and cannot take full responsibility for the manuscript, and hence would not fulfill authorship criteria (for example, those specified by the International Committee of Medical Journal Editors[6]). In such cases, they should not suggest, agree to, or insist on adding their name as an author. The exact editorial role, with the name of the staff/representative when possible, the name of the employer/agency, and, when applicable, the name of the sponsor should be stated in the Acknowledgments section.

Staff/representatives (including peer reviewers) of service providers must not plagiarize, share, or seek to gain personal or commercial advantage from any submitted materials. They should also declare any conflicts of interest before taking on a project, and, if any conflicts exist or the area of academic expertise is not appropriate, they should recuse themselves from an assigned project. Service providers may suggest references where they are missing (in areas of unattributed text overlap or for any unattributed facts or concepts that are not common knowledge) but should not add, suggest, or insist on adding irrelevant citations that they themselves have authored.

Any peer reviewer recommendations must include the correct names, qualifications, and contact details of suitable reviewers. Any peer review services must be provided impartially, honestly, and truthfully. For services offering journal selection guidance, only legitimate journals should be recommended; authors should nevertheless be reminded to refer to ThinkCheckSubmit. org.

2. 4 Maintain client confidentiality at all times

Service providers and their staff must keep client details, materials, and correspondence confidential and secure. However, they should be prepared to cooperate with appropriate authorities and journal editors during formal investigations of possible misconduct, and disclose necessary information if required by law. Clients should be notified of this policy via the service provider's website in the language of the intended audience.

2. 5 Clearly display a complaints policy on their website

Service providers should explain their complaints resolution procedure on their website in the language of the intended audience.

3. Responsibilities of author and publication support service providers related to specific ethical issues

Author and publication support service providers must do the following.

3. 1 Ensure that authors are aware of their responsibilities

Authors are responsible for complying with research and publishing ethics, for checking the accuracy and content of their manuscripts, and for ensuring that content is not offensive, defamatory, fraudulent, misleading, or illegal. They should be reminded of this and asked to review and approve the final version carefully. Service providers should never assist authors to fabricate, falsify, or plagiarize work; to commit any breach of research or publication ethics; or to engage in any misconduct, including manipulation of authorship or the peer review process.

If the service being provided is scientific editing (also variously known as substantive, substantial, developmental, comprehensive, structural, or technical editing), authors should be reminded that they bear ultimate responsibility for the scientific content of their manuscripts. Suggestions beyond typical language editing may be made in a comment rather than in the text if there is a risk of changing the scientific content. When needed, a comment may be written to ask the author to check that an edit has not changed the intended meaning.

Service providers should also be up-to-date with relevant international, national, and specific publisher, journal, or conference guidelines about expected roles and responsibilities of authors, and should inform authors or clients. For example, publishers or journals may require only one designated author, usually the corresponding author, to make the online submission of a manuscript and to make certain ethics declarations in a cover letter or online form.

3. 2 Advise clients on any ethical issues related to their manuscripts

Service providers are not expected to screen for misconduct, such as possible image manipulation, image or text plagiarism, and data falsification or fabrication. However, if a service provider suspects a lapse in research or publication ethics (such as possible lack of ethics board review, clinical trial registration, or participant consent, or possible plagiarism or data falsification or fabrication), the client should be alerted, for example, in a comment. However, if a potential issue affects the whole manuscript (such as suspected duplicate publication or large-scale plagiarism), the client should be alerted as soon as possible.

If the client is an author, the author should be informed of the nature and extent of the potential issue. If the client is a journal, publisher, or institution, that client should be informed of the nature and extent of the potential issue.

3. 3 Guide authors to supply missing or incomplete information

If service providers notice missing information, such as insufficient methods that would prevent others from reproducing the study, display items, supplementary files, and funding and conflicts of interest statements (transparency declarations), they can alert the client, for example, in a comment. For certain studies that have a relevant reporting guideline in the Equator network repository[6] (for example, studies involving humans or animals), the relevant guideline can be named and a link can be provided. It must be made clear that the author is to supply any missing information truthfully.

3. 4 Appropriately deal with suspected text plagiarism

If a service provider suspects that multiple sentences show text overlap with published work of other authors or even of the same author, those areas should be highlighted and, if editing had been requested, these areas should be left unedited. If a service provider suspects that part of a sentence shows text overlap with previously published work of either the same or different authors, those areas should be highlighted and left unedited, but the rest of the sentence may be edited for grammar without paraphrasing. In both cases, the author should be alerted, for example, in a comment, and asked to check for any other areas of text overlap, rewrite all areas of text overlap or indicate direct quotations, add citations if absent, and resubmit the manuscript.

Although service providers are not expected to routinely screen for possible text plagiarism, this may be provided as a separate service. However, the author should be instructed to rewrite plagiarized text and provide complete and accurate citations, and invited to resubmit the manuscript.

3.5 Appropriately deal with potential breach of copyright and other issues

If a service provider suspects that a previously published display item has been used without copyright permission, the item and relevant text in the manuscript, should be highlighted and left unedited. The author should be alerted and asked to add citations if absent and seek and document copyright permission in the legend/footnote of the display item. If any text of display items requires revision, suggested grammar edits can be left in a comment.

Service providers may alert the client and offer advice if, when providing guidance on or editing a revised manuscript according to peer review comments, it appears that a reviewer or editor is insisting on adding irrelevant or excessive citations that he or she has authored, or that come from the target journal.

4　Guideline approval

These best practice guidelines have been drafted, reviewed, and approved by ASEC. Drafts of the guidelines were circulated among and revised by ASEC members and other publishing and editing professionals between May and September 2016. Members of ASEC are Accdon-LetPub LLC, Crimson Interactive Pvt Ltd. Editage (China), Liwen Bianji (Edanz China), *Medjaden* Inc., and the Ivy Editing (China).

5　References

[1] Battisti W P, Wager E, Baltzer L, Bridges D, Cairns A, Carswell C I, et al. Good Publication Practice for Communicating Company-Sponsored Medical Research: GPP3. Ann Intern Med. 2015; 163: 461-464. doi: 10. 7326/M15-0288. Available from http://annals. org/article. aspx? articleid=2424869 [accessed 26 August 2016].

[2] Committee on Publication Ethics (COPE) website. http://publicationethics. org/ [accessed 26 August 2016].

[3] European Medical Writers Association (EMWA) website. http://www. emwa. org/ [accessed 26 August 2016].

[4] Proposal on the establishment of standards for editing English scientific articles in China. 18 October 2015. http://www. mrpcenter. com/mrp/1-3/read/1-3-26. html [accessed 26 August 2016].

[5] Committee on Publication Ethics (COPE) resources webpage. http://publicationethics. org/ resources [accessed 26 August 2016].

[6] Enhancing the Quality and Transparency of Health Research (EQUATOR) Network website. http://www. equator-network. org/ [accessed 26 August 2016].

附录 F　科研经费的管理与使用

近年来，随着高校科研人员的急剧增加以及国家对科研的投入不断加大，我国的科研经费也逐渐增加，然而科研人员对财务的知识匮乏，使其在经费的处理上遇到很多问题。科研项目的顺利完成离不开科研经费的合理使用与报销，下面将对科研人员经常遇到的科研经费相关问题及对应处理方法做介绍。

一、科研经费管理的重要政策性文件

1.《国务院办公厅关于改革完善中央财政科研经费管理的若干意见》解读

（1）纲领性文件：指导未来一个时期科研项目和资金管理改革。

（2）适用范围：中央民口所有科技计划（专项、基金等），如自然科学基金、重大科技专项、公益性科研项目等。

（3）总体目标：通过深化改革，加快建立适应科技创新规律、统筹协调、职责清晰、科学规范、公开透明、监管有力的科研项目和资金管理机制，使科研项目和资金配置更加聚焦国家经济社会发展重大需求，基础前沿研究、战略高技术研究、社会公益研究和重大共性关键技术研究显著加强，财政资金使用效益明显提升，科研人员的积极性和创造性充分发挥，科技对经济社会发展的支撑引领作用不断增强，为实施创新驱动发展战略提供有力保障。

2.《国务院办公厅关于改革完善中央财政科研经费管理的若干意见》中关于项目资金管理改革的要求

（1）规范项目预算编制和评估评审工作。

（2）及时拨付项目资金。

（3）规范直接费用支出管理。

（4）完善间接费用（管理费用）的管理。

（5）改进项目结转结余资金管理方式。

3.《国家自然科学基金资助项目资金管理办法》修订的主要内容

（1）进一步明确对不同类型的项目分别采用定额补助和成本补偿两种资助方式（一般实行定额补助资助方式，对于重大项目、国家重大科研仪器等研究目标明确，资金需求量较大，实行成本补偿资助方式）。

（2）建立项目间接成本补偿机制。

（3）扩大劳务费开支范围，并取消比例限制。

（4）进一步完善结余资金的管理。

（5）将部分预算调整权下放到项目依托单位，并对依托单位信用进行评价。

（6）采用"公务卡"结算、项目资金信息公开机制等举措加强资金监管。

二、科研人员应该具备财务相关基本知识

高校科研人员应该把学习基本会计知识作为科学研究的一部分，只有掌握好基本的会计知识，才能更好地使用科研经费，使科学研究更好地进行下去。

1. 认识会计主体

《教育部关于进一步加强高校科研项目管理的意见》中明确表示，不管科研经费来源属于纵项还是横项项目，都应纳入学校统一管理，所以科研经费进入单位后，围绕此科研经费所发生的相关会计事项，其会计主体都应该是该单位，而非科研经费申请者。

2. 保管好会计凭证

会计凭证是记录经济业务，明确经济责任的书面证明。常见的外来原始凭证有飞机票、火车票、对方单位开出的发票、各种收费单位开出的收据等。财务报销必须凭相关凭证核销，如因保管不当致使部分票据遗失，整个经济活动就无法完整体现，监督检查单位在审查该笔业务时，可能会质疑其真实性而拒绝报销。所以科研人员要有保管好会计凭证的意识。

3. 熟知科研经费使用相关规定

《国家自然科学基金资助项目资金管理办法》中第二十二条规定依托单位应当严格执行国家有关科研资金支出管理制度。科研人员在使用科研经费时，必须以科研经费预算为使用前提，但是，即使在预算充足的情况下，也不能随意使用科研经费，科研经费使用还应符合学校或国家相关财务报销规定；而且在科研经费支出时，不管金额大小，尽量通过单位支付，保留支付清单或凭证。

4. 牢记科研经费"五不得"红线

（1）不得擅自调整外拨资金。

（2）不得利用虚假票据套取资金。

（3）不得通过编造虚假劳务合同、虚构人员名单等方式虚报冒领劳务费和专家咨询费。

（4）不得通过虚构测试化验内容、提高测试化验支出标准等方式违规开支测试化验加工费。

（5）不得随意调账变动支出、随意修改记账凭证、以表代账应付财务审计和检查。"表"指决算表，"账"指财务账簿。

5. 五项处罚措施

加大国家对严重违规违法问题的"零容忍"，加大对违规行为的处罚力度，涉及违法的，将移交司法机关处理，并向社会公开：通报批评；暂停项目拨款；终止项目执行；追回已拨项目资金；取消项目承担者一定期限内申报资格。

三、认真做好科研经费的预算编制

1. 预算编制的规范性要求

（1）预算编制必须以确定的研究任务为依据，预算期间应当与项目执行周期相符。项目资金支出预算不得编报不可预见费，也不得列入项目实施前发生的各项经费支出。

（2）预算说明书是课题经费预算的一部分，必须按照规定内容详细编写。

（3）预算数据以"万元"为单位，精确到小数点后两位。各类标准或单价以"元"为单位，

精确到个位。外币需按人民银行公布的即期汇率折合成人民币。

（4）定额补助式资助项目,申请书中的预算表无须签字和盖章,计划书中的预算表须签字和盖章。成本补偿式资助项目,申请书、计划书中的预算表须经项目负责人签字并加盖科研管理部门和财务部门公章。

2. 预算表中经费项目的概念及使用范围

（1）直接费用:主要包括设备费、材料费、测试化验加工费、燃料动力费、差旅费、会议费、国际合作与交流费、出版/文献/信息传播/知识产权事务费、劳务费、专家咨询费。

（2）间接费用:依托单位在组织实施项目过程中发生的无法在直接费用中列支的相关费用,主要用于补偿依托单位为了项目研究提供的现有仪器设备及房屋,水、电、气、暖消耗,有关管理费用,以及绩效支出等。

四、认真做好科研经费的预算执行

项目负责人应当严格执行项目主管部门核准的项目预算。项目预算一般不予调整,确有必要调整的,应当按照规定报批。需注意以下几点。

（1）实行定额补助方式资助的项目,预算调整情况应在项目年度进展报告和结题报告中予以说明。

（2）实行成本补偿方式资助的项目,预算调整情况应在中期财务检查或财务验收时予以确认。

（3）项目间接费用预算不得调整。

（4）会议费、差旅费、国际合作与交流费在不突破三项支出预算总额的前提下可调剂使用。

（5）设备费、劳务费、专家咨询费等"敏感性"经费预算,一般不予调增。

五、规范科研经费的报销流程

目前,在信息化手段深度普及的背景下,网络"不等候报账"模式取代了传统的排队报销模式,节省了师生的排队时间,让报销从"排队"变成"随时",让查询从"现场"变成"在线",大大提高了科研经费报销的效率,但仍存在诸多问题,主要集中在以下几个方面:①不同来源及研究方向的经费核算标准口径不一致;②课题检查节点不同,但集中报销;经办人员流动频繁、科研人员经费管理意识淡薄;③经费管理不够精细化、专业化等。科研人员应该注意规范科研经费的报销流程(图 F.1),这样既减轻了财务人员的工作量,又通过清晰的流程管控,减少了单据在各职能部门的流转次数,缩短了报销的周期时间,进一步提高了财务人员的工作效率和报销效率。

1. 决算表填报(图 F.2)时的注意事项

（1）有借款未冲账的账户不能结题。

（2）如实填报:根据财务支出明细,实事求是填报决算表,做到"账表一致"。

（3）有结余要求说明结余经费使用分配方案。

（4）项目负责人汇总(合作研究项目由负责人汇总)。

（5）项目负责人编制决算表,财务人员核实实际发生数,依托单位审核(科研、财务审核签署意见,按年度填报)。

(6)上报项目主管部门。

2. 结余资金的管理

2021 年 8 月 13 日,科技部发布了《国务院办公厅关于改革完善中央财政科研经费管理的若干意见》(下文简称《若干意见》),详细解释了此前发布的改革国家中央财政科研经费管理的相关政策。其中,科研项目结余资金管理的新举措得到了进一步说明——为鼓励科研单位和科研人员节约使用经费,避免突击花钱,《若干意见》提出进一步改进结余资金管理。一是放宽留用政策,超过两年也不再收回。项目完成任务目标并通过综合绩效评价后,结余资金留归项目承担单位使用,不再收回,由单位统筹安排用于科研活动的直接支出,优先考虑原项目团队科研需求。二是提高资金使用效益。项目承担单位要加强结余资金管理,健全结余资金盘活机制,防止结余资金规模过大,加快资金使用进度。

总之,科研项目负责人在使用科研经费时应注意把握好三个原则:一是经费支出要符合国家财务政策和课题所属科技计划的经费管理制度;二是以研究课题的任务目标为依据,支出应与课题任务紧密相关,支出经费的数量与结构应符合课题任务的规律和特点;三是支出经费应与同类科研的支出水平大体相当。所以科研人员应在了解财务基础知识的前提下,掌握相关财务规章制度,合理使用科研经费,以使科研项目顺利完成。

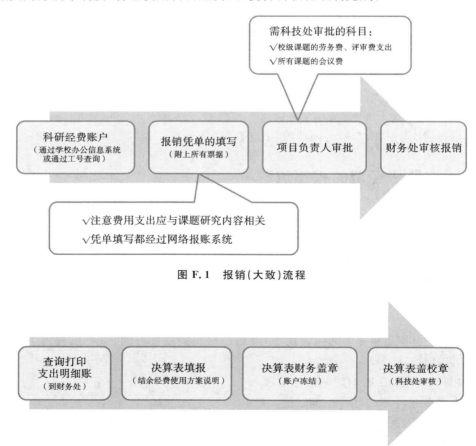

图 F.1 报销(大致)流程

图 F.2 决算表填报(大致)流程

六、参考文献

[1] 国务院办公厅.国务院办公厅关于改革完善中央财政科研经费管理的若干意见[EB/OL].
（2021-08-13）[2022-01-05]. http://www. most. gov. cn/xxgk/xinxifenlei/fdzdgknr/fgzc/
gfxwj/gfxwj2021/202108/t20210813_176373. html.

[2] 中华人民共和国教育部.教育部关于进一步加强高校科研项目管理的意见[EB/OL].
（2022-12-31）[2022-01-05]. http://www. moe. gov. cn/srcsite/A16/s3338/201212/
t20121217_146359. html.

[3] 中华人民共和国财政部,中华人民共和国国家自然科学基金委员会.国家自然科学基金
资助项目资金管理办法[EB/OL].（2021-09-30）[2022-01-05]. https://www. nsfc.
gov. cn//publish/portal0/tab434/info81896. htm.

[4] 中华人民共和国国家自然科学基金委员会,中华人民共和国财政部.国家自然科学基金
委员会 财政部关于进一步完善科学基金项目和资金管理的通知[EB/OL].（2019-04-
01）[2022-01-05]. http://jkw. mof. gov. cn/zhengcefabu/201904/t20190403_
3214478. htm.

[5] 国务院办公厅.《国务院办公厅关于改革完善中央财政科研经费管理的若干意见》问答
[EB/OL].（2021-08-31）[2022-01-05]. http://www. most. gov. cn/xxgk/xinxifenlei/
fdzdgknr/fgzc/zcjd/202108/t20210831_176635. html.

附录 G　常见科研工具

一、文献检索

文献检索是指根据学习和工作的需要获取文献的过程。无论是在开展一项科研课题之前,还是在研究过程中,以至研究完成后的论文写作,都离不开文献检索。只有经过对文献信息的筛选与分析,才有可能将论文的主题恰当地表述出来,既保证了论文的科学性和创新性,又体现了论文的价值。请参见第四章第一节。

（一）英文数据库

1. PubMed

链接:https://pubmed. ncbi. nlm. nih. gov/。

免费数据库,覆盖了全世界多个国家的 8400 多种主要生物医学期刊的摘要和部分全文,可与提供原文的网址链接,提供检索词自动转换匹配,操作简便、快捷。

2. Web of Science(WoS)

链接:http://www. webofscience. com/。

科睿唯安(Clarivate Analytics)旗下的收费数据库,WoS 被公认为世界范围内最权威的

科学技术文献的索引工具,能够提供科学技术领域最重要的研究成果,但只有购买了该数据库使用权限才能进行检索。

3. Embase

链接:http://www.embase.com/。

荷兰 Elsevier 旗下的收费数据库,在线 Embase 检索综合了 Embase 和 MEDLINE 数据库,收录了 8600 多种期刊的医药文献和会议论文摘要,在循证医学中非常重要,是进行系统综述和 Meta 分析的三大必检数据库之一,同样需要购买后通过账户登录使用。

4. 科克伦图书馆(Cochrane library)

链接:http://www.cochranelibrary.com/。

英国 Wiley InterScience 旗下国际科克伦协作网(Cochrane collaboration)的循证医学资料库,是循证医学的"金标准",常作为临床研究证据的主要来源。

(二)中文数据库

1. 中国知网

链接:https://www.cnki.net。

面向海内外读者提供中国学术文献、外文文献、学位论文、报纸、会议论文、年鉴、工具书等各类资源的统一检索、统一导航、在线阅读和下载服务。

2. 万方数据知识服务平台

链接:https://www.wanfangdata.com.cn/。

由万方数据股份有限公司开发的,涵盖期刊论文、学位论文、学术成果、学术会议论文等的大型网络数据库;也是与中国知网齐名的中国专业的学术数据库。

3. 维普中文科技期刊数据库

链接:http://cqvip.com。

国内大型综合性数据库,主要收录了医药卫生、农业科学、机械工程、自动化与计算机技术、经济管理、政治法律、哲学宗教、文学艺术等 35 个学科大类的 457 个学科小类的文献。

二、文献全文获取

在数据库中获得需要的文献之后,如还需要进一步获得全文,除了直接在数据库中下载全文之外,还有以下几种途径。

1. 国家科技图书文献中心

链接:https://www.nstl.gov.cn/。

国家科技图书文献中心(National Science and Technology Library,NSTL)是我国收集外文印本科技文献资源最多的科技文献信息机构。文献服务是 NSTL 的主要服务项目之一。具体内容包括文献检索、全文提供、网络版全文、目录查询等。非注册用户可以免费获得除全文提供以外的各项服务,注册用户可以获得全文提供服务,一般以信函、电子邮件、传真等方式获得全文复印件。

2．GeenMedical

链接：https://www.geenmedical.com/。

目前在中国影响力较大的医学文献检索平台，包括 PubMed、国自然、投稿选刊、医学头条、文献翻译、名师荐读等八大模块，可以显示每一篇文献的影响因子和期刊所在领域及分区。需要注册账号才能使用。

3．ResearchGate

链接：https://www.researchgate.net/。

ResearchGate 是一个社交网络服务网站，科研人员可以联系同行，了解研究动态，分享全球各个领域尖端科研人员的最新科研成果和学术著作。如果使用正规渠道无法下载得到文献，可以尝试在 ResearchGate 上搜索一下。

4．科研通

链接：https://www.ablesci.com/。

科研通是完全免费的文献互助平台，具备全网最快的应助速度、最高的求助完成率。对每一个文献求助，科研通都会尽心尽力，给求助人一个满意的交代。

三、文献翻译

（一）在线翻译

1．Google 翻译

链接：https://translate.google.cn/。

谷歌（Google）的免费翻译服务可提供简体中文和另外 100 多种语言之间的互译功能，可以即时翻译字词、短语和网页内容。

2．CNKI 翻译助手

链接：https://dict.cnki.net/。

CNKI 翻译助手是一款专业的学术翻译工具，由中国知网推出，汇集了从 CNKI 系列数据库中挖掘的大量常用词汇、专业术语、成语俚语及双语例句等，形成了海量中英在线词典和双语平行语料库。数据实时更新，内容涵盖自然科学和社会科学的各个领域。

（二）翻译软件

1．知云文献翻译

链接：http://www.zhiyunwenxian.cn。

免费的翻译软件，但是需要关注公众号才能下载，支持多个翻译引擎，打开 PDF 格式的英文文献，直接选中需要翻译的语句，即可一键翻译，而且准确性高。此外，知云也是一款功能强大的 PDF 阅读器。

2．Xtranslator

链接：https://www.yuque.com/xtranslator/。

Xtranslator 和知云文献翻译由一家公司推出，知云文献翻译只支持 PDF 格式的文献，但 Xtranslator 只要能选中并复制文字，都可以用来阅读翻译。选中英文段落或者句子，字符数在 5000 以下,即可将其翻译成中文,不限次数。

3. CopyTranslator

链接:https://copytranslator.github.io。

如文件名一样,复制即翻译。它支持几十种不同语言的互译,可以对多段文字进行快速的翻译,效率高。

四、文献引用及管理

参考文献是论文的重要组成部分,参考文献的错标、漏标,或者文献引用不确切、论著格式不规范等常会给审稿人留下粗心的不良印象,导致拒稿。因此,应该从根本上重视参考文献并合理使用文献管理软件以提高效率。请参见第四章第四节。

1. EndNote

链接:https://www.endnote.com/。

EndNote 是由科睿唯安(Clarivate Analytics)公司开发的文献管理软件,其经过多代更新已非常便于使用,网络上各种教程、使用技巧数不胜数,非常适用于英文文献的管理。

2. NoteExpress

链接:http://www.inoteexpress.com/aegean/。

EndNote 对于中文文献并不是很友好,需要手动输入文献。如果平时阅读的多为中文文献,建议考虑 NoteExpress,支持微软 Office Word 和金山 WPS 文字插入,可以搜索到近五年的 SCI 期刊影响因子、国内外主流期刊收录范围和中科院期刊分区数据。

五、论文写作及润色

1. Grammarly

链接:https://app.grammarly.com/。

Google 公司开发的一款基于人工智能的自动校正拼写错误及语法错误的 chrome 插件,支持的平台有 Windows、Mac、iOS 以及 Android。界面简洁,使用方便,有免费版及付费版。用户可以上传英文文档或者直接在应用内编辑。它能够检查语法,纠正标点符号,检查上下文的拼写,校对用词以及进一步检查写作风格是否一致,检查句子结构是否清楚,检查不恰当的语气或形式,还可以提供不同写作风格的建议,包括学术性、技术性和创造性。不过,其付费版性价比偏低:纠错功能并没有显著优势,在语法检查上的总体效果和免费版相差不多。

2. 1Checker

链接:http://www.1checker.com/Products/DownLoad。

1Checker(易改)可提供一站式的拼写检查、语法纠错、样式检查、词级润色以及字典和翻译等写作辅助功能。1Checker 对于每一处检测到的错误都提供了翔实、专业且通俗易懂的解释,帮助作者从错误中学习,避免重复犯错,让作者的英语写作能力得到渐进式提升。

3. Ludwig

链接:https://ludwig.guru/。

Ludwig 是一个集翻译、替换、查找、比较等功能于一身的英文写作工具,拥有丰富的语料库,它运用人工智能和机器学习的技术,通过搜索可靠的资源库,可以帮助作者修改论文语法,提供符合表达语境的语句,提高词汇多样性,提升英语写作水平。较为可惜的是目前能用的只有网页版和 PC 版客户端,没有 App。

4. 曼彻斯特大学学术短语库

链接:https://www.phrasebank.manchester.ac.uk/。

曼彻斯特大学学术短语库旨在为作者提供一些学术论文写作上的常用句型或短语资源,帮助作者有效地组织内容,且该短语库的所有短语及句型皆来源于英语母语者的学术论文,作者可放心使用。这可以说是 SCI 写作的必备网站。

5. 普渡大学在线写作实验室

链接:https://owl.english.purdue.edu/。

普渡大学在线写作实验室主要用来帮助科研人员写出一篇令人满意的 SCI 论文,提供了 200 多种免费讲义,包括普通写作、学术写作、实用写作三种可利用资源。任何与写作、内容和著作版权及技术相关的问题,都能在这里寻找到答案,最重要的是免费!

6. iBiology

链接:https://www.ibiology.org/。

iBiology 是可以在线互动,旨在分享生命科学领域的前沿研究报道的科普性质网站,其初衷是为全世界的学生和科研人员免费提供顶尖科学家的演讲视频,以帮助大部分缺乏足够的资金或声誉来吸引世界著名科学家做科学报告的教育机构。通过将电影工业中的"抠绿"(green screen)技术应用于科学演讲视频的录制,iBiology 目前已经拥有来自 200 余位科学家的演讲视频共 500 多个,其中有 40 多个来自诺贝尔奖获得者,160 多位演讲者为美国国家科学院院士。这些视频通过 iBiology 网站、YouTube 和 iTunes U 免费向公众发布。

六、医学研究报告规范

医学科研论文是报告医学研究的背景、目的、方法、结果和结论的文件。国际上已有公认的、针对不同研究类型的一系列报告规范,可以帮助作者、期刊编辑、审稿人和读者更加清晰、充分、准确地报告研究。请参见第六章。

(一)国际医学期刊编辑委员会推荐规范

《学术研究实施与报告和医学期刊编辑与发表的推荐规范》(*Recommendations for the Conduct,Reporting,Editing and Publication of Scholarly Work in Medical Journals*)

链接:http://www.icmje.org/recommendations/。

该规范由国际医学期刊编辑委员会(International Committee of Medical Journal Editors,ICMJE)制定,旨在检查发表于医学期刊的研究工作及其他资料在实施和报告过程中的最佳实践及伦理标准,帮助作者、编辑,以及同行评议和生物医学出版过程中的其他相关人员发表和传播准确、清晰、可重复、无偏倚的医学期刊论文。

(二)特定研究类型的报告规范

Equator 数据库(https://www.equator-network.org/)汇集了多种医学研究报告规范,旨在提高医学研究报告的可靠性和价值,可供作者、编辑、开发人员、图书馆馆员和教师使用。

1. 随机对照试验——CONSORT（consolidated standards of reporting trials ）

链接：http://www.consort-statement.org/。

CONSORT 是最经典的报告规范，包含了 25 个条目和 1 个流程图。CONSORT 的目的是指导作者提高临床试验报告的质量，使其清晰、透明、完整。审稿人、读者和编辑可利用 CONSORT 评估和解释临床试验报告。

2. 观察性研究——STROBE（strengthening the reporting of observational studies in epidemiology）

链接：http://www.strobe-statement.org/。

STROBE 是流行病学的观察性研究的报告规范，包含 22 个条目，涵盖了题目、摘要、引言、方法、结果、讨论、资助中应该出现的内容，且建议使用流程图。

3. 系统综述和 Meta 分析——PRISMA（preferred reporting items for systematic reviews and Meta-analyses）

链接：http://www.prisma-statement.org/。

PRISMA（2020 版）包括 27 个条目，可以帮助作者撰写和报告系统综述和 Meta 分析，提高报告质量，也可用于评价已发表的系统综述和 Meta 分析。

4. 临床试验方案——SPIRIT（standard protocol items：recommendations for interventional trials）

链接：https://www.spirit-statement.org/。

SPIRIT 旨在促进高质量临床试验方案的制订，包含 33 个条目，详细记载了临床试验从申请伦理委员会批准到结果传播的全过程，在临床试验的计划、实行、诠释、监测及外部评审中均起到关键的作用，可应用于所有的临床试验，有助于提高方案的透明度和完整性。

5. 诊断/预后研究——STARD（standards for reporting diagnostic accuracy studies）

链接：https://www.equator-network.org/reporting-guidelines/stard/。

STARD 是目前权威的诊断试验准确性研究报告模板，包含 30 个条目，旨在提供客观、准确的诊断试验研究信息，为指导临床实践和临床决策奠定基础。

6. 病例报告——CARE

链接：http://www.care-statement.org/。

CARE 包含 13 个条目，与 CONSORT 和 STROBE 有一定的相似之处，是常见的病例报告写作标准。

7. 动物研究——ARRIVE（animal research：reporting of in vivo experiments）

链接：https://arriveguidelines.org/。

ARRIVE 有两部分，即关键 10 条和建议题目集（10 条），适用于任何与活体动物相关的研究，要求动物实验的研究报告有充分的研究细节，能提高动物实验的研究报告的透明度，方便读者、审稿人和编辑充分审查研究内容，准确评估研究方法。

8. 质量改进研究——SQUIRE（standards for quality improvement reporting excellence）

链接：http://www.squire-statement.org/。

SQUIRE 为质量改进研究提供了报告框架，提高了质量改进研究报告的清晰度和完整性，尤其是理论依据、情境因素和干预方案与结局评价的细节呈现。

七、目标期刊筛选

论文写作堪比"西天取经",当我们经历了"九九八十一难"后,还有最关键的一步,那就是选刊发表。可供选择的 SCI 期刊多到让人眼花缭乱,选错了期刊,不但费时费力,而且会使作者备受打击。如何选择 SCI 期刊也是一门技巧,具体请参见第七章第一节。

(一)各大出版集团推出的官方选刊工具

1. Journal Finder

链接:https://journalfinder.elsevier.com/。

Elsevier 出版商开发的 Journal Finder 选刊工具,会根据用户输入的摘要和主题生成一个与其匹配的期刊列表,会清楚地显示每本期刊的重要指标(CiteScore、影响因子、接收率),初步确定时间和发表周期,OA 文章出版费(APC)和时滞期等。另外,用户还可以根据自己的优先级对列表结果排序,例如 CiteScore 由高到低、审稿时间由短到长,是否提供 OA 发表选项等。优点是简单易操作,且匹配到的期刊有详细的投稿经验信息,但 Journal Finder 推荐的期刊一般限于 Elsevier 旗下的期刊,且审稿周期、接收率、发表周期的统计数据来自Elsevier 集团内部。

2. Journal Suggester

链接:https://journalsuggester.springer.com/。

Springer 出版商开发的 Journal Suggester 选刊工具,可以搜索 Springer 和 BioMed Central 的所有刊物。简单易操作,在网页上输入自己论文的标题和文本,文本可以复制摘要进去,就可看到其推荐的期刊,同样列出了推荐期刊的各种信息,如影响因子、审稿速度、接收率、OA 期刊或订阅期刊等。

3. Journal Finder Beta

链接:https://journalfinder.wiley.com/search? type=match。

Wiley 出版商开发的 Journal Finder Beta 选刊工具,可以搜索 Wiley 的所有刊物。网页上标注了"Beta",也就是我们常说的"测试版本"。由于还在测试阶段,所以其功能较前两个来说较少,其需要输入论文标题和摘要搜索相关期刊或者直接输入期刊名搜索期刊信息。

4. Journal Suggester Beta

链 接:https://authorservices.taylorandfrancis.com/publishing-your-research/choosing-a-journal/journal-suggester/? utm_source = WeChat&utm_medium = social&utm_campaign = JPL18347&utm_term=post。

Taylor & Francis 出版商开发的 Journal Suggester Beta 选刊工具,同样也是"测试版本",需要输入论文摘要搜索相关期刊。

(二)第三方期刊选择工具

1. Jane

链接:http://jane.biosemantics.org/。

最早的选刊网站之一,不仅仅局限于 Elsevier、Springer 或 SAGE 等,可供选择的期刊范围较为广泛,使用起来也很简单,不仅可以通过摘要查找,还可以通过全文进行选刊,输出的结果主要包括匹配的期刊名称、可信度、OA 期刊、该期刊以往出版的类似论文,以及论文影响力。值得一提的是通过"find authors"还能发现潜在审稿人。

2. JournalGuide

链接:https://www.journalguide.com/。

Research Square(著名预印本发布平台)开发和维护的免费选刊工具。简单方便易用,覆盖了 4.6 万余种 SCI 期刊,基本囊括了生命科学、临床医学、自然科学等领域的所有专业,可通过搜索相似论文进行期刊匹配。相较出版商开发的工具,它推荐的范围更广,只需输入论文的标题和摘要,搜索结果包括匹配期刊的名称、影响因子、出版社以及期刊与该论文内容的相关程度(相关程度越高,期刊得分越高,排序越靠前)等。每个匹配期刊都可以点击进入了解期刊的投稿范围、审稿及发表速度、版面费等信息,可借此实现精准投稿。

3. Master Journal List

链接:https://mjl.clarivate.com/home。

科睿唯安(Clarivate Analytics)提供的 ISI 收录的期刊总列表,收集了 ISI 所有数据库的期刊,通过这个网站可以查询某个期刊被 ISI Web of Science 平台上的哪个数据库收录了,也可以查询某个期刊是不是 SCIE 期刊,同时可以查到是不是 SCI 期刊,甚至也可以查到是不是 ESCI 期刊等。

4. GeenMedical

链接:https://www.geenmedical.com/。

可根据"研究选刊""发布国家""期刊分区""影响因子""排序规则"进行分类查找,选择期刊后会出现"官网入口""投稿须知""版面费""点击投稿",还可以参考影响因子趋势及中国发稿分析。

5. Web of Science

链接:http://www.webofscience.com/。

Web of Science 平台涵盖了所有的 SCI 期刊,因而可以利用其进行无遗漏的检索匹配。可以在 Web of Science 的检索页面输入自己的论文最重要的关键词,当然也可以进行多个关键词的共同检索,可以得到与自己的论文相关的很多文献信息,之后再进行来源出版物的分析,可以清晰地看出来发表在各相关期刊上的相关文献量。

6. 中科院文献情报中心分区表

中科院文献情报中心分区表专注于报道期刊分区最新进展、提供免费的分区查询,在该微信公众号中输入期刊的名字,就可以查到与这个期刊相关的所有信息。

八、临床试验注册平台

临床试验注册是医学研究伦理的需要,是临床试验研究者的责任和义务,同时,也是为了确保临床试验受试者、科研人员、医疗卫生人员和政策制定者以及人民公众的利益。WHO 国际临床试验注册平台的任务,就是保证涉及卫生保健决策的所有人员均能完整地查看研究相关资料,提高研究透明度,并最终加强科学证据的有效性和价值。该注册平台在多个国家和地区设置了一级注册机构,所有一级注册机构都符合内容、质量和有效性、可访问性、唯一标识、技术能力和管理的具体标准,请参见第九章第一节。WHO 的临床试验一级注册平台包括以下几种。

1. 中国临床试验注册中心（Chinese Clinical Trial Registry，ChiCTR）

链接：https://www.chictr.org.cn/index.aspx。

由四川大学华西医院吴泰相教授和李幼平教授团队于 2005 年建立，2007 年由卫生部指定其代表我国参加 WHO 国际临床试验注册平台的国家临床试验注册中心，并于同年被认证为 WHO 国际临床试验注册平台的一级注册机构，是非营利的学术机构。

2. 国外临床试验注册平台

美国临床试验注册平台：http://www.clinicaltrials.gov。

澳大利亚和新西兰临床试验注册平台：http://www.anzctr.org.au。

英国临床试验注册平台：http://www.controlled-trials.com。

日本临床试验注册平台：http://www.umin.ac.jp/ctr/index.htm。

九、学术打假网站

学术打假与学术造假相对，为同一种社会现象的两面。在学术界，既然有"伪君子"造假，就会有"真君子"打假。近年来，国内学术界各种腐败现象有增无减，引起了社会各界特别是正义之士的强烈关注。不论何种原因引起的撤稿，都会在期刊和杂志社留下记录。科研人员除了主观上不应有投机取巧、铤而走险的想法外，也要尽量避免因疏忽大意或"无知"而出现学术不端行为，从而导致论文撤稿。请参见第九章第五节。

1. PubPeer

链接：https://pubpeer.com/。

PubPeer 鼓励科研人员匿名对已经发表的论文进行同行评议，评审内容是公开的，同时审稿人的身份也是公开的。值得注意的是，PubPeer 上评论的内容只代表发布者本人的意见，其可信度依旧无法与学术期刊严格的同行评议流程相较，需要客观地看待。

2. Retraction Watch

链接：https://retractionwatch.com/。

与 PubPeer 相比，Retraction Watch 着重于撤稿论文及其撤稿原因，以及背后更广泛、更深刻的问题，已经成为对学术撤稿这一专题进行持续报道与分析的最重要的国际网站。

十、论文查重网站

在各种学术不端行为中，文字复制是最为普遍和严重的。为预防学术不端行为，在论文投稿前最好进行查重。

1. iThenticate（也称 Crosscheck）

链接：https://www.ithenticatecn.com/。

iThenticate 在所有查重软件中权威性最高，包含的数据库非常全面且更新及时，包括绝大部分数据库（Elsevier、Springer 等）的期刊论文、会议论文、博士论文、网页数据等，都是千万级乃至亿级的论文数据。因此，想逃脱它的火眼金睛，除非有高超的改写技巧，否则几乎不可能。同时，它也是目前最受 SCI 期刊认可的查重软件。

2. Turnitin

链接：https://www.turnitincn.com/。

Turnitin 与 iThenticate 同属于一家公司,二者的主要差别是数据库的范围。Turnitin 由于主要用于国外大学在校生的作业和毕业论文检查,因此没有包含英文博士论文数据库 ProQuest,而 iThenticate 则包括 ProQuest。

附录 H 美捷登科研论文成果

1   2   3   4   5

[1] He H, Gan K J. Advantages of English-fluent Chinese editors over native-English-speaking editors in editing Chinese biomedical manuscripts[J]. Sci Ed, 2008, 31(6): 189-192.

[2] He H. Reply to "Editing of English-language manuscripts by Chinese authors"[J]. Sci Ed, 2009, 32(4): 141.

[3] 何华,夏华向. SCI 论文与科研评价——兼谈论文编辑公司[J]. 医学与哲学, 2014, 35(10A): 4-7.

[4] Liao Q J, Zhang Y Y, Fan Y C, et al. Perceptions of Chinese biomedical researchers towards academic misconduct: a comparison between 2015 and 2010[J]. Sci Eng Ethics, 2018, 24(2): 629-645.

[5] Wu M M, Liao J Q, Zhang J S, et al. Increase in articles published by authors from Mainland Chinese hospitals in high-impact journals: a comparison between 2012 and 2017[J]. Curr Sci, 2019, 117(11): 1793.

附录整理人:裴磊、刘星玥
附录审阅人:夏华向、张媛媛

英文缩写和术语及其中文含义

5-year impact factor(IF5)　5 年影响因子

Abstract　摘要

Academic integrity　学术规范

Academic misconduct　学术不端行为

Acceptance letter　接受函

Accepted-in-principal/in principal acceptance(IPA)　原则上接受

Account number　账号

Acknowledgments　致谢

Acupuncture　针灸

Additional information　附加信息

Agar dilution method　琼脂稀释法

All recommendations　全体推荐

Alliance for Scientific Editing in China(ASEC)　中国英文科技论文编辑联盟

Allocation concealment　分配隐藏

Allocation sequence　分配序列

Altmetric　替代计量学

American Medical Writers Association(AMWA)　美国医学写者协会

Analysis of variance(ANOVA)　方差分析

Animal Ethics Committee/Institutional Animal Care and Use Committee　实验动物伦理委员会

Annual　年刊

Antralization　胃窦化

Antral-type　胃窦型

Appeal letter　申诉信

Application　应用

Area under curve(AUC)　曲线下面积

Article type　文稿类型

Article-processing charge(APC)　论文处理费

Arts & Humanities Citation Index　艺术与人文引文索引

Associate editor(deputy editor)　副主编

Association　相关性

Attach files　上传文件

Attrition bias　随访偏倚

Authors' contributions　作者贡献

Availability of data and materials　数据可用性声明

Basic or clinical research　基础或临床研究

Being widely read and widely receptive　博学虚心

Below the standard of nationally recognized work　低于国内标准

Bias　偏倚

Bibliometrics analysis　文献计量分析

Bimonthly　双月刊

Bioinformatics　生物信息学

Biomarker　生物标志物

Biostatistics review certificate　统计证明

Blind method　盲法

Blue Book of the Pitfall of Using Third Party Editing Agencies　《学术出版第三方服务的边界蓝皮书》

Body-type　胃体型

Bonferroni correction　校正法

Book Citation Index（BKCI）　图书引证索引

Book Citation Index—Science（BKCI-S）　科学图书引文索引

Book Citation Index—Social Sciences & Humanities（BKCI-SSH）　社会与人文图书引文索引

Brief report，short report/short communication　短篇报道或简报

British Society of Gastroenterology（BSG）　英国胃肠病学会

Brown University graduate student and postdoctoral appointee advising guidelines　布朗大学的研究生及博士后指导者指南

Campylobacter-like organism test(CLO test)　弯曲菌样细菌检测

CARE checklist　病例报告撰写指南

Case record/report form(CRF)　病例记录/报告表

Case report　病例报告

Causality　因果性

Censored data　截尾数据

Centre for Science and Technology Studies(CSTS)　莱顿大学科学技术研究中心

Chi-square test（χ^2-test）　卡方检验

Checklist　发表清单

Citable items　可引用论文

Citation analysis　引用计量分析

Clarivate Analytics　科睿唯安

Classifications　分类

Clinical controlled trials(CCT)　临床对照试验

Clinical isolates　临床分离株

Clinical setting　临床环境，资料收集的场所和地点

Cochrane Central Register of Controlled Trials(CENTRAL)　科克伦对照临床试验中心注册库

Cochrane collaboration　科克伦协作网

Cochrane Controlled Trials Register(CCTR)　科克伦对照临床试验注册资料库

Cochrane Database of Systematic Reviews(CDSR)　科克伦系统评价数据库

Cold Spring Harbor Laboratory(CSHL)　冷泉港实验室

Commentary　述评

Comments　短评

Committee on Publication Ethics(COPE)　出版伦理委员会

Complete data　完全数据

Conference Proceedings Citation Index(CPCI)　会议录引文索引

Conference Proceedings Citation Index—Science(CPCI-S)　科学技术会议录引文索引

Conference Proceedings Citation Index—Social Science & Humanities(CPCI-SSH)　社会与人文科学会议录引文索引

Conference proceedings　会议录

Confidence interval(CI)　置信区间

Conflict of interest(competing interest)　利益冲突

Consensus-based clinical case reporting　CARE

Consent for publication　同意发表声明

Consolidated standards of reporting trials(CONSORT)　随机对照试验报告规范

Copy editing　编校

Copyright transfer agreement　版权转让协议书

Coronary artery disease　冠状动脉疾病

Correction　更正

Cost center　成本中心

Council of Science Editors(CSE)　美国科学编辑委员会

Cover letter　投稿信

Cox's proportional hazards regression model　Cox 比例风险回归模型

Criticism　批判性思维

CSE's White Paper on Promoting Integrity in Scientific Journal Publications　《推动科技期刊出版诚信的白皮书》

Cut-off　临界值

Data access and retention　数据存取与保留

Data and Safety Monitoring Board(DSMB)　数据与安全监察委员会

Data mining　数据挖掘

Data organization　数据组织

Data sharing　数据共享说明

Decision letter　编辑决定信

Declaration of Helsinki　《赫尔辛基宣言》

Declarations 声明

Department of Employment and Learning，North Ireland（DELNI） 北爱尔兰就业与学习部

Derwent Innovations Index（DII） 德温特创新索引

Detection bias 测量偏倚

Diameter of the inhibitory zone 抑菌圈半径

Disclosure and conflicts of interest 披露利益冲突

Discovery 探索

Disk diffusion test 纸片琼脂扩散试验

Distribution of impact factors 高分论文影响因子分布

Domestic and international cooperation 国内国际合作状况

Duncan's new multiple range test（Duncan 法） 新复极差法

Editor's note 编者注，编者按

Editorial 社论，编者按

Editor-in-chief 主编

Editorial board 编辑委员会

Editorial board member 编委会委员

Eigenfactor 特征因子

Electroacupuncture 电针灸

Elsevier language services 爱思唯尔集团的语言服务

Emerging Sources Citation Index（ESCI） 新兴资源引文索引

Employed medical writers 全职医学写者

Enthusiasm 热情

Environment 研究环境

Equator network，enhancing the quality and transparency of health research 增强医学研究质量和透明性网络

Erratum 勘误

Esteem 同行尊重

Ethical approval 伦理说明

Ethics approval and consent to participate 科研伦理与知情同意

European Association for Palliative Care（EAPC） 欧洲姑息治疗协会

European Association of Science Editors（EASE） 欧洲科学编辑协会

European Medical Writers Association（EMWA） 欧洲医学写者协会

European Research Council（ERC） 欧洲研究委员会

Evidence-based hypothesis 建立在证据基础上的假说

Exclusion criteria 排除标准

Expert review 专家评估

Expiry date 到期日

Figure legend 图片说明

Financial support 基金支持

Fisher's exact test　费希尔精确检验

Fixed effect model　固定效应模型

Flow chart　流程图

Food and Drug Administration(FDA)　食品药品监督管理局

Footnote　脚注

Foundation professor　奠基教授

Freelancer　自由职业者

Frequency　频率

Full open access journals　完全开放获取期刊

Full title　标题全称

Functional class scoring(FCS)　功能集评分

Fundamental errors in published works　发表工作的基本错误

Funding　基金支持

Funding information　基金信息

Gene chip　基因芯片

Gene Expression Omnibus(GEO)　基因表达综合数据库

Gene ontology(GO)　基因本体论

Gene set enrichment analysis(GSEA)　基因集富集分析

General information　基本信息

Ghostwriting　代笔

G-index　G 指数

Global research report　《全球研究报告》

Gold open access　金色开放获取

Good Clinical Practice(GCP)　《药物临床试验质量管理规范》

Good practice for scientific writing　良好科学写作规范

Good Publication Practice 3(GPP3)　《医学研究报告规范 3》

Google Scholar metrics　谷歌学术计量

Government Performance and Results Act(GPRA)　《政府绩效与结果法》

Graphical abstract　图像摘要

Green open access　绿色开放获取

Guest author　客座作者

Guideline　指南

H5-core　H5 核心

H5-index　H5 指数

H5-median　H5 中值

Hazards and human or animal subjects　危险品及人类或动物受试者

H-core　H 核心

Heterogeneity　异质性

Highly cited articles　高被引论文

Highly cited researchers　高被引科学家

High-throughput sequencing(HTS)　高通量测序技术

H-index/Hirsch index　H 指数

H-median　H 中值

Hybrid open access journals　混合开放获取期刊

Hypothesis　假说

I10-index　I10 指数

Image/clinical picture　影像或临床图片

Immediacy index　实时影响因子

Impact factor(IF)　影响因子

Inclusion & exclusion criteria　纳入和排除标准

Indian Medical Writers Association(IMWA)　印度医学写者协会

Informed consent form　知情同意书

Institute for Scientific Information(ISI)　美国科学信息研究所

Institutional review board approval form or document　伦理审批文件

Institutional Review Board(IRB)/Ethics Committee　伦理委员会

Instructions to authors　读者须知

Integration　综合

Intention to treat(ITT)　意向治疗

International Cancer Genome Consortium（ICGC)　国际癌症基因组联盟

International Committee of Medical Journal Editors(ICMJE)　国际医学期刊编辑委员会

International Society for Medical Publication Professionals(ISMPP)　国际医学出版专业者协会

International Standard Serial Number(ISSN)　标准国际刊号

International Summit on Medical Research and Publication(ISMRP)　国际医学研究与发表高峰论坛

Internationally excellent　国际优秀

Intervention　干预

Investigational new drug(IND)　试验性新药

Invoice　发票

Journal Citation Report(JCR)　期刊引证报告

JCR year　期刊引证报告年份

Journal impact factor without self citations　除去自引期刊的影响因子

Kaplan-Meier method　乘积极限法

Kappa test　一致性检验

Keyword　关键词

Klebsiella pneumoniae　肺炎克雷伯菌

Knowledge-discovery in databases(KDD)　数据库中知识发现

Kowsar English editing service　Kowsar 集团的英文编辑服务

Kruskal-Wallis test　克鲁斯卡尔-沃利斯检验

Kyoto encyclopedia of genes and genomes(KEGG)　京都基因与基因组百科全书

Language editing and proofreading　语言编辑和校对

Least significant difference(LSD)　最小显著差异法

Leiden Manifesto for Research Metrics　莱顿宣言

Letter to the editor/correspondence　读者来信或来稿

Life table method　寿命表法

Limitations　局限性

Literature review　文献综述或文献复习

Logistic regression analysis　Logistic 回归分析

Major revision　大修

Marker　标志物

Massive parallel sequencing(MPS)　大量并行测序技术

Master journal list　期刊列表

McNemar's test　配对卡方检验

Mean difference　平均差

Medical communication company　医学通信公司(等同于我国的医学写作公司)

Medical subject headings(MeSH)　医学主题词

Medical writer　撰写专员或医学写者

Medical writing assistance　医学写作帮助

Medical writing/editing　医学写作/编辑

Meta-analysis　Meta 分析,荟萃分析,元分析,后设分析,整合分析,综合分析,统合分析

Methods　方法学

Minimum inhibitory concentration(MIC)　最小抑菌浓度

Mini-review　简要综述

Minor revision　小修

Monthly　月刊

Multi-center　多中心

Multiple regression analysis　多元回归分析

Multiple，redundant or concurrent publication　重复发表

Name of card holder　卡主姓名

National Academy of Sciences　美国国家科学院

National Cancer Institute　美国国家癌症研究所

National Center for Biotechnology Information(NCBI)　美国国家生物技术信息中心

National Human Genome Research Institute　美国国家人类基因组研究所

National Institute of Health(NIH)　美国国立卫生研究院

National Institution for Academic Degrees and University Evaluation(NIAD-UE)　日本大学评价学位授予机构

National Library of Medicine(NLM)　美国国家医学图书馆

National Science and Technology Library(NSTL)　国家科技图书文献中心

Native English speaker　母语为英语人士

Nature Awards for Mentoring in Science　*Nature* 杰出导师奖

Nature Publishing Group language editing(NPGLE)　Nature 出版集团语言编辑

Nature Publishing Group(NPG)　Nature 出版集团

Nature's guide for mentors　*Nature* 导师指南

Network Pharma Ltd.　医药网络工作出版社

Networking　学术圈

Newcastle-Ottawa Scale(NOS)　纽卡斯尔-渥太华量表

News，opinions & viewpoint　新闻与观点

Non-native speakers of English editing certificate　语言证明

Nonparametric test　非参数检验

Offprints or reprints　单行本或抽印本

On-line eprint　在线查询

On-line RAE-CV　在线个人数据

Online research　网络研究

Online subscription　在线订阅

Open access(OA)　开放获取

Odds ratio(OR)　比值比

Oral presentation　口头报告，口头汇报，口头发言

Original article/original research　论著，原创论著，原始研究

Originality and plagiarism　原创性及抄袭

Other bias　其他偏倚

Outcomes　结局指标

Outputs　研究产出

Overall quality　总体研究质量

Overlay　叠加

Over-representation analysis(ORA)　过表达分析

Overstatement　夸大或言过其实

Palliative Care Congress(PCC)　姑息医护大会

Paired sample *t* test　配对样本 *t* 检验

Paired sample Wilcoxon signed rank test　配对样本 Wilcoxon 秩和检验

Paired *Z*-test　配对 *Z*-检验

Pathway topology(PT)　通路拓扑

Peer expert review　同行专家评审

Peer review　同行评议

Performance bias　实施偏倚

Per-protocol(PP) analysis　符合方案集分析

Person coefficient　相关系数

Plan S　论文开放获取计划

Platinum/diamond open access　铂金 OA

Polymerase chain reaction(PCR)　聚合酶链反应

Position Statement on the Contributions of Medical Writers to Scientific Publications
《医学写者对科学发表贡献的立场声明》

Post hoc tests　验后多重比较

Poster presentation　壁报展示

Potential，possible，or probable predatory scholarly open-access journals　掠夺性开放获取期刊

Power of test　统计检验力

Predatory journals　掠夺性期刊

Preferred reporting items for systematic reviews and Meta-analyses(PRISMA)　系统综述和荟萃分析优先报告的条目

Preprint　预印本

Pre-SCI era　前 SCI 时期

Presentation　学术报告

Primary and secondary objectives　主要和次要目的

Primary and secondary outcome measures or endpoints　主要和次要研究检测终点

Primary outcome　主要结局

Primary research articles　原始研究论文

Principles of Humane Experimental Technique　《人道主义实验技术原理》

Principle investigator 或 principal investigator(PI)　主要研究者

Productivity　产出率

Proof　清样

Proof of concept　概念验证

Proofread　校对

Proteus mirabilis　奇异变形菌

Protocol　研究方案

Publicly accessible　向公众公开

Publishing agreement　出版协议书

PubPeer　出版后同行评议信息平台

Purchase order　采购订单

Quality　质量

Quarterly　季刊

Random effect model　随机效应模型

Random error　随机误差

Randomized clinical trial　随机临床试验

Randomized controlled trial(RCT)　随机对照试验

Rapid urease test　快速尿素酶试验

Rating　评级

Receiver operating characteristic curve(ROC 曲线)　接受者操作特征曲线,受试者操作特征曲线

Recognized internationally　国际认可

Recognized nationally　国内认可

Recommendations for the Conduct，Reporting，Editing and Publication of Scholarly Work in Medical Journals　《学术研究实施与报告和医学期刊编辑与发表的推荐规范》

Recrudescence　复燃

Recurrence　复发

Reduction　减少

Reference strains　标准株

Refinement　优化

Registered report　注册报告

Regression analysis　回归分析

Regular paper/full paper/complete paper　全文或长文

Reinfection　再感染

Reject and resubmit　拒稿再投

Reject　拒稿

Relative citation ratio(RCR)　相对引用率

Relative risk(RR)　相对危险度

Replacement　替代

Reply/response letter　回复信

Reporting bias　报告偏倚

Reporting standards　报告标准

Reproducibility　可重复性

Request for extension　延期信

Rescue therapy　补救治疗

Research and development(R&D)　研究与开发

Research assessment exercise(RAE)　科研评估活动

Research ethics　科研伦理

Research excellence framework(REF)　卓越研究框架

Research fields　专业领域

Research index　科研指数

Research output items　科研成果

Research-active staff　研究活跃者

ResearchGate　研究之门

Retraction Watch　撤稿观察

Retraction　撤稿

Review/review article　综述

Review period　审稿时间

Reviewer/referee　评审专家或审稿人

Revision　修回

RG score　RG 分数

Rheumatoid arthritis　类风湿关节炎

Risk ratio　风险比

Royal Society for the Prevention of Cruelty to Animals(RSPCA)　英国防止虐待动物协会

Royal Society of London for Improving Natural Knowledge　伦敦皇家自然知识促进学会

Running title　栏外标题、简要题目、眉题等

Sample size　样本量

San Francisco Declaration on Research Assessment(DORA)　旧金山宣言

Scale-free network　无尺度网络分布

SCI era　SCI 时期

Science Citation Index(SCI)　科学引文索引

Science Citation Index Expanded(SCIE)　科学引文索引扩展版

Scientific writing　英文科学写作

SCImago journal rank(SJR)　SCImago 期刊排名

Scope　收录范围

Secondary outcome　次要结局

Section/category　文章类别

Selection bias　选择偏倚

Semimonthly　半月刊

Senior clinical research physician　高级临床研究医师

Senior research officer　高级研究官

Sensitivity analysis　敏感性分析

Sequencing by ligation　连接法测序

Short report　短篇报道

Signed informed consent form(s) or document(s)　知情同意书

Skill development　技能培养

Social Sciences Citation Index(SSCI)　社会科学引文索引

Somatic cell nuclear transfer(SCNT)　体细胞核移植

Sources of funding　基金来源

Springer Nature　施普林格·自然

Standard deviation(SD)　标准差

Standard error of mean(SEM)　标准误

Standpoint　立场

Strengthening the reporting of observational studies in epidemiology(STROBE)　观察性研究报告规范

Student-Newman-Keuls method　SNK 法,复极差法

Study protocol　研究方案

Subgroup analysis　亚组分析

Subject area　学科

Survey research　问卷调查研究

Survival analysis　生存分析

Systematic review　系统综述,系统评价

Technical editing　技术编辑

The Cancer Genome Atlas　癌症基因组图谱

Therapeutically applicable research to generate effective treatments(TARGET)　治疗应用研究以产生有效的治疗

Thomson Reuters　汤森路透

Thomson Scientific & Healthcare　汤姆森科学与健康公司

Top 10 journals of IF ranking　IF 排名前 10 的期刊

Top 10 journals with most Chinese articles　发表中国医院论文排名前 10 的期刊

Transcriptome　转录组

Transitional-type　转化型

Translation　转化

Tukey's honestly significant difference(HSD)　真实显著差异法

Types of article　论文类型

Types of research　研究类型

U. S. Office of Research Integrity(ORI)　美国研究诚信办公室

Uniform Requirements for Manuscripts Submitted to Biomedical Journals(URMs)　《生物医学期刊投稿的统一要求》

Univariate Cox hazard analysis　单因素回归分析

Universal trial number(UTN)　通用识别码

Unselfishness　无私

Use of patient images or case details　使用患者的图像或病例细节

Weekly　周刊

Weighted gene co-expression network analysis(WGCNA)　加权基因共表达网络分析

Wiley English language editing services　Wiley 集团的英文语言编辑服务

Withdrawal　主动退稿

Withdrawal letter　退稿信

WMD　加权均数差

World Association of Medical Editors(WAME)　世界医学编辑学会

World-leading　世界领先

Writing assistance　撰写帮助

知识点考卷测试题(55题)

1. 建立 SCI 数据库的引文计数的概念由谁最先在哪一年提出? (单选)(　　)

A. 由著名科学家尤金·加菲尔德(Eugene Garfield)博士于 1964 年提出

B. 由著名科学家尤金·加菲尔德(Eugene Garfield)博士于 1953 年提出

C. 由著名科学家巴里·马歇尔(Barry Marshall)博士于 1964 年提出

D. 由著名科学家巴里·马歇尔(Barry Marshall)博士于 1953 年提出

2. 以下哪种说法不正确? (单选)(　　)

A. 以网络为承载媒体的网络版 SCI,也称 SCI 扩展版(SCIE)

B. 因为不受介质所限,SCIE 比 SCI 收录的期刊多了许多

C. 我们通常说的 SCI 期刊包括被 SCI 或 SCIE 数据库收录的期刊

D. 只要是发表在被 SCI 或 SCIE 数据库收录的期刊上的论文,不论其发表类型,都统称为"SCI 论文"

E. 通过影响因子分值的高低可以间接地判断期刊上某篇论文质量的优劣

第二章　一点之见,即可成文——原创论文素材来源

3. "一点之见,即可成文"中的"见"的含义是什么? (单选)(　　)

A. 其含义是只要研究结果有新意,对医学文献有贡献,对临床实践有意义都可以写成文章发表

B. 主要指"高见、卓见、远见和鲜见",也就是"真知灼见,卓识远见"

C. 有些"成见、偏见、浅见、拙见或短见"只要有科学根据也可以发表

D. 以上都对

4. 关于本单位"公共"资源,哪一句陈述不正确? (单选)(　　)

A. 包括"智力资源"和"数据资源"

B. "公共资源"不宜分享

C. "三人行,必有我师"

D. 对本单位同事或其他科室提供的帮助的认可应该在论文中有所体现

5. 为什么说研究生论文是个宝? (单选)(　　)

A. 设计周密的研究生课题会有多个研究终点

B. 许多研究生课题往往包含一个领域或主题的多个学科、多个方向和多个问题

C. 建立和改良课题中所需的技术和方法难题本身就可以发表论文

D. 以上都是

6. 关于"阴性结果",以下哪一句陈述不正确? (单选)(　　)

A. 相较阳性结果,阴性结果更难发表

B. 即使能发表,阴性结果也只能发低档次的期刊

C. 越来越多的期刊接受阴性结果的论文

D. 已有专门发表阴性结果的期刊

7. 在众多的实验数据里找出并发表"创新性"的结果通常应具备哪些条件?(单选)( )

A. 长期专注本专业某一领域的研究,并熟悉本专业该研究领域相关学科的知识和进展

B. 勤于思考和善于总结

C. 具备良好的英文论文撰写技能

D. 以上均需要

第三章 研究结果的处理

8. 以下哪种类型的图片,无法通过软件重新制作?(单选)( )

A. 示意图　　　　 B. 柱状图　　　　 C. 组化图　　　　 D. 线条图

9. 科研论文图片可以分为哪几类?(多选)( )

A. 照片(位图)　　 B. 线条图　　　　 C. 示意图　　　　 D. 草图

10. 期刊对图片分辨率通常有哪些要求?(多选)( )

A. 彩图,≥300 dpi　　　　　　　　 B. 线条图,≥1200 dpi

C. 灰度图,≥600 dpi　　　　　　　　 D. 示意图,≥1200 dpi

11. 期刊要求的常见图片尺寸有哪些?(多选)( )

A. 单栏——8.6 cm　　　　　　　　 B. 双栏——17.8 cm

C. 介于单栏和双栏之间,15.0 cm　　 D. 根据内容,恰当分配即可

第四章 文献检索、获取和阅读理论与实战

12. 以下关于数据库的说法,正确的有哪几种?(多选)( )

A. 数据库主要分为文摘数据库和全文数据库

B. 文摘数据库收录文献的类型较多、范围更广、年限更长,并且可以进行深度搜索

C. 文摘数据库一般不提供全文,只提供获取全文的链接

D. 全文数据库可以直接提供全文,当前主要的生物医学全文数据库有 ScienceDirect (Elsevier)、Wiley、Springer Nature、Cell Press 等

13. 目前常用的英文文摘数据库主要有哪些?(多选)( )

A. PubMed 数据库　　　　　　　 B. Web of Science 数据库

C. CNKI　　　　　　　　　　　　 D. Embase 数据库

14. 下列关于 PubMed 说法正确的有哪些?(多选)( )

A. PubMed 是一个数据库

B. PubMed 是由美国国家生物技术信息中心(NCBI)开发的

C. 杂志社通知论文 Online 了,在 PubMed 上一定可以搜索到

D. PubMed 是一个文献检索系统

15. 参考文献排列的一般规则有哪些?(多选)( )

A. 参考文献排列规则是统一的

B. 按照参考文献在正文中出现的顺序进行排列

C. 根据参考文献第一作者姓名首字母进行排列

D. 可随意排序

第五章　各种类型医学研究论文撰写要点

16. 论文有哪些体裁和形式？（多选）（　　　　）

A. 原创论著

B. 系统综述和 Meta 分析

C. 综述、病例报告、信稿或读者来信、社论

D. 猜想、临床研究试验设计方案

17. 论文题目一般有哪些形式？（多选）（　　　　）

A. 陈述性　　　　　B. 描述性　　　　　C. 提问式　　　　　D. 以上均不对

18. 以下关于 Running title 的认识，正确的有哪些？（多选）（　　　　）

A. 中文名叫栏外标题、简要题目、眉题等

B. 一般在发表论文页面的上方中间或是右上方，方便读者快速确认论文内容

C. Running title 是对标题的简要概括

D. 一般标题是一个句子，而 Running title 是一个短语

19. 符合以下哪些条件可以成为论文的作者？（多选）（　　　　）

A. 研究课题的构思和设计，资料的分析和解释

B. 撰写初稿或对论文的主要学术性内容进行重大修改

C. 对付印稿的最后确认

D. 支付版权费用

20. 对于平行性 RCT，其评估内容包括 6 个方面，按照 *Cochrane Reviewer's Handbook* 5.3 RCT 的六条质量评价标准进行评价，分别是什么？（多选）（　　　　）

A. 选择偏倚　　　　B. 实施偏倚　　　　C. 测量偏倚

D. 随访偏倚　　　　E. 报告偏倚　　　　F. 其他来源偏倚

21. 以下关于病例报告的病例呈现部分，哪些理解是正确的？（多选）（　　　　）

A. 主要是将病例完整、清晰、有条理地呈现给读者

B. 可不包括患者的年龄、性别，简明扼要地介绍个人和家族病史、体检和所有相关的检查及其结果

C. 应包括诊断（初步诊断及确诊）、治疗（主要药物、剂量、疗程、疗效和不良反应等）信息

D. 应包括病程发展和演变情况、随访以及预后

第六章　医学研究报告规范

22. 以下关于 CONSORT 描述正确的是哪几项？（多选）（　　　　）

A. RCT 的报告规范

B. 包括 1 个流程图和 25 个条目

C. 对文稿从题目到讨论的内容都有明确规定

D. 可以用于评价研究的质量

23. 药物经济学评价应符合以下哪个报告规范？（单选）（　　　　）

A. STROBE　　　　B. PRISMA　　　　C. CARE

D. CHEERS　　　　E. SPIRIT

24. 研究方案应符合以下哪个报告规范？（单选）（　　　　）

A. STROBE　　　　B. PRISMA　　　　C. CARE

D. CHEERS　　　　E. SPIRIT

25. 观察性研究应符合以下哪个报告规范？（单选）（　　　）

A. STROBE　　　　B. PRISMA　　　　C. CARE

D. CHEERS　　　　E. SPIRIT

26. 病例报告应符合以下哪个报告规范？（单选）（　　　）

A. STROBE　　　　B. PRISMA　　　　C. CARE

D. CHEERS　　　　E. SPIRIT

27. 系统综述应符合以下哪个报告规范？（单选）（　　　）

A. STROBE　　　　B. PRISMA　　　　C. CARE

D. CHEERS　　　　E. SPIRIT

第七章　论文选刊、投稿、修回与发表

28. 评估论文质量的要素有哪几个方面？（多选）（　　　）

A. 研究意义　　　　　　　　　　　　B. 新颖性

C. 实验设计、结果和数据量　　　　　D. 语言水平

29. 本书介绍的确定目标期刊的流程顺序是什么？（多选）（　　　）

A. 设定合理的期刊选择标准

B. 定位专业领域、论文类型及质量

C. 通过期刊源（列表）筛选 5～8 份备选目标期刊

D. 通过研究期刊的稿约、Scope、收录论文的体裁（病例报告或 Meta 分析等），以及近 2～3 期论文的题目和摘要，确定拟投稿论文是否符合期刊的要求，筛选出符合要求的 2～3 份目标期刊

30. 关于推荐审稿人，以下哪几点是本书不建议的？（多选）（　　　）

A. 不选太忙或太"牛"的专家，因为他们可能没时间，导致进程延误

B. 针对各自研究领域，推荐大同行和小同行并重

C. 推荐国外发过与本文结果、结论相似论文的第一或通信作者

D. 推荐文中被引用论文的作者

E. 不推荐自己或老板认识的同专业的教授、副教授（华裔优先）

F. 推荐与自己研究毫无关系的专家或"熟人"

31. 关于开放获取（open access，简称 OA）期刊，以下哪种说法不正确？（单选）（　　　）

A. OA 期刊是指对读者免费开放的网络期刊

B. OA 期刊可分为完全 OA 期刊（full OA journals）和混合 OA 期刊（hybrid OA journals）

C. 收费的期刊就是 OA 期刊

32. 文稿投稿后的结局通常有哪几种？（多选）（　　　）

A. 拒稿　　　　B. 直接接受　　　　C. 修改

33. 关于预印本平台，以下哪些说法不正确？（多选）（　　　）

A. 预印本一定影响正式投稿

B. 论文已经发表不能再发表预印本平台

C. 预印本平台只接收原创论著类文稿

D. 预印本平台能够快速曝光论文、增加论文影响力

34. 收到杂志社的接受函后,还有哪些主要的待完成的事项?(多选)(　　)

A. 签署版权转让协议书或出版协议书

B. 清样校对

C. 缴纳杂志社需求的费用

D. 征订单行本

第八章　科研评价体系:原则、现状与展望

35. 科研评价包括哪些内容?(多选)(　　)

A. 科学出版物评价　　　　　　　B. 科研机构评价

C. 科研工作评价　　　　　　　　D. 科研人员评价

E. 科研管理评价

36. 建立科研评价体系具体有哪些实践?(多选)(　　)

A. 分类评价　　　　　　　　　　B. 目标引领评价

C. 代表作评价　　　　　　　　　D. 论文适用性评价

E. 综合评价

37. 《关于规范高等学校 SCI 论文相关指标使用 树立正确评价导向的若干意见》中关于三类高质量论文的定义是什么?(多选)(　　)

A. 发表在影响因子 10 分以上学术期刊的论文

B. 发表在具有国际影响力的国内科技期刊上的论文

C. 发表在中科院期刊分类中 1 区期刊的论文

D. 发表在业界公认的国际顶级或重要科技期刊上的论文

E. 在国内外顶级学术会议上报告的论文

38. SCI 数据库有哪些功能?(多选)(　　)

A. 索引功能　　　　　　　　　　B. 引文功能

C. 科研预算功能　　　　　　　　D. 科研管理功能

E. 科研监督功能

39. 影响因子具有哪些特征?(多选)(　　)

A. 受多种因素影响,如收录时间、收录范围等

B. 可以用来比较同一领域内的期刊的影响力

C. 可以用于比较不同领域内的期刊的影响力

D. 可以用于评价单篇论文的影响力

E. 可能被操纵

40. 谷歌学术 H5 指数具有哪些优点?(多选)(　　)

A. 不受具有超高引用的单篇论文的影响,相对更加客观

B. 查询是免费的

C. 对 9 种不同语言的出版物的前一百名进行评估分析,因此有广泛代表性

D. 可以查询往年数据,从而进行年度横向对比

E. 提供每个期刊隶属的学科信息

41. 关于 ESCI 数据库收录的期刊,以下表述正确的有哪些?(多选)(　　)

A. 发表的论文可以在 Web of Science 的核心数据库中查到

B. 每年的"期刊引证报告"(JCR)不报道这些期刊的影响因子

C. 包括三大期刊数据库（SCIE，SSCI，A&HCI）的所有领域

D. 在满足 SCI 期刊收录的更高标准后可被 SCI 数据库收录

E. 会使 SCI 期刊的收录标准降低

第九章　科研伦理和学术规范：如何避免学术不端行为及其嫌疑

42. 学术不端行为包括哪两方面的内涵？（多选）（　　）

A. 违反科研伦理　　　　　　　　　　B. 违反学术规范

C. 抄袭剽窃　　　　　　　　　　　　D. 违反动物实验"3R"原则

43. 临床试验要求遵守的基本原则有哪些？（多选）（　　）

A. 尊重　　　　B. 有利　　　　C. 无伤　　　　D. 公正

44. 常见的学术不端行为表现有哪些？（多选）（　　）

A. 学术造假（伪造或篡改）　　　　　B. 抄袭剽窃

C. 重复发表　　　　　　　　　　　　D. 不当署名

45. 以下关于撤稿（retraction）的说法正确的有哪些？（多选）（　　）

A. 数据不属实或错误会导致撤稿

B. 有共同第一作者会导致撤稿

C. 一稿多投会导致撤稿

D. 撤稿后的论文仍然会被检索到

46. 抄自己的论文是否算抄袭？（单选）（　　）

A. 不算抄袭

B. 算抄袭

C. 可能算也可能不算

47. 远离学术不端行为及其嫌疑，应该做到以下哪几点？（多选）（　　）

A. 长期保存实验资料和原始数据

B. 严格遵守科研规范

C. 避免抄袭，恰当署名，且数据可靠

D. 避免一稿多投

48. 应该如何面对学术不端行为及其嫌疑？（多选）（　　）

A. 坚决抵制任何形式的学术不端行为

B. 遭怀疑时，刻意回避

C. 面对怀疑时，主动自我反省，诚恳客观对待

D. 私下沟通，大事化小，小事化了

第十章　医学写作、医学写者及中国英文医学论文编辑行业

49. 以下关于医学写者的描述，哪些是正确的？（多选）（　　）

A. 医学写者/编辑是从事医学论文服务相关工作的专业人员

B. 他们往往具有专业的研究背景和良好的写作技能，并且熟悉各种文稿规范和指南，能够为医学研究人员发表论文提供专业的帮助和指导

C. 目前还没有针对医学论文写者/编辑的指南

D. 医学写者对论文的润色符合伦理规范，并且可以被杂志社所接受

50. 以下关于医学写者的职能，哪些说法是正确的？（多选）（　　）

A. 为医药企业准备专业申请文件

B. 为科研人员发表论文提供专业指导和帮助

C. 伪造实验数据

D. 买卖论文

51. 选择正规的论文编辑公司时,以下哪几点可以作为主要参考依据?(多选)(　　)

A. 从学术伦理方面考虑
B. 从专业技能方面考虑

C. 从服务态度方面考虑
D. 从价格方面考虑

第十一章　青年科研人员职业发展的实用建议

52. 以下关于研究生在论文撰写和发表过程中分别扮演的角色的描述,哪些是错误的?(多选)(　　)

A. 指导者　　　　B. 负责者　　　　C. 执行者　　　　D. 管理者

E. 研究项目完成和论文发表最关键的因素

F. 决定者

53.《Nature 导师指南》指出,好导师拥有的人格特质有哪几种?(多选)(　　)

A. 热情(enthusiasm)

B. 敏感(sensitivity)

C. 理解人与人之间的差异(appreciating individual differences)

D. 尊重(respect)

E. 无私(unselfishness)

F. 乐于支持他人而不仅是自己的研究生(support for other than one's own)

54. 会议摘要与论文摘要的区别包括哪几种?(多选)(　　)

A. 字数　　　　B. 参考文献　　　　D. 语言　　　　E. 图表

55. 研究生或刚起步的青年科研人员如何培养英文医学论文撰写与发表的能力?(多选)(　　)

A. 参加系统化的培训

B. 看书,网上检索学习资料、微信中的知识、博客中的知识等

C. 从文献中学习

D. 从实践中学习

整理人:刘星玥(英文缩写和术语及其中文含义)

李汝琴(知识点考卷测试题)

审阅人:夏华向

扫码看答案